Saúde integral

Dados Internacionais de Catalogação na Publicação (CIP)
(Câmara Brasileira do Livro, SP, Brasil)

Saúde integral : a medicina do corpo, da mente e o papel da espiritualidade / Paulo Bloise, organizador. – São Paulo : Editora Senac São Paulo, 2011.

Bibliografia.
ISBN 978-85-396-0085-4

1. Bem-estar físico 2. Bem-estar mental 3. Bem-estar social 4. Corpo e mente 5. Espiritualidade 6. Saúde – Promoção I. Bloise, Paulo V.

10-14250 CDD-613

Índice para catálogo sistemático:

1. Saúde integral : Promoção 613

Paulo Bloise
(Organizador)

Saúde integral

a medicina do corpo, da mente e o papel da espiritualidade

editora senac são paulo

Administração Regional do Senac no Estado de São Paulo

Presidente do Conselho Regional: Abram Szajman
Diretor do Departamento Regional: Luiz Francisco de A. Salgado
Superintendente Universitário e de Desenvolvimento: Luiz Carlos Dourado

Editora Senac São Paulo

Conselho Editorial: Luiz Francisco de A. Salgado
Luiz Carlos Dourado
Darcio Sayad Maia
Lucila Mara Sbrana Sciotti
Marcus Vinicius Barili Alves

Editor: Marcus Vinicius Barili Alves (vinicius@sp.senac.br)

Coordenação de Prospecção e Produção Editorial: Isabel M. M. Alexandre (ialexand@sp.senac.br)
Supervisão de Produção Editorial: Pedro Barros (pedro.barros@sp.senac.br)

Edição de Texto: Léia Maria Fontes Guimarães
Preparação de Texto: Eloiza Helena Rodrigues, Maria Elisa Rodrigues
Revisão de Texto: Angelo Gabriel Rozner, Denise de Almeida, Isaura Kimie Imai Rozner, Luiza Elena Luchini e Maristela S. da Nóbrega
Projeto Gráfico e Editoração Eletrônica: Heloisa Barros – SFSantana Serviços Editoriais
Capa: Emerson Basso
Impressão e Acabamento: Cromosete Gráfica e Editora Ltda.

Gerência Comercial: Marcus Vinicius Barili Alves (vinicius@sp.senac.br)
Supervisão de Vendas: Rubens Gonçalves Folha (rfolha@sp.senac.br)
Coordenação Administrativa: Carlos Alberto Alves (calves@sp.senac.br)

Rua Rui Barbosa, 377 – 1º andar – Bela Vista – CEP 01326-010
Caixa Postal 1120 – CEP 01032-970 – São Paulo – SP
Tel. (11) 2187-4450 – Fax (11) 2187-4486
E-mail: editora@sp.senac.br
Home page: http://www.editorasenacsp.com.br

Sumário

Nota do editor

Saúde integral: a medicina do corpo, da mente e o papel da espiritualidade é um livro sobre saúde que apresenta os diversos caminhos para manter o homem em estado de equilíbrio. Longe de ambicionar verdades irrevogáveis, o livro busca a compreensão entre filosofias distintas que, embora divirjam quanto ao caminho a ser percorrido, convergem para um objetivo comum: o bem-estar físico e mental do homem.

Dividido em três partes, o livro mostra como o conceito de saúde se alterou durante a história, o abismo que separa o conhecimento médico-científico da sabedoria popular, a influência do setor econômico sobre as decisões médicas e o estresse que acompanha os profissionais da saúde. Em seguida, debate saúde e doença mental sob a ótica de renomadas escolas de psicologia. Por fim, apresenta a visão de saúde e espiritualidade segundo as principais correntes religiosas brasileiras — catolicismo, judaísmo, islamismo, espiritismo kardecista, budismo e candomblé.

Com esta publicação, o Senac São Paulo chama ao diálogo representantes dos campos espiritual e científico, numa troca de conhecimentos sobre saúde em seu sentido mais amplo.

Prefácio

Eis aqui um livro que é uma verdadeira navegação por mares que se apresentam como ambientes de cultura de várias mentes, apontando para horizontes amplos. O timoneiro desta nau é Paulo Bloise, médico, escritor, psiquiatra e principalmente pessoa aberta para os ventos da sabedoria. Bloise mostra, como organizador desta coletânea, que a diversidade é a base da compreensão do movimento humano para o conhecimento do que há, do que houve e do que haverá. Todo pensamento pode ser incorporado pela academia, como análise, documentação e até mesmo como hipótese a ser cientificamente testada. No entanto, a diversidade conduz uma sociedade livre e criativa, sendo o fundamento da evolução e do progresso.

Encontrei Paulo Bloise pela primeira vez no Laboratório de Anatomia da Escola Paulista de Medicina. Aluno curioso, apaixonado pelas questões das relações cérebro-mente, ele manteve esse interesse depois de formado e, como psiquiatra e escritor, procurou aprofundar a indagação sobre o significado do humano. Com o tema deste livro, *Saúde integral*, Bloise instigou os diversos autores a apresentar algumas definições de saúde, e questiona: "o que é um bem-estar completo e quais dimensões do indivíduo devemos considerar? O corpo, as emoções, a espiritualidade, a vida social?". Como médico formado em uma escola tradicional, o organizador abre a sua mente e a dos leitores para uma contribuição coletiva na qual o diálogo entre pensamentos e reflexões nos convida a uma leitura rica e agradável. Podemos, então, navegar pela ciência, pelas práticas e teorias, pelas crenças e religiosidades que envolvem esse tema tão vital que é sinônimo do que é humano.

Ricardo Luiz Smith

Vice-reitor da Universidade de São Paulo

Apresentação

Os capítulos deste livro são baseados nas palestras realizadas em 2008 no curso de extensão organizado pelo Anthropos – Núcleo de Integração Mente, Corpo e Espiritualidade, ligado ao Departamento de Psiquiatria da Universidade Federal de São Paulo (Unifesp).

Numa antiga definição da Organização Mundial da Saúde (OMS), saúde era considerada a ausência de enfermidade, isto é, doença, deficiência, ou invalidez. Posteriormente, o conceito foi modificado para um "estado de completo bem-estar físico, mental e social".[1] Porém, o que é um bem-estar completo e quais dimensões do indivíduo devemos considerar? O corpo, as emoções, a espiritualidade, a vida social?

Conceitos tão amplos como saúde e imprecisos como espiritualidade só podem ser tratados no âmbito de uma contribuição coletiva, com um diálogo entre disciplinas e escolas de pensamento que inclua a ciência e a tradição. Assim, é com o desejo de dialogar que elaboramos este livro. Nosso objetivo não é obter unanimidade de ideias, ou confirmar uma hipótese preestabelecida, mas expor tendências. Nosso propósito é levantar questões, colocar lado a lado a experiência de autores de áreas tão distantes como o zen-budismo, a neurologia e a filosofia.

Mas por que um livro sobre saúde?

Desde o início do curso médico, treinamos nosso olhar para reconhecer os fatores que levam um indivíduo a adoecer e que geram sofrimento físico e emocional. Identificar ameaças externas parece uma estratégia evolutiva, herdada dos animais, com o intuito de garantir a sobrevivência da espécie. A medicina utiliza-se dessa ferramenta ao estudar os mecanismos fisiopato-

---

1 National Center for Complementary and Alternative Medicine, "Background", em *Mind-Body Medicine: an Overview*, disponível em http://www.qigonginstitute.org/html/papers/NCCAMmindbody.pdf.

lógicos das doenças, desenvolvendo terapêuticas que visam combatê-las e amenizá-las. Contudo, há outras formas de lutarmos contra a adversidade das moléstias, por exemplo, mobilizando os aspectos protetores que naturalmente possuímos.

Saúde integral foi organizado seguindo-se os preceitos da medicina integrativa, que abrange as dimensões do corpo, da mente e da espiritualidade. É dividido em três partes: "Saúde: aspectos gerais", "Saúde mental e desenvolvimento" e "Saúde e espiritualidade".

Na primeira parte, "Saúde: aspectos gerais", discutimos um conceito mais atualizado de saúde. Afonso Carlos Neves, neurologista clínico e professor afiliado ao Departamento de Neurologia da Unifesp, nos mostra como as ideias sobre saúde variam de acordo com o momento histórico. Da origem mítica, em que os deuses eram responsáveis pelo equilíbrio individual, ao advento da fisiologia e da classificação das doenças, chegamos à noção ampliada de saúde – noção que leva em conta, além dos aspectos científicos, fatores culturais, tais como elementos míticos, tradicionais, espirituais e ambientais.

Se o caminho acadêmico aponta para ampliação do conceito de saúde, o capítulo do antropólogo José Quirino dos Santos salienta a discrepância entre um saber médico-científico e o popular. Ao estudar o fracasso de uma campanha oficial de combate à dengue, o autor investiga a resposta aparentemente incompreensível da população, mostrando que esta compreende e classifica as doenças de maneira distinta da oficial.

A coexistência entre uma medicina popular e outra científico-acadêmica nos leva à pergunta: como se dá o progresso nas ciências médicas? No capítulo do economista e professor Gilberto Dupas (*in memoriam*), a medicalização excessiva, a dependência tecnológica e o uso exagerado de medicamentos são citados como problemas do avanço na medicina. O texto inclui uma discussão aprofundada da influência do setor econômico sobre as decisões médicas, questionando a ética de algumas estratégias usadas pela indústria farmacêutica. E, uma vez que o médico pode atuar como uma ponte entre a ciência e a população, entre as demandas econômicas e o sofrimento alheio, como fica a sua própria saúde? Ou melhor, em que estado se encontram aqueles que cuidam dos pacientes? Luiz Antonio Nogueira Martins, professor associado do Departamento de Psiquiatria da Unifesp, aborda com profundidade o estresse e os riscos que envolvem a carreira médica.

Ainda nessa parte do livro, procuramos explorar como a saúde se desenvolve no decorrer da vida. A infância é abordada por Rosana Fiorini Puccini, professora titular do Departamento de Pediatria da Unifesp. As transformações da estrutura familiar e os diferentes papéis que a criança ocupou ao longo dos séculos são apresentados no capítulo, incluindo a interessante história social da criança no Brasil.

O processo de envelhecimento é apresentado por Iara Galiás Yoshinaga, doutora em dermatologia. Utilizando a pele como referência, a autora aborda duas principais teorias sobre o envelhecimento, as patologias normalmente presentes nessa etapa da vida e algumas condutas que podem retardar o processo natural de desgaste e morte celular.

Para encerrar a abordagem da saúde nas diferentes fases da vida, perguntamo-nos se é possível levar o conceito de saúde até o leito da morte, ou ainda, como cuidar dessa fase para que seja a mais saudável possível. Ana Claudia Arantes, geriatra especializada em cuidados paliativos, apresenta as possibilidades de uma atenção integrativa oferecida no fim da vida humana. Sua experiência traz relatos emocionantes de pessoas que enfrentaram esse momento e puderam se valer dos chamados cuidados paliativos.

No capítulo escrito pela médica psiquiatra Renata Barboza Ferraz, percebemos um crescente interesse em ampliar-se o escopo da psicologia e da psiquiatria, ainda muito presas ao estudo das patologias. Se a psiquiatria dedica-se a diminuir o mal-estar dos indivíduos, a psicologia positiva investiga no que consiste e como incrementar a felicidade, a qualidade de vida, a resiliência e o otimismo.

Na medicina integrativa, capítulo de minha autoria, estimula-se o paciente a ser ativo, a sentir-se "parceiro" no tratamento. Para combater uma doença, além dos recursos da medicina convencional, é importante que o indivíduo aprenda a aumentar as suas próprias defesas. Esse é, inclusive, um dos objetivos centrais dessa modalidade médica.

A segunda parte, "Saúde mental e desenvolvimento", propõe-se a discutir o desenvolvimento psíquico, a saúde e doença mental, na ótica das mais influentes escolas de psicologia. Para iniciar, o médico psiquiatra e analista Luiz Paulo Grinberg ilustra as mudanças de paradigma ocorridas ao longo da história e suas influências sobre os transtornos mentais. Da mania e melancolia hipocráticas à medicalização da loucura, passando pela demonização, o autor aborda as transformações da psiquiatria oficial, dita "cerebral", e da chamada "psiquiatria dinâmica".

Dando sequência à visão histórica, a neuropsicóloga Suzan Iaki discorre sobre descobertas recentes das funções cognitivas, incluindo aspectos relacionados a neuroanatomia, desenvolvimento e déficits. A autora esclarece como se dá o processo de aprendizado, qual é o papel da atenção e que modelos são mais aceitos para explicar a memória. As mudanças do cérebro relacionadas ao envelhecimento e as possibilidades do treino cognitivo são também discutidos nesse capítulo.

Logo a seguir, a psicóloga e analista Ana Lia B. Aufranc introduz alguns conceitos básicos da psicologia analítica (junguiana) para nos mostrar como saúde e desenvolvimento são realidades indissociadas. A relação entre psique, espírito e matéria é apresentada na concepção introduzida por Carl G. Jung e enriquecida por estudiosos contemporâneos.

O filósofo Vladimir Safatle aborda o normal e o patológico em Georges Canguilhem, considerado um dos nomes mais importantes para a epistemologia das ciências médicas do século XX. Seus trabalhos serviram de referência a Michel Foucault, que foi seu orientando, e à psicanálise francesa. Ainda nessa parte, a importância da terapia cognitivo-comportamental, suas relações com as ciências cognitivistas e similitudes com o budismo são discutidas pelo professor Armando Ribeiro das Neves Neto.

O que é a fenomenologia? Qual a sua relação com as teorias do conhecimento? Perguntas como essas, além do significado de "ser saudável" ou o papel do profissional de saúde à luz da fenomenologia, são temas abordados pelo professor Nichan Dichtchekenian.

Integrar a espiritualidade e tratar o indivíduo como um todo são propostas centrais da medicina integrativa. Se parece fácil compreendermos a valorização dada ao corpo e à mente, como nos relacionar com o espírito? O que é e que meios possuímos para acessar essa instância do ser humano? Como cuidar de algo, cuja definição satisfatória ainda não conseguimos encontrar na literatura médica?

Com o intuito de aprofundarmos o tema, na terceira parte, "Saúde e espiritualidade", optamos por investigá-lo nas tradições religiosas. Dessa forma, convidamos representantes de diversas religiões para expressar o conhecimento oriundo tanto do estudo quanto da própria experiência religiosa. Propusemos aos autores dessa parte uma série de perguntas para que servisse de base à elaboração dos capítulos.

Os autores convidados são: monja Coen, do zen-budismo; rabino Adrián Gottfried, do judaísmo; o teólogo e doutor Afonso Maria Ligorio Soares, do catolicismo; *Hajji Sheikh* Muhammad Ragip al-Jerrahi, do islamismo; professor Wladimyr Sanchez, do espiritismo kardecista; o sociólogo Reginaldo Prandi, uma das maiores autoridades sobre as religiões afro-brasileiras, que discorre sobre o candomblé; e lama Michel Rinpoche, do budismo tibetano, que nos concedeu uma entrevista.

Mesmas questões, diferentes tradições. Foi com esse espírito que propusemos a série de perguntas que serviu de roteiro aos autores – roteiro que aqui apresentamos para permitir ao leitor criar paralelos e entender diferenças fundamentais entre as religiões abordadas nessa parte do livro:

1. Na sua tradição, o que seria espírito e espiritualidade?
2. Qual a diferença entre mente e espírito?
3. Como é compreendida doença e cura?
4. Poderíamos falar em saúde, doença e tratamento espiritual?
5. Que características teria um indivíduo espiritualmente saudável?
6. Qual o papel do corpo na espiritualidade? E o da mente?
7. Como o profeta ou o homem santo lida com a sua própria saúde?
8. Qual é o papel da vida ética na saúde de uma pessoa?
9. Qual é o papel do outro (comunidade, sociedade, cultura)?

Paulo Bloise

Agradecimentos

A todos os autores que com generosidade compartilharam ideias tão abrangentes e inovadoras.

Aos companheiros do núcleo Anthropos, que desde 2004 se dedicam ao estudo e desenvolvimento da medicina integrativa.

A Lílian Iaki, minha esposa, pela transcrição, leitura atenta e primeira edição de vários capítulos.

A Elisa Harumi Kozasa, Paulo de Tarso Lima e Stephen Little, pela contribuição com a pesquisa, a clínica e o ensino das práticas integrativas.

Ao meu pai, professor doutor Walter Bloise, pela ética e eterna paixão à medicina.

Ao professor doutor Ricardo Smith, que consegue transitar da ciência à arte, da anatomia à psicologia, com extrema profundidade.

Saúde
aspectos gerais

Conceito ampliado de saúde

Afonso Carlos Neves

Introdução

As conceituações em torno da ideia de saúde não são fixas e variam de acordo com o momento histórico, aliado às condições políticas, sociais, econômicas, culturais.

Por sua vez, o entendimento dessas variáveis está condicionado a certa forma de estudo desses fatores. Por exemplo, noções históricas, como Idade Antiga, Idade Média, Renascimento, são mais elaborações feitas a partir do Iluminismo do que períodos reais. Ninguém na Idade Média diria: "nós, que estamos na Idade Média..." Assim, afirmações simplistas, como "a Idade Média foi a idade das trevas" ou "o Renascimento acabou com a ignorância", são ideias preconcebidas que limitam o entendimento do que poderia ter sido o conceito de saúde nesses períodos.

Um conceito que pode colaborar em tal estudo é o de paradigma, de Thomas Kuhn.[1] O paradigma é um determinado modelo de elaboração de problemas e soluções, para certo grupo de estudiosos de uma ciência. Esse entendimento considera os processos históricos científicos não como uma

---

1 Thomas S. Kuhn, *A estrutura das revoluções científicas*, trad. Beatriz Vianna Boeira & Nelson Boeira (São Paulo: Perspectiva, 2001; 1ª ed. amer.: 1962; 2ª ed. amer.: 1970, com posfácio).

mera sucessão de descobertas e inventos, mas como uma sucessiva troca de paradigmas.

Devemos levar em consideração também que, ao comentarmos sobre noções de saúde de outras épocas, estamos fazendo uso de linguagem e ferramentas contemporâneas para traduzir ou interpretar pensamentos de culturas passadas. O esquecimento desse cuidado pode levar a um anacronismo e a uma atribuição de critérios que podem não corresponder exatamente às noções de saúde e doença dessas culturas.

Nesse sentido, como método de abordagem dessas questões, é oportuno o conceito de "complexidade", utilizado por Edgar Morin,[2] referente a suas reflexões transdisciplinares sobre o conhecimento.

A complexidade, segundo Morin,[3] permite várias possibilidades de entendimento de um determinado processo, de modo que sejam evitadas posturas reducionistas.

Embora façamos uso dessa leitura aberta dos diversos estudos sobre o tema, neste capítulo, partimos principalmente das tradições e das conceituações ocidentais, com apenas algumas menções a outras culturas.

Histórico dos conceitos de saúde

É possível supor que o contato do homem pré-histórico com a dor e o sofrimento tenha configurado as primeiras noções ligadas ao binômio saúde-doença. Partindo-se do princípio de que o conhecimento sempre se deu sobre alguma forma de comparação, pode-se também supor que a construção das noções de sentir-se mal ou de sentir-se bem tenha ocorrido por meio de comparações entre diferentes condições de percepção do próprio corpo, ou de si mesmo em sentido amplo, bem como da interpretação dessas percepções.

No Paleolítico, período correspondente ao agrupamento humano do tipo caçador-coletor (antes de 10000 a.C.), a atividade do homem como xamã e

---

2 Edgar Morin, *O método. Vol. 1: A natureza da natureza*, trad. Ilana Heineberg (Porto Alegre: Meridional, 2002; 1ª ed. fr.: 1977).

3 Edgar Morin, *O método. Vol. 2: A vida da vida*, trad. Marina Lobo (Porto Alegre: Meridional, 2001; 1ª ed. fr.: 1980).

da mulher como conhecedora do uso de vegetais estava ligada a terapêuticas baseadas em certa noção mágica do envolvimento dos indivíduos com a natureza e em determinados entendimentos dessas relações.

No Neolítico (a partir de 10000 a.C.), com o início das atividades de pastoreio e agricultura, o homem passou a apresentar gradual diversificação em suas funções nos agrupamentos humanos. Nessa época, as culturas mantinham correlações entre interpretações míticas e o estabelecimento de certas relações de causa e efeito a respeito de medidas terapêuticas diversas.

No período histórico correspondente à Idade Antiga, ou Antiguidade (de *c.* 4000 a 3500 a.C.), a sociedade egípcia apresentava diferenciação social, de tal modo que a atividade curativa era atribuída a um profissional apropriado, espelhando-se em uma divindade específica, Imhotep, como deus da medicina, o qual talvez tenha sido um grande curador e divinizado por sua capacidade terapêutica. Noções de bem-estar e mal-estar estavam também ligadas a um mundo pós-morte em equilíbrio com o que o indivíduo teria feito em vida.[4]

Entre os gregos houve um período predominantemente mítico, em que a medicina era mais do tipo sacerdotal, com figuras divinas de curadores, como Asclépio, Apolo e Quíron, entre outros.[5]

Embora seja citado mais frequentemente que a partir de Hipócrates se passou a ter uma medicina mais racional e mais próxima de conceitos científicos, antes dele houve Pitágoras e seus seguidores.

A escola pitagórica tinha certas conceituações relativas à natureza e ao organismo humano, de modo que considerava a saúde como um estado de equilíbrio mantido por exercícios, música, dieta e meditação. A ideia pitagórica dos números como representação perfeita do cosmo entremeava outros entendimentos relativos à noção de equilíbrio do corpo. Dentro dessa escola, Empédocles consolidou a ideia de quatro elementos na natureza (terra, água, ar e fogo) a serem equilibrados no organismo, sendo depois desdobrados nos quatro humores da medicina hipocrática (sangue, bílis amarela, bílis negra e fleuma).

---

4 Albert S. Lyons & R. Joseph Petrucelli, *Medicine: an Illustrated History* (Nova York: Abradale, 1987).

5 Afonso Carlos Neves, *Humanização da medicina e seus mitos* (São Paulo: Companhia Ilimitada, 2005).

Hipócrates, em suas considerações a respeito da doença sagrada, fez um determinado recorte na forma de entender as causas das moléstias. Ao afirmar que determinados males (considerados hoje de natureza tanto psíquica quanto neurológica) eram somente provenientes de comprometimento do cérebro, e não decorrentes de entidades espirituais, ele deu início a uma forma de entendimento da saúde como essencialmente ligada ao organismo. Contudo, esse entendimento do cérebro já havia sido formulado por um pitagórico, Alcméon, citado por alguns como o primeiro entre os gregos a ter feito observações médicas e anatômicas.

De qualquer modo, com Hipócrates houve o estabelecimento do paradigma cerebral ligado a distúrbios de natureza comportamental ou neurológica. Talvez Hipócrates tenha sido mais fortemente ligado a essa nova conceituação do que Alcméon, por ter vivido na cidade de Atenas, no próspero período de Péricles, um tempo mais francamente racional, embora persistissem ideias míticas na sociedade grega.

Apesar das considerações de Hipócrates, Aristóteles teria voltado a considerar o coração como sede dos problemas de natureza emocional. Para Aristóteles, haveria certa dinâmica entre o coração, os humores e o cérebro, sendo um pouco mais complexo esse mecanismo do que a simples focalização apenas no coração. Todavia, os próprios escritos hipocráticos mencionam certas correlações entre as diferentes partes do organismo e do cérebro, de modo que o entendimento desses processos é mais complexo do que algumas interpretações simplificadas fazem supor.

Como Aristóteles foi discípulo de Platão, é possível que essa sua visão tenha sido influenciada por seu mestre. Platão considerava que o ser humano tinha três *phrenes* (mentes). Uma abaixo do diafragma, de natureza visceral e instintiva, outra acima do diafragma, de natureza emocional, e outra na cabeça, de ordem racional. Nessa configuração funcional do corpo, a ideia de saúde mantinha as influências pitagóricas em torno da noção de equilíbrio.

Entre os romanos, a medicina era uma atividade de escravos ou de estrangeiros. Assim, vários médicos gregos fizeram sucesso entre os romanos. Por outro lado, os romanos livres que escreveram sobre assuntos médicos eram filósofos ou poetas, como Aulus Cornelius Celsus ou Juvenal.

Em Roma, a atribuição mítica à saúde teve forte presença. Certa época ocorreu uma epidemia, cuja erradicação foi atribuída ao fato de Esculápio

(Asclépio, para os gregos),[6] deus da medicina e da cura, ter sido levado até Roma em forma de serpente. Salus, filha de Esculápio, era a deusa da saúde, porém "saúde", nesse caso, era vista mais como uma espécie de "saúde pública", ou bem-estar público. Ressalte-se que entre os romanos ocorreu o mais acentuado aprimoramento da noção de "coisa pública" (*res publica*), de modo que entre eles a saúde adquiriu também esse caráter. O cuidar de indivíduos doentes era visto como uma atividade menor, se exercida pelo próprio romano. Nesse contexto, o médico grego Galeno ocupou um espaço próprio na sociedade romana e criou uma escola de medicina, de maneira que sua arte de curar sucedeu à medicina hipocrática, ou mesmo dividiu espaço com ela.

O poeta romano Juvenal escreveu em poesia a frase que se tornaria consagrada: *mens sana in corpore sano* (mente sã em corpo são). Posteriormente, essa máxima se tornaria representativa da ideia de saúde, e persiste até hoje como uma fórmula curta para conceituar saúde.

É interessante observarmos que essa expressão já contém uma bipartição do indivíduo que lembra a subdivisão, habitualmente atribuída a René Descartes, entre corpo e mente.

No transcorrer da Idade Média, as conceituações de saúde seguiram a medicina galênica, entremeada com interpretações espirituais das moléstias. Ideias de Hipócrates, Galeno e Aristóteles influenciaram importantes médicos que fizeram escola, como Avicena (Ibn Sina, médico e filósofo persa) e Maimônides, entre outros.

A partir do renascimento, alguns pensadores iniciaram suas descobertas, as quais concorreram para o desencadeamento de eventos que, no século XVII, se enquadrariam no que passou a se chamar "revolução científica". Com Leonardo da Vinci, e principalmente com Andreas Vesalius (considerado o pai da anatomia moderna), ocorre uma sistematização do "dividir em partes para entender" o organismo humano, que será sobretudo creditada a Descartes.

Conforme Georges Canguilhem,[7] quando William Harvey descreveu a circulação do sangue, estava-se no período da arte barroca, e o homem desse tempo tinha uma visão de mundo que pode ser considerada "dinâmica", ou seja, embasada em "movimentação" – movimentação que, nessa forma de

---

6 O principal símbolo de Esculápio é um bastão ou cajado com uma serpente enrolada.

7 Georges Canguilhem, *O normal e o patológico*, trad. Maria Thereza Redig de Carvalho Barrocas (Rio de Janeiro: Forense Universitária, 2009; 1ª ed. fr.: 1966).

arte, se expressa na representação de movimentos do corpo humano e de outros seres, ou mesmo de objetos. Ainda de acordo com Canguilhem, essa noção se opunha a uma suposta visão "estacionária" de cosmo presente em período anterior a esse. Desse modo, reforça o autor, estava aberto o caminho para o estabelecimento do paradigma fisiológico de funcionamento do organismo humano, já que as conceituações fisiológicas eram (e são) basicamente fundamentadas em "movimentações" dos fatores constituintes desse mesmo organismo.

De acordo com Huertas,[8] após os conceitos de Harvey, as cidades passaram a ter "artérias e veias", e as pessoas passaram a "circular" por elas. Também Willis, contemporâneo de Harvey, procede a extenso estudo do sistema nervoso. Huertas considera que, a partir das noções estabelecidas por Willis, as palavras "nervo", "nervos", "comportamento nervoso" e outros termos similares passam a ser usadas nas descrições de agrupamentos humanos.

Nesse período, a sociedade urbana aprimorou-se de maneira gradativa, e foi somente nos séculos seguintes (XVIII e XIX), com o advento da Revolução Industrial, que o crescimento das cidades se fez mais notório, mudando as noções de coletividade. No transcorrer desses processos, as noções de saúde e doença foram mutuamente influenciadas pelas transformações sociais e pelas inovações científicas.

No século XVIII foram estabelecidas diversas formas de classificação de doenças. O pensamento iluminista e enciclopedista concorreu para uma forma de catalogar todo o conhecimento. Assim como Lineu organizou a classificação dos seres vivos, Sauvage classificou as moléstias de modo similar, ou seja, de forma muito detalhada e ramificada.

Diversos estudiosos discordaram desse método de Sauvage, entre eles, Pinel. Na transição do século XVIII para o XIX, Pinel demarcou o início do alienismo como uma nova forma de diagnosticar e tratar quadros psiquiátricos. Ele também escreveu sobre conceituações clínicas. Diferentemente de Sauvage, Pinel simplificou as classificações e a conceituação de doença. No que diz respeito à noção de doença mental, Pinel e seus seguidores estabeleceram o paradigma de existir apenas um único distúrbio mental, com manifestações variáveis. Em meados do século XIX, essa tendência sofreu modificação.

---

8 Rafael Huertas, *El siglo de la clínica: para una teoría de práctica psiquiátrica* (Madri: Novalia Electronic, 2004).

No século XIX, a partir de Broussais e Claude Bernard, ambos médicos e fisiologistas, estabeleceu-se a noção de que não existem doenças e sim doentes, sendo essa uma linha que também se contrapõe às classificações de moléstias iniciadas no século anterior. A partir de então doença e saúde passaram a ser vistas apenas como variantes das mesmas condições biológicas dos indivíduos.

Na Idade Moderna, os avanços científicos não foram suficientes para anular noções míticas de saúde e doença. O distanciamento entre elite e povo fez com que este desconfiasse das práticas de cura de cunho científico e continuasse preferindo a terapêutica popular. Essa atitude perdurou até o século XX, quando as práticas científicas em saúde ganharam foro oficial definitivo, e os métodos de cura tidos como não científicos passaram a ser considerados ilegais.

No início do século XX, ao mesmo tempo que se consolidaram as classificações de doenças dentro das especialidades, bem como uma classificação em âmbito internacional, com o propósito de certa uniformização, Leriche lançou a ideia de que a saúde é "a vida no silêncio dos órgãos". Em parte, essa afirmação reflete uma visão de saúde fortemente influenciada pelos estudos patológicos, em parte pode retratar o ambiente do período entreguerras, gerador do totalitarismo, significando que o "silêncio preserva o corpo".

Correlações entre saúde e sociedade

Com a criação da Organização Mundial da Saúde (OMS) em 1948, foi elaborado o conceito de saúde como "pleno bem-estar físico, mental e social".[9] Com o fim da Segunda Guerra Mundial, ganhou espaço a ideia de *welfare*, ou seja, de bem-estar, a ser propiciado pelo Estado aos cidadãos, como um benefício público, o que influenciou esse paradigma de saúde como um bem-estar social.

Em fins do século XX, ao mesmo tempo que surgiram movimentos de contracultura, questionadores dos critérios estabelecidos, houve um maior contato com tradições orientais, ou mesmo ocidentais não convencionais, as quais compuseram o quadro do que passou a ser chamado de medicina com-

---

9 World Health Organization, *Constitution of the World Health Organization*, p. 1, disponível em http://apps.who.int/gb/bd/PDF/bd47/EN/constitution-en.pdf. Ver ainda o *site* da Opas/OMS Brasil em http://opas.org.br.

plementar e alternativa. Paralelamente, tornou-se cada vez mais acentuado um enfoque da sociedade e da mídia nas questões relativas ao meio ambiente, sobretudo em virtude da crescente poluição, que passou a ser mais um fator a ser considerado nas noções de bem-estar.

Desse modo, a discussão focalizou-se na necessidade de ampliar esse conceito de saúde estabelecido pela OMS. Assim, surgiu espaço para uma quarta variável, ou quarto grupo, além dos já assinalados físico, mental e social.

Alguns autores denominaram esse quarto grupo um bem-estar espiritual, enquanto outros não chegaram a especificar como um novo grupo, apenas chamando-o de conceito ampliado.[10] Por vezes, a expressão conceito ampliado tem a finalidade de frisar que saúde não é apenas ausência de doença, isto é, uma imagem em negativo do que deveria ser um bem-estar, mas também algo ativo, que implica qualidade de vida.

Os comentários em torno desse conceito ampliado costumam acentuar que em medicina convencional a ideia de saúde é limitada, pois apenas considera saúde como ausência de doença. Essa é uma visão parcialmente correta, porque ela não responde nem pelo discurso oficial a respeito de saúde, nem pela complexidade que envolve essa questão em diversas circunstâncias.

A interpretação de saúde como ausência de doença acompanha com maior frequência as abordagens diagnósticas ou terapêuticas acentuadamente segmentadas.

As atitudes reducionistas em práticas de saúde, que excluem as diversas dimensões do humano, acabam por reforçar também uma visão reducionista do entendimento de saúde/doença.

Uma forma de explicitar um conceito ampliado de saúde, em relação ao conceito da OMS, pode ser caracterizando-a como um bem-estar físico, mental, social e cultural.

A inserção do grupo cultural permite incluir certos aspectos não contemplados pelos outros três grupos. Contudo, é fundamental entender o que implica cada grupo: físico, mental, social e cultural.

O bem-estar físico é o habitualmente mais lembrado como indicativo de um estado saudável. O bem-estar mental também é frequentemente visto

---

10 Augusto Antonio Mezzomo, *et al.*, *Fundamentos da humanização hospitalar: uma visão multiprofissional* (São Paulo: Local Editora, 2003).

como indicativo de saúde, mormente ao serem referidas as decorrências do estresse nos tempos atuais, reforçando-se a busca de evitar ou combater esses males.

No entanto, como o bem-estar físico é de caráter objetivo e o bem-estar mental é certamente subjetivo, por vezes o aspecto mental é considerado apenas como uma manifestação secundária do aspecto físico, havendo, assim, um "reducionismo" do bem-estar mental ao físico. Desse modo, pensa-se curar todo mal-estar mental com medicamentos.

O bem-estar social implica uma condição de natureza "interobjetiva", ou seja, diz respeito à dimensão "coletiva" do bem-estar físico e objetivo.

O bem-estar social muitas vezes também é reduzido ao bem-estar físico individual, em virtude da dificuldade de se vislumbrar uma dimensão que esteja além dos limites do indivíduo isoladamente.

Para melhor entendimento desse aspecto, é preciso, antes, fazer uma distinção entre individualidade e individualismo. Enquanto a individualidade é um aspecto importante na preservação da identidade da pessoa, o individualismo é uma exacerbação da característica designada como individualidade, de modo que se perdem os elos comunitários do indivíduo, ficando apenas os elementos isolados e delimitados a ele.

Dito de outra forma, a dimensão física e mental do indivíduo é "transversalizada" por seus elos coletivos. Assim, sua individualidade sempre inclui aspectos sociais e culturais inseridos em sua comunidade.

Nesse sentido, podemos falar também em um bem-estar cultural. Enquanto o bem-estar social é interobjetivo, o bem-estar cultural é de natureza intersubjetiva. Assim, há uma dimensão do bem-estar que implica uma subjetividade vivenciada coletivamente, a qual chamamos "cultura" de uma determinada comunidade.

O bem-estar físico, ou seja, objetivo, é verificado por tudo que concerne ao corpo, obtido por história clínica, exame físico ou propedêutica armada (tipo de diagnóstico, por exemplo, raios X, ressonância). O bem-estar mental, ou subjetivo, só pode ser avaliado através da narrativa do próprio indivíduo a respeito de sua interação consigo mesmo e com os outros.

O bem-estar social diz respeito à dimensão do indivíduo condicionada a regulamentos objetivos, que intermedeiam processos e limites, os quais têm um alcance coletivo. Desse modo, a vacinação obrigatória de crianças tem uma dimensão coletiva de bem-estar, assim como outras medidas de saúde pública ou de medicina preventiva. Regras como as que dizem respeito, por exemplo, a sinais de trânsito também são objetivas e visam a um bem-estar coletivo.

O bem-estar cultural, que implica intersubjetividade, pode dizer respeito a vários aspectos incluídos no que tem sido chamado de cultura. O termo "cultura" aqui não está no sentido de conhecimento, erudição, e sim no que diz respeito aos aspectos da coletividade humana, que vão além de beber, comer, dormir, procriar, típicos também de outras espécies animais. Para o ser humano, cada uma dessas atividades tem elementos a mais, subjetivos, que expressam vivências coletivas.

A partir do momento em que surgiu uma coletividade adjetivada como humana, surgiu também linguagem e cultura, que, interligadas, são expressão do humano. A linguagem, não só verbal, passa a conter os fatores que memorizam, consolidam e constroem a cultura.

Alguns aspectos que fazem parte desse bem-estar cultural podem ser enumerados como artísticos, lúdicos, tradicionais, espirituais, religiosos, entre outros, pois essa não é uma condição fechada.

O aspecto artístico em um bem-estar cultural refere-se à presença da arte, em sentido amplo, no cotidiano, e não especificamente ao artista. Uma linguagem artística nesse contexto pode compor-se com elementos emocionais e racionais da cultura.

De modo similar, o componente lúdico desempenha um papel quase ritualístico na vida cultural. Os jogos estão presentes em diversos agrupamentos humanos, de todas as épocas, como componentes importantes nas relações entre os indivíduos, bem como em certas vivências individuais.

Os aspectos tradicionais em um bem-estar cultural concernem a fatores que estão fortemente ligados a relações intersubjetivas em uma comunidade. Festas, celebrações, homenagens a figuras heroicas, entre outros, compõem elementos que configuram uma identidade comum a um determinado agrupamento humano.

A referência a um bem-estar espiritual como componente de um conceito ampliado de saúde, ou seja, como aspecto de um bem-estar cultural, data dos anos 1980.[11] Desde então, reflexões a esse respeito têm se desdobrado e am-

---

11 *Ibidem.*

pliado. Por vezes é estabelecida uma diferenciação entre o aspecto espiritual e o religioso, sendo o segundo sempre inferior ao primeiro, o que pode expressar algum preconceito em relação à expressão institucional da espiritualidade.

No entanto, por mais que algumas correntes lamentem a existência de instituições, sejam quais forem, na sociedade, elas são também uma forma de expressão cultural e social. A maneira de os agrupamentos humanos lidarem com suas instituições pode também retratar formas mais adequadas ou menos adequadas de promoção da cidadania.

Entre os quatro grupos de bem-estar (físico, mental, social e cultural), pode haver tamanha interação que uns são influenciados pelos outros.

Um quinto grupo pode inserir-se entre esses quatro, ocupando uma posição intermediária: o bem-estar ambiental. A saúde ambiental implica um ambiente saudável tanto no "meio externo" quanto no "meio interno" do indivíduo, correspondendo à clássica conceituação de Claude Bernard referente a essa noção de meios.

A interligação desses cinco grupos ocorre de forma bastante dinâmica, adaptando-se às diferentes circunstâncias concernentes a cada grupo.

Conclusão

Diante do exposto, podemos entender que diferentes condicionantes influenciaram paradigmas em diversas épocas. A noção de "mente sã em corpo são" atravessou dois milênios desde os romanos, somada à ideia grega de busca de equilíbrio no organismo. Em certos períodos, estar bem com a saúde implicava ter certa correção de natureza espiritual/religiosa, como entre os egípcios, os romanos e na Idade Média. Essa influência nunca abandonou as mais diversas culturas, mesmo depois do desenvolvimento científico. O que ocorreu foram modificações na maneira de os indivíduos estabelecerem uma convivência entre a vertente científica e a espiritual/religiosa, podendo ser também chamada de mítica.

A partir da criação da OMS em 1948, acompanhada de um grande aumento das populações urbanas em relação às rurais, o paradigma científico para saúde quase que se universalizou, apesar de ainda persistirem outras práticas e visões.

Nas últimas décadas do século XX, em meio a mudanças políticas, econômicas, sociais e culturais, houve uma busca de abertura da visão de bem-estar não condicionada apenas a parâmetros estritamente científicos, mas incluindo outros fatores humanos, tais como míticos, espirituais, culturais, ambientais, entre outros. Esses novos critérios acompanham uma visão do tipo interdisciplinar e transdisciplinar a qual contempla a complexidade humana e não mais leva a um reducionismo do conceito de saúde a apenas um aspecto específico.

Na transição do século XX para o XXI, tem recebido grande divulgação um discurso a respeito da assim chamada "qualidade de vida", que se imiscui na visão de bem-estar. A busca dessa qualidade de vida recebe influxos de uma visão consumista, o que faz confundir a noção de bem-estar com a capacidade de consumo em larga escala.

O início do século XXI contempla um período de transição na sociedade, com mudança de paradigmas em diversas instâncias. No que diz respeito à saúde, um conceito ampliado, que contemple fatores culturais, incluindo elementos tradicionais, míticos, espirituais, ambientais, etc., além dos aspectos científicos propriamente ditos, pode permitir maior compreensão e sucesso de práticas diagnósticas e terapêuticas.

Bibliografia

CANGUILHEM, Georges. *O normal e o patológico*. Trad. Maria Thereza Redig de Carvalho Barrocas. Rio de Janeiro: Forense Universitária, 2009 (1ª ed. fr.: 1966).

HUERTAS, Rafael. *El siglo de la clínica: para una teoría de práctica psiquiátrica*. Madri: Novalia Electronic, 2004.

KUHN, Thomas S. *A estrutura das revoluções científicas*. Trad. Beatriz Vianna Boeira & Nelson Boeira. São Paulo: Perspectiva, 2001 (1ª ed. amer.: 1962; 2ª ed. amer.: 1970, com posfácio).

LYONS, Albert S. & PETRUCELLI, R. Joseph. *Medicine: an Illustrated History*. Nova York: Abradale, 1987.

MEZZOMO, Augusto Antonio *et al. Fundamentos da humanização hospitalar: uma visão multiprofissional*. São Paulo: Local Editora, 2003.

MORIN, Edgar. *O método. Vol. 1: A natureza da natureza*. Trad. Ilana Heineberg. Porto Alegre: Meridional, 2002 (1ª ed. fr.: 1977).

________. *O método. Vol. 2: A vida da vida*. Trad. Marina Lobo. Porto Alegre: Meridional, 2001 (1ª ed. fr.: 1980).

NEVES, Afonso C. *Humanização da medicina e seus mitos*. São Paulo: Companhia Ilimitada, 2005.

WORLD Health Organization. *Constitution of the World Health Organization*. Disponível em http://apps.who.int/gb/bd/PDF/bd47/EN/constitution-en.pdf.

Noção popular de doença

José Quirino dos Santos

A visão de doença fora do contexto científico

Se fosse definida pela conceituação popular mais encontradiça, a doença seria uma indisposição, uma alteração do corpo, uma dor, que pode às vezes incluir uma "coisa feita". Esta última acepção quer dizer "despacho", "mau-olhado" ou "possessão", a qual o indivíduo considera também como doença, embora algo inexplicável, que vem de fora e atinge alguma parte do corpo com a intenção de prejudicar. Nesse caso, o indivíduo se tornaria alvo de seres maléficos que agiriam como penetradores. Mas esta variante não é tão comum, pois há uma noção popular de que "se for mesmo doença, tem remédio".

Em todos os casos vistos, verifica-se que aquilo que objetivamente explica a doença para o indivíduo é seu remédio, o qual entra no corpo para combater a doença. O remédio é uma "coisa" com certa finalidade, não tão nebuloso quanto a doença, porque a combate e a nega. A doença é, dessa forma, reduzida, em compreensão, ao campo de lutas, de embates destruidores, entre doença e remédio. Se o remédio for mais forte, acabará com a doença, se esta for mais forte, neutralizará o remédio. Esse modelo de triunfo do mais forte, tão caro à ciência natural do século XIX, está presente em praticamente todas as definições populares de doença e mesmo em certo número das científicas (didaticamente enunciadas por "profissionais" da saúde).

Contudo, a mesma definição popular de doença pode ser de outra forma, quando a ideia de remédio não aparece, nem é sugerida. Ela vem então enunciada de sintomas combatíveis e estes, sim, possuem atributos, sendo fortes, duradouros, ou fracos. O avesso do aforismo anterior já foi ouvido e coloca-se, aqui, com pertinência: "Quando não é doença, não adianta tomar remédio". Contém nessa expressão um indicativo de que há males que não são doenças. Depoimentos desse tipo apontam para uma noção mais profunda de males que não cabem no conceito de doença, pois pertencem a uma categorização mágica da realidade. Essa noção não aparece espontaneamente nas entrevistas das várias camadas sociais, embora esteja subjacente, sendo apenas vagamente referida como categoria quando é encontrada nas respostas dadas às pesquisas, em que não se estabelecem diferenciações nítidas com a doença ordinária.

Para simples exercício nessa tentativa de entender a visão popular de doença, criemos uma linha imaginária com um gradiente: numa ponta, a Razão pura da ciência, na outra, o dogma puro da compreensão mágica. Nesse segmento, poderíamos enumerar as definições coletadas, uma a uma, conforme sua proximidade maior à razão ou ao dogma. Seria interessante anotar as atividades concernentes a cada pessoa entrevistada (pipoqueiro, lixeiro, ator, programador, parteira, economista, mendigo, médico, padre, boxeador, etc.). Há muitas surpresas nessa pesquisa.

Tais colocações são fruto de entrevistas em diferentes contextos, de opiniões recolhidas em várias pesquisas, algumas tendo ido fundo na exploração da mente do indivíduo à procura de algo mais do que a simples opinião consciente, outras merecendo apenas o simples nome de enquete, mas todas buscando, de algum modo, a realidade empírica. Nessas pesquisas, as falas e as interpretações aparecem como formulações mentais límpidas, economicamente construídas, cada uma no seu plano de abstração, tudo bem-arrumado.

Todavia, no trabalho de campo do cientista social, a realidade é desconcertante. As definições pululam como pensamentos pessoais, eivados de abstrações de ordem variada, muitas vezes confusas, exigindo do cientista um trabalho de limpeza e realce das intenções reais contidas nas definições. Isso é feito segundo técnicas precisas, mas mesmo assim imperfeitas. As significações que acompanham cada ideia e contribuem para formar um conceito variam enormemente de um indivíduo para outro. No campo semântico, em vez de formarem um ponto preciso, um segmento exato, elas são como uma nuvem afofada de múltiplas conotações aproximativas, um floco de algodão que contém as variações da significação principal e, pela imprecisão, acaba servindo a todos. Já se percebe, assim, que há em jogo uma noção de objetividade bastante particular. Se, de um lado, justamente por serem *fuzzy* produzem maior compreensão, servindo assim a todos os participantes de variado entendimento do mundo, de outro, produzem maior imprecisão. Por mais díspares que possam ser, as definições de doença têm algo em comum: a realidade fuzzy-objetiva, a âncora semântica da nuvem, surge misturada com um componente que tem algo de sobrenatural, de misterioso, de mágico.

Isso quer dizer que a doença não aparece por si como evento esperado, ordinário, que inescapavelmente ocorre na vida de cada um e de todos, mas, sim, como evento estrangeiro, disrupção do projeto de vida, portanto, inaceitável, porque inabilita a perfeição divina do projeto humano. Ninguém dirá, mas a doença popularmente imaginada e experimentada é uma manifestação do mal, talvez a maior de quantas existirem. Não se trata do mal da moral e sim do inesperado desconhecido, que não é apreensível pela lógica, apenas desaba sobre o indivíduo e estraga sua vida pensada.

Vemos que a ideia de doença se aproxima da ideia de mágico, como infiltração nas coisas do mundo. Ambas, ao serem juntadas numa definição, revelam uma categorização particular do mundo vivido e isso tem consequências intensas e importantes quando se pensa em manobrar as pessoas em termos de tratamento e cura. É importante frisar que estamos tratando da sociedade urbana brasileira atual, que sempre está por trás dessas linhas. Nós cientistas é que as esmiuçamos analiticamente e as agrupamos conceitualmente quando identificamos as categorias de classificação do mundo involuntariamente usadas. No lado não corpóreo da doença, o que nos interessa é conseguir distinguir o que seja efetivamente moléstia do que seja apenas fruto da elaboração mental de pessoas ou grupos. As pessoas não apreciam falar a respeito desse aspecto aparentemente intangível, porque a entrada de "coisas" no corpo é um processo mágico, análogo ao dos antigos íncubos do século XIV, os maus espíritos ou diabinhos, seres que entram no corpo e ali permanecem, sem se manifestar, até poderem eclodir, enviados por alguma divindade, ou um vizinho invejoso, quando o portador do corpo se desviou dos princípios normais, tornando-se assim uma chocadeira de doenças.

Há muita gente que pensa desse jeito, acreditando em encarnação, desencarnação, reencarnação, mas habitualmente esconde sua maneira de pensar. Por que se esconde esse conceito de mal extracorpóreo (que não é considerado como doença), essa forma de se encaminhar ocultamente as ideias, diante de certos interlocutores?

Porque a presença de seres metafísicos quase sempre está ligada a alguma coisa errada cometida no passado. Acredita-se que um ser que esteja fora da realidade empírica, que pertença à metafísica e que decida se apropriar de um corpo o faça por algum motivo justo, uma bobeada do freguês, uma distração, um erro. Nunca surgirá um diabo que queira prejudicar uma pessoa se esta não tiver feito alguma coisa que o invoque, que o atraia e que permita a sua entrada (parece que as entidades extracorpóreas têm a sua ética e procuram não ser injustas, ou irresponsáveis).

Portanto, quando se trata de uma doença que cabe no imaginário publicamente aceito das doenças ordinárias, aquelas que o médico reconhece e trata, o sujeito a revela: "peguei uma tuberculose, daquelas resistentes". Proclama sua doença, quase contente, até porque não tem nada a dever a seres metafísicos. Seu diálogo será com médicos, sua tristeza terá cura.

Contudo, se a doença não for corpórea, não se fala dela. Se o indivíduo for acometido por algo que não seja a doença comum, ele estará comprometido por algum ato nefasto (aos seus próprios olhos). A primeira punição é a doença, o íncubo entra nele e, de algum modo, o castiga. Haverá ainda punições mais terríveis, aquelas pós-morte, pelo fogo eterno. Se o paciente é apontado culpado por evidências inconfundíveis da própria doença, envergonha-se de falar dela como se não desejasse confessar que é um anormal, mostrando haver uma separação entre a doença ordinária e a outra, extraordinária. Mas esta, para ele, não é propriamente uma doença. Essa maneira de categorizar o mundo pelo lado obscuro e meio vergonhoso faz parte da sua bagagem e ele se pronuncia pouco à vontade quanto a isso.

Tal coexistência de conceituações confunde o indivíduo e o torna reservado. Basta ir a um posto de saúde de bairro pobre, onde haja atendimento psiquiátrico. É comum ouvir pais se queixando de filhos que parecem estar possuídos por entidades. Mas isso vem embrulhado com episódios da história de vida, misturados a fatos imaginários. Quando o médico afirma que, na verdade, a criança está doente, há alívio por parte dos pais, porque seu filho não está nas mãos de um ser maléfico, apenas adoeceu. Ironicamente, é como se a família celebrasse o fato de o adolescente estar doente, de ser trazido das profundezas do sobrenatural para o campo da doença, banalizando-se o seu mal. Mesmo que no fundo não acreditem no diagnóstico, devido à convicção de que o menino, na verdade, está possuído por algo ruim, diante da palavra do médico, surge a esperança de encontrar um remédio. Mais que isso, surge a esperança de que o médico seja o paladino poderoso que fará dobrar-se o ente maléfico e o vencerá.

Há um estudo publicado na *Revista Brasileira de Psiquiatria*[1] sobre pessoas que levaram tardiamente filhos adolescentes a um posto de atendimento psiquiátrico, por acreditarem que estavam possuídos por algum demônio. A noção tradicional de doença estava arraigada nessas pessoas e permanecia imutável, e o novo conceito não se encaixava. Por essa razão, os pais não conseguiam se convencer de que o filho estivesse efetivamente doente e precisasse ser medicado. Para agravar essa inverdade, há várias igrejas salvacionistas que invocam espíritos de salão, praticam exorcismos, confirmando os diagnósticos populares de males de origem metafísica. Embora isso seja momentaneamente eficaz, não é aceitável como terapia porque o paciente está em risco de ser ocupado por alguma entidade renitente e sair por aí praticando o mal, surtando no trem, etc., como acontece. E então entra em cena a barganha com o divino. É ridículo imaginar que, dando um dízimo ao sacerdote, se garante um lote no céu. Isso desmerece a própria crença no diabo penetrador, porque este passa à condição de ente insignificante, de terceira classe, que se vende por uns trocados. Para os parentes desse sujeito doente, este só adoece e morre se Deus assim quiser. As outras pessoas, que não fazem parte dessas igrejas, são levianas, permitem a entrada em cena de montanhas de diabos de todos os tipos e tamanhos, por pura irresponsabilidade.

Assim, é preciso reconhecer que a presença de algo sobrenatural é um fato socialmente significativo. Esse algo é bem-estabelecido, porém manipu-

1 Vera B. Monteiro, José Quirino dos Santos, Denise Martin, "Patients' Relatives Delayed Help Seeking After a First Psychotic Episode", em *Revista Brasileira de Psiquiatria*, 28 (2), junho de 2006.

lável por meio do uso de encantamentos. Entretanto, quando o psiquiatra, por exemplo, diz que o jovem está doente, é mais difícil entender o que se passa. A concepção da incubação deixa de ser nítida, pois é perturbada pela declaração de doença feita pelo médico. Essa área do pensar se torna mais nebulosa, e as pessoas se apropriam da nova ideia com dificuldade, em razão da sua incompatibilidade com a ideia tradicional. Essa espécie de muleta semântica não substitui inteiramente o conceito original.

No que nos toca, essas noções são extremamente importantes. Trata-se de duas noções de eficácia em concorrência: a eficácia da medicina, que se baseia em evidência epidemiológica e suas estatísticas e visa resultados precisos, e a outra, a eficácia da aproximação psíquica reconfortante, na qual as duas subjetividades (curandeiro e paciente) se abraçam, caminham juntos, unidos psíquica e emocionalmente. O desenlace será o mesmo, mas a qualidade efetiva de vida será muito diferente. Uma eficácia produz alteração do grau de morbidez, a outra produz apenas bem-estar (não vamos considerar aqui as alterações de morbidez relacionadas com controles involuntários próprios dos indivíduos).

No caso do médico que atua no controle ou na cura da doença, existe para o paciente o consolo do remédio, que às vezes é anestésico. Contudo, há um sofrimento psíquico enorme que se acrescenta à problemática física. Se o médico consegue limpar o lado psíquico, ficando apenas o físico no consciente do paciente, ocorre um alívio enorme. Isso é mais raro, mas é o que faz o curandeiro. Percebe-se essa dinâmica em pacientes com câncer. Os pacientes medicados com morfina recebem doses que vão aumentando, e a dor também. Quando o paciente não morre, o sofrimento cresce. É penoso inclusive para o próprio médico, que, se fosse um pai de santo, abraçaria mais forte o doente e diria algo que afastasse a ideia de seres maléficos o maltratando. E o doente melhoraria aos poucos porque iria se convencendo e, por vezes, se auto-hipnotizando, aumentando por si a taxa de endorfinas.

Não se trata de desfazer das religiões ou pretender que as pessoas possam abandoná-las substituindo-as por agnosticismo. Sem dúvida, o mundo mágico das crenças fornece consolo incomparável ao indivíduo. Quando tudo o mais falha, é na religião que ele se apoia para aguentar sua dor ou seu fim próximo.

Há aqui um princípio de compreensão para a diferenciação tão grande entre a concepção popular de uma determinada doença e a sua explicação médico-científica. Isso porque os argumentos empregados no entendimento são muito díspares. Essa distância entre as duas concepções faz com que as pessoas, ao tomarem conhecimento de uma explicação médica, não descartem a sua visão popular anterior. Como pode ser possível que, no mesmo cérebro, convivam duas explicações tão diferentes entre si? Uma delas está numa ponta da bagagem mental e a outra está afastada. Mas será que essa resposta é satisfatória? Claro que não. É preciso dizer claramente que o conhecimento científico jamais se mistura ou se confunde com a sabedoria tradicional popular, necessariamente superficial, o chamado senso comum social. Aliás, os próprios médicos também dispõem de duas visões antagônicas, embora isso não seja muito comentado. Ninguém é inteira e unicamente cientista ou inteiramente voltado apenas para o senso comum social. Ou, ainda, ninguém se pauta exclusivamente pela razão ou pelo dogma.

A doença, tanto na visão popular como na erudita, cabe perfeitamente na categorização de causa e efeito. Naturalmente, a doença tem suas causas, e a verdadeira doença é uma ocorrência interna, embora a doença enunciada pelos médicos possa ser também originada por uma causa externa. As infectocontagiosas são importadas pela comunidade, um mesmo micro-organismo se espalha, pode sofrer mutação e se espalha de novo. Essa é a visão médica. A visão popular é diferente. Nesta, a doença nunca será a mesma na própria pessoa, no seu vizinho e em desconhecidos. Temos a mesma denominação de doença, mas a maneira pela qual cada um de nós a experimenta é diferente, é única. Toda doença, portanto, é idiossincrática, porque não somos idênticos. Na periferia, é muito comum ouvir uma mulher dizer algo como: "Era sexta-feira, tomei banho e saí descalça, e foi aí que veio a minha gripe". Não é a mesma gripe do balconista da padaria, nem a do vizinho, é a dela.

Quase sempre ocorre uma particularização do mal, da doença. Claro que o mal vem sempre de fora e é sempre mágico, sobrenatural, oculto, gerador de vergonha porque marca seu portador, ao mostrá-lo como um anormal, um nocivo, alguém que é acompanhado de algo ruim. Ao responder sobre doenças, as pessoas se detêm e referem-se à lembrança de um determinado momento, de um episódio que lhes aconteceu. O filtro da memória evidentemente já enfeita um pouco. Essas são doenças que elas tiveram como uma experiência individual, surgindo as noções mais estranhas que se possa imaginar. Permanece na mente aquela doença específica e não a geral, como se ela só pudesse existir na versão individual de cada um.

A dengue

Para tornar este exemplo mais concreto, tomemos o caso da dengue, uma doença transmissível que, para passar de um indivíduo a outro, usa um mosquito, ora veja! Essa informação gera desconfiança, se não pasmo. Como se dissessem: "Que besteira é essa! Que história é essa de botar a culpa no mosquito? Mosquito sempre existiu por aqui! Como pode um mosquitinho passar uma doença de pessoa grande? Não tem sentido!". Então, o que procura o cientista social? No caso da dengue, pretende conhecer não os hábitos do mosquito, mas, sim, os mecanismos sociais de transmissão. As pessoas se contaminam porque têm comportamentos negativos (que imputam aos outros). Esse é o ponto a apreender. Para tanto, realiza-se a pesquisa de campo, cujo intuito é simplesmente detectar a lógica empregada por essas pessoas no momento em que se referem à doença e extrair das narrativas aquilo que efetivamente ocorreu.

Em pesquisa realizada na região de Montes Claros, norte de Minas Gerais, numa área de criação de gado muito pobre, onde se fabrica aquele queijo fresco de coalho, além de uma ótima cachaça (e carne de vaca muito ruim), surgiu um paradoxo.[2] A população local já estava cansada de escutar e assistir a programas e campanhas de rádio e televisão sobre a dengue. Contudo, a incidência da doença não diminuía; pelo contrário, aumentava. Então, as pessoas começaram a morrer por causa da dengue hemorrágica. Mais campanhas preventivas foram veiculadas por estações de rádio, televisão, assistentes sociais, fiscais da prefeitura, sacerdotes, etc. É possível afirmar, sem risco de erro, que havia anos que essa população estava saturada de informação específica, sem ter mais o que aprender. As pessoas já eram capazes de repetir todos os procedimentos necessários para acabar com o mosquito, porém não o faziam com o empenho esperado, porque não incorporaram aos seus hábitos a relação da doença com o mosquito transmissor, apesar de ouvirem e verem na televisão que essa relação é fundamental. As campanhas aconselhavam a população a reconhecer um determinado mosquito, o *Aedes aegyptii*, de pernas rajadas, muito parecido com os mosquitos comuns. Diziam também como

2 Cristina Sampaio & José Quirino dos Santos, "Comportamento popular quanto à proliferação do *Aedes aegyptii* em Montes Claros, MG: uma abordagem etnográfica", em *Estudos de Sociologia*, 12 (23), 2007, artigo disponível em http://seer.fclar.unesp.br/index.php/estudos/article/view/503.

matá-lo, inviabilizando seus criadouros, de modo que o ciclo de transmissão da doença pudesse ser interrompido. Finalmente, as campanhas deixaram claro que esse combate competia à população ameaçada.

A surpresa paradoxal foi a seguinte: como é que uma população tão bem-informada não toma as medidas necessárias para acabar com os mosquitos? Se ela sabe como matar os mosquitos, por que não os elimina? As respostas obtidas foram: "No meu quintal não tem mosquito". "Quando deu no rádio, fiz tudo o que tinha que fazer." Chegou-se a um ponto em que ninguém escutava mais a campanha de rádio. Outras respostas obtidas, quando analisadas, evidenciavam que as instruções de combate ao mosquito eram muito complexas e envolviam ações diversas de ordem lógica. Há uma lógica inicial: emborcar garrafas, recipientes d'água, o que constitui um gesto único, definitivo; há também uma outra lógica diferente: limpar os beirais, as caixas-d'água, não deixar empoçar água no entorno, que são atos repetitivos, não definitivos, tendo que ser renovados o tempo todo. O primeiro ato de limpeza não é definitivo, assim como os demais. A periodicidade depende do acaso das chuvas, e não da decisão ou da programação do morador. Num bairro pobre de Montes Claros, as pessoas afirmavam mais ou menos isto: "Já sei o que é. Eu já fiz tudo. Eu botei areia nos vasos, virei as garrafas, tirei o pneu, fui à caixa-d'água, ao beiral, limpei o beiral. Isso foi feito logo que fiquei sabendo da campanha, há seis meses. Depois não voltei a repetir a mesma coisa".

Essas pessoas cumpriram o que lhes pediram e imaginavam ser o suficiente. Além disso, diante das preocupações do cotidiano, a questão do mosquito perde totalmente sua importância e é deixada de lado. Trata-se de gente que mal consegue organizar sua vida para continuar viva e, de repente, aparece um chato que vem falar que tem que esvaziar todas as coisas que se enchem d'água cada vez que chove!

A campanha não é bem-elaborada, as pessoas se aborrecem, é como se o governo estivesse enganando-as ao dar importância a uma infecção de quinta categoria, como se aquilo fosse a coisa mais grave do mundo.

Outra opinião vigente: dengue não é uma doença grave. As ações para impedir a sua transmissão são desproporcionais em comparação com outras doenças realmente graves.

Surge uma ordem de raciocínio assim: mosquito não transmite coisa nenhuma. Doença se pega de alguém que esteja doente. Mosquito não fica doente? Por que ele não morre? Mosquito vive na sujeira. O mosquito quer água limpa? Sempre existiu água por aqui e nunca houve essa doença de mosquito.

A doença vem de dentro da pessoa, e não de fora. O que vem de fora é outra coisa, não é mosquito nem doença.

Tanto as respostas explícitas quanto as implícitas não levantaram o motivo real e palpável da existência da doença na área pesquisada. A resposta não foi dada, nem sequer espontaneamente, porque o abandono e a ignorância das pessoas as condenam a uma participação social grosseira e muito distante do mínimo de cidadania que seria aceitável. Segundo essa linha de pensamento, pode-se dizer que a dengue se espraia porque o Estado se omite na proteção dos cidadãos e tem empurrado para eles sua própria defesa. Alguns representantes do Estado pretendem incluir os atos (da proteção de si) que realiza o cidadão contra a dengue no rol dos atos de higiene, aqueles que competem a cada um providenciar. No fundo, isso é eximir o Estado de sua própria atribuição constitucional. Não é certo afirmar que se trata de uma questão de higiene. O Estado procura apelar para o bom senso popular, mas isso esbarra na noção popular de doença, e o Estado não se adapta porque seus agentes desconhecem como pensa a população. Então ocorre um desacerto entre o Estado e a população ameaçada que pode ser vislumbrado na sua totalidade pelo pesquisador de ciências humanas, e não pelas partes envolvidas, os agentes do Estado, de um lado, e de outro, a população ameaçada.

O Estado tem seus interesses, geralmente ligados a verbas e pessoal, a população afetada tem também os seus próprios, que se resumem em se safar da doença. Metodologicamente, esses são os dois determinantes fundamentais do conceito-problema. O Estado incorre duplamente em erro: primeiro, no que concerne à delegação da proteção (que é sua incumbência), segundo, não compreende como pensa o seu público, como este imagina e age no cotidiano.

Por sua vez, o público dispõe de uma lógica própria da compreensão da doença, distante da estatal. A campanha de prevenção pede ações formando um todo complexo, duas lógicas separadas que exigem, no mínimo, dois tipos de raciocínio para que a coisa seja compreendida... e ela não é. O mosquito é visto como inócuo, sempre existiu, mas não contaminado como hoje. Outra crença é de que a doença não é grave, no entanto, é tratada como se fosse. Finalmente, a dedetização pública, o tal fumacê, que acontece episodicamente. Como exigir que a população tenha um cuidado extra? O crescimento populacional do mosquito transmissor não é contido. Então, por enquanto, do ponto de vista da epidemiologia, a dengue está firme como doença epidêmica agressiva. Nós não recebemos ainda o ataque de outras cepas mais mortíferas do mosquito, nem as temíveis febres hemorrágicas africanas. Não houve nenhum portador que as trouxesse até aqui.

As técnicas de luta contra a dengue mostram que outros vírus quaisquer que se instalassem por aqui seriam extremamente perigosos. A dengue serve como alerta para as consequências que podem produzir por si essas outras febres de origem asiática.

Em primeiro lugar, é preciso reconhecer que essa epidemia anunciada e já realizada, a dengue, ao fazer parte da lista das doenças, integra a lista dos interesses políticos, sociais e econômicos existentes, ligados às doenças e ao seu combate. Em segundo, esse caso é um exemplo típico de como se constrói a ideia da doença e como se combate. Estamos aqui lidando com a forma pela qual as pessoas se apropriam de ideias novas. Numa democracia, as pessoas têm que decidir aceitar ou não e para isso é preciso analisar acertadamente a maneira pela qual aquela imagem de doença está sendo construída e criar finalmente um conceito. E isso não é fácil. Se continuarmos com o tipo atual de proteção sanitarista da população, esse é o máximo de resultados que se pode obter.

Numa pesquisa, ao se adotar a perspectiva do indivíduo que está sendo investigado, percebe-se como tudo é diferente. Nunca o conhecimento do paciente, por exemplo, coincidirá com o saber científico, até mesmo quando o paciente for formado em medicina. A questão de fundo está na perspectiva de cada um e na objetividade que somente um deles, aquele que cuida, é capaz de alcançar.

Bibliografia

MONTEIRO, Vera B.; SANTOS, José Quirino dos; MARTIN, Denise. "Patients' Relatives Delayed Help Seeking After a First Psychotic Episode". Em *Revista Brasileira de Psiquiatria*, 28 (2), junho de 2006.

SAMPAIO, Cristina & SANTOS, José Quirino dos. "Comportamento popular quanto à proliferação do *Aedes aegyptii* em Montes Claros, MG: uma abordagem etnográfica". Em *Estudos de Sociologia*, 12 (23), 2007. Artigo disponível em http://seer.fclar.unesp.br/index.php/estudos/article/view/503.

Ética, ciência e indústria médica

Gilberto Dupas
(in memorian)

Introdução

Nas ciências médicas, os resultados do que se chama de progresso parecem autolegitimar-se pelos seus impressionantes avanços, fazendo-as adquirir uma auréola mágica e determinista que as coloca acima da razão e da moral. Exaustivos discursos laudatórios sobre o aumento da expectativa de vida média da humanidade, novas competências no tratamento de cânceres e os "maravilhosos" transplantes de órgãos parecem desqualificar como absolutamente sem sentido qualquer restrição à maneira como avançam as tecnologias da saúde, transformadas em sinônimos de progresso. O homem comum, ao sentir seu corpo penetrando num imenso e futurista aparelho de medicina nuclear de última geração – numa espécie de ritual de *science-fiction* – tem o sentimento de estar submetido a potências mágicas invisíveis, embora reais e ativas. Tais potências míticas parecem ocupar o lugar deixado vago pelos feiticeiros e deuses antigos. A razão técnica agora oferece a "cura", originando uma lógica própria e um poder sem limites. Restrições quanto à excessiva medicalização ou dependência tecnológica da medicina, posições de cautela com relação ao uso excessivo de medicamentos, objeções éticas quanto aos imensos riscos da manipulação genética ou à qualidade de vida dos transplantados são questões encaradas sistematicamente como posição reacionária de quem não quer o progresso.

Uma série de depoimentos de pesquisadores e cientistas importantes tenta alertar sobre as consequências dessa primazia em uma técnica subordinada crescentemente ao lucro privado e não a uma concepção de saúde verdadeiramente pública e plena de valores e significados. A civilização contemporânea gasta mais tempo e recursos focados quase que exclusivamente na doença, e não no doente. Cientistas responsáveis por padrões de referência relativos a diagnósticos de saúde condensam os controles daquilo que intitulam "índices máximos" permitidos para um indivíduo médio ser considerado sadio. A cada rebaixamento dos índices, segue-se recomendação de medicação ou tratamento preventivo para "atenuar riscos". O imperativo da medicalização está intimamente atrelado à lógica de retorno do investimento da pujante indústria do setor de saúde,[1] hoje muito concentrada e transnacional. A medicalização desconhece limites e faz a doença ser percebida como normal, até mais normal do que a condição de estar saudável. Frank Furedi, professor da Universidade de Kent, na Inglaterra, chama de medicalização "aquele processo por meio do qual problemas encontrados na vida cotidiana são reinterpretados como problemas médicos",[2] sujeitos a tratamentos com drogas químicas. Até questões que durante séculos foram classificadas de "existenciais" estão a receber rótulos médicos e drogas específicas para o seu "tratamento". É o caso da velha e comum timidez, agora diagnosticada como "fobia social". Furedi lembra que, quando um "rótulo médico" é fixado, a indústria farmacêutica é sua parceira no esforço de medicalização com uma "pílula para timidez". Outro exemplo é da criança que tem problemas de conduta na escola e é encaminhada para um serviço médico que detecta fobias noturnas e enurese. Medicada em seus sintomas com uma "droga lícita", "normalizada", ela é considerada um caso resolvido.

Em suas pesquisas, Furedi exemplifica essa medicalização contumaz com a contínua descoberta das "doenças da semana" num boletim de divulgação médica: "Especialistas afirmam que a paixão amorosa é uma doença genuína, que precisa receber atenção especial e ser diagnosticada". Se não for "trata-

1 Entenda-se por "setor de saúde" a indústria farmacêutica e de equipamentos médicos, os complexos hospitalares e laboratoriais e as áreas afins.

2 Frank Furedi, "Saúde ou obsessão pela doença?", em *O Estado de S.Paulo*, Aliás, São Paulo, 3-4-2005, p. J6.

da", um problema mais grave pode estar a caminho. E os estímulos para tornar coisas desse gênero uma doença estão nos *outdoors* de todas as cidades importantes do mundo: "Disfunção erétil agora tem solução. Consulte o seu médico" ou "Você já pode ser tão esbelta quanto a modelo ao lado, perdendo peso com rapidez e segurança. Procure um especialista". A frase "Eu posso" se destaca ao lado de uma mulher bonita e moderna em página inteira de um anúncio de um novo antidepressivo nos Estados Unidos. E pesquisa publicada pelo *Journal of American Medical Association*, revista semanal da Associação Médica Americana, mostra que a probabilidade de um paciente obter do seu médico o remédio que deseja, mesmo que não seja o mais indicado para o seu caso, aumenta quando o cliente pede por ele. O professor Louis Garrison, da Universidade de Washington, lembra que a grande carga de publicidade influencia a prescrição de um medicamento porque "os médicos querem dar a seus pacientes um diagnóstico sólido, mas também querem deixá-los felizes".

Estratégias mais e mais agressivas são usadas pela indústria farmacêutica. Uma das mais recentes são os programas de milhagem do tipo "quanto mais você usa, mais recebe". O uso de drogas para tratar distúrbio de hiperatividade por déficit de atenção, doença rotulada por DHDA, mais que dobrou de 2000 para 2004, bem como o gasto com esses medicamentos na faixa de idade entre 20 e 44 anos. Entretanto, não há preocupação sistemática para identificar por que as pessoas estão mais desatentas. Essas pílulas também estão se tornando populares entre as mulheres, que já as tomam tanto quanto os homens. Medicamentos como o Viagra®, para disfunção erétil, e o Restylane® – para preenchimento de rugas – já lançaram seus cartões de fidelidade que vão de descontos, remédios grátis a bônus em *spas*. No entanto, pouco dinheiro e pesquisa são investidos para determinar por que a civilização global está gerando mais homens impotentes. Além disso, há crescentes acusações de manipulação, por parte da indústria, de pareceres especializados sobre efeitos positivos e negativos de drogas. No caso famoso do anti-inflamatório Vioxx®, o *New England Journal of Medicine* acusou a Merck de alterar os dados dos resultados de um teste clínico importante para diminuir a importância dos riscos para o coração. O editor do periódico, Gregory D. Curfman, criticou o laboratório, dizendo: "Eles não revelaram tudo o que sabiam". Também foi afirmado pela Food and Drug Administration (FDA), agência americana de controle de alimentos e medicamentos, que o uso do antidepressivo Paxil® durante a gravidez pode estar relacionado com a maior incidência de defeitos congênitos em recém-nascidos, inclusive no coração. A GlaxoSmithKline disse que vai incluir o risco na lista de precauções da bula do remédio, embora afirme que não há provas definitivas. Finalmente, a respeito da manipulação e da influência do poder econômico, pesquisa feita pela revista científica britânica *Nature* também revelou que os especialistas médicos que recomendam as regras de boa prescrição dos medicamentos têm ligações financeiras com a indústria farmacêutica. Dos 685 autores consultados, implicados em mais de duzentas recomendações, 35% deles confessaram conflito de interesses por terem recebido alguma remuneração do laboratório.

De fato, pouco se faz em escala global no mundo contemporâneo para prevenir doenças, como estímulo a alimentos saudáveis, redução da contaminação ambiental e da emissão de ondas eletromagnéticas, redução da ansiedade e da tensão. André Cicolella, pesquisador em saúde ambiental, lembra que há sete anos o Conselho Europeu decidiu reformar as regulamentações em vigor sobre a comercialização de substâncias químicas. Três anos mais tarde, nada havia sido feito. Segundo Cicolella, os interesses econômicos se arrogam o direito de atropelar a saúde pública, com a complacência dos políticos. Está em causa, conforme Cicolella, simplesmente o controle da maior epidemia moderna, os cânceres; só na França eles cresceram 63% nos últimos vinte anos. Atualmente, um homem em cada dois e uma mulher em cada três descobrem ter câncer. Também estão envolvidas as falhas na reprodução humana – um casal em cada sete é infértil –, as alergias, as doenças renais e neurológicas. As vítimas não morrem mais nas ruas, como nas epidemias antigas, mas em hospitais muito sofisticados, tratadas com equipamentos de milhões de dólares que adiam o problema.

No entanto, o volume mundial de substâncias químicas no meio ambiente passou de 1 milhão de toneladas em 1930 para 400 milhões de toneladas no início deste século. Para cerca de 97% dessas substâncias, os testes sobre consequências de toxidade no organismo humano são incompletos ou inexistentes. Hoje, a quase totalidade da população mundial está impregnada por um certo número de substâncias que seriam cancerígenas. "Múltiplos dados epidemiológicos e toxicológicos demonstram a ligação entre a poluição química generalizada e o crescimento das epidemias modernas", afirma Cicolella.

Acumulam-se crescentemente tensões entre espaços e direitos públicos da saúde e a lógica e os interesses do capital, que veem esse setor como uma enorme oportunidade de lucros. Basta verificar como se expandem e se sofisticam os hospitais privados na cidade de São Paulo. Até os anos 1970, a saúde estava centrada em sistemas públicos razoavelmente eficientes, pelo menos nos países mais ricos. O exemplo da Inglaterra é uma referência útil. Até 1990, o National Health Service (NHS – Serviço Nacional de Saúde) era muito bem-sucedido. Empregava 1,2 milhão de trabalhadores, cerca de 5% da mão de obra nacional e dois terços de todos os funcionários públicos do país, e era responsável por 7% do Produto Interno Bruto (PIB) inglês. Seu padrão estava na média da Organização para a Cooperação e o Desenvolvimento Econômico (OCDE), e os índices de expectativa de vida e de mortalidade infantil eram melhores na Grã-Bretanha do que nos Estados Unidos.

O sistema de saúde britânico também parecia relativamente barato, custando por habitante dois terços do que custava no Canadá e um terço do que se despendia nos Estados Unidos. Os interesses privados no setor, até meados de 1980, eram relativamente fracos. A maioria dos médicos, segundo Leys,[3] achava que podia fazer um trabalho satisfatório; os especialistas eram cativados por salários mais generosos e pela liberdade de também manter seu consultório particular. Os fornecedores principais estavam abrigados no NHS e ainda não existia nada comparável aos *lobbies* atuais dos anunciantes e das empresas privadas de televisão. No entanto, o NHS era um entrave para o projeto neoliberal, uma herança socialista ou social-democrata ocupando uma área importante de acumulação potencial de capital para o setor privado, e era o comprador principal de remédios, equipamentos e outros suprimentos médicos, podendo impor negociações duras aos fornecedores.

Em 1997, empresas farmacêuticas com sede britânica, inclusive a líder mundial Glaxo Wellcome, respondiam por 7% do total da produção mundial de remédios. Segundo Leys,[4] havia aí claramente interesses em conflito. De sua produção total, 63% eram vendidos no Reino Unido, dos quais o NHS comprava 80%, tendo o poder de impor duras negociações e de restringir a adoção de remédios novos e caros até que seu custo-benefício estivesse provado. Em 1999, o governo britânico criou o National Institute of Clinical Excellence (Nice – Instituto Nacional para a Excelência Clínica), encarregado de fazer restrições a produtos farmacêuticos para o Departamento de Saúde. As em-

---

3 Colin Leys, *A política a serviço do mercado: democracia neoliberal e interesse público*, trad. Maria Beatriz de Medina (Rio de Janeiro: Record, 2004).

4 *Ibidem.*

presas farmacêuticas reagiram, e as pressões tiveram início. Leys cita como exemplo o caso do remédio contra a gripe, Relenza®. Em outubro de 1999, o Nice recomendou provisoriamente que o medicamento da Glaxo Wellcome não fosse adotado pelo NHS, já que a experiência clínica não demonstrava sua eficácia. O presidente da Glaxo escreveu ao secretário da Saúde ameaçando levar a empresa para outro país. O Nice acabou concordando em recomendar o produto para uma gama limitada de casos, numa manifesta concessão.

O *marketing* corporativo de um dos setores mais rentáveis do mundo trabalha pesado para utilizar a imagem da ciência na realização de lucros. Um arsenal de armas mágicas, curas definitivas, o prolongamento da vida são conceitos reforçados por programas de televisão que apresentam tratamentos hospitalares, como bem diz Leys, "como um conjunto de episódios frenéticos de assistência de alta tecnologia prestada rapidamente por equipes de médicos e enfermeiras cuja atividade, quando não estão vivendo romances, apresenta clara semelhança com a de uma equipe de cozinha do McDonald's".[5] Paciente virou cliente, listas de direitos do consumidor, de serviços médicos foram publicadas, equalizando esses serviços a quaisquer mercadorias. Essa transformação dos serviços públicos em mercadorias foi um resultado lógico da atitude de deferência dos governos ante as forças do mercado na era da economia globalizada.

Medicalização da saúde e o abandono do doente em favor da doença

Privado de um debate público que inclua a subjetividade e da ação política decorrente, o homem contemporâneo se vê condenado a ser um consumidor de bens sociais normalizados, em que a saúde foi transformada em objeto de consumo, e o paciente, como vimos, em cliente. A fantasia rotinizada – e vinculada nas propagandas dos planos de saúde privados – é a de uma equipe médica discutindo a escolha terapêutica diante da imagem escaneada de um tumor: quimioterapia, cirurgia ou radioterapia? O paciente é convidado a dar sua impressão sobre vantagens e inconveniências de cada técnica, informado da experiência internacional mais recente e esclarecido sobre as probabili-

5 *Ibidem.*

dades de sucesso com os tratamentos de última geração. O doente se sente satisfeito de poder participar da escolha e se sente integrado à equipe médica. Tudo parece perfeito. O resultado é a cura, um final feliz hollywoodiano.

Mesmo nos melhores planos privados e nos hospitais particulares sofisticados, a realidade é bem diferente. Antes do tratamento, em alguns casos o paciente é obrigado a assinar um documento garantindo que concorda com o procedimento escolhido e que "assume a responsabilidade pela escolha". São os interesses corporativistas tentando se proteger de ações legais futuras, o que é compreensível, mas de um desconforto psíquico brutal. Contudo, diante da notícia ruim, para além de um diagnóstico eventualmente preciso e de um tratamento eficiente, esse paciente precisa, antes de tudo, que lhe deixem falar e que o ouçam sobre suas aflições. Afinal, por que ele "gerou" aquele câncer? O que pode ser feito para que não "fabrique" outro, extirpado o primeiro? Nesse aspecto, o Ministério da Saúde do Brasil, por exemplo, anunciou que vai mudar a política nacional de atendimento ao câncer para aumentar a capacidade de diagnóstico precoce da doença. Argumenta-se corretamente que, diagnosticados em fase inicial e tratados adequadamente, os tumores têm chance maior de cura, em certos casos podendo superar 90%. Alerta-se que o crescimento da doença é mundial e que, em 2006, no Brasil surgiram 472 mil novos casos. Nenhuma palavra, no entanto, sobre prevenção, causas, atitudes para evitá-la. A estratégia é localizá-la o mais cedo possível e extirpá-la.

O indivíduo e suas aflições desaparecem e ficam as normas e os procedimentos, a uniformização das condutas, o esclarecimento parcial. Segundas opiniões, só para os mais abastados. Tratamentos alternativos são considerados coisa irresponsável. Os mais pobres lutam para conseguir internação e obter pelo menos uma opinião médica, a qual seguirão cegamente porque não têm alternativas. Durante o século XX, a multiplicação de "máquinas de diagnosticar e curar" industrializou e uniformizou as condutas médicas. Quase não existe mais o clínico geral, e o especialista só sabe diagnosticar com máquinas, receitar remédios e propor cirurgias.

A aversão ao indivíduo singular é acompanhada pelo repúdio à palavra e à linguagem. Os médicos dos serviços públicos ou convênios privados atendem seus pacientes em quinze minutos e pouco falam com eles. Clínicos "de luxo" para clientes privados de alta renda também atendem em quinze minutos e, para fazer render uma consulta de quarenta minutos, falam com o paciente sobre futebol, política, economia, raramente sobre o seu ser, sua vida, em suma, sobre o doente que é o portador de uma doença que se apresenta como sintoma de uma vida temporariamente danificada. No retorno, exames à mão, cinco minutos para a prescrição. Discuti-la com o médico, analisar alternativas, questionar uma recomendação, muitas vezes é visto como uma afronta. À "indústria cultural" descrita por Adorno e Horkheimer, adiciona-se agora a "indústria da saúde". A instrumentalização do indivíduo sob a tutela do taylorismo médico-hospitalar transforma o paciente em consumidor. A prática médica transforma-se em atividade de engenharia, da técnica, do custo-benefício.

O enorme avanço técnico da contemporaneidade na área da saúde gerou um grande déficit ético que é acompanhado de um déficit simbólico do ponto de vista de valor e significado da doença. Os cinquenta últimos anos produziram em ritmo prodigioso, então, a maior parte dos nossos conhecimentos atuais. As técnicas de exploração do corpo, especialidades cirúrgicas e tratamentos farmacológicos que surgiram não têm precedentes. Ao se liberar de maneira radical das crenças metafísicas, a medicina contemporânea operou uma verdadeira revolução ética e uma ruptura na lógica de seu próprio discurso. Separando a subjetividade - relação do paciente consigo mesmo - e a intersubjetividade - relação paciente-médico - dos cuidados e da doença, "o discurso médico não é mais capaz de levar em conta, na sua prática e pensamento, o drama imaginário, a determinação simbólica, a finalidade ética do sofrimento na relação medicina-doença".[6] O sofrimento fica restrito à doença, e a dor à neurofisiologia. Para esta medicina tecnocientífica, o doente não é mais que o porta-voz dos sinais da sua doença: os seus sintomas. Um exemplo importante são os procedimentos ligados ao nascimento de uma criança. A medicina transformou-o, de uma função fisiológica, para a qual o organismo da mulher esteve desde sempre preparado, em um evento fundamentalmente cirúrgico-hospitalar. Como lembra Vera Iaconelli, o corpo humano passa a ser considerado incapaz e necessitado de "constantes correções de seus desvios biológicos".[7] Todo aparato hospitalar, diretamente ligado à história da industrialização e do capitalismo, vem sendo criticado há décadas, no entanto, encontra incríveis resistências para ser modificado.

---

6 Roland Gori & Marie-José del Volgo, *La santé totalitaire* (Paris: Denöel, 2005), p. 30.

7 Vera Iaconelli, "Maternidade e erotismo na modernidade: assepsia do impensável na cena do parto", em *Percurso: Revista de Psicanálise*, XV (34), 1º semestre de 2005, pp. 77-78.

No Brasil, quase 80% dos primeiros partos eram feitos por cesariana, mais que o dobro do recomendado pela Organização Mundial da Saúde (OMS). A redução desse índice tem encontrado enormes resistências, a principal delas é o aparato médico-hospitalar e seus interesses econômicos e de conforto. Maternidade é vista como fábrica; parturiente, como máquina, e bebê, como produto. O parto, transformado em evento cirúrgico, pressupõe a ideia de que a mulher é meramente um recipiente a ser esvaziado. Recentemente, na rede pública brasileira, esses índices caíram quando o reembolso do parto cirúrgico passou a ser reduzido em relação ao normal. A ênfase na rapidez e no controle - que predominam nos partos - atrapalha os pais de se apoderarem de seu novo papel, levando-os a duvidar de sua capacidade futura de cuidar dos seus filhos. Iaconelli lembra que o atendimento ao parto é um dos "exemplos mais notáveis da forma pela qual se lida com as questões da subjetividade, pois o espaço das elaborações do vivido mostra-se subtraído e evitado",[8] imprimindo ao parto - início de uma nova vida - a marca registrada tecnológica contemporânea de "lidar com o corpo, com a sexualidade e com a morte". Winnicott já dizia que médicos são muito necessários quando algo dá errado. Contudo, eles "não são especialistas nas questões relativas à intimidade, vitais tanto para a mãe quanto para o bebê", que precisam apenas de "recursos ambientais que estimulem a confiança da mãe em si própria", o oposto do que faz o aparato médico-cirúrgico.

Para progredir, principalmente a partir do século XX, a ciência necessitou que os cientistas se especializassem. Com isso, o homem de ciência foi se refugiando num campo de ação intelectual cada vez mais estreito, perdendo o contato com as outras partes da ciência que é, por definição, generalista. Onde está hoje o clínico geral? O especialista não é nem um sábio nem um ignorante. Não é um sábio porque ignora formalmente tudo quanto não faz parte de sua especialidade; tampouco é um ignorante, porque é um homem de ciência e conhece muito bem seu pedaço de universo. Isso é particularmente grave, porque essa pessoa pode tender a se comportar nas questões que ignora com toda a arrogância de quem, em seu campo especial, é um sábio.

Mais contraditório ainda se torna o quadro quando a onipotência aparece como armadura frágil e intransigente de que os profissionais se cercam para defender sua ignorância, momentânea ou não. A questão central é que se co-

8 *Ibid.*, p. 78.

nhece muito pouco, e os pontos obscuros ainda são imensos. Isso muitas vezes é intolerável para o profissional da medicina contemporânea. Basta lembrar que quase nada ainda se sabe sobre como age um dos medicamentos mais comuns, o ácido acetilsalicílico, que existe há um século. E ainda causa perplexidade que a vida se sustente dentro de um corpo que se mantém em equilíbrio na convivência de um complexo imenso de micróbios e bactérias, todos eles com funções muito importantes. E que, só quando um deles, habitante antigo daquela colônia da vida, ou vindo de fora, se torna desequilibrador – e a causa está muitas vezes na fragilização dos mecanismos imunológicos por conta de razões psíquicas, ou seja, subjetivas –, a medicina contemporânea entra com seu arsenal de "mísseis e bazucas" muito eficiente, mas exterminador de "bons e maus". À custa, portanto, sempre de efeitos colaterais. Esse arsenal pode salvar muitas vidas – o que não é pouco –, mas também pode matar com frequência. Quanto mais especialista o profissional, mais onipotente. Como já foi dito, no seu campo restrito saberá muito. Entretanto, no campo geral do ser, saberá cada vez menos por ser um não generalista.

No entanto, a arrogância e a falta de abertura em relação a técnicas alternativas é uma característica comum da medicina contemporânea. Pesquisadores da Universidade de Berna, na Suíça, concluíram, depois de um estudo, que os remédios homeopáticos, utilizados com sucesso razoável há bem mais de um século, têm "efeito apenas psicológico". "Apesar de algumas pessoas se sentirem melhor após o tratamento, isso nada tem a ver com o que os remédios contêm", afirmam os coordenadores da pesquisa. A revista *The Lancer*, que publicou o artigo, faz ressalvas ao texto, já que um relatório recente da OMS avaliou a homeopatia positivamente. O curioso é a afirmação do efeito "apenas psicológico", porque ela inclui a admissão implícita de que há outros caminhos para se curar uma doença. Por que não explorá-los? Afinal, muito pouco se sabe sobre o que gera a doença e que mecanismos podem conduzir à cura. O mesmo ocorre com técnicas como florais, psicoterapias e inúmeras outras, consideradas muitas vezes inúteis perfumarias.

A consciência das profundas limitações do próprio saber é que recomenda a seres maduros manter a mente aberta e livre de maiores preconceitos, inclusive para fazer o conhecimento progredir. Durante quantas décadas a sangria foi considerada pela melhor medicina da época um tratamento eficaz? O razoável respeito conseguido atualmente pela milenar acupuntura necessitou relatos abundantes de médicos ocidentais que assistiram, espantados, a intervenções cirúrgicas com efeito anestésico propiciado apenas pelas agulhas. Na realidade, durante toda a história, coexistiram duas grandes correntes nas artes médicas: uma, naturalista, positivista, lógico-empírica; outra, mágica e interpretativa, ou paranoica, na linguagem psicanalítica. Pela maturação científica, o discurso médico afastou seu campo subjetivo e intersubjetivo do discurso do sofrimento. Ele ainda prevalece um pouco na prática remanescente do médico da família, cada vez menos "oficial", por ser artesanal e não taylorizada. Foi nesse espaço vazio, aliás, que nasceu a psicanálise, a partir da incompetência da medicina tradicional de dar conta da histeria. É interessante ressaltar que resistem, e se ampliam ultimamente, técnicas médicas alternativas clássicas como as já mencionadas, homeopatia e acupuntura, apesar de duramente questionadas, incluindo as muitas tentativas de desmoralização com acusações de charlatanismo. Elas se afirmam e, em alguns casos, vêm ganhando espaço institucional e renovado respeito em alguns países da periferia ocidental, entre outros fatores porque mostram resultados concretos em áreas em que o positivismo científico falha.

Todo conhecimento se equilibra, no fundo, sobre um ponto cego, toda construção teórica também. Quando esta desmorona, ou se abala, a metáfora anterior tem que ser melhorada ou substituída. No conhecimento científico não há certezas, há hipóteses que duram mais ou menos tempo, que são "muito boas" ou "menos boas". Todo conhecimento, de resto, nasce desses pontos cegos, de lacunas que fundam os postulados e os métodos de uma outra ciência. A psicossomática nasceu da exigência de levar em conta múltiplos fatores e limitar o raciocínio rígido causa-efeito da ciência médica. "Diante das impossibilidades da medicina em aliviar os pacientes de seu sofrimento, muitas vezes mesmo de abreviar sua dor, quem sabe a arte médica tente recuperar sua vocação ética onde o sucesso da ciência fracassou",[9] lembram-nos Gori e Volgo. Só muito recentemente as normas hospitalares reconheceram as óbvias advertências de que crianças saram mais depressa em ambiente hospitalar quando suas mães podem permanecer com elas nas internações ou quando têm acesso a salas com jogos e pequenas diversões eventuais, como os chamados "médicos da alegria". Enquanto isso, hospitais de periferia carentes de recurso substituem com enorme vantagem as caríssimas, invasivas

9 Roland Gori & Marie-José del Volgo, *La santé totalitaire*, cit.

e frias incubadoras pelas técnicas milenares de "mãe-canguru".[10] Na verdade, arrogância e intolerância sempre embalaram as importantes e evidentes conquistas da medicina contemporânea.

Novas técnicas de manutenção de vidas artificializadas foram desenvolvidas e agridem o senso comum. É o novo reinado das UTIs, envolvidas nas rotinas hospitalares, onde a vida se mantém totalmente dependente de máquinas e químicas. A morte digna, cercada pelos familiares, aspiração atávica da humanidade, desapareceu quase por completo. Os doentes atuais morrem mais sós e mais lentamente, sedados para suportar a agressão de tubos e agulhas.

A quem mais interessa esse tipo de morte, ressalvados os casos em que esse procedimento de fato salva vidas, a não ser à indústria hospitalar e aos fabricantes desses equipamentos sofisticados? Além do mais, se eles salvam, também matam com suas técnicas invasivas de tratamento, possibilitadas por equipamentos e drogas de última geração. Um bom exemplo são os riscos de infecção grave nas internações em UTIs. Ederlon Rezende, diretor da Associação de Medicina Intensiva Brasileira (Amib), alerta que 25% dos pacientes internados em UTIs têm septicemia, infecção generalizada que pode levar à morte; um terço deles a contrai na própria UTI. Ele lembra que o risco aumenta com o tempo de internação, atingindo 50% dos internados com catorze dias ou mais. A reação da sociedade ao "abuso" tecnológico da medicina começa a ser sentida nas leis e nas ações judiciais que tentam garantir o direito do doente de determinar de que forma quer morrer.

Na verdade, os discursos médico, jurídico, ético e psicológico afirmam as vantagens da dessacralização do corpo, transformado em partes e material biológico, não mais a sede plena de uma vida. Onde começa a proteção do paciente e da sua dignidade humana ameaçada? Em que medida o prolongamento exagerado da vida, por exemplo, é desejável? Quem deve se beneficiar dele? A espécie tem algo a ganhar com isso? Para Soren Kierkegaard, o *memento mori* pode fundar uma sabedoria. A morte, levada a sério, é uma fonte de energia sem igual, estimula a ação e dá sentido à vida. Contudo, o controle do comportamento pelas drogas, as intervenções no cérebro, a terapia comportamental programando a ação humana e as manipulações genéticas envolvem profundos perigos que afetam a identidade pessoal. Para essas

10 Método pelo qual as mães ficam em contato pele a pele com o recém-nascido prematuro e de baixo peso, trocando calor, amor e sendo possível a livre amamentação.

questões vitais, a ética tradicional não tem nenhuma resposta. Se a discussão política em matéria de saúde não for reconhecida como uma prioridade cultural, abrangendo os principais valores dos sujeitos humanos, e não os das lógicas e dos interesses envolvidos com a indústria farmacêutico-hospitalar, acabaremos por nos condenar inelutavelmente a arquivos de material genético controlados por grandes grupos privados.

Lembram Gori e Volgo que a doença se constitui em um estado em que o homem sofre e se encontra penado por causa dela. O paciente é um ser falante que historiciza singularmente seu discurso. A doença, enquanto sintoma, pode até ser a mesma, mas os doentes são diferentes. Para estes, "a ideologia e a tecnologia contemporâneas repudiam o direito do paciente de elaborar um mito e um relato sobre o 'seu mal', homogeneizando seu sofrimento, seu tratamento e sua doença, anulando o doente para transformá-lo em pura função epidemiológica de suporte de uma doença".[11] Groddeck e Ferenczi[12] consideram que cada paciente fabrica sua doença. Uma paciente desenvolve um câncer no seio. É um mal que, para além dos fatores genéticos ou ambientais motivadores, tem sentido e função dentro da sua história. O diagnóstico recomenda mastectomia. Uma tentativa da paciente de dialogar com seus médicos num plano subjetivo pode ter uma resposta do tipo: "Senhora, aqui nós somos cientistas. Não acreditamos em balelas e crendices". O paciente é obrigado a encarar doença, sofrimento, tratamento mutilador e morte sem nenhum "saber sobre si" que a cultura contemporânea lhe forneça, pois esta não lhe prepara para nada. As consultas médicas duram alguns minutos, transmitem-se, em segundos, informações sobre exames muitas vezes graves e avassaladoras. No limite, um psicólogo se encarrega de dar um apoio ao anúncio traumático.

Combater o inimigo interior é um ato de fé em si mesmo que não é estimulado institucionalmente. O sujeito está só e prefere, na falta de alternativas, entregar-se totalmente nas mãos do tratamento e a um "seja o que Deus quiser". É interessante que médicos e cirurgiões de uma formação humanística mais profunda são capazes de manter espaço para "o peso do psíquico e da cultura". Lembro-me de um cirurgião de muita experiência dizer: "Gosto quando o paciente enfrenta o processo cirúrgico com uma certa tensão. Preocupo-me com a 'entrega total'. A tensão mobiliza o organismo para lutar

---

11 Roland Gori & Marie-José del Volgo, *La santé totalitaire*, cit., p. 44.

12 Ver Groddeck & Ferenczi, em Roland Gori & Marie-José del Volgo, *La santé totalitaire*, cit., p. 45.

contra a agressão que vai sofrer". Ou de cancerologistas renomados que sabem identificar claramente recaídas em função de abalos emocionais. São os pontos escuros no conhecimento racional, justamente aqueles que permitem a perspectiva crítica e o avanço. Depressão e euforia agora são imediatamente tratadas por psicotrópicos.

O conhecimento racional e moral da medicina contemporânea exclui, progressivamente, o "cuide-se de si mesmo". O progresso científico é, de um certo ângulo, incontestável. Todavia, essa medicina racional e eficaz não será moral se não encontrar formas de acolher novamente o sujeito nas suas práticas e teorização. Essa talvez seja a razão pela qual os países ricos se ocupam eficazmente das doenças por meios tecnocientíficos sofisticados, mas muito menos dos doentes e de seu valor ontológico. Nos países pobres, como a medicina técnica tem poucos meios para curar e prevenir doenças, as técnicas alternativas vicejam e nelas se pode dar muito mais tempo e atenção aos doentes. Para Georges Canguilhem, no ato médico-cirúrgico atual "um homem doente que confia mais na consciência que na ciência de seu médico não é somente um problema psicológico a resolver, é sobretudo uma angústia a socorrer".[13] A psiquiatria, por exemplo, vem perdendo sua especificidade e a originalidade do seu objeto principal – a loucura – para uma atitude farmacovigilante de comportamentos a favor de uma medicalização intensa para provocar uma espécie de normalização das condutas, como se doses otimizadas de Zoloft® e Ritalina® pudessem nos fazer esquecer da condição trágica de nossa existência ou aliviar a equipe de atendentes – pressionada por ritmos infernais e avaliada pela racionalidade – de se interrogar sobre seu próprio papel no *pathos* do paciente.

A doença é um sujeito capaz de expressão. Esse sujeito sente, sonha e exprime uma "doença do doente" que se distingue radicalmente da construção médica da doença. Esta examina, ausculta, palpa, mede, explora e modifica os comportamentos vitais do corpo humano, tentando interromper os sintomas. Mas sintomas existem para serem interrompidos ou entendidos em sua lógica e complexidade? Examine-se, por exemplo, a discordância clássica das visões alopata e homeopata a respeito de como proceder diante do estado febril. O alopata acha que a febre deve ser "baixada". O homeopata já vê o corpo elevan-

13 Georges Canguilhem, *O normal e o patológico*, trad. Maria Thereza Redig de Carvalho Barrocas (Rio de Janeiro: Forense Universitária, 2009; 1ª ed. fr.: 1966).

do a temperatura para melhor lidar com a infecção. Entretanto, para além do nível de intervenção invasiva e da visão mais ou menos sistêmica do quadro que leva à doença, o ato médico transformou-se no gesto epistemológico que tende a separar o conhecimento íntimo da vida do sistema da racionalidade dos processos biológicos que a materializam. Um hospital exige um corpo de doente infinitamente disponível, acordado à noite para medicamentos e exames de sangue, pronto para intervenções sem cessar, numa verdadeira expropriação do corpo, que não pertence mais ao sujeito: é apenas um manifestador de sintomas.

Jean-Luc Nancy fez um relato filosófico do drama de seu transplante cardíaco e das consequências do recurso à Ciclosporina® para evitar a rejeição: "Meu novo coração era um 'estrangeiro', a intrusão de um corpo estranho no meu pensamento".[14] A experiência trágica de Nancy começou com ele incorporando como pedaço de si a morte de um outro ser. Dele recebeu um órgão tão íntimo, transformado e reciclado como peça de reposição, numa espécie de rito de sacrifício de um outro. Gori e Volgo relatam como ele pôde viver, graças à evolução de uma *performance* técnica, uma aventura pessoal metafísica, ética e psicológica. A possibilidade de rejeição instalou nele uma condição de "duplo estrangeiro". De um lado, o órgão transplantado, de outro, seu organismo lutando para rejeitá-lo e sua vida dependendo agora irreversivelmente da capacidade de enganar o próprio corpo, baixando brutalmente suas defesas imunológicas por mecanismos químicos. Essa dupla invasão exige uma exteriorização constante do corpo, que se vê medido, espetado e modificado por processos químicos.

Nancy sobreviveu ao transplante, mas morreu após uma década de luta contra um linfoma produzido pelos efeitos dos remédios contra a rejeição. O câncer que emergiu foi um novo estrangeiro ameaçando sua integridade. Isso exigiu novas intrusões violentas, quimioterápicas e radioterápicas, mutilações cirúrgicas, próteses, etc. "Eu acabei por não ser mais que um fio tênue, de dor em dor, de estrangeiro em estrangeiro, conduzido a um regime sem fim de intrusões, [...] a um sentimento geral de não poder mais ser dissociado de uma bateria de medidas, observações, conexões químicas, institucionais, simbólicas".[15] A subjetividade do paciente excede em muito a doença médica.

14 Ver Roland Gori & Marie-José del Volgo, *La santé totalitaire*, cit., p. 35.
15 *Ibid.*, p. 91.

E esse papel grandioso e massacrante da doença não deixa mais espaço para a representação do sujeito doente, é um sofrimento dentro do sofrimento, induzido pelas possibilidades técnicas. Para Nancy, valeu a pena viver mais alguns anos nessas condições? "Eu sou reduzido a um androide de ficção científica, uma espécie de morto-vivo, como me disse um dia meu filho. Nós somos parte, com semelhantes meus cada vez mais numerosos, do começo de uma mutação [...]".[16]

A medicina contemporânea gera um imenso exército de mortos-vivos que perambulam pelos ambulatórios ou vivem presos a tubos de UTIs. Para além de uma doença que a medicina pode evitar que mate por algum tempo, é preciso saber enfrentar a hora de morrer. Ninguém é eterno. É preciso perguntar a todos os pacientes nessa condição se ainda lhes interessa viver, se a qualidade de vida que levam vale a pena. Essa é uma escolha que só o indivíduo em causa pode fazer, ninguém deve estar autorizado a fazer por ele, nem a equipe médica mais qualificada. É preciso saber assumir plenamente a irreversibilidade e a finitude da vida e enfrentar o enigma do fim. O sujeito não pode renunciar ao saber sobre a morte e a enfrentá-la com dignidade, estabelecendo seu próprio, original e singular limite à dor e ao sofrimento. A complexidade dessa questão atinge seu paroxismo em casos como recém-nascidos com defeitos congênitos do coração, para os quais a medicina agora sugere que há chance de "cura" com um órgão doado. Os pais têm que enfrentar a terrível situação de submeter o bebê à brutalidade de um transplante cardíaco com alguns dias de idade e tentar manter essa criança viva mediante a utilização de imunodepressores para sempre. Se a medicina diz que há chance e quer fazer a intervenção – até porque seu sucesso projeta internacionalmente os especialistas, e seu fracasso não tem repercussão –, imagine-se a situação dramática dos pais ao enfrentar essa terrível decisão.

Max Weber iluminava essa questão já no final do século XIX ao discutir sobre a neutralidade e a autonomia da ciência:

> Tomemos, agora, um outro exemplo, o de uma tecnologia altamente desenvolvida do ponto de vista científico, tal como é a medicina moderna. Expresso de maneira trivial, o "pressuposto" geral da Medicina assim se coloca: o dever do médico está na obrigação de conservar a vida pura e

16 *Ibid.*, p. 92.

> simplesmente de reduzir, quanto possível, o sofrimento [...]. Graças aos meios de que dispõe, o médico mantém vivo o moribundo, mesmo que este lhe implore pôr fim a seus dias e ainda que os parentes desejem e devam desejar a morte, conscientemente ou não, porque já não tem mais valor aquela vida, porque os sofrimentos cessariam ou porque os gastos para conservar aquela vida inútil se fazem pesadíssimos. [...] A medicina, contudo, não se propõe a questão de saber se aquela vida merece ser vivida e em que condições. [...] que devemos fazer, se quisermos ser tecnicamente senhores da vida, devemos e queremos ser tecnicamente senhores da vida?[17]

Em suma, a ciência tenta transformar-se numa esfera autônoma, seu âmbito sendo a pesquisa constante e a luta pelo progresso contínuo de seus próprios conhecimentos, não tendo, pois, condições objetivas de fornecer um sentido último para a vida humana. Esses significados têm que ser buscados em outras esferas, como a religião e a política, mas jamais na ciência. Essa discussão weberiana sobre a medicina mantém-se mais viva do que nunca, hoje estando presente com toda força na questão da capacidade de determinação e da recriação do ser humano por meio da herança genética. Afinal, morrer é parte integrante do viver, as células começam a envelhecer assim que nascemos, e temos que estar preparados para o fato inexorável de que morreremos, procurando viver de uma forma que valha a pena.

Bibliografia

CANGUILHEM, Georges. *O normal e o patológico*. Trad. Maria Thereza Redig de Carvalho Barrocas. Rio de Janeiro: Forense Universitária, 2009 (1ª ed. fr.: 1966).

DUPAS, Gilberto. *O mito do progresso*. São Paulo: Edunesp, 2006.

FUREDI, Frank. "Saúde ou obsessão pela doença?". Em *O Estado de S. Paulo*, São Paulo, Aliás, 3-4-2005.

GORI, Roland & VOLGO, Marie-José del. *La santé totalitaire*. Paris: Denöel, 2005.

IACONELLI, Vera. "Maternidade e erotismo na modernidade: assepsia do impensável na cena do parto". Em *Percurso: Revista de Psicanálise*, XV (34), 1º semestre de 2005.

17 Max Weber, *Ciência e política: duas vocações*, trad. José Marcos Mariani de Macedo (São Paulo: Cultrix, 1993), p. 37.

LEYS, Colin. *A política a serviço do mercado: democracia neoliberal e interesse público.* Trad. Maria Beatriz de Medina. Rio de Janeiro: Record, 2004.

WEBER, Max. *Ciência e política: duas vocações.* Trad. José Marcos Mariani de Macedo. São Paulo: Cultrix, 1993.

Cuidando da saúde dos médicos

Luiz Antonio Nogueira Martins

Introdução

A saúde dos médicos tem sido objeto de preocupação de associações profissionais e de órgãos reguladores do exercício profissional em diversos países.[1]

Os dados disponíveis têm indicado que certos hábitos nocivos à saúde, como o tabagismo e o sedentarismo, estão em declínio, o que tem contribuído para uma diminuição na morbimortalidade decorrente de doenças associadas a esses hábitos. Apesar disso, alguns comportamentos relacionados ao cuidado do médico com a própria saúde apontam a existência de um certo grau de negligência, para a qual concorrem, muitas vezes, diversos tipos de medo e vivência (medo do diagnóstico, medo do tratamento, percepção da necessidade de cuidados médicos e dificuldade em colocar-se no papel de paciente).

Outro fator igualmente relevante (e por vezes pouco discutido), diretamente associado ao tema da negligência do médico com a própria saúde, é a qualidade da assistência que os médicos recebem quando estão doentes. Há

1 M. Soibelman, D. C. Bolsi , D. Fricke, "Mortalidade entre médicos", em Flávio Moura de Agosto, Rui Peixoto, Ronaldo Bordin (orgs.), *Riscos da prática médica* (Porto Alegre: Dacasa, 1998); Canadian Medical Association, *Guide to Physician Health and Well-Being: Facts, Advice and Resources for Canadian doctors* (Ottawa: CMA, 2003).

evidências de que estes não são bem atendidos quando necessitam de cuidados médicos, o que reforça a tendência de não procurar ajuda.[2]

A má qualidade da assistência prestada ao médico doente é uma questão extremamente importante. Um médico que seja, por exemplo, dependente químico provavelmente tenderá a ocultar seus problemas por medo de ser punido e impedido de trabalhar, o que o leva a postergar ainda mais a busca de ajuda profissional. Entretanto, se ele o fizer, poderá ser objeto de atitudes preconceituosas e possivelmente será mais mal assistido que qualquer outro usuário de substâncias psicoativas. O mesmo ocorre em relação a outros problemas da área da saúde mental, campo ainda carregado de preconceitos no meio médico. Sabe-se hoje que o medo associado à desinformação desempenha importante papel na gênese e na manutenção desses comportamentos preconceituosos.

Algumas pesquisas corroboram as preocupações levantadas nos parágrafos anteriores.[3] Assim, com relação à mortalidade entre os médicos, estudo realizado na Islândia com médicos e advogados (homens) revelou que a mortalidade devida a câncer e acidente vascular cerebral foi menor entre os primeiros, o que é confirmado por outros estudos que apontam uma melhoria da saúde física dos médicos quando comparados com a população geral e com grupos socioeconômicos pareados.

Quanto aos hábitos de saúde dos médicos, pesquisa realizada na Noruega[4] mostrou que 17% das médicas não faziam exames ginecológicos periódicos; 20% faziam autoexame das mamas uma vez por ano e 80% autoprescreviam medicamentos. É interessante notar, no entanto, que, quando engravidavam, a maioria delas fazia pré-natal, reduzia acentuadamente a autoprescrição e tendia a seguir as recomendações de seu obstetra.

Com relação às atitudes diante do adoecer, estudos[5] mostram que, mesmo com problemas de saúde, os médicos tendem a faltar menos ao trabalho

---

2 M. Casas, *Programa de atenção aos médicos doentes da província da Catalunha, Espanha,* comunicação oral apresentada no Simpósio sobre Atenção à Saúde Mental do Médico, do XXII Congresso Brasileiro de Psiquiatria, Salvador, 2004; M. Kaufman, *Programa de atenção à saúde do médico da província de Ontário, Canadá,* comunicação oral apresentada no Simpósio sobre Atenção à Saúde Mental do Médico, do XXII Congresso Brasileiro de Psiquiatria, Salvador, 2004.

3 Ver *International Conference "The Physician Role in Transition: Is Hippocrates Sick?"*, Book of Abstracts, Oslo, Norwegian Medical Association, 1997.

4 *Ibidem.*

5 *Ibidem.*

que outros profissionais. Esse fenômeno ocorre não porque os médicos sejam mais resistentes às doenças, mas sim porque se mostram menos propensos a revelar seus males.

Quanto aos cuidados recebidos quando ficam doentes, estudo realizado em Rochester, nos Estados Unidos,[6] revelou que 82% dos médicos que haviam se submetido a cirurgia de revascularização do miocárdio referiram que a qualidade dos cuidados que receberam após a cirurgia foi inferior à dos cuidados dispensados aos demais pacientes.

O exercício atual da medicina e a saúde do médico

Exercer a medicina no Brasil tem se tornado tarefa cada vez mais difícil, devido a uma série de fatores que vêm aumentando o estresse profissional nos médicos. Assim, a maciça presença das empresas compradoras de serviços médicos (que têm levado à perda do caráter liberal da prática profissional), a desordenada criação de novas escolas médicas (com o consequente crescimento do número de profissionais e o aumento da competição entre os médicos), o acelerado desenvolvimento de novos recursos diagnósticos e terapêuticos (que tem exigido constante atualização) e a promulgação de novas normas e leis, como, por exemplo, o Código de Defesa do Consumidor (resultando no aumento do número de denúncias e processos tanto na esfera judicial como no âmbito ético-profissional). Esse quadro, por sua vez, leva ao aumento da pressão e do estresse entre os médicos, bem como a profundas transformações no exercício da medicina, que se manifestam na perda da autonomia do profissional, na queda de remuneração (que conduz ao multiemprego), em mudanças no comportamento ético devido à disputa profissional (o império do "salve-se quem puder"), em maiores dificuldades no relacionamento com os pacientes (em razão de maior cobrança social), no aumento do risco profissional (aumento dos processos éticos e judiciais), na insatisfação com a profis-

6 *Ibidem.*

são (perda ou diminuição da autoestima) e, consequentemente, em maiores riscos para a saúde física e mental do médico.[7]

Os riscos ocupacionais para a saúde do médico podem estar ligados às relações de trabalho ("proletarização", perda da autonomia, competição "selvagem"), aos riscos biológicos (exposição a fluidos orgânicos, como sangue e secreções), físicos (radiações), químicos (gases anestésicos), ergonômicos (condições de trabalho, em especial nos plantões, como iluminação, conforto térmico e acústico, alimentação) e psicossociais (desgaste emocional associado ao atendimento de pessoas com doenças graves, dilemas e frustrações relacionadas ao atendimento de pacientes de difícil manejo, como, por exemplo, aqueles em condições sociais miseráveis com elevado nível de desagregação familiar).

A saúde mental do médico

Características psicológicas da tarefa médica

Há inúmeras gratificações psicológicas inerentes à profissão médica. Aliviar a dor e o sofrimento, curar doenças, salvar vidas, diagnosticar corretamente, sentir-se competente, ensinar, aconselhar, educar, prevenir doenças, receber reconhecimento e gratidão são algumas delas, as quais fazem da medicina uma profissão ainda muito atraente e gratificante.

A medicina, a despeito da crise que atravessa, oferece várias possibilidades de realização material, intelectual e emocional. É uma área fascinante, de capital importância para a sociedade, e, como tal, uma carreira desejada e idealizada pelos jovens. Contudo, o grau de idealização pode gerar altas expectativas que, quando não correspondidas, tendem a produzir decepções e frustrações significativas, com repercussões sérias na saúde dos estudantes, residentes e médicos.

Um importante ponto merece ser destacado: o caráter altamente ansiogênico do exercício profissional. No trabalho clínico há, de modo geral, com pequenas variações, exposição a poderosas radiações psicológicas emanadas

---

7 Luiz A. Nogueira Martins & Maria Cezira F. Nogueira Martins, "O exercício atual da medicina e a relação médico-paciente", em *Revista Brasileira de Clínica e Terapêutica*, 24 (2), 1998, pp. 59-64.

do contato íntimo com o adoecer. Cumpre enfatizar esse aspecto, já que especialmente no âmbito dos serviços de emergência ocorrem situações tão dramáticas que talvez sejam inimagináveis em outro campo da atividade humana em tempos de paz. Esse caráter estressante, inerente à tarefa médica, tem se amplificado significativamente devido ao crescente volume de pacientes e às precárias condições de trabalho vigentes, sobretudo nos serviços de emergência da rede pública, o que tem gerado situações de franca hostilidade por parte de pacientes e familiares.

Algumas das características próprias da tarefa médica definem, isoladamente ou em seu conjunto, um ambiente profissional cujo colorido básico é formado pelos intensos estímulos emocionais que acompanham o adoecer e os cuidados com os pacientes:

- o contato íntimo e frequente com a dor e o sofrimento;
- o trato com a intimidade corporal e emocional;
- o atendimento de pacientes terminais;
- o trato com pacientes de difícil manejo (queixosos, rebeldes e não aderentes ao tratamento, hostis, reivindicadores, autodestrutivos, cronicamente deprimidos);
- o lidar com as incertezas e as limitações do conhecimento médico e do sistema assistencial, as quais se contrapõem às demandas e às expectativas dos pacientes e familiares, que desejam certezas e garantias.[8]

Essa insalubridade psicológica permeia a graduação e, na residência médica, o estresse atinge o seu ápice. O período de transição aluno-médico, a responsabilidade profissional, o isolamento social, a fadiga, a privação do sono, a sobrecarga de trabalho, o medo de cometer erros e outros fatores inerentes ao treinamento estão associados a diversas expressões psicológicas, psicopatológicas e comportamentais, que incluem estados depressivos com ideação suicida, consumo excessivo de álcool e drogas psicoativas, raiva crônica e o desenvolvimento de um amargo ceticismo e um irônico humor negro.

8 Luiz A. Nogueira Martins, "Atividade médica: fatores de risco para a saúde mental do médico", em *Revista Brasileira de Clínica e Terapêutica*, 20 (9), 1991, pp. 355-364.

Em um estudo prospectivo[9] realizado com residentes de doze programas de residência médica, os resultados mostraram que as principais dificuldades encontradas pelos residentes na tarefa assistencial foram:

- o número excessivo de pacientes;
- a comunicação com pacientes de baixo nível socioeconômico e cultural;
- pacientes hostis e/ou reivindicadores;
- pacientes que vêm a falecer;
- pacientes com alteração de comportamento;
- as comunicações dolorosas (comunicar ao paciente e/ou à família situações graves ou de morte);
- os dilemas éticos;
- o medo de contrair infecções durante a realização de atos médicos.

Nesse estudo, as principais fontes de estresse identificadas pelos residentes foram:

- medo de cometer erros;
- fadiga, cansaço;
- falta de orientação;
- estar constantemente sob pressão;
- plantão noturno;
- excessivo controle dos supervisores;
- lidar com as exigências internas (ser um médico(a) que não falha);
- falta de tempo para lazer, família, amigos, necessidades pessoais.

Morbidade psicológica e psiquiátrica

Alta prevalência de suicídio, depressão, estresse, *burnout* (síndrome do esgotamento profissional), uso de substâncias psicoativas (medicamentos, álcool e outras drogas), distúrbios conjugais e disfunções profissionais em

---

9 Luiz A. Nogueira Martins, *Residência médica: estresse e crescimento* (São Paulo: Casa do Psicólogo, 2005).

médicos, assim como altos índices de estresse e depressão em residentes e pós-graduandos de medicina, têm sido descritos na literatura.[10]

Em encontros informais, médicos costumam recordar-se de um ou dois colegas de turma que morreram por suicídio ou que ficaram incapacitados para o exercício profissional devido a distúrbios psiquiátricos, associados ou não ao uso de substâncias psicoativas. A preocupação com o suicídio de médicos é antiga e permanece atual na literatura. Em 1858, na Inglaterra, essa questão já chamava a atenção da classe médica. Em 1903, um editorial do *Journal of the American Medical Association* (*Jama*) discutiu a magnitude do problema. Cem anos depois, em 2003, a mesma revista publicou artigo em que se indicava a necessidade e a importância de ampliar a divulgação desse tema entre os médicos.[11]

Estima-se que de 10% a 12% dos médicos tenham ou virão a ter problemas de natureza psicológica e psiquiátrica. Alguns grupos são considerados de maior risco para o desenvolvimento de distúrbios emocionais e disfunções profissionais. Os residentes, em especial os de primeiro ano, são mais suscetíveis ao desenvolvimento de estresse e depressão, apresentando taxas de prevalência maiores que a população geral e outros grupos profissionais. Médicos com dependência química representam um grupo que merece especial atenção em razão dos riscos associados ao exercício profissional.

Estudo realizado no Brasil com médicos em tratamento ambulatorial por uso nocivo de drogas[12] mostrou que: 66% já tinham sido internados por causa do uso de álcool e/ou drogas; 33% apresentavam comorbidade psiquiátrica; 33% ficaram desempregados; 68% tiveram problemas conjugais; 42% sofreram acidentes automobilísticos e 19% tiveram problemas jurídicos; 66% apresentaram prejuízo na prática da profissão e 8,5% tiveram problemas com os Conselhos Regionais de Medicina. Com relação à procura de ajuda profissional, um dado merece ser destacado: o intervalo de tempo entre a identificação

10 John A. Toews *et al.*, "Analysis of Stress Levels among Medical Students, Residents, and Graduate Students at Four Canadian Schools of Medicine", em *Academic Medicine*, 72 (11), novembro de 1997, pp. 997-1002; Niku K. Thomas, "Resident Burnout", em *Journal of the American Medical Association*, 292 (23), 2004, pp. 2880-2889.

11 Claudia Center *et al.*, "Confronting Depression and Suicide in Physicians: a Consensus Statement", em *Journal of the American Medical Association*, 289 (23), 2003, pp. 3161-3166.

12 Hamer N. Palhares Alves *et al.*, "Perfil clínico e demográfico de médicos com dependência química", em *Revista da Associação Médica Brasileira*, 51 (3), 2005, pp. 139-143; artigo disponível em http://www.scielo.br/pdf/ramb/v51n3/a13v51n3.pdf.

do uso problemático de substâncias e a procura de tratamento foi, em média, de 3,7 anos.

A vulnerabilidade psicológica do médico

A natureza estressante do exercício profissional e da formação médica e as características psicodinâmicas que conduzem os indivíduos para a carreira médica têm sido habitualmente apontadas como fatores responsáveis ou desencadeantes de distúrbios emocionais em médicos. Há dados de países desenvolvidos, onde as condições de trabalho são bem melhores que as nossas, indicando que a morbidade psiquiátrica na família, as experiências de vida e a personalidade são fatores etiológicos mais importantes para os distúrbios psiquiátricos em médicos do que os fatores ocupacionais.[13]

Sabe-se que muitas das características psicodinâmicas que conduzem as pessoas para a carreira médica também as predispõem para distúrbios emocionais e psiquiátricos. Essas características incluem compulsividade, rigidez, controle sobre as emoções, retardo de gratificações e formação de fantasias irrealistas sobre o futuro.

William D. K. Johnson,[14] em uma revisão sobre a predisposição de estudantes de medicina e médicos para distúrbios emocionais e psiquiátricos, destaca o importante papel das experiências de vida na determinação da vulnerabilidade ao estresse ocupacional. Um aspecto relevante nesse tema é a questão da escolha profissional. Estudos a respeito das motivações que levam à escolha da carreira médica sugerem que, para uma parcela dos estudantes, um dos componentes de sua opção profissional é uma tentativa de reparação de experiências emocionais infantis vinculadas a situações de impotência e/ou de abandono emocional. Segundo Johnson, os dois mecanismos básicos envolvidos nas motivações de alguns estudantes para a escolha da carreira seriam:

- dar aos outros aquilo que gostariam de ter dado (reparação da impotência);

13 Luiz A. Nogueira Martins, "Saúde mental do médico e do estudante de medicina", em *Psychiatry On-line Brazil*, 1 (1), julho de 1996, disponível em www.polbr.med.br/arquivo/saudment.htm.

14 William D. K. Johnson, "Predisposition to Emotional Distress and Psychiatric Illness amongst Doctors: the Role of Unconscious and Experimental Factors", em *British Journal of Medical Psychology*, 64 (4), 1991, pp. 317-329.

- dar aos outros aquilo que gostariam de ter recebido (reparação do abandono emocional).

A escolha da medicina, nesses casos, seria uma resposta adaptativa a uma vivência de fragilidade e de baixa autoestima, que pode levar ao desenvolvimento de algumas disfunções profissionais, tais como:

- relação simbiótica com os pacientes;
- afastamento emocional ou aparente frieza com relação aos pacientes;
- negação das vulnerabilidades pessoais.

Uma das bases da escolha profissional é a vivência da angústia e impotência diante da morte. Assim, uma série de comportamentos dos médicos seria a expressão de mecanismos de defesa ligados a angústias muito primitivas, inerentes ao ser humano, como o medo da própria destrutibilidade, fragilidade e desamparo.[15]

Essa vulnerabilidade psicológica influencia na escolha da carreira e precisa ser considerada no âmbito do planejamento das atividades relacionadas a graduação, residência e educação continuada.

Medidas preventivas

As medidas preventivas abrangem os níveis de prevenção primária (promoção de saúde e proteção específica), secundária (diagnóstico e tratamento precoces e limitação da incapacidade) e terciária (reabilitação e readequação ocupacional).

No fim deste capítulo, encontra-se um quadro sinóptico contendo as medidas preventivas a serem adotadas desde a formação do médico até o exercício profissional e abrangendo aspectos da vida pessoal.

A implantação de medidas profiláticas deve, compulsoriamente, começar por uma medida básica: a inclusão da dimensão psicológica na formação do estudante de medicina.

O trabalho de sensibilização do jovem aluno em relação aos seus aspectos psicológicos – motivações para a profissão, idealização do papel de médico –

---

15 Luiz Roberto Millan *et al.*, "Alguns aspectos psicológicos ligados à formação médica", em Luiz Roberto Millan *et al.*, *O universo psicológico do futuro médico* (São Paulo: Casa do Psicólogo, 1999).

e às suas reações vivenciais durante o curso de medicina é uma medida de atenção primária que pode ser concretizada mediante modificações curriculares que incluam o ensino de psicologia médica, centrado nas vicissitudes do curso médico e do exercício da medicina.

A tarefa central, prática, da disciplina de psicologia médica é propiciar ao estudante um espaço no qual ele possa entrar em contato com seus próprios sentimentos e emoções, diante dos seres humanos que está começando a atender. Isto é, assegurar um espaço que priorize a reflexão e a troca de experiências. Sob diferentes aspectos, trata-se de utilizar a vivência como instrumento de aprendizado e de semiologia.[16]

Um ensino médico que não reflita sobre o ser humano que há no médico estará colaborando, de modo altamente prejudicial, para as deformações adaptativas do futuro profissional. Nas escolas médicas, o discurso enfatiza os deveres e as responsabilidades e mantém um eloquente silêncio sobre direitos, prerrogativas, limitações e vulnerabilidades do médico. Certos valores heroicos, veiculados pelo corpo docente e que estimulam fantasias irrealísticas nos estudantes de medicina, merecem ser reavaliados.

A inclusão de temas sobre o sofrimento psíquico e o estresse psicológico na formação e no exercício profissional é medida particularmente aconselhável de ser implementada durante o internato. Como recurso pedagógico, recomenda-se o uso dos chamados "grupos de reflexão",[17] técnica derivada dos grupos Balint. Em sua obra, Michael Balint[18] deu ênfase à "aliança terapêutica" que deve existir no vínculo profissional-paciente, como propulsora de um bom atendimento. Segundo o autor, a técnica, por mais aprimorada que seja, tenderá a ser ou inócua ou alienante se não for veiculada por uma boa relação profissional-paciente. Para tanto, é necessário que se dê atenção aos elementos que a compõem, que são, ao mesmo tempo, racionais e irra-

---

16 Neury José Botega & Luiz A. Nogueira Martins, "Hipócrates doente: os dramas da psicologia médica", em *Monitor Psiquiátrico*, 3 (4), 1997, pp. 30-31.

17 David E. Zimerman, "A formação psicológica do médico", em Júlio de Mello Filho *et al.*, *Psicossomática hoje* (Porto Alegre: Artes Médicas, 1992); Paula Costa M. Macedo, Maria Cezira F. Nogueira Martins, Luiz A. Nogueira Martins, "Técnicas de intervenção psicológica para humanização das equipes de saúde: grupos Balint e grupos de reflexão sobre a tarefa assistencial", em Elias Knobel, Paola B. A. Andreoli, Manes R. Erlichman, *Psicologia e humanização: assistência aos pacientes graves* (São Paulo: Atheneu, 2008).

18 Michael Balint, *O médico, seu paciente e a doença*, trad. Roberto Musachio (Rio de Janeiro/São Paulo: Atheneu, 1988).

cionais, realísticos e irrealísticos, maduros e infantis, conscientes e inconscientes. Roosevelt M. S. Cassorla[19] concebe os grupos Balint como um recurso pelo qual o médico e o estudante de medicina passariam a se interessar pelo mundo emocional do paciente e pelas repercussões que seu modo de vivê-lo acarreta para o processo saúde-doença. Em consequência, o médico passaria a interessar-se também por sua própria vida emocional e pela relação humana (em particular, pela relação médico-paciente).

O trabalho com os grupos de reflexão pressupõe que as possibilidades de mudanças nas atitudes estejam diretamente ligadas à intensidade das experiências emocionais vividas no decorrer do processo de ensino ou de trabalho. As experiências emocionais ligadas à formação e ao exercício profissional compartilhadas em um ambiente afetivo e acolhedor, permitem reassegurar a identidade profissional através da detecção e do enfrentamento dos conflitos e dificuldades.

Ainda no âmbito da formação, uma extensa literatura recomenda enfaticamente medidas como a criação de programas de tutoria para estudantes de graduação[20] e residentes,[21] serviços de atenção psicopedagógica e de assistência psicológica e psiquiátrica para estudantes de graduação,[22] residentes[23] e pós-graduandos.[24]

---

19 Roosevelt M. S. Cassorla, "Dificuldades no lidar com aspectos emocionais da prática médica: estudo com médicos no início de grupos Balint", em *Revista ABP-APAL*, 16 (1), 1994, pp. 18-24.

20 Patrícia L. Bellodi & Milton de A. Martins, "Projeto Tutores: da proposta à implantação na graduação da Faculdade de Medicina da Universidade de São Paulo", em *Revista HU-USP*, nº 11, 2001, pp. 52-58.

21 Rubens M. Volich, "Os dilemas da formação do médico e os tutores na residência de clínica médica da FMUSP", em *Revista HU-USP*, nº 11, 2001, pp. 59-63; José A. M. Marcolino *et al.*, "Tutoria com médicos residentes em anestesiologia: o programa da Irmandade da Santa Casa de Misericórdia de São Paulo", em *Revista Brasileira de Anestesiologia*, 54 (3), 2004, pp. 438-447.

22 Maria Cezira F. Nogueira Martins, "Cuidando do futuro cuidador", em Mário A. De Marco (org.), *A face humana da medicina: do modelo biomédico ao modelo biopsicossocial* (São Paulo: Casa do Psicólogo, 2003); Katia Burle dos S. Guimarães (org.), *Saúde mental do médico e do estudante de medicina* (São Paulo: Casa do Psicólogo, 2007).

23 Luiz A. Nogueira Martins, Regina Celes de R. Stella, Helio E. Nogueira, "A Pioneering Experience in Brazil: the Creation of a Center for Assistance and Research for Medical Residents (Napreme) at the Escola Paulista de Medicina, Federal University of São Paulo", em *São Paulo Medical Journal*, 115 (6), 1997, pp. 1569-1572; Rafael Fagnani Neto *et al.*, "Clinical and Demographic Profile of Users of a Mental Health System for Medical Residents and Other Health Professionals Undergoing Training at the Universidade Federal de São Paulo", em *São Paulo Medical Journal*, 122 (4), 2004, pp. 152-157.

24 Luiz A. Nogueira Martins *et al.*, "The Mental Health of Graduate Students at the Federal University of São Paulo: a Preliminary Report", em *Brazilian Journal of Medical and Biological Research*, 37 (10), 2004, pp. 1519-1524.

Com relação à residência médica, são medidas prioritárias:[25]

- conscientizar os docentes e os residentes do estresse do treinamento;
- organizar programas de recepção aos novos residentes, nos quais sejam discutidos os principais problemas com que eles irão se deparar e apresentados os recursos institucionais disponíveis;
- garantir supervisão diuturna aos residentes, em especial aos R1 (que estão no primeiro ano de residência);
- adequar o número de residentes à carga assistencial;
- instituir folga pós-plantão;
- garantir suporte de corpo auxiliar (enfermagem, laboratório e outros);
- extinguir o regime de 36 horas contínuas de trabalho;
- criar serviços de assistência psicológica e psiquiátrica específicos para os residentes.

A criação de serviços de consultoria psiquiátrica e psicológica (interconsulta) nos hospitais gerais é considerada medida prioritária.[26] Algumas das situações clínicas de difícil manejo, tais como estados confusionais agudos, associados a diversas doenças e ao uso de medicamentos, estados depressivos, pacientes com alto potencial autodestrutivo, atos suicidas, dilemas éticos, são importantes fontes de estresse para os médicos encarregados da assistência em hospitais gerais. Um serviço de interconsulta pode auxiliar o médico consultante no diagnóstico e no tratamento de pacientes com problemas psicológicos, psiquiátricos e psicossociais, bem como no diagnóstico e no tratamento de disfunções e distúrbios interpessoais e institucionais, envolvendo o paciente, a família e a equipe de saúde.

A criação de equipes interdisciplinares e multiprofissionais nos serviços de saúde, possibilitando a troca de experiências e permitindo compartilhar as complexas situações que se apresentam nas instituições médicas, também é outra medida a ser implantada, com o objetivo de aperfeiçoar a qualidade da assistência e atenuar os efeitos do estresse ocupacional assistencial.

As associações de classe e de especialidades, bem como os órgãos reguladores do exercício profissional, têm um importante papel a desempenhar,

25 Luiz A. Nogueira Martins, *Residência médica: estresse e crescimento*, cit.

26 Luiz A. Nogueira Martins & Neury José Botega, "Interconsulta psiquiátrica no Brasil: desenvolvimentos recentes", em *Revista ABP-APAL*, 20 (3), 1998, pp. 105-111.

seja informando e estimulando o debate sobre os fatores de risco para a saúde do profissional,[27] seja propondo o desenvolvimento de serviços assistenciais e de modelos preventivos nos níveis institucional, grupal e individual. Nesse sentido, merece destaque a Resolução nº 90/2000 do Conselho Regional de Medicina do Estado de São Paulo (Cremesp),[28] que normatiza preceitos, objetivando a melhoria das condições de saúde ocupacional dos médicos. Assim, por exemplo, a questão referente à sobrecarga horária de trabalho é contemplada pela Resolução, em seu artigo 8º, ao estabelecer que "ficam proibidos plantões superiores a vinte e quatro (24) horas ininterruptas, exceto em caso de plantões a distância", e descreve, em seu anexo único, os riscos biológicos, físicos, químicos, psicossociais, ergonômicos a que estão sujeitos os médicos e as medidas de proteção que devem ser adotadas pelas instituições e serviços de saúde.

A crescente conscientização sobre as dificuldades e vulnerabilidades dos profissionais da classe médica tem propiciado a criação de serviços e programas de atenção à saúde física e mental de estudantes, residentes e médicos. Nesse sentido, cabe destacar a implantação de uma rede de apoio aos médicos com dependência química no estado de São Paulo[29] que, após dois anos de funcionamento, ampliou sua atuação para dar atenção a médicos com outros problemas emocionais e disfunções profissionais.

A melhor medida preventiva é, sem dúvida, o debate franco e aberto sobre as doenças e fragilidades de estudantes, residentes e médicos, com o mesmo empenho e dedicação que nós, profissionais, fazemos com os nossos pacientes. Desse debate surgirão conhecimentos, pesquisas, propostas e modelos de prevenção e de intervenção.

---

27 Luiz A. Nogueira Martins, Ronaldo R. Laranjeira, Hamer N. Palhares Alves, "Burnout: importância clínica e o que fazer a respeito", em *Jornal do Cremesp*, nº 215, 7-7-2005; artigo disponível em http://www.cremesp.org.br/?siteAcao=Jornal&id=540.

28 Conselho Regional de Medicina do Estado de São Paulo, Resolução Cremesp nº 90, de 21 de março de 2000, disponível em http://www.portalmedico.org.br/resolucoes/crmsp/resolucoes/2000/90_2000.htm.

29 Hamer N. Palhares Alves, Luiz A. Nogueira Martins, Ronaldo R. Laranjeira, "A Pioneering Experience in Brazil: the Creation of a Support Network for Alcohol and Drug Dependent Physicians: a Preliminary Report", em *Revista Brasileira de Psiquiatria*, 29 (3), 2007, pp. 258-261.

Cuidando da saúde do médico - medidas preventivas

Na graduação	Na residência médica	No exercício profissional	Na vida pessoal
Curso de psicologia médica	Programa de recepção aos novos residentes Serviço de atendimento psicológico/ psiquiátrico	Melhoria das condições de trabalho	Estimular hábitos adequados de saúde e prevenção de doenças
Serviço de atendimento psicológico/ psiquiátrico	Extinção das 36 horas contínuas de trabalho	Programas de humanização	Conscientização das vulnerabilidades e limitações
Serviço de apoio psicopedagógico	Instituição da folga pós-plantão	Criação de equipes multiprofissionais	Reflexão sobre a idealização do papel de médico
Reforma curricular com criação de "áreas verdes" na grade curricular*	Supervisão diuturna	Conscientização sobre o estresse ocupacional	Conscientização/ modificação de atitudes quanto à relação profissão/ família/amigos
Grupo de Reflexão no internato	Adequação do número de residentes à carga assistencial	Serviços de consultoria psiquiátrica e psicológica nos hospitais	Estimular contatos com profissionais não médicos
Atividades culturais e esportivas	Suporte de corpo auxiliar	Serviços assistenciais para médicos	Desenvolvimento de atividades de lazer
Programas de tutoria	Conscientização dos docentes e residentes sobre o estresse do treinamento	Programas de atenção à saúde e qualidade de vida do médico	Procura de ajuda profissional

* Área verde é o tempo livre, ou seja, o tempo sem atividades curriculares.
Fonte: Adaptado de Ryad Simon, "'O complexo tanatolítico': justificando medidas de psicologia preventiva para estudantes de medicina", em *Boletim de Psiquiatria*, 4 (4), 1971, pp. 113-115.

Bibliografia

BALINT, Michael. *O médico, seu paciente e a doença*. Trad. Roberto Musachio. Rio de Janeiro/São Paulo: Atheneu, 1988.

BELLODI, Patrícia L. & MARTINS, Milton de A. "Projeto Tutores: da proposta à implantação na graduação da Faculdade de Medicina da Universidade de São Paulo". Em *Revista HU-USP*, nº 11, 2001.

BOTEGA, Neury José & NOGUEIRA MARTINS, Luiz A. "Hipócrates doente: os dramas da psicologia médica". Em *Monitor Psiquiátrico*, 3 (4), 1997.

CANADIAN MEDICAL ASSOCIATION. *Guide to Physician Health and Well-Being: Facts, Advice and Resources for Canadian Doctors*. Ottawa: CMA, 2003.

CASAS, M. *Programa de atenção aos médicos doentes da província da Catalunha, Espanha*. Comunicação oral apresentada no Simpósio sobre Atenção à Saúde Mental do Médico, do XXII Congresso Brasileiro de Psiquiatria, Salvador, 2004.

CASSORLA, Roosevelt M. S. "Dificuldades no lidar com aspectos emocionais da prática médica: estudo com médicos no início de grupos Balint". Em *Revista ABP-PAL*, 16 (1), 1994.

CENTER, Claudia *et al.* "Confronting Depression and Suicide in Physicians: a Consensus Statement". Em *Journal of the American Medical Association*, 289 (23), 2003.

CONSELHO REGIONAL DE MEDICINA do Estado de São Paulo. Resolução Cremesp nº 90, de 21 de março de 2000. Disponível em http://www.portalmedico.org.br/resolucoes/crmsp/resolucoes/2000/90_2000.htm.

EDWARDS, Nigel; KORNACKI, Mary Jane; SILVERSIN, Jack. "The problem of Unhappy Doctors: What Are the Causes and What Can Be Done?". Em *British Medical Journal*, nº 324, 2002.

FAGNANI NETO, Rafael *et al.* "Clinical and Demographic Profile of Users of a Mental Health System for Medical Residents and Other Health Professionals Undergoing Training at the Universidade Federal de São Paulo". Em *São Paulo Medical Journal*, 122 (4), 2004.

FIRTH-COZENS, Jenny. "Doctors: Their Wellbeing and Their Stress". Em *British Medical Journal*, 326 (7391), 2003.

GUIMARÃES, Katia Burle dos S. (org.). *Saúde mental do médico e do estudante de medicina*. São Paulo: Casa do Psicólogo, 2007.

INTERNATIONAL Conference "The Physician Role in Transition: Is Hippocrates Sick?". Book of Abstracts. Oslo, Norwegian Medical Association, 1997.

JOHNSON, William D. K. "Predisposition to Emotional Distress and Psychiatric Illness amongst Doctors: the Role of Unconscious and Experimental Factors". Em *British Journal of Medical Psychology*, 64 (4), 1991.

KAUFMAN, M. *Programa de atenção à saúde do médico da província de Ontário, Canadá*. Comunicação oral apresentada no Simpósio sobre Atenção à Saúde Mental do Médico, do XXII Congresso Brasileiro de Psiquiatria, Salvador, 2004.

MACEDO, Paula Costa M.; NOGUEIRA MARTINS, Maria Cezira F.; NOGUEIRA MARTINS, Luiz A. "Técnicas de intervenção psicológica para humanização das equipes de saúde: grupos Balint e grupos de reflexão sobre a tarefa assistencial." Em KNOBEL, Elias; ANDREOLI, Paola B. A.; ERLICHMAN, Manes R. *Psicologia e humanização: assistência aos pacientes graves*. São Paulo: Atheneu, 2008.

MARCOLINO, José A. M. *et al.* "Tutoria com médicos residentes em anestesiologia: o programa da Irmandade da Santa Casa de Misericórdia de São Paulo". Em *Revista Brasileira de Anestesiologia*, 54 (3), 2004.

MILLAN, Luiz Roberto. "A assistência psicológica ao estudante de medicina no Brasil: notas históricas". Em MILLAN, Luiz Roberto *et al. O universo psicológico do futuro médico*. São Paulo: Casa do Psicólogo, 1999.

________ *et al.* "Alguns aspectos psicológicos ligados à formação médica". Em MILLAN, Luiz Roberto *et al. O universo psicológico do futuro médico*. São Paulo: Casa do Psicólogo, 1999.

________ *et al.* "O I Encontro Paulista dos Serviços de Assistência Psicológica ao Estudante Universitário". Em *Revista do Hospital das Clínicas Faculdade de Medicina de São Paulo*, 53 (3), 1998.

NOGUEIRA MARTINS, Luiz A. "Atividade médica: fatores de risco para a saúde mental do médico". Em *Revista Brasileira de Clínica e Terapêutica*, 20 (9), 1991.

________. "Saúde mental do médico e do estudante de medicina". Em *Psychiatry On line Brazil*, 1 (1), julho de 1996. Disponível em www.polbr.med.br/arquivo/saudment.htm.

________. *Residência médica: estresse e crescimento*. São Paulo: Casa do Psicólogo, 2005.

________ & BOTEGA, Neury José. "Interconsulta psiquiátrica no Brasil: desenvolvimentos recentes". Em *Revista ABP-APAL*, 20 (3), 1998.

________ & JORGE, Miguel Roberto. "Natureza e magnitude do estresse na residência médica". Em *Revista da Associação Médica Brasileira*, 44 (1), 1998.

________ & NOGUEIRA MARTINS, Maria Cezira F. "O exercício atual da medicina e a relação médico-paciente". Em *Revista Brasileira de Clínica e Terapêutica*, 24 (2), 1998.

________; LARANJEIRA, Ronaldo R.; PALHARES ALVES, Hamer N. "Burnout: importância clínica e o que fazer a respeito". Em *Jornal do Cremesp*, nº 215, 7-7-2005. Artigo disponível em http://www.cremesp.org.br/?siteAcao=Jornal&id=540.

________; STELLA, Regina Celes de R.; NOGUEIRA, Helio E. "A Pioneering Experience in Brazil: the Creation of a Center for Assistance and Research for Medical Residents (Napreme) at the Escola Paulista de Medicina, Federal University of São Paulo". Em *São Paulo Medical Journal*, 115 (6), 1997.

________ *et al.* "The Mental Health of Graduate Students at the Federal University of São Paulo: a Preliminary Report". Em *Brazilian Journal of Medical and Biological Research*, 37 (10), 2004.

NOGUEIRA MARTINS, Maria Cezira F. "Cuidando do futuro cuidador." Em DE MARCO, Mário A. (org.). *A face humana da medicina: do modelo biomédico ao modelo biopsicossocial*. São Paulo: Casa do Psicólogo, 2003.

PALHARES ALVES, Hamer N.; NOGUEIRA MARTINS, Luiz A.; LARANJEIRA, Ronaldo R. "A Pioneering Experience in Brazil: the Creation of a Support Network for Alcohol and Drug Dependent Physicians: a Preliminary Report". Em *Revista Brasileira de Psiquiatria*, 29 (3), 2007.

________ *et al*. "Perfil clínico e demográfico de médicos com dependência química". Em *Revista da Associação Médica Brasileira*, 51 (3), 2005. Artigo disponível em http://www.scielo.br/pdf/ramb/v51n3/a13v51n3.pdf.

SIMON, Ryad. "'O complexo tanatolítico': justificando medidas de psicologia preventiva para estudantes de medicina", em *Boletim de Psiquiatria*, 4 (4), 1971.

SMITH, R. "Why Are Doctors so Unhappy?". Em *British Medical Journal*, nº 322, 2001.

SOIBELMAN, M.; BOLSI, D. C.; FRICKE, D. "Mortalidade entre médicos". Em AGOSTO, Flávio Moura de; PEIXOTO, Rui; BORDIN, Ronaldo (orgs.). *Riscos da prática médica*. Porto Alegre: Dacasa, 1998.

THOMAS, Niku K. "Resident Burnout". Em *Journal of the American Medical Association*, 292 (23), 2004.

TOEWS, John A. *et al*. "Analysis of Stress Levels among Medical Students, Residents, and Graduate Students at Four Canadian Schools of Medicine". Em *Academic Medicine*, 72 (11), novembro de 1997.

VOLICH, Rubens M. "Os dilemas da formação do médico e os tutores na residência de clínica médica da FMUSP". Em *Revista HU-USP*, nº 11, 2001.

ZIMERMAN, David E. "A formação psicológica do médico". Em MELLO FILHO, Júlio de *et al*. *Psicossomática hoje*. Porto Alegre: Artes Médicas, 1992.

A história social da criança e a atenção à saúde

Rosana Fiorini Puccini

Introdução

Os avanços da ciência, sobretudo no século XX, determinaram mudanças significativas no perfil de morbidade e mortalidade em todo mundo. Em decorrência dos avanços, sobretudo na biologia, na genética e na imunologia, as duas últimas décadas foram marcadas pelo desenvolvimento de novas abordagens na prevenção, no diagnóstico e no tratamento de muitas doenças. Entretanto, os conceitos de saúde, doença, vida e autonomia permanecem em debate, e o equilíbrio entre a objetividade das ciências médicas e as dimensões socioculturais também presentes no processo terapêutico é um ponto ainda a ser alcançado. Nesse sentido, a contribuição das ciências humanas – sociologia, antropologia e psicologia – na investigação de problemas de saúde permitiram maior compreensão e ampliaram as possibilidades de atuação diante das complexas questões da contemporaneidade. Sentimentos e valores dos pacientes, de seus familiares e dos profissionais estão envolvidos para a tomada conjunta de decisões – pacientes e médicos são corresponsáveis nesse processo.

Assim, para se compreender as mudanças verificadas na assistência à criança e ao adolescente e as exigências de uma prática de atenção à saúde contextualizada, é fundamental conhecer aspectos relacionados à história social da criança no mundo e no Brasil, seu papel na família e na sociedade contemporânea. O reconhecimento da especificidade na assistência pediátrica é fundamental para sua estruturação, guardando forte relação com a história, a cultura e a política de diferentes sociedades.

História social da criança no mundo ocidental

As palavras "infante" e "infância", em sua origem latina, encontram-se ligadas à ideia de ausência de fala. Como objeto de estudo, a infância quase sempre é retratada pelo outro que a nomeia e estuda. Registros antigos apontam que a infância foi diferentemente concebida e tratada em distintos momentos e lugares da história.

Mais recentemente, algumas áreas do conhecimento têm-se ocupado em discutir e conceituar a infância, com destaque para a psicologia, a pedagogia e a biologia. Os estudos sobre a história da criança e da família, segundo diferentes concepções ideológicas, têm considerado fontes diversas de informação, que muito têm contribuído para essa compreensão. Além dos estudos das ciências biológicas e humanas, essas fontes consistem em documentos de órgãos governamentais, na arte, na música, nos retratos de família, nas cartas de viajantes. "Em conjunto, artes e ciências vão favorecendo que a infância seja o que dizem que ela é [...] e, simultaneamente, vão se tornando o campo a partir do qual se negociam novos conceitos e novos modos de ser da infância."[1] A interpretação desses estudos, portanto, requer uma contextualização quanto às mudanças políticas e econômicas das sociedades e aos diferentes interesses entre classes sociais.

A constituição da família atravessou sucessivas formas de organização, sendo dependente da cultura de cada sistema social. Desde a Pré-história até a Idade Média, essa mudança vai se caracterizar por um processo de redução constante do círculo de abrangência do núcleo familiar: da comunidade con-

---

1 Marisa Lajolo, "Infância de papel e tinta", em Marcos C. Freitas (org.), *História social da infância no Brasil* (3ª ed. ampliada. São Paulo: Cortez, 1997), p. 232.

jugal entre os sexos abarcando a tribo inteira para a exclusão progressiva das possibilidades de união – primeiro com os parentes próximos, depois com os parentes distantes, para a conformação de uma família monogâmica que possa garantir a hereditariedade e a definição do destino de bens e da propriedade. Assim estão constituídas as famílias da Idade Média, que se formavam e se agregavam em torno da prática comum de um ofício e da ajuda mútua cotidiana. Nos meios mais ricos, os privilégios, os regulamentos das corporações, as fronteiras estreitavam o círculo de relações, sendo esses fatores preponderantes na constituição dessas famílias. Nesse contexto, diverso do ponto de vista social e da estrutura familiar, inseria-se a criança. O serviço doméstico e a aprendizagem junto aos artesãos eram formas muito comuns de educação. Contudo, por volta do século XIII, a pintura revela um incipiente reconhecimento da fragilidade e da inocência da criança: anjos e almas são representados por crianças, com traços redondos e graciosos.

Entre os séculos XIV e XVI, grandes mudanças ocorreram na sociedade. Um horizonte se abria para os jovens atraídos pelas riquezas das novas terras recém-descobertas, as cidades cresciam e a burguesia emergente reconhecia cada vez mais o direito à liberdade e à igualdade: nascia o indivíduo e as possibilidades de escolhas. Nesse novo contexto social, observa-se uma mudança na representação da criança. A iconografia passa a retratá-la com a família, os companheiros de jogos e em posição de destaque no colo da mãe. As crianças surgem como personagens de lendas e contos, fazendo-se presentes na literatura, na pintura, na escultura, agora representadas com características próprias.

O crescimento do comércio e a consequente acumulação de capital desencadearam o desenvolvimento industrial – as invenções, a máquina a vapor, o sistema fabril – com sua organização eficiente em grande escala. No século XVIII, o século das Luzes, o homem passa a confiar na sua capacidade racional, exaltando a ciência e depositando esperança na técnica, instrumento capaz de dominar a natureza. Pela razão o homem teria acesso à verdade, e a disciplina, a educação, a escolarização e o futuro da criança assumem grande importância. Esse processo, em seu início, limitou-se às famílias burguesas ou nobres. Os filhos dos camponeses, no entanto, conservaram por mais tempo o antigo modo de vida, que não os distinguia dos adultos em seus trajes ou no seu cotidiano.

No século XIX, as exigências sociais não se limitavam aos interesses burgueses, mas também abrangiam os da classe operária, já que a Revolução

Industrial havia contribuído para uma crescente concentração urbana. As epidemias e as condições insalubres de vida e trabalho nas cidades desencadearam ações do Estado que contavam com o apoio e o interesse de elites que se viam ameaçadas pela disseminação de doenças. As soluções individuais e voluntárias já não eram suficientes para conter problemas tão extensos. Os avanços da bacteriologia, nesse período, iriam constituir subsídio científico, reforçando ainda mais a necessidade de medidas a serem assumidas pelo Estado. Os trabalhadores passaram a incluir entre suas reivindicações melhores condições de trabalho, regulamentações específicas para mulheres e crianças e, ainda, implantação da escola elementar universal, gratuita e obrigatória, numa luta que se estendeu por toda a Europa. As particularidades da criança e suas necessidades específicas - higiene, alimentação, saúde, educação - foram definitivamente estabelecidas e continuamente modificadas e adaptadas, acompanhando as lutas sociais até a atualidade.

A história social da criança no Brasil

A história da criança no Brasil, fortemente influenciada pela dominação colonial desde o século XVI, apresenta características próprias, em razão das especificidades da formação do povo brasileiro e da nossa história. Os estudos de Darcy Ribeiro enfatizam a complexidade dessa formação, em que houve a confluência étnica e cultural de matrizes raciais diversas - colonizadores portugueses, índios que aqui estavam (dizimados após algumas décadas), negros africanos escravizados e imigrantes de toda parte do mundo nos séculos XIX e XX. Para Ribeiro, este *povo novo* se organizou num modelo de sociedade que, embora estabelecesse diferentes composições e intensa mestiçagem, "manteve e exacerbou um grande distanciamento entre classes sociais, fazendo com que estas distâncias se tornassem mais intransponíveis que as diferenças raciais".[2]

Assim, o lugar da criança foi-se definindo na diversidade característica da nossa sociedade: crianças portuguesas embarcadas nos séculos XVI e XVII, crianças indígenas, crianças negras escravas, crianças mamelucas, crianças mulatas, crianças abandonadas, crianças de elite, crianças operárias, crian-

---

2 Darcy Ribeiro, *O povo brasileiro: a formação e o sentido do Brasil* (2ª ed. São Paulo: Companhia das Letras; 2001), p. 23.

ças. Da convivência entre europeus, negros e índios vieram os mamelucos, os mulatos. Nesse universo étnico, social e cultural diverso, a especificidade da criança já podia ser constatada fortemente no século XIX. As fotografias, os periódicos, as cartas mostram que elas, com seus afazeres, seus brinquedos, seus desejos, eram objeto do olhar do adulto. Em 1845 havia, na corte, doze casas que vendiam brinquedos, como também anúncios de médicos especializados em moléstias infantis. Desse período, são vários os exemplos de uma literatura voltada para crianças e adolescentes, principalmente com orientações aos pais. Essa preocupação com o futuro e com o acesso à educação, entretanto, estava ainda restrita às crianças da elite; as crianças pobres, abandonadas, escravas, operárias ingressavam no mundo dos adultos aos 11 ou 12 anos.

Todavia, hábitos e costumes indígenas e africanos, somados às características climáticas do país, influenciaram fortemente os europeus que aqui viveram, por mais que estes representassem e exercessem o papel de povo dominador. As crianças, quando pequenas, eram embaladas por acalantos em berços, no colo ou na rede. Muitas dessas canções vieram de Portugal, mas se agregaram às músicas indígenas e aos contos que as mães africanas trouxeram para o imaginário infantil, que até hoje estão presentes.

No início do século XX, desencadeou-se intenso processo de industrialização, sobretudo em São Paulo, período de expressiva imigração de italianos. As crianças imigrantes foram precocemente inseridas no trabalho, e a implantação da indústria e sua consequente expansão nortearam o destino de parcela significativa de crianças e adolescentes. A vinda de imigrantes de todas as partes do mundo – ocidental e oriental – manteve-se por todo o século XX, sendo característica a diversidade étnica e cultural em nosso país, sobretudo nas regiões metropolitanas. Foi um período marcado também por grandes mudanças políticas, econômicas, sociais e demográficas.

A população brasileira, desde a década de 1970, é predominantemente urbana. Reduziram-se as taxas de fecundidade, houve expressivo aumento da expectativa de vida ao nascer e registraram-se intensas modificações nas causas de morbimortalidade. Houve redução do analfabetismo, grandes avanços no acesso ao saneamento básico e melhora nas condições de moradia. A ampliação do acesso aos serviços de saúde, entretanto, é considerada um dos mais importantes determinantes para a evolução favorável desses indicadores, considerando que permanecem, ainda, profundas desigualdades sociais.

A atenção à saúde da criança e do adolescente no Brasil - cidadania e direito

As primeiras iniciativas voltadas para a proteção da infância tiveram como foco as crianças enjeitadas ou expostas. Desde a Colônia até a crise do Império, no final do século XIX, a criança abandonada foi tratada pelos termos "exposto" e "enjeitado". Esses termos correspondiam ao tipo de abandono mais comum para o período e se consubstanciavam nas práticas de enjeitar as crianças expondo-as em locais onde seriam, muito provavelmente, recolhidas. Os locais mais comuns eram as igrejas e conventos. Dependentes da caridade das pessoas, muitas vezes, essas crianças eram escravizadas por quem as criava. Com base nesse argumento é que a Roda, ou Casa dos Expostos, foi instituída em 1732, oficialmente, anexa à Santa Casa de Misericórdia do Rio de Janeiro. Estima-se em quase mil crianças por ano o número de abandonados no país, no período de 1810 a 1825, com uma mortalidade de aproximadamente 90%. Esse fenômeno urbano no Brasil contou com treze rodas de expostos, a última extinta em 1950.[3]

No início do século XX, era grande o número de médicos que buscavam formação complementar na Europa, onde as práticas médicas estavam fortemente voltadas à higiene, ao controle. Na atenção pediátrica, mais especificamente, a puericultura se difundia rapidamente, incluindo entre seus principais objetivos a normalização de aspectos relacionados à melhor forma de cuidar das crianças, com ênfase na alimentação e higiene. Congressos brasileiros de higiene, realizados na década de 1920, apontavam a mortalidade infantil como grave problema de saúde pública, e a alimentação e a higiene infantil como principais responsáveis por esse quadro. Nesse período, a implementação de ações voltadas à criança, pelo Estado, refletia, em grande parte, reivindicações da sociedade e de movimentos operários do início do século. Surgem propostas de controle do trabalho de crianças, licença gestante de um mês no final da gestação e após o parto.

Em 1923, Carlos Chagas, médico sanitarista e cientista brasileiro, buscou ampliar o atendimento à saúde por meio da União, criando o Departamento Nacional de Saúde Pública e estabelecendo, entre outras medidas, as atribui-

---

3 Alvaro Aguiar & Reinaldo M. Martins, *História da pediatria brasileira: coletânea de textos e depoimentos* (Rio de Janeiro: Sociedade Brasileira de Pediatria, 1996).

ções da Inspetoria de Higiene Infantil: assistência prestada à primeira infância, medidas especiais de profilaxia de doenças transmissíveis próprias das primeiras idades, orientação e propaganda da alimentação apropriada à primeira e à segunda infância, tanto no estado hígido como no patológico, inspeção de escolas particulares, colégios, asilos infantis e creches. Ficou assim definido que o Estado deveria exercer sua função de proteção à criança – defesa da integridade física, vigilância, assistência médica, auxílio social, educação sanitária. Ainda em 1923, o Decreto nº 16.300 instituia o Dia da Festa da Criança, 12 de outubro, e, em 1925, o Decreto nº 4.983 estabelecia medidas complementares às leis de assistência e proteção de crianças abandonadas e delinquentes.

As ações públicas voltadas para a saúde da criança, durante todo século XX, desenvolveram-se de forma integrada ao processo de estruturação da assistência à saúde da população como um todo, portanto, segundo os mesmos princípios e lógica de organização. Até a década de 1970, a dicotomia entre ações de saúde coletiva (responsabilidade do Ministério da Saúde) e ações médico-assistenciais individuais (responsabilidade do Ministério da Previdência e Assistência Social) define o modelo de organização em todas as esferas do governo. A partir dos anos 1980, em decorrência da grave crise da previdência social, do movimento da reforma sanitária, da redemocratização do país, entre outros fatores, verificam-se mudanças profundas no sistema de saúde, as quais rompem com a fragmentação das ações (individuais *versus* coletivas) e definem a integralidade da atenção e a articulação entre os governos municipais, estaduais e federal, como princípios norteadores do sistema. Essas mudanças são concretizadas com a criação do Sistema Único de Saúde (SUS), em 1988, que estabelece a saúde como direito do cidadão e o dever do Estado para provê-lo – uma das mais importantes conquistas de nossa sociedade.

Os princípios do SUS – equidade, acesso universal a todos os níveis de atenção, integralidade, controle social – encontram-se em permanente construção, e a atenção à saúde da criança desenvolve-se nesse contexto, somando-se ainda os direitos garantidos pelo Estatuto da Criança e do Adolescente (ECA),[4] como alojamento conjunto do recém-nascido e da mãe e acompa-

4 Brasil, Presidência da República, *Lei nº 8.069, de 13 de julho de 1990: dispõe sobre o Estatuto da Criança e do Adolescente, e dá outras providências*, Brasília, DOU, 16-7-1990 (em vigor desde 12-10-1990).

nhante na internação hospitalar, para citar alguns artigos mais diretamente relacionados com a assistência à saúde. O fundamental é que, com o ECA, o Estado define responsabilidades sobre a assistência à infância e à adolescência, e a criança torna-se sujeito de direito pela primeira vez em nossa história.

A atenção pediátrica na contemporaneidade

Os problemas de saúde das populações, especialmente das crianças e adolescentes, variam amplamente entre as nações do mundo, em decorrência de inúmeros fatores, entre os quais se destacam: condições socioeconômicas, educacionais e culturais; clima e geografia; ecologia de agentes infecciosos e seus hospedeiros; industrialização e urbanização; e, em alguns casos, frequência de genes para algumas doenças. Essas diferenças vão indicar prioridades diversas, as quais também estão relacionadas aos recursos e políticas que dependem da abrangência e da qualidade da assistência de cada local.

No Brasil, como já foi mencionado, têm sido significativas as mudanças verificadas nos principais indicadores de saúde, como redução nas taxas de mortalidade infantil, aumento da esperança de vida ao nascer, redução de doenças imunopreveníveis e infecciosas. É consenso que o acesso aos serviços de saúde, sobretudo a partir da criação do SUS, foi um dos principais determinantes dessas mudanças, com ampliação desse acesso em todos os níveis. Nesse processo, as exigências profissionais para com a assistência à saúde – à saúde pediátrica em especial – são cada vez mais complexas. São novas tecnologias que precisam ser apropriadas, ao mesmo tempo que surgem novas demandas em saúde de difícil abordagem, como: acidentes, violência, traumas, prática esportiva, emergências, uso de drogas e álcool, anticoncepção, a criança e o adolescente portadores de doença crônica ou com necessidades especiais e os processos de inclusão. Contudo, as mudanças não se restringem apenas ao novo perfil epidemiológico. Há que considerar também a constituição da família na atualidade, as expectativas e as exigências em relação à criança e seu novo papel na sociedade contemporânea.

Assim, a atuação profissional na área da saúde pressupõe a aquisição de competências específicas e também o desenvolvimento da capacidade de escuta e reconhecimento do outro como sujeito, como alguém com nome, com uma história de vida – como ser humano. Compartilhar os problemas, o diagnóstico, as condutas mais adequadas em cada situação requer esse reconhecimento para que se estabeleça de fato um diálogo entre sujeitos, resgatando uma concepção de saúde como um direito verdadeiramente de todos, e a atenção à pessoa doente como um esforço renovador da prática profissional e da organização dos serviços.

Bibliografia

AGUIAR, Alvaro & MARTINS, Reinaldo M. *História da pediatria brasileira: coletânea de textos e depoimentos*. Rio de Janeiro: Sociedade Brasileira de Pediatria, 1996.

ARIÈS, Philippe. *História social da criança e da família*. Trad. Dora Flasksman. 2ª ed. Rio de Janeiro: LTC, 1981.

BEHRMAN, Richard E.; KLIEGMAN, Robert M.; JENSON, Hal B. *Nelson: tratado de pediatria*. 17ª ed. Rio de Janeiro: Elsevier, 2005.

BRAGA, José Carlos de S. & PAULA, Sérgio Góes. *Saúde e previdência: estudos de política social*. São Paulo: Cebes/Hucitec, 1981.

BRASIL. Congresso Nacional. *Constituição da República Federativa do Brasil*. Seção II - Da Saúde. Brasília, Congresso Nacional, 1988.

________. Presidência da República. *Lei nº 8.069, de 13 de julho de 1990: dispõe sobre o Estatuto da Criança e do Adolescente, e dá outras providências*. Brasília, DOU, 16-7-1990 (em vigor desde 12-10-1990).

CARNEIRO, Glauco. *Um compromisso com a esperança: história da Sociedade Brasileira de Pediatria 1910-2000*. Rio de Janeiro: Expressão e Cultura, 2000.

ENGELS, Friedrich. "A origem da família, da propriedade privada e do Estado". Trad. Leandro Konder. Em MARX, Karl & ENGELS, Friedrich. *Obras escolhidas*. Vol. 3. São Paulo: Alfa-Ômega, 1977.

FREITAS, Marcos C. "História da infância no pensamento social brasileiro. Ou, fugindo de Gilberto Freyre pelas mãos de Mário de Andrade". Em FREITAS, Marcos C. (org.). *História social da infância no Brasil*. 3ª ed. ampliada. São Paulo: Cortez, 1997.

GRUNSPUN, Haim. *O trabalho das crianças e dos adolescentes*. São Paulo: LTR, 2000.

HOCHMAN, Gilberto. *A era do saneamento: as bases da política de saúde pública no Brasil*. São Paulo: Hucitec/Anpocs, 1998.

HUBERMAN, Leo. *História da riqueza do homem*. 21ª ed. revisada. Rio de Janeiro: Guanabara Koogan, 1986.

LAJOLO, Marisa. "Infância de papel e tinta". Em FREITAS, Marcos C. (org.). *História social da infância no Brasil*. 3ª ed. ampliada. São Paulo: Cortez, 1997.

PEREIRA, André R. "A criança no Estado Novo: uma leitura na longa duração". Em *Revista Brasileira de História*, 19 (38), 1999.

PRIORE, Mary Del (org.). *História das crianças no Brasil*. São Paulo: Contexto, 1999.

PUCCINI, Paulo de Tarso & CECÍLIO, Luiz Carlos de O. "A humanização dos serviços e o direito à saúde". Em *Caderno de Saúde Pública*, vol. 20, 2004.

PUCCINI, Rosana F. *A integralidade na atenção à saúde da criança e o ensino de pediatria*. Tese de livre-docência. São Paulo: EPM-Unifesp, 2002.

RIBEIRO, Darcy. *O povo brasileiro: a formação e o sentido do Brasil*. 2ª ed. São Paulo: Companhia das Letras, 2001.

ROSA, Anderson da S.; CAVICCHIOLI, Maria Gabriela S.; BRETÃS, Ana Cristina P. "O processo saúde-doença-cuidado e a população em situação de rua". Em *Revista Latino-americana de Enfermagem*, 13 (4), jul.-ago. de 2005.

SINGER, Paul; CAMPOS, Oswaldo; OLIVEIRA, Elizabeth M. *Prevenir e curar: o controle social através dos serviços de saúde*. 2ª ed. Rio de Janeiro: Forense-Universitária, 1981.

Pele, saúde e o processo de envelhecimento

Iara Galiás Yoshinaga

Introdução

Desde a vida intrauterina e ao longo do nosso desenvolvimento nossa aparência externa comunica a nós mesmos e aos outros o que se passa em nossa individualidade, tanto no campo do indivisível corpo-mente como nas modificações bioquímicas funcionais que caracterizam o envelhecimento humano. A pele é um orgão vital de comunicação.

Ao refletirmos sobre o conceito de saúde integral, é inevitável que surjam novas e mais amplas questões no que se refere ao processo de envelhecimento. Seus aspectos no funcionamento do nosso corpo, mente e espírito abrangem um conhecimento além dos biológicos, tais como o DNA e nossa carga genética. Nesse contexto, passando pelo nosso corpo e refletindo nosso comportamento, a pele serve de registro. Um registro do que nos aconteceu desde a nossa primeira cicatriz: o umbigo. Essa forma de leitura do envelhecimento, que nos é comunicado por diversas mudanças, nos relata como vai a saúde ao longo da vida.

Para tentar expandir um pouco mais os conceitos da medicina integrativa sobre o envelhecimento, abordaremos a *bioquímica do envelhecimento psicocutâneo*, que abrange as manifestações da pele em seus diferentes aspectos durante os ciclos da vida, no que se refere às transformações teciduais, celulares, intracelulares e atômicas.[1] Contudo, por se tratar de extenso tema, ainda que pouco conhecido no seu todo, abordaremos mais especificamente as teorias sobre o processo do envelhecimento e a importância da pele como rico campo para a expressão *simbólica* da gregariedade do ser, em suas instâncias objetiva e subjetiva.

Desenvolvimento psicocutâneo

A pele psíquica e os ciclos do ser

Desde a vida intrauterina e durante os ciclos do ser, nossa pele é inteiramente formada e renovada.[2] A pele e o sistema nervoso se originam do mesmo tecido, a ectoderme, e o tato é nosso primeiro sentido a se desenvolver ainda antes de nascermos. Aqui já vemos a pele como importante órgão simbólico do contato entre o eu e o outro. Ao nascermos, ganhamos nossa primeira ferida que se transformará em cicatriz: o umbigo. É curioso que ele permaneça em nosso centro até a morte e não o queiramos perder, talvez para nos lembrarmos de onde viemos.

Carl Gustav Jung, psiquiatra suíço criador da psicologia analítica, descreveu o nosso desenvolvimento em um modelo que se inicia com o nascimento.[3] Ao nascermos, do ponto de vista da estrutura, somos um *Self*. O *Self*, composto das polaridades *Self* corporal e *Self* relacional,[4] é constituído de arquétipos. Estes, por sua vez, são matrizes de comportamento herdadas da espécie. É do *Self* que se origina nossa instância consciente, cujo centro chama-se "ego". Assim, nossa personalidade se compõe de dois centros: um inconsciente, que é o *Self*, e outro consciente, que é o ego. Essas duas instâncias, ego e *Self*, falam linguagens diferentes e se comunicam por meio do que Jung chamou

1 Dana L. Sachs, Yolanda Rosi Helfrich, John J. Voorhees, "Molecular Mechanisms in Skin Aging", em *Cosmetic Dermatology*, 22 (6), junho de 2009, pp. 291-295.

2 Judith A. Mack, Sanjay Anand, Edward V. Maytin, "Proliferation and Cornification During Development of the Mammalian Epidermis", em *Birth Defects Res C Embryo Today*, 75 (4), dezembro de 2005, pp. 314-329; Xue-Jun Quan & Bassem A. Hassan, "From Skin to Nerve: Flies, Vertebrates and the First Helix", em *Cell Mol Life Sci*, 62 (18) setembro de 2005, pp. 2036-2049.

3 Carl G. Jung, *The Collected Works. Vol. 18: The Symbolic Life*. (Princeton: Princeton University Press, 1980).

4 Erich Neumann, *A criança: estrutura e dinâmica da personalidade em desenvolvimento desde o início de sua formação*, trad. doutor Pedro Ratis e Silva (São Paulo: Cultrix, 1980).

de "símbolos". O símbolo é a célula fundamental de nosso funcionamento psíquico. Aqui ressaltamos a importância da pele como órgão simbólico de comunicação entre Eu-Eu e Eu-Outro,[5] isto é, através das mudanças na pele comunicamos ao outro e a nós mesmos o que se passa em nossa psique.

Durante os nossos primeiros meses de vida, desenvolvemo-nos através da ativação do que Jung denominou "arquétipo da Grande Mãe", responsável pela nutrição e fertilidade, que mobiliza um comportamento de aproximação, do contato humano, aconchegante e acolhedor, como acontece, por exemplo, na amamentação. O segundo arquétipo a ser ativado é o do Pai. Nesse dinamismo, destaca-se a separação dos opostos, a separação entre o eu e o outro, a distinção entre o quente e o frio, o áspero e o macio, o certo e o errado. A relação entre o eu e o outro é de distanciamento e objetividade, de regras e limites. Esse arquétipo é tão importante para o nosso funcionamento quanto o primeiro, o da Grande Mãe. O terceiro arquétipo estruturante é o do Herói, que vem a serviço de nos empurrar para um outro ciclo em direção ao nosso desenvolvimento, fazendo com que rompamos barreiras e testemos nossos próprios limites. É o que se destaca na adolescência, que traz consigo a conhecida reviravolta em busca da própria identidade. A relação Eu-Outro é bastante conturbada, instável, caracterizada por grandes aproximações e súbitos afastamentos. Ocorre uma turbulência acompanhada de intensas transformações corporais e hormonais. Até a puberdade, o perfil hormonal dos meninos e das meninas é igual. No início da puberdade ocorre um despertar hipotalâmico, determinado pelo hormônio do crescimento (GH - *growth hormone*), que ativa a produção de testosterona e de estrógeno, entre outros, os quais estabelecerão as diferenças entre homem e mulher.[6] A produção desses hormônios reflete-se em alterações extremas na pele - basta mencionar o clássico exemplo da acne juvenil, resultante do aumento da secreção sebácea, e a mudança nos odores cutâneos. Essa intensa transformação exige a aceitação das mudanças na pele/psique, da imagem corporal, do humor e da sexualidade, como a nos preparar para o encontro com o outro.

Outro arquétipo, em continuidade ao do Herói, é referido como os arquétipos do Animus (para a mulher) e da Anima (para o homem). Somos

---

5 Iraci Galiás, "Psiquiatria e dermatologia: o estabelecimento de uma comunicação bidirecional", em *Junguiana*, vol. 20, 2002, pp. 57-62.

6 Audrey Cartault *et al.*, "[Normal Puberty]", em *La Revue du Praticien*, 58 (12), 30-6-2008, pp. 1311-1316.

empurrados mais uma vez para a busca da nossa identidade profunda, da criatividade, da vocação e das relações amorosas. Nesse dinamismo, chamado de "alteridade", ocorre a busca de uma interação simétrica e dialética entre o eu e o outro. Nossa pele expressa a busca do par simétrico, a busca de troca, o dar e receber desde a sensualidade, a sexualidade, a busca amorosa e a intimização dos opostos. Nossa pele pede a aproximação, assim como o afastamento entre o eu e o outro, com manutenção das identidades.

Ouvimos com frequência que a atração sexual, a relação entre dois seres, é "uma questão de pele". Essa expressão, que nos parece tão facilmente compreensível, fala por si só. Ela será vivenciada, talvez em sua maior plenitude, nessa etapa do desenvolvimento psicocutâneo. Quando ouvimos uma pessoa mais velha (vivenciando sua senescência) dizer que gostaria de ter a cabeça (no sentido da maturidade) do presente com o corpo de antes, provavelmente esse "antes" se refira a esse período. Nessa etapa, o corpo humano encontra-se no auge da juventude, a pele não é mais aquela explosão de hormônios, já é mais conhecida no seu todo e reflete a beleza e a saúde do corpo/psique, inseparáveis. Também, e não menos importante, é a fase da procriação, momento em que se pode optar por procriar e vivenciar a maternidade/paternidade, a gestação e o puerpério.

Finalmente, e tema mais específico deste capítulo, o outro arquétipo a ser ativado é o do Velho Sábio, que fala a linguagem da sabedoria, a linguagem cósmica. Implantado pelo Herói Contemplativo, esse arquétipo é diferente em suas virtudes, mas não menos importante do que o nosso Herói Guerreiro, que foi o protagonista principal durante a adolescência. Entramos em uma nova turbulência, dessa vez nos dando mais um empurrão para a busca da sabedoria, do encontro com o todo, da vivência cósmica e do encontro com a morte. Nossa pele expressa a relativização de todos esses aspectos, fala do todo, do sentido da vida. Nossas rugas são como registros, únicos em cada ser. Nossa pele lembra nossa consciência da complexidade e a profundidade da nossa existência.

A pele como órgão de comunicação: uma interface interativa

Há várias reações fisiológicas observadas em nosso cotidiano que comunicam as emoções através da pele. Por exemplo, quando nos sentimos envergonhados, ocorre o enrubescimento facial, quando assustados, a palidez e o aumento da sudorese. Essas manifestações independem da nossa vontade, são determinadas por conexões neuronais que a partir do sistema nervoso autônomo modulam as respostas funcionais e visíveis na pele. Aqui, mais uma vez, fica evidente o importante papel da pele em nossas relações. Podemos ampliar o papel comunicador da pele na presença de alguma patologia, um sintoma cutâneo que sinaliza a existência de algum desequilíbrio ou doença sistêmica.[7] Por exemplo, o prurido intenso (coceira) pode ser manifestação decorrente de um tumor. O aparecimento de pelos grossos na face, queda de cabelos, acne e dermatite seborreica na mulher podem ser sintomas de alterações hormonais com a presença de ovários policísticos. Ambas as alterações, fisiológicas ou decorrentes de uma patologia, fazem parte dos conhecimentos que um médico dermatologista adquire em sua formação e que utiliza na prática clínica.

Se ampliarmos ainda mais o papel da pele como órgão de comunicação do ponto de vista psicocutâneo, teremos uma terceira forma de expressão denominada "a pele como interface interativa de comunicação". Por exemplo, o *piercing*, o corte e a cor dos cabelos e a tatuagem.[8] Quando o indivíduo ou um grupo deseja comunicar algo ao(s) outro(s), a modificação na aparência, em especial na pele, permite a leitura de uma atitude e até a identificação de uma ideologia. É uma forma de expressão individual que simboliza a identificação com um grupo que se faz "ouvir" ao ser observado por outras pessoas. Um dos movimentos mais conhecidos é o *punk* e, mais recentemente, a *body modification*, que é toda e qualquer modificação feita no corpo, irreversível ou não, realizada por uma razão não médica. Normalmente, é feita por motivos estéticos, culturais ou espirituais. A maioria das modificações é considerada arte, pois os adeptos da *body modification* acham que essas transformações os tornam mais bonitos, com um estilo próprio. Nessa maneira de se comunicar existe uma intenção, há que atrair a atenção do receptor, capaz de receber, compreender e interpretar o conteúdo expresso na mensagem. O que, por sua vez, trará uma resposta na forma de julgamento acompanhado de algumas sensações que podem, por exemplo, ser expressas por repulsa e aflição ao se deparar com aquela imagem, ainda que sem palavras. O receptor da mensagem pode então interagir com a informação, seja com a aproximação,

7 Madhulika A. Gupta & Aditya K. Gupta, "Psychodermatology: an Update", em *Journal of the American Academy of Dermatology*, 34 (6), junho de 1996, pp. 1030-1046.

8 Martin Kaatz, Peter Elsner, Andrea Bauer, "Body-Modifying Concepts and Dermatologic Problems: Tattooing and Piercing", em *Clinics in Dermatology*, 26 (1), jan.-fev. de 2008, pp. 35-44.

seja com o afastamento, ou ainda com a criação de outro estilo como resposta consequente a essa interação.

O envelhecimento traz mudanças na aparência da pele que, mesmo sem a intenção pessoal, relatam ao outro a idade cronológica e a saúde do indivíduo.[9] Todavia, ao longo da vida, *os cuidados com a própria pele* trarão ao senescente a capacidade de optar por intervenções na sua aparência de forma harmônica, o que intencionalmente faz com que sua aparência seja apreciada, gerando melhora da autoestima e bem-estar. Em um momento de crise e fragilidade, a aparência, que comunica saúde e vitalidade, é um fator relevante para a qualidade de vida e a atitude de cada um diante do próprio envelhecimento. Além da aparência, o convívio com pessoas de várias faixas etárias e a ampliação do contato com novas referências e valores sociais trazem ao senescente a possibilidade de reavaliação dos próprios conceitos, de troca e experiências. Há um posicionamento diante do envelhecimento que não depende apenas da idade cronológica e que está intimamente relacionado com um estilo de vida.

Bioquímica do envelhecimento

O que sabemos sobre esse processo?

O avanço dos conhecimentos advindos das neurociências e da biologia molecular ampliou as teorias sobre quais são e como agem os fatores responsáveis pelo envelhecimento da pele e do indivíduo como um todo.

O envelhecimento é um processo complexo e multifatorial. Uma das principais funções da pele é a de proteger o organismo de danos físicos e ambientais, tais como trauma mecânico, infecção, desidratação e radiação solar, entre tantos outros.[10] A pele é também uma interface de comunicação que permite o processamento das informações recebidas do meio ambiente. As mudanças bioquímicas determinam alterações funcionais e estruturais da pele.

Atualmente existem diversas teorias descrevendo mecanismos básicos para explicar o fenômeno da senescência. Essas incluem um modelo genético

---

9 Madhulika A. Gupta & Nicholas J. Schork, "The Aging Face: a Psychocutaneous Perpectives", em *Facial Plastic Surgery*, 11 (2), 1995, pp. 86-90.

10 Jessica H. Rabe *et al.*, "Photoaging: Mechanisms and Repair", em *Journal of the American Academy of Dermatology*, 55 (1), julho de 2006, pp. 1-19.

e outro modelo de danificação celular.[11] É provável que o verdadeiro mecanismo de senescência seja uma combinação de alguns ou todos esses modelos. O *modelo genético (modelo temporalmente programado)* considera a hipótese do comportamento dos telômeros, ou seja, das sequências repetitivas de DNA, localizadas nas extremidades dos cromossomos, serem responsáveis pelo número de divisões que um tipo celular pode sofrer.[12] A estabilidade cromossômica é essencial para a viabilidade celular,[13] e os telômeros protegem os cromossomos da desorganização, pois cromossomos sem telômeros são instáveis. Estudos recentes mostram que os telômeros se encurtam com o envelhecimento em células humanas somáticas normais e mantêm seu tamanho estável em células tumorais. Portanto, a senescência celular está estreitamente relacionada à progressiva redução no número de repetições no DNA telomérico, sugerindo que a senescência pode ser causada pela incapacidade de manter o comprimento dos telômeros nas divisões celulares.[14]

Quanto à *teoria do modelo de danificação celular*, um dos principais mecanismos conhecidos resultam da formação de oxidantes, os radicais livres. Estes são átomos ou moléculas que têm um elétron não emparelhado sobre a sua camada externa e que reagem fortemente com outras moléculas para se estabilizar. Esse processo de oxidação pode danificar qualquer parte da célula, como a mitocôndria, que é a sede do metabolismo, ou o DNA, sede da informação genética, onde mutações podem assim ser provocadas. Dentre os principais fatores que modulam o estresse oxidativo, destacam-se a exposição à radiação solar e o tabagismo. Os cuidados com a nutrição e os exercícios físicos são de fundamental importância para que se controle os processos de oxidação.[15] Experimentos em roedores comprovam que a restrição calórica é uma forma de aumentar a longevidade nesses animais, e possivelmente

---

11 John A. Knight, "The Biochemistry of Aging", em *Advances in Clinical Chemistry,* vol. 35, 2000, pp. 1-62.

12 Homayoun Vaziri & Sam Benchimol, "From Telomere Loss to p53 Induction and Activation of a DNA-Damage Pathway at Senescence: the Telomere Loss/DNA Damage Model of Cell Aging", em *Experimental Gerontology*, 31 (1-2), jan.-abr. de 1996, pp. 295-301.

13 Christopher M. Counter, "The Roles of Telomeres and Telomerase in Cell Life Span", em *Mutation Research,* 366 (1), outubro de 1996, pp. 45-63.

14 Maria G. Kosmadaki & Barbara A. Gilchrest, "The Role of Telomeres in Skin Aging/Photoaging", em *Micron*, 35 (3), abril de 2004, pp. 155-159.

15 Robert M. Lavker, Peishu Zheng P, Gang Dong, "Morphology of Aged Skin", em *Clinics in Geriatric Medicine*, 5 (1), fevereiro de 1989, pp. 53-67.

o mesmo ocorra no ser humano.[16] Sabe-se também que as vitaminas A, C e E, os suplementos orais, a coenzima Q10, o ácido alfalipoico e a terapia de reposição hormonal com estrógeno são bons antioxidantes e teoricamente defenderiam o organismo dessa ameaça.[17]

Manifestações fisiológicas do envelhecimento

As modificações fisiológicas que se produzem no decurso do envelhecimento resultam de interações complexas entre os vários fatores intrínsecos e extrínsecos e se manifestam através de mudanças estruturais e funcionais. Na pele observamos uma pigmentação irregular (manchas), rugas e flacidez. A exposição solar determina uma sequência de eventos que culmina em aumento da degradação do colágeno e diminuição da sua formação.[18] Essas alterações são mostradas de forma resumida no quadro 1, a seguir.

Quadro 1. Componentes da pele e sistemas: funções e mudanças com a idade

Célula/sistema	Função	Mudança com a idade (↓ = diminuição; ↑ = aumento)
Ceratinócitos	Barreira, produção de citosinas, sinalização celular	↓ Proliferação e diferenciação ↓ Função de barreira ↓ Sinalização
Melanócitos	Síntese de pigmento e proteção contra radiação	↓ Número de melanócitos
Células de Langerhans	Defesa	↓ Função de defesa da pele
Fibroblastos	Síntese e degradação da *matriz extracelular**	↓ Biossíntese
Colágeno/elastina	Componentes da matriz extracelular	↓ Biossíntese
Gordura subcutânea	Termorregulação, armazenamento de energia	↓ Produção

(cont.)

16 Joseph R. Vasselli *et al.*, "Intentional Weight Loss Reduces Mortality Rate in a Rodent Model of Dietary Obesity", em *Obesity Research*, 13 (4), abril de 2005, pp. 693-702.

17 Julie M. Tolmasoff, Tetsuya Ono, Richard G. Cutler, "Superoxide Dismutase: Correlation with Life-Span and Specific Metabolic Rate in Primate Species", em *Proceedings of the National Academy of Sciences of United States of America*, 77 (5), maio de 1980, pp. 2777-2781; Uta C. Hoppe, *et al.*, "Coenzyme Q10, a Cutaneous Antioxidant and Energizer", em *BioFactors*, 9 (2-4), 1999, pp. 371-378.

18 Dana L. Sachs, Yolanda Rosi Helfrich, John J. Voorhees, "Molecular Mechanisms in Skin Aging", cit.

Célula/sistema	Função	Mudança com a idade (↓ = diminuição; ↑ = aumento)
Vitamina D	Proteção da radiação ultravioleta (UV), metabolismo do cálcio	↓ Produção
Estrogênio	Produção de colágeno, firmeza da pele, aumento da vascularização	↓ Produção
Sistema nervoso	Sensibilidade, termorregulação	↓ Inervação ↓ Tolerância ao frio ↓ Cicatrização
Miscelânea		↓ Capacidade de reparação ↑ Danos ao DNA

* Matriz extracelular é a substância composta de macromoléculas, como o colágeno e os glicosaminoglicanos, que fica entre as células. Colabora na comunicação, na migração e na coesão intercelular.
Fonte: adaptado de Jessica H. Rabe *et al.*, "Photoaging: Mechanisms and Repair", em *Journal of the American Academy of Dermatology*, 55 (1), julho de 2006, pp. 1-19.

Manifestações patológicas do envelhecimento

Os problemas de saúde considerados típicos do idoso e que apresentam uma alta taxa de prevalência foram denominados por Bernard Isaacs os "gigantes da geriatria" e, dentre eles, destacam-se: incontinência urinária e fecal, instabilidade postural e quedas, imobilidade e demência. Depressão e iatrogenia também foram incluídas posteriormente na relação de síndromes geriátricas.[19] Do ponto de vista dermatológico, observamos o aumento da frequência de câncer da pele, dermatite de contato, acne rosácea, dermatite de estase, penfigoide bolhoso e infecções como o herpes-zóster. Outras doenças cutâneas tendem a se manifestar em resultado da perda do equilíbrio entre produção e degradação tecidual, como os angiomas rubis e as ceratoses seborreicas. Muito comum, ainda, é o encontro de equimoses resultantes de mínimos traumatismos, consequência da diminuição da matriz extracelular da pele do idoso. Com o processo de envelhecimento, a pele se torna mais seca e, portanto, o prurido (coceira) se manifesta como um dos principais sintomas nessa faixa etária.[20] Para ilustração e melhor compreensão, o quadro 2

19 Bernard Isaacs, *The Challenge of Geriatric Medicine* (Oxford: Oxford University Press, 1992).
20 B. E. Beacham, "Common Dermatoses in the Elderly", em *American Family Physician*, 47 (6), maio de 1993, pp. 1445-1450; Miranda A. Farage *et al.*, "Clinical Implications of Aging Skin: Cutaneous Disorders in the Elderly", em *American Journal of Clinical Dermatology*, 10 (2), 2009, pp. 73-86.

a seguir resume os principais sinais e sintomas observados na pele do idoso e possíveis patologias associadas.

Quadro 2. Manifestações patológicas do envelhecimento

Sintomas	Patologia possível
Mancha vermelha descamativa Mudança de cor, forma e tamanho de uma pinta Qualquer lesão nova Sangramento de uma pinta	Câncer de pele
Ressecamento excessivo da pele e coceira que não melhoram com hidratantes	Eczema, psoríase, outros
Formação de bolhas com coceira e dor	Herpes-zóster
Veias endurecidas nas pernas	Varizes
Ferida que demora a cicatrizar	Câncer de pele, diabetes

Fonte: adaptado de American Academy of Dermatology, *Patient Education Pamphlet: Mature Skin*, disponível em http://www.aad.org/public/publications/pamphlets/sun_mature.html.

Intervenções psicocutâneas no processo de envelhecimento – recursos farmacológicos e não farmacológicos

Diversas estratégias são empregadas na geração de saúde, assim como na prevenção e no tratamento das condições resultantes do processo de envelhecimento.[21] A prevenção primária se refere à redução dos fatores de risco antes que alguma doença tenha ocorrido. Nesse sentido, uma medida de grande importância é a proteção solar. A prevenção secundária é a detecção precoce de doenças mesmo antes de serem sintomáticas, com intervenções que previnem ou postergam os sintomas clínicos, por exemplo, o uso de retinoides. A prevenção terciária é o tratamento de doenças sintomáticas já existentes, para minimizar seus efeitos ou retardar sua progressão. Em dermatologia, há um arsenal terapêutico diverso e é possível intervir nas três circunstâncias. Rercursos farmacológicos (exemplificados no quadro 3 a seguir) podem associar-

21 Jerry L. McCullough & Kristen M. Kelly, "Prevention and Treatment of Skin Aging", em *Annals of the New York Academy of Sciences*, vol. 1067, maio de 2006, pp. 323-331.

-se a procedimentos que melhoram a aparência e ao mesmo tempo retardam ou postergam sinais de envelhecimento e fotoenvelhecimento.

Também utilizamos recursos não farmacológicos que se integram e resultam em sinergia ao tratamento. Por exemplo, nutrição, exercícios físicos, técnicas para redução e manejo do estresse, meditação, yoga e psicoterapia são recursos não farmacológicos e geradores de saúde. Emoções, pensamentos e sentimentos são fatores que influenciam a qualidade e a forma de envelhecer. Aqui nos deparamos com a importância da pele simbólica na abordagem psicocutânea, que nos permite ampliar a inter-relação dos vários fatores mencionados.[22] A linguagem da psicologia facilita a compreensão de alguns pontos críticos da nossa vida e de como a nossa aparência reflete aquilo que vivenciamos durante a senescência. A psicoterapia é um recurso valioso para facilitar a elaboração de importantes símbolos que emergem nesse período de transição.

Quadro 3. Exemplos de recursos farmacológicos utilizados no fotoenvelhecimento

Recurso	Substância ativa/procedimento
Retinoides*	Tretinoína, tazaroteno
Antioxidantes*	Vitamina C, E, CoQ10, glucosamina, aminoácidos, minerais
Hormonal*	Estrógeno
Fatores de crescimento*	FROP-3, Extrato Kernel
*Peelings***	Ácido glicólico, retinoico, microdermoabrasão
*Lasers***	Ablativo, não ablativo
Toxina botulínica**	Tipo A ou B
Preenchimentos**	Enxertos dérmicos, ácido hialurônico

* Prevenção secundária.
** Prevenção terciária.
Fonte: adaptado de Jessica H. Rabe *et al.*, "Photoaging: Mechanisms and Repair", em *Journal of the American Academy of Dermatology*, 55 (1), julho de 2006, pp. 1-19.

Se considerarmos as abruptas mudanças da pele durante o envelhecimento psicocutâneo, teremos a dimensão da importância de gerar saúde para ao menos diminuir os riscos de doenças nessa fase. Ao falar de manifestações

22 Sarah F. Pearlman, "Late Mid-Life Astonishment: Disruptions to Identity and Self-Steem", em *Women and Therapy: a Feminist Quarterly*, 14 (1-2), 1993, pp. 1-12; Madhulika A. Gupta & Nicholas J. Schork, "Aging-Related Cconcerns and Body Image: Possible Future Implications for Eating Disorders", em *International Journal of Eating Disorders*, 14 (4), 1993, pp. 481-486.

fisiológicas e patológicas, temos que nos lembrar dos tênues limites entre o que é saúde e doença. O diagnóstico psicocutâneo inclui o sintoma na pele concreto e o seu significado psíquico, ou seja, juntamente com o diagnóstico clínico-dermatológico, é importante buscar uma compreensão simbólica associada ao quadro que se apresenta. As mudanças na imagem corporal e o estresse psicofisiológico que acompanham o envelhecer, se não incorporados e elaborados, trarão perdas do instrumental que acumulamos ao longo da vida e que nesse momento podem nos servir de ajuda para um novo desafio: o contato com a morte, um reencontro com o todo e a expansão da nossa existência.

Bibliografia

BEACHAM, B. E. "Common Dermatoses in the Elderly". Em *American Family Physician*, 47 (6), maio de 1993.

CARTAULT, Audrey *et al.* "[Normal Puberty]". Em *La Revue du Praticien,* 58 (12), 30-6-2008.

COUNTER, Christopher M. "The Roles of Telomeres and Telomerase in Cell Life Span". Em *Mutation Research,* 366 (1), outubro de 1996.

FARAGE, Miranda A. *et al.* "Clinical Implications of Aging Skin: Cutaneous Disorders in the Elderly". Em *American Journal of Clinical Dermatology*, 10 (2), 2009.

GALIÁS, Iraci. "Psiquiatria e dermatologia: o estabelecimento de uma comunicação bidirecional". Em *Junguiana*, vol. 20, 2002.

GUPTA, Madhulika A. & GUPTA, Aditya K. "Psychodermatology: an Update". Em *Journal of the American Academy of Dermatology,* 34 (6), junho de 1996.

________ & SCHORK, Nicholas J. "Aging-Related Concerns and Body Image: Possible Future Implications for Eating Disorders". Em *International Journal of Eating Disorders*, 14 (4), 1993.

________. "The Aging Face: a Psychocutaneous Perpectives". Em *Facial Plastic Surgery*, 11 (2), 1995.

HOPPE, Uta C. *et al.* "Coenzyme Q10, a Cutaneous Antioxidant and Energizer". Em *BioFactors*, 9 (2-4), 1999.

ISAACS, Bernard. *The Challenge of Geriatric Medicine.* Oxford: Oxford University Press, 1992.

JUNG, Carl G. *The Collected Works. Vol. 18: The Symbolic Life.* Princeton: Princeton University Press, 1980.

KAATZ, Martin; ELSNER, Peter; BAUER, Andrea. "Body-modifying Concepts and Dermatologic Problems: Tattooing and Piercing". Em *Clinics in Dermatology,* 26 (1), jan.-fev. de 2008.

KNIGHT, John A. "The Biochemistry of Aging". Em *Advances in Clinical Chemistry,* vol. 35, 2000.

KOSMADAKI, Maria G. & GILCHREST, Barbara A. "The Role of Telomeres in Skin Aging/Photoaging". Em *Micron*, 35 (3), abril de 2004.

LAVKER, Robert M.; ZHENG, Peishu P.; DONG, Gang. "Morphology of Aged Skin". Em *Clinics in Geriatric Medicine*, 5 (1), fevereiro de 1989.

MACK, Judith A.; ANAND, Sanjay; MAYTIN, Edward V. "Proliferation and Cornification During Development of the Mammalian Epidermis". Em *Birth Defects Res C Embryo Today*, 75 (4), dezembro de 2005.

McCULLOUGH, Jerry L. & KELLY, Kristen M. "Prevention and Treatment of Skin Aging". Em *Annals of the New York Academy of Sciences*, vol. 1067, maio de 2006.

NEUMANN, Erich. *A criança: estrutura e dinâmica da personalidade em desenvolvimento desde o início de sua formação*. Trad. doutor Pedro Ratis e Silva. São Paulo: Cultrix, 1980.

PEARLMAN, Sarah F. "Late Mid-Life Astonishment: Disruptions to Identity and Self--Steem". Em *Women and Therapy: a Feminist Quarterly,* 14 (1-2), 1993.

QUAN, Xue-Jun & HASSAN, Bassem A. "From Skin to Nerve: Flies, Vertebrates and the First Helix". Em *Cell Mol Life Sci*, 62 (18), setembro de 2005.

RABE, Jessica H. *et al.* "Photoaging: Mechanisms and Repair". Em *Journal of the American Academy of Dermatology,* 55 (1), julho de 2006.

SACHS, Dana L.; HELFRICH, Yolanda Rosi; VOORHEES, John J. "Molecular Mechanisms in Skin Aging". Em *Cosmetic Dermatology*, 22 (6), junho de 2009.

TOLMASOFF, Julie M.; ONO, Tetsuya; CUTLER, Richard G. "Superoxide Dismutase: Correlation with Life-Span and Specific Metabolic Rate in Primate Species". Em *Proceedings of the National Academy of Sciences of United States of America*, 77 (5), maio de 1980.

VASSELLI, Joseph R. *et al.* "Intentional Weight Loss Reduces Mortality Rate in a Rodent Model of Dietary Obesity". Em *Obesity Research*, 13 (4), abril de 2005.

VAZIRI, Homayoun & BENCHIMOL, Sam. "From Telomere Loss to p53 Induction and Activation of a DNA-Damage Pathway at Senescence: the Telomere Loss/DNA Damage Model of Cell Aging". Em *Experimental Gerontology*, 31 (1-2), jan.-abr. de 1996.

Saúde na morte

Ana Claudia Arantes

> Quando nós existimos, não existe a morte;
> quando a morte existe, não existimos nós.
>
> Cícero, 44 a.C.

Introdução

Este certamente é um título bem estranho. Um desafio a ser superado: escrever sobre a morte saudável. Como se as palavras "morte" e "saudável" pudessem coexistir na mesma frase, senão separadas por um grande e soletrado "não". Mas o desafio foi lançado e acredito que posso dizer que sim, é possível haver uma morte saudável.

Talvez a morte seja atualmente o maior paradigma da humanidade. No livro *A negação da morte*, Ernest Becker inicia o texto considerando uma íntima relação entre a natureza humana e o heroísmo. A tendência heroica seria uma força central do ser humano, encarada como a principal tarefa neste planeta.[1]

Considerando que de todas as coisas que movem o homem uma das principais é o terror da morte, encontramos nessa descoberta o avesso do heroísmo. Sendo o heroísmo então o lado B da morte, o que mais admiramos no

---

1 Ernest Becker, "O terror da morte" (cap. 2), em *A negação da morte: uma abordagem psicológica sobre a finitude humana*, trad. Luiz Cláudio do Nascimento Silva (3ª ed. Rio de Janeiro: Record, 2007).

herói é a sua coragem de enfrentá-la. Quando testemunhamos uma pessoa enfrentando bravamente a sua extinção, ensaiamos a nossa própria vitória.[2]

Nossa jornada na vida como profissionais de saúde e cuidadores nos coloca bem próximos dessa cena que nos aguarda pacientemente: a nossa própria morte. Participar do tempo de morrer de nosso paciente, confirmando a cada momento nosso compromisso de olhar esse ser humano como um ser integral, completo e que deve reencontrar sua plenitude num momento de tamanha fragilidade, não é um fardo. Podemos sentir que cada morte é única como cada vida que a precedeu, o que nos torna detentores de raro privilégio: contemplar o herói que cada ser humano guarda dentro de si, mostrando a coragem em abraçar o medo e se entregar ao momento mais pleno da vida: o parto da alma. Podemos encontrar nosso heroísmo quando reencontramos nossa essência humana no tempo de morrer.

Tive uma paciente que na primeira consulta foi logo dizendo: "Vim até aqui porque quero morrer com muita saúde". Na hora esbocei um sorriso, tentando disfarçar que quase não entendi a frase. Depois refleti sobre a sabedoria do pedido dessa mulher e entendi qual a minha missão com ela: manter a saúde até seu último momento. Mas o que pode ser a saúde na morte?

Morrer saudável vai muito além da morte ocorrida por causas externas. Evidentemente, morrer num acidente ou com uma bala perdida nos leva a crer que seja a forma mais concreta de morrer com saúde. Mas será mesmo verdade? Será que, no momento em que uma bala se perder e nos encontrar, estaremos mesmo morrendo com muita saúde? A saúde tem seus paradigmas de definição e assim também acontece com a morte. A morte tem uma definição biológica bem estabelecida, mas pode corresponder a outras reflexões bem mais complexas. A morte social, a morte emocional, a morte da existência humana se estendem muito além da cessação de batimentos cardíacos, função cerebral ou movimentos respiratórios. Para morrer de alguma doença, percorremos uma jornada repleta de surpresas, encontros e desencontros, com sofrimentos e alegrias particulares desse período da vida.

Partindo do princípio de que o ser humano é de alta complexidade, contando com suas dimensões biológica, psicológica, social, profissional, familiar e espiritual, conseguimos facilmente entender que o tratamento exclusivo da

---

2 Ernest Becker, "Psicologia e religião: o que é o indivíduo heroico?" (cap. 11), em *A negação da morte*, cit.

dimensão biológica está muito longe de oferecer bem-estar e cura verdadeiras à pessoa quando doente. Embora a nossa dimensão biológica seja a primeira a existir a partir da nossa concepção, à medida que envelhecemos, essa dimensão passa a ser o alicerce da manifestação das outras dimensões da nossa vida. Por exemplo, se decidimos ler este capítulo, optamos por essa atitude por causa de qual dimensão? Certamente não foi porque o intestino funcionou hoje cedo nem porque o coração está batendo a 80 por minuto. Mas, se hoje estamos com infecção intestinal, nauseados e com febre ou temos dificuldades visuais graves, não podemos realizar o desejo de leitura. Temos desejos e vontades que dependem de um bem-estar biológico, embora não se manifestem por causa da nossa saúde biológica. Nossos desejos e vontades se manifestam pela integração de nossas dimensões emocional, social, profissional e até espiritual. Essa integridade está ameaçada diante da doença biológica e essa ameaça nos fragiliza e nos torna vulneráveis ao medo da morte e do sofrimento que a cerca.

Desde os primeiros meses de vida, buscamos alcançar a autonomia e a independência necessárias para realização dos nossos desejos e sonhos. A autonomia se define pela capacidade de tomar decisões, e a independência é a qualidade de poder realizar o que foi decidido. Na doença, podemos perder nossa autonomia e independência e essa perda fica cada vez maior à medida que a doença se torna mais grave.

No entanto, mesmo diante de uma doença curável, considerando somente a dimensão biológica, não chegamos ao conceito de saúde. A pessoa pode estar biologicamente curada, mas se a percepção de tristeza, abandono, culpa, a quebra das relações interpessoais importantes, a falta de recursos financeiros e a perda de sentido da vida que acompanharam o período de adoecimento permanecem presentes, apesar da ausência de sinais e sintomas da enfermidade, essa pessoa está ainda gravemente doente.

Vamos discutir então a longa jornada em busca de uma morte saudável que se inicia no diagnóstico de uma doença potencialmente fatal.

Sofrimento e dor total

Na presença de uma doença grave, que ameace a integridade do nosso ser, torna-se frequente o questionamento sobre o que nós perdemos nesse caminho de vida. O que nos levou de encontro a uma doença tão séria? Podemos ficar com a sensação de incompetência, falta de atenção, medo. Considerando que a morte é o maior temor do ser humano, entendemos que esse temor tem um fundamento extremamente saudável, pois o organismo passa a trabalhar em prol de sua autopreservação[3] e manutenção de sua integridade. Mas, do ponto de vista da saúde mental, a perspectiva da morte não deve estar presente de forma constante, porque essa consciência não nos permitiria funcionar adequadamente, levando a uma persistente sensação de desconforto emocional, incompatível com uma vida normal. Assim, temos aqui um paradoxo estranhíssimo: ao mesmo tempo que o temor da morte está presente no funcionamento psicológico normal do nosso instinto de autopreservação, também é total o nosso esquecimento desse temor em nossa vida consciente.[4]

Então, o primeiro sofrimento manifestado diante do diagnóstico de uma doença grave é a retomada da consciência de nossa finitude. O temor da morte se apropria de nossa mente e iniciamos uma jornada angustiante por todas as cenas possíveis de sofrimento que enfrentaríamos até que chegasse o nosso fim. Quem já esperou o resultado de um exame importante ou de uma biópsia sabe do tipo de sofrimento a que me refiro. Nesse momento em que concebemos a possibilidade de morrer, damos início a uma gestação. Uma gestação de uma realidade possível: a nossa morte.

O sofrimento decorrente de uma doença é uma manifestação absoluta da nossa individualidade, pois em cada ser humano a doença se manifesta de forma única. Mesmo que os sinais e sintomas de uma doença sejam universais, a interação da doença com o paciente produz uma marca pessoal e intransferível: o sofrimento. Daí se manifesta a dor física, que só pode ser adequadamente avaliada pela descrição dada pelo próprio paciente. Conforme definição da Associação Internacional do Estudo da Dor (Iasp – International Association for the Study of Pain), a dor é a sensação de desconforto físico e emocional diante do dano físico real ou potencial descrito pelo paciente e que aparece quando o paciente diz que a sente.[5]

---

3 *Dame* Cicely Saunders, "Introduction", em Nigel Sykes, Polly Edmonds, John Wiles (orgs.), *Management of Advanced Disease* (4ª ed. Londres: Hodder Arnold, 2004).

4 Frances Sheldon, "Communication", em Nigel Sykes, Polly Edmonds, John Wiles (orgs.), *Management of Advanced Disease,* cit.

5 International Association for the Study of Pain, *Pain Definition*, disponível em http://www.iasp-pain.org/AM/Template.cfm?Section=Pain_Definitions&Template=/CM/HTMLDisplay.cfm&ContentID=1728#Pain.

O sofrimento físico se manifesta através de outros sintomas de desconforto, como falta de ar, fadiga, falta de apetite, emagrecimento, etc. Não existe "dorímetro" nem "sofrerímetro", portanto temos que acreditar na queixa do paciente. Da dor física alcançamos imediatamente a dor emocional, que descreve o "significado" da dor. A dor pode significar a volta ou a piora da doença, como, por exemplo, o câncer. A dor pode simbolizar a possibilidade da morte próxima. Para a dor emocional, morfina não traz alívio. Precisamos ter muito cuidado quando nos remetemos ao termo "dor psicológica". Esse diagnóstico se aproxima mais da ignorância sobre avaliação e tratamento da dor do que da doença do paciente. Qualquer sintoma físico tem seu aspecto emocional envolvido e intimamente relacionado.

A partir da dor física e emocional, se estivermos diante de uma doença grave, o paciente começa a padecer da dor familiar e social, iniciando um processo de luto antecipatório, característico desse momento da vida na proximidade da morte. A dor espiritual, a perda última do sentido da vida, acompanhando a dor física, emocional, familiar e social, completa o conceito de dor total.[6]

Biologia e biografia

Quando nascemos, nossa biologia é muito rica e nossa biografia muito pobre. Crescemos, nos relacionamos com a vida e vamos contando nossa história. Vivendo, vamos então construindo nossa biografia. Morreremos do mesmo jeito que vivemos. Não existem milagres nem mistérios na hora da morte, porque esse momento fará parte da nossa vida. O processo de morrer é muito "vivo", portanto vai refletir o modo pelo qual escolhemos nos relacionar com a vida. Se vivemos com medo e fugimos das verdades da vida, a nossa morte será da mesma forma, com medo e com sombras sobre a verdade.

Cuidei de um paciente, que aqui chamarei de "senhor João", que tinha quatro filhos. Estava separado da esposa havia alguns anos e todos a sua volta demonstravam grande respeito e admiração por sua força e coragem. Contudo, havia sempre um certo desconforto no ar quando eu fazia algum comen-

---

6 Polly Edmonds, "Symptom Assessment", em Nigel Sykes, Polly Edmonds, John Wiles (orgs.), *Management of Advanced Disease*, cit.

tário sobre a possibilidade de todo o processo de apatia do paciente significar um quadro depressivo. Sempre que questionado sobre seu bem-estar, o senhor João me respondia de olhos fechados e cabeça baixa: "Sim, está tudo bem, muito obrigado". É impossível tratar o sofrimento de alguém que não reconhece que está sofrendo. Por outro lado, a família se encontrava em cacos. Queriam oferecer o melhor ao pai, mas ele simplesmente recusava tudo. Havia muito para dar, mas ele não aceitava. Passei a fazer visita médica duas vezes por dia, por cinco dias, ouvindo sempre a mesma resposta, do mesmo jeito, no mesmo tom de apatia: "Está tudo bem, muito obrigado, doutora". A legenda era clara: "Não, não está tudo bem, estou com raiva, com medo, estou muito triste com tudo isso!!". Mas uma das regras fundamentais do cuidar é não pôr palavras nossas nos lábios dos outros. Cada um tem seu sofrimento no processo, e eu tinha de lidar com o meu próprio. Eu sempre respondia da mesma forma: "Que bom que o senhor se sente assim. Minha tarefa é manter este seu bem-estar. Se por acaso alguma coisa o incomodar e o senhor precisar de mim, é só me chamar".

No sexto dia, cheguei ao quarto e o senhor João estava bem acordado, sentado na poltrona, olhando a janela. Sentei-me ao seu lado e, segurando sua mão, olhei bem em seus olhos e perguntei: "Como o senhor se sente hoje?". Ele me respondeu com voz firme: "Médio". Quase não pude conter a euforia que brotava dentro de mim, mas me limitei a me curvar em sua direção e perguntar: "O que está se passando hoje?". E ele me respondeu que não sabia direito, algo como um mal-estar, uma inquietude: "Não me ajeito, não fico sossegado". Então perguntei: "O senhor está triste?". "Sim", ele respondeu, "muito triste". Desde esse dia, o senhor João expressou seu sofrimento de maneira mais clara. Vencida essa etapa, ele passou a aceitar todo o carinho que os filhos queriam lhe oferecer. Depois, numa das reuniões de família, fiquei sabendo que ele nunca havia permitido um beijo ou um abraço e jamais demonstrava afeto por ninguém. Foi um pai muito rígido e como marido tinha se dedicado a tornar a vida a dois algo totalmente infeliz. No entanto, em seus últimos dias, conseguiu experimentar a plenitude de se sentir amado e admirado não mais por sua força e coragem de enfrentar a vida, mas por sua coragem e doçura de aceitar a morte. A dignidade com que todos dessa família passaram esses últimos dez dias da vida do senhor João certamente ficou marcada, inclusive em mim.

Aprendi a importância de respeitar o tempo de cada pessoa e conseguir permanecer ao lado, sem interferir nesse processo de tomada de consciência e aceitação do que nos é oferecido. Cada um tem seu próprio meio de definir saúde. Podemos passar a vida de maneira totalmente insalubre, mas teremos a oportunidade de encontrar a nossa própria saúde até o último dia da nossa vida. Se aceitarmos os desafios da vida com a mesma coragem, teremos a oportunidade de conhecer a melhor parte do processo de morte, considerando a possibilidade de encontrar nesse período as respostas para nossas perguntas mais profundas.

A melhor forma de alcançar a imortalidade é através da nossa história de vida, ou seja, da nossa biografia. Quando uma pessoa consegue ter uma biografia memorável, é comum que seu adoecimento proporcione grande sofrimento para a sua família e amigos. Como médicos e profissionais de saúde, precisamos compreender que "salvar" uma vida vai muito além de manter um corpo funcionando. Salvar vidas é um compromisso assumido não só com a dimensão biológica dos pacientes que cuidamos, mas também com a responsabilidade de "reintegrar" esta vida fragilizada, cuidando das necessidades e feridas de cada uma das dimensões desse ser humano.

A compreensão do impacto que a morte de uma pessoa muito importante causa numa família permite aceitar e acolher o sofrimento demonstrado quando um filho pede que seu pai de mais de 90 anos seja levado para a UTI e que tudo seja feito. O que está sendo pedido é que a biografia seja levada para a UTI, e não somente um corpo doente e frágil de um homem demenciado e dependente. Sua história de vida, o seu papel de pai, de amigo incondicional, de modelo, de herói é que precisam ser "salvos". Aquele filho quer que a medicina possa resgatar aquele herói que está no seu pai. Mas, sufocado pelo seu sofrimento, não compreende que a dimensão biológica se finda, embora a dimensão biográfica se perpetue. Enquanto a humanidade se preocupar em apenas prolongar a vida biológica, não vai encontrar o sentido da imortalidade.

A maioria das pessoas se ocupa de questionar o que foi "perdido" durante o processo de doença e proximidade da morte, mas, sempre que possível, me atrevo a perguntar a cada paciente o que foi "encontrado" nesse tempo. Na maior parte, a resposta é precedida de um sorriso enigmático, quase de uma Mona Lisa. Todavia, no sofrimento bem-cuidado, é possível encontrar um sentido para a vida, pois a morte é a melhor conselheira que existe. A consciência da finitude nos proporciona a lucidez perseguida por toda a vida, aquela lucidez que contempla o que realmente tem valor nessa nossa existência.

O conceito de saúde, um bem-estar biológico, psicológico e social, definido e discutido exaustivamente por renomados estudiosos, permite conviver com a realidade de uma doença, desde que o sofrimento, em todas as suas dimensões, seja cuidado. Se essa condição for alcançada, podemos ter saúde no fim da vida e no dia da nossa morte. O bem-estar somente pode ser alcançado a partir do "bem-ser". O bem-estar é a energia resultante do alinhamento entre querer, sentir, pensar, expressar e agir de modo íntegro, inteiro. Com essa definição clara de bem-ser, temos a chance de atingir uma plena sensação de bem-estar na morte, desde que esse momento seja o que queremos, sentimos, pensamos, expressamos e fazemos.

A partir da conceituação de cuidados paliativos, podemos entender melhor este novo paradigma da saúde humana.

Cuidados paliativos

No dicionário *Michaelis*, a palavra "paliativo" vem definida como algo que serve para paliar ou algo que somente entretém e prolonga um desejo ou uma esperança. Quando procuramos por "paliar", encontramos, o significado de "disfarçar", "cobrir com falsa aparência". Até nas conversas informais, na nossa cultura, o termo "paliativo" traz um significado de algo inconsistente, sem confiabilidade ou poder de resolução.

Infelizmente, nossa cultura se afastou da essência do termo "paliativo", que deriva do latim *pallium*, que significa "manto" ou "cobertor". *Pallium* era um manto colocado sobre as costas dos cavaleiros das Cruzadas. Feito de um tecido resistente, tinha o propósito de proteger esses missionários das intempéries que seriam enfrentadas no caminho em direção ao cumprimento de sua missão. O *pallium* deveria protegê-los das chuvas, das nevascas, do frio, do calor intenso.

Logo, a real interpretação dos cuidados paliativos deveria nos levar aos cuidados de proteção. Proteção contra o sofrimento que deveria ser oferecida a todos os pacientes portadores de doenças graves, incuráveis e incapacitantes, cuja progressão ameace a continuidade e a integridade da vida humana.

A Organização Mundial da Saúde (OMS) definiu, em 2002, cuidados paliativos como "cuidados dirigidos a pacientes e familiares quando diante de uma doença ativa e progressiva que ameace a continuidade da vida. Têm o objetivo de prevenir e aliviar o sofrimento e melhorar a qualidade de vida".[7]

São princípios dos cuidados paliativos:

- Prover o controle impecável da dor e dos sintomas estressantes.
- Não usar recursos que diminuam o tempo de vida e não imprimir terapêuticas fúteis que impliquem o prolongamento do sofrimento humano.
- Oferecer um sistema de suporte que permita ao paciente viver tão ativamente quanto possível.
- Oferecer um sistema de suporte à família que lhe possibilite a exata compreensão do processo da doença em todas as fases.
- Integrar aspectos psicológicos e espirituais ao trabalho.
- Unir esforços de uma equipe multiprofissional para oferecer o cuidado mais abrangente possível.

A melhora da qualidade de vida pode influenciar positivamente o tempo de vida do doente. O cuidado deve ser iniciado precocemente, junto com as outras terapias de natureza curativa, como a quimioterapia e a radioterapia, e devem ser utilizados todos os recursos diagnósticos necessários para a melhor compreensão e manejo dos sintomas.

Doença e sofrimento andam sempre juntos. Qualquer doença, por mais simples que seja, traz ao ser humano algum grau de sofrimento. Este nada mais é do que a expressão individual ante a presença de uma doença. Quando a doença é grave, exige tratamento intensivo. Do mesmo modo, quando o sofrimento é intenso, os cuidados paliativos proporcionam tratamento intensivo. Portanto, tratar da doença e cuidar do sofrimento de maneira intensiva são dois lados da mesma moeda.

---

7 Derek Doyle, *et al.*, *Oxford Textbook of Palliative Medicine* (Oxford: Oxford University Press, 2003), p. 3.

Bem-estar familiar: cuidados com quem fica depois da morte do ente querido

Cuidar de quem fica é uma forma importante de valorizar a vida que se foi. Se respeitarmos a vontade do paciente em relação ao afeto e preocupação com aqueles que ele ama, estamos oferecendo os cuidados à sua dimensão social e familiar.

Cuidar de quem fica pode nos oferecer grandes desafios, como, por exemplo, cuidar de uma mãe que perde seu filho. Ficar órfão ou viúvo tem referência social, mas o que você se torna quando perde um filho não tem definição, nem no dicionário. Crianças não deveriam ficar doentes, mas ficam. Crianças não deveriam morrer, mas morrem. Foi cuidando de uma adolescente que testemunhei um dos maiores atos de generosidade que já vi.

Depois da segunda recidiva de uma leucemia, fiz parte do seleto grupo de médicos que cuidariam de Juliana. Na infiltração do sistema nervoso central, ela enfrentou dores intensas, com necessidade de doses elevadas de opiáceos e outras medicações potentes no tratamento da dor neuropática. Obtivemos sucesso, mas a fraqueza muscular retirou dela a capacidade de andar. Cada vez mais dependente, ela jamais abriu mão de sua autonomia, mantendo as decisões em "rédea curta" junto de sua mãe incansável e guerreira. Com a piora progressiva que a doença proporcionava, Juliana precisou de ventilação mecânica, traqueostomia, enfim, UTI plena. Sua mãe sempre ao lado dela, incentivando, fortalecendo, amando e respeitando. A dignidade com que Juliana atravessou todas essas situações era algo impensável para qualquer ser humano, que dirá para uma menina de 12 anos.

Num dia, Juliana segurou minha mão no momento em que eu a examinava e me pediu: "Tenho muita dor, me ajuda. Quero dormir. Eu sei que já está na hora de dormir". Respondi a ela que sim, eu ajustaria as medicações analgésicas e daria um sedativo que a faria adormecer. Tranquilizei-a quanto aos cuidados na UTI, tudo o que fosse necessário seria feito com atenção e cuidado, mesmo que ela estivesse dormindo. Ela ainda segurou minha mão e chorando me pediu: "Você promete que fala com a minha mãe e cuida dela?". Não pude conter o amor e a admiração que senti por ela naquele momento.

Juliana mostrou a generosidade de quem luta pela vida sabidamente finita, apenas para esperar o momento certo de partir, sem destruir o coração daqueles que ama. Ela sabia o quanto sua mãe lutava pela vida dela, sabia do tamanho do amor que as unia. Foi esse amor que trouxe para Juliana a permissão de uma morte serena, em paz, de mãos dadas com sua mãe, que, dona de uma força heroica, permitiu que sua filha morresse sem guerra. Sempre cuidaremos da mãe de Juliana, que em seu doloroso tempo de luto, preenchido somente pela saudade pura, sem mágoas, sem culpas, sem arrependimento, sabe que tudo foi feito.

Bem-estar espiritual

A atenção ao aspecto da espiritualidade se torna cada vez mais necessária na prática de assistência à saúde. Mais e mais a ciência se curva diante da importância da espiritualidade na dimensão do ser humano. Ser humano é buscar significado em tudo que está em nós e em nossa volta, pois somos seres inacabados por natureza, e estamos sempre em busca de nos completarmos. A transcendência de nossa existência torna-se a essência de nossa vida à medida que ela se aproxima de seu fim. O movimento Hospice, surgido na década de 1970, nos traz um novo olhar sobre os cuidados que devem ser oferecidos aos pacientes na fase final de sua vida.[8] A proximidade da morte traz ao ser humano uma nova perspectiva do que realmente é importante na vida, levando a questionamentos profundos: Por que comigo? Qual o sentido da minha vida? Pelo que eu posso ter esperança?

Em cuidados paliativos, perguntamos ao paciente o que ele considera importante realizar nesse momento de sua vida e trabalhamos no controle de sintomas. Buscamos conferir ao paciente todas as condições necessárias para realizações nesse momento singular. E a dimensão da espiritualidade torna-se realmente de grande importância. O cuidado paliativo é a modalidade de assistência que abrange as dimensões do ser humano além das dimensões física e emocional como prioridades dos cuidados oferecidos, reconhecendo a espiritualidade como fonte de grande bem-estar e de qualidade de vida para o ser humano que se aproxima de sua morte. Acolher esse movimento de transcendência nesse momento da existência humana é um dos alicerces dos cuidados paliativos. Transcender é encontrar significado, e a espiritualidade é o caminho. Contudo, um caminho não leva a nenhum lugar, pois o caminho

8 Ernest Becker, "O terror da morte", cit.

é estático, simplesmente está lá para nos servir. O que nos leva a algum lugar é caminhar pelo caminho. Nossa própria busca nos leva ao significado, pois a espiritualidade pode ser o caminho e a transcendência, nosso objetivo final.

Morrer com saúde: um túnel iluminado

Posso afirmar que tive a honra de presenciar centenas de pessoas em seus momentos finais com muita saúde e bem-estar. Uma saúde e bem-estar que transbordaram em generosidade para suas famílias, seus amigos queridos e para mim, inclusive. Durante a jornada final de cada um deles, havia sempre a luz no fim do túnel, uma esperança constante e presente de que, no final, tudo iria ficar bem. Mais do que uma luz no fim do túnel, os cuidados paliativos puderam oferecer luminosidade por todo o caminho dentro desse túnel.

Cada um que morre com essa saúde nos ensina a dar a volta por cima e a ter coragem de enfrentar seus maiores desafios e encontrar o herói presente em cada um de nós. Sairemos dessa vida sim, mais cedo ou mais tarde. Se tivermos a chance de ter consciência dessa finitude, poderemos tornar essa saída triunfal e digna, como uma homenagem a um herói que conseguiu salvar a própria vida.

Bibliografia

BECKER, Ernest. "O terror da morte" (cap. 2). Em *A negação da morte: uma abordagem psicológica sobre a finitude humana*. Trad. Luiz Cláudio do Nascimento Silva. 3ª ed. Rio de Janeiro: Record, 2007.

________. "Psicologia e religião: o que é o indivíduo heroico?" (cap. 11). Em *A negação da morte: uma abordagem psicológica sobre a finitude humana*. Trad. Luiz Cláudio do Nascimento Silva. 3ª ed. Rio de Janeiro: Record, 2007.

DOYLE, Derek *et al*. *Oxford Textbook of Palliative Medicine*. Oxford: Oxford University Press, 2003.

EDMONDS, Polly. "Symptom Assessment". Em SYKES, Nigel; EDMONDS, Polly; WILES, John (orgs.). *Management of Advanced Disease*. 4ª ed. Londres: Hodder Arnold, 2004.

INTERNATIONAL ASSOCIATION for the Study of Pain. *Pain Definition*. Disponível em http://www.iasp-pain.org/AM/Template.cfm?Section=Pain_Definitions&Template=/CM/HTMLDisplay.cfm&ContentID=1728#Pain.

MICHAELIS: moderno dicionário da língua portuguesa. Disponível em http://michaelis.uol.com.br/moderno/portugues/index.php

SAUNDERS, *dame* Cicely. "Introduction". Em SYKES, Nigel; EDMONDS, Polly; WILES, John (orgs.). *Management of Advanced Disease.* 4ª ed. Londres: Hodder Arnold, 2004.

SHELDON, Frances. "Communication". Em SYKES, Nigel; EDMONDS, Polly; WILES, John (orgs.). *Management of Advanced Disease.* 4ª ed. Londres: Hodder Arnold, 2004.

Felicidade: fatores promotores e sua relação com a saúde

Renata Barboza Ferraz

Introdução

Em que consiste a felicidade? De que forma ela se relaciona com o autoconhecimento?

A humanidade se pergunta o que é a felicidade e como atingi-la desde, pelo menos, a Antiguidade grega. De lá para cá, muitas foram as definições e as tentativas de se alcançar a felicidade, mas o que se manteve igual foi o interesse pelo tema, que parece não se esgotar. O que pode sugerir que se trata de um tema arquetípico, isto é, que está presente no imaginário humano em diferentes épocas, culturas e civilizações.

Nas duas últimas décadas, pesquisadores das áreas da psicologia e da psiquiatria têm se interessado pela investigação científica da felicidade. Especialmente a partir do ano 2000, passou-se a usar o termo "psicologia positiva" para designar essa área da psicologia que investiga não só o tema da felicidade, como também da qualidade de vida, do bem-estar subjetivo, da resiliência, do otimismo, etc.

Psiquiatras também têm se debruçado sobre essa temática, trazendo o modelo médico para contribuir com as pesquisas. Assim, a partir dos anos 1990, houve um verdadeiro *boom* de estudos publicados sobre a felicidade. Tal fenômeno predominou na América do Norte e na Europa, mas aqui no Brasil já se percebe um interesse crescente pelo tema, tanto em pesquisas científicas como em publicações jornalísticas, reportagens da mídia, pesquisas de opinião, etc.

Talvez esse seja um momento privilegiado para se perguntar o que é ser feliz, qual a importância da felicidade e como fazer para aumentar a probabilidade de atingi-la. Num momento em que livros de autoajuda são mais lidos do que em qualquer época do passado, revistas e jornais publicam tantos dados sobre a felicidade e pesquisadores de diferentes formações fazem estudos acerca desse tema. Como fazer para integrar informações aproveitando esse debate? Como ampliar os questionamentos sobre felicidade trazendo-os para uma prática reflexiva que se insira numa proposta de autoconhecimento?

A professora de psicologia e pesquisadora Sonja Lyubomirsky, um dos principais nomes da psicologia positiva, conjectura:

> Será que a felicidade se tornou hoje um modismo, como o bambolê, as pantalonas e o *rock*? Parece que sim, pois o mercado está saturado de artigos de jornais e revistas, documentários de televisão, citações, livros, *blogs* e *podcasts* sobre o assunto, a grande maioria relativamente desinformada por dados empíricos. Muitas vezes este frenesi leva pesquisadores, como eu, a querer manter certa distância, mas acho essencial me envolver na discussão mundial sobre felicidade [...]. Por quê? [...] A ciência da felicidade merece ser mais do que um modismo. Esforçar-se para ser feliz é uma meta séria, digna e legítima. [...] Todos nós temos o potencial para sermos felizes, cada um a seu modo.[1]

Neste capítulo discutiremos o tema da felicidade trazendo aportes da filosofia e da psicologia positiva para integrá-la numa proposta de autoconhecimento.

Aspectos filosóficos

Para melhor compreender os resultados recentes no campo da psicologia positiva, uma boa maneira é olhar para o passado e percorrer a linha do tempo que começa na Antiguidade grega.

---

1 Sonja Lyubomirsky, *A ciência da felicidade* (Rio de Janeiro: Elsevier, 2008), p. do prefácio.

Os filósofos pré-socráticos já debatiam acerca do tema da felicidade. A concepção de mundo reinante na época era que a felicidade dependia dos desígnios dos deuses. Tratava-se de uma questão de fortuna, sorte, a qual podia ser alcançada agraciando-se os deuses e esperando que estes contemplassem o indivíduo com a tal felicidade. Essa concepção fortuita da felicidade era análoga a acreditar que o bom ou mau tempo dependia do bom ou mau humor de Zeus.

Nem é preciso dizer o quanto Sócrates foi absolutamente inovador ao afirmar que a busca da felicidade era uma tarefa da responsabilidade de cada indivíduo. Sócrates mudou o paradigma. Em vez de vítima dos deuses, cada ser humano passou a ser agente da própria felicidade. E o caminho apontado para atingi-la era o da reflexão filosófica, ou seja, é preciso buscar a felicidade no exercício da virtude filosófica, a partir da reflexão fundada em uma ciência (filosofia) que procura o sentido da vida.

Aristóteles amplia o conceito de Sócrates dizendo que todas as outras virtudes perseguidas pela humanidade – como a riqueza, a beleza, a saúde e o poder – são apenas meios de se atingir a felicidade. E que a virtude última, o único e maior bem por si só, é a felicidade. Aristóteles enfatizou que a virtude consistia no esforço em equilibrar os vícios da falta e do excesso de determinados comportamentos. Afirmou, ainda, que a felicidade é mais acessível ao sábio, pois ele se basta a si mesmo. Apesar disso, a amizade encontra-se em posição de destaque na filosofia aristotélica, que a concebe como virtude necessária no compartilhamento da felicidade.

Platão vê a felicidade como o objetivo final do homem. O autor faz uma clara distinção entre felicidade e prazer, afirmando que a felicidade se refere à inteligência, e o prazer, aos sentidos. Descarta a ideia de que o prazer sensível seja satisfatório ao homem e afirma que a felicidade inclui os prazeres da sensibilidade – que vê como honestos desde que subordinados harmonicamente a valores morais –, mas ressalta que, embora o prazer seja necessário, não é suficiente para atingir a verdadeira felicidade. Esta última, segundo o autor, pressupõe valores mais complexos, como a inteligência, o equilíbrio e a justiça.

O debate filosófico manteve-se aquecido ao longo dos séculos. A partir do iluminismo, a concepção de mundo no Ocidente começa a girar em torno da crença de que todo ser humano tem o direito de atingir a felicidade. Nessa mesma linha, o ideário da Revolução Francesa estabelecia que o objetivo da sociedade deveria ser a obtenção da felicidade de seus cidadãos. Isso trouxe conflitos de interesses inclusive econômicos, já que até então a sociedade se organizara de modo que apenas a nobreza se via contemplada com condições favoráveis.

Nos tempos atuais, a felicidade é considerada um valor tão precioso e indiscutível que, como exemplo emblemático, podemos citar a Declaração de Independência dos Estados Unidos, que registra que "todo homem tem o direito inalienável à vida, à liberdade e à busca da felicidade".

Somos herdeiros de todas essas tradições filosóficas, quer nos demos conta disso, quer não. Tais modelos encontram-se presentes não só em nosso imaginário, como também nas complexas relações sociais das quais fazemos parte.

Psicologia positiva

A psicologia positiva se propõe a ampliar o escopo habitual da psicologia. Alguns autores observaram que em geral a psicologia passou a maior parte do século XX fixada no estudo de condições patológicas. Pesquisadores advogam que, devido ao grande número de indivíduos sequelados pelas grandes guerras mundiais, se criou um viés pelo qual a psicologia se dedicou exclusivamente ao restabelecimento da saúde psíquica nos casos em que ela fora rompida. Martin E. P. Seligman e Mihaly Csikszentmihalyi,[2] por exemplo, enfatizam que a psicologia não é só o estudo da patologia e da fraqueza, é também da virtude e da força. E que um esforço precisa ser feito a fim de que se amplie o escopo da psicologia de forma a abranger o estudo do funcionamento ótimo do psiquismo, pesquisando-se não só o que faz uma pessoa infeliz, como também o que a faz feliz.

De forma análoga, na psiquiatria, alguns autores começaram a se preocupar com o enfoque excessivo e exclusivamente voltado para o tratamento da disfunção, e não mais para a fisiologia da psique. Para o psiquiatra Claude R. Cloninger,[3] por exemplo, a psiquiatria conhece bastante as características biomédicas das pessoas infelizes, mas quase nada a respeito das pessoas felizes.

---

2 Martin E. P. Seligman & Mihaly Csikszentmihalyi, "Positive Psychology: an Introduction", em *American Psychologist*, 55 (1), janeiro de 2000, pp. 5-14.

3 Claude R. Cloninger, *Feeling Good: the Science of Well-Being* (Nova York: Oxford University Press, 2004); "The Science of Well-Being: an Integrated Approach to Mental Health and Its Disorders", em *World Psychiatry*, 5 (2), junho de 2006, pp. 71-76.

Esse autor afirma que a psiquiatria tem sido bem-sucedida em diminuir o mal-estar das pessoas, mas não necessariamente em aumentar o seu bem-estar. A psiquiatria, segundo o autor, concentrou-se nas doenças mentais, e não na compreensão e no desenvolvimento da saúde mental. Ademais, declara que a natureza categorial das classificações habitualmente usadas em psiquiatria é empobrecedora, pois exagera a distinção categorial entre pessoas saudáveis e doentes, aumentando o contraste entre elas. Cloninger aponta que colocar em foco intervenções que cultivem a saúde mental de todos é desestigmatizante, na medida em que reconhece o fato de que os indivíduos (doentes ou não) compartilham muito em comum.

A psicologia positiva enfatiza que a felicidade é uma emoção básica, caracterizada por um estado emocional positivo, com sentimentos de bem-estar e de prazer, associados a uma percepção de sucesso e a uma compreensão coerente e lúcida do mundo.

Um corpo enorme de estudos e literatura já está formado, e a tendência é que o interesse se amplie e que haja mais e mais pesquisas nessa área.

De modo geral, a literatura aponta que cerca de 50% dos fatores determinantes da felicidade de um indivíduo se explicam por características genéticas, como temperamento, predisposição a emoções positivas e negativas, etc. Outros 10% desses fatores seriam explicados por circunstâncias externamente determinadas, em relação às quais o indivíduo tem pouca ou nenhuma interferência. Contudo, cerca de 40% da felicidade é determinada por atividade intencional,[4] de modo que muito pode ser feito em termos de desenvolvimento da parte da personalidade que é moldada através de intervenções, ou seja, o caráter.

Esse fato costuma surpreender muita gente, porque, embora vivamos no século XXI, ainda é muito comum encontrar pessoas imbuídas de uma mentalidade pré-socrática, dizendo frases como: "Eu não tenho sorte" ou "Como ser feliz com esta história de vida que eu tenho?". De certa forma, essas pessoas se sentem vítimas daquilo que acreditam ser o seu "destino", que determinaria 100% de chance de infelicidade.

Outro mito derrubado pela psicologia positiva é a máxima de que "dinheiro traz felicidade". Um vasto corpo de literatura e extensas publicações ates-

4 Sonja Lyubomirsky, *The How of Happiness: a Scientific Approach to Getting the Life You Want* (Nova York: Penguin, 2007).

tam que, superado um limiar de subsistência com dignidade (isto é, havendo acesso garantido a alimentação, saúde, educação e saneamento básico), um incremento no poder aquisitivo não se relaciona proporcionalmente com um incremento nos índices de felicidade.[5] Outra maneira de dizer a mesma coisa: se uma nação (ou um indivíduo) não tem dinheiro para comer, vestir-se, tratar de sua saúde, estudar e viver com as mínimas condições de dignidade, é certo que será infeliz. No entanto, uma vez que o indivíduo tenha acesso a essas condições, não é ganhando mais dinheiro que ele será, necessariamente, mais feliz. É como se, superado o tal limiar de subsistência com dignidade, ele já tivesse extraído toda a felicidade que o dinheiro pudesse conferir. A partir desse ponto, para ser mais feliz, já não é mais uma questão de dinheiro.

Uma pesquisa que se tornou clássica foi a que investigou indivíduos que passaram por eventos extraordinários.[6] Alguns haviam ganhado um prêmio de loteria que os tornaram milionários do dia para a noite; outros haviam sofrido acidentes que subitamente os tornaram tetraplégicos. Estudando ambas as populações, os autores descobriram que, após um determinado período de choque (em que ficaram extraordinariamente felizes ou tristes, dependendo do evento experimentado), tais indivíduos voltaram rapidamente a índices de felicidade relativamente estáveis e semelhantes aos experimentados antes do evento (prêmio de loteria ou acidente). Esse estudo foi uma evidência importante que levou muitos pesquisadores a mais tarde desenvolverem uma teoria de felicidade que preconiza que temos uma tendência temperamental, geneticamente determinada, que mantém uma relativa homeostase em nossos índices de felicidade. Isso explica por que algumas pessoas tendem a estar quase que permanentemente felizes, não importando o que aconteça com elas. Outras – mesmo quando excluímos os casos de doença mental como transtornos depressivos e ansiosos – parecem estar sempre infelizes, independentemente do que aconteça em suas vidas.

---

5 Ed Diener, Jeff Horwitz, Robert A. Emmons, "Happiness of the Very Wealthy", em *Social Indicators Research*, 16 (3), abril de 1985, pp. 263-274; Ruut Veenhoven, "Questions on Happiness: Classical Topics, Modern Answers, Blind Spots", em Fritz Strack, Michael Argyle, Norbert Schwarz (orgs.), *Subjective Well-Being: an Interdisciplinary Perspective* (Nova York: Pergamon, 1991), pp. 7-26; Mihaly Csikszentmihalyi, "If We Are So Rich, Why Aren't We Happy?", em *American Psychologist*, 54 (10), 1999, pp. 821-827; Daniel Kahneman *et al.*, "Would You Be Happier if You Were Richer? A Focusing Illusion", em *Science*, 312 (5782), 30-6-2006, pp. 1908-1910.

6 Philip Brickman, Dan Coates, Ronnie Janoff-Bulman, "Lottery Winners and Accident Victims: Is Happiness Relative?", em *Journal of Personality and Social Psychology*, 36 (8), agosto de 1978, pp. 917-927.

Cloninger[7] aponta que, se dinheiro, sorte, poder e fama não ajudam as pessoas a serem mais felizes, o desenvolvimento do caráter pode fazê-lo. Apresenta evidências demonstrando que altos níveis dos componentes do caráter (autodirecionamento, cooperatividade e autotranscendência) correlacionam-se com maior frequência de emoções positivas e menor frequência de emoções negativas.

Vale a pena esmiuçar um pouco mais esses resultados. No modelo de Cloninger, autodirecionamento corresponde a uma medida de autoestima. Cooperatividade é a capacidade de se solidarizar com os outros, ter compaixão, engajando-se em processos que beneficiem não só a si mesmo, como também à coletividade. Por autotranscendência entende-se a capacidade de expandir a consciência para além de si mesmo, ocupando-se com o suprapessoal, numa consciência coletiva que muitas vezes compreende a dimensão da espiritualidade, da ecologia, da totalidade cósmica.

Muitas pesquisas realizadas em diferentes tradições religiosas e espirituais atestam que ter algum tipo de fé espiritual aumenta os níveis de felicidade, satisfação com a vida e emoções positivas.[8] Além disso, os indivíduos que dizem ter fé espiritual parecem lidar melhor com eventos adversos que ocorram no curso de suas vidas, como desemprego, doenças ou luto.[9] Sabe-se que o envolvimento religioso está habitualmente associado a uma melhor saúde mental e a um menor índice de doença psiquiátrica.[10]

Pesquisas também indicam que a saúde física é tanto causa como consequência de felicidade. A associação entre felicidade e saúde física é grande. Isso significa que, de um lado, pessoas saudáveis tendem a reportar maiores índices de felicidade. O que não é novidade. De outro, os pesquisadores têm enfatizado a hipótese contrária, ou seja, é possível que ser feliz seja uma inter-

---

7 Claude R. Cloninger, "The Science of Well-being", cit.

8 Michael Argyle, *The Psychology of Happiness* (Nova York: Methuen, 1987); David G. Myers & Ed Diener, "Who Is Happy?", em *Psychological Science*, 6 (1), janeiro de 1995, pp. 10-19; Alexander Moreira-Almeida, Francisco Lotufo Neto, Harold G. Koenig, "Religiousness and Mental Health: a Review", em *Revista Brasileira de Psiquiatria*, 28 (3), 2006, pp. 242-250.

9 Daniel N. McIntosh, Roxane C. Silver, Camille B. Wortman, "Religion's Role in Adjustment to a Negative Life Event: Coping with the Loss of a Child", em *Journal of Personalty and Social Psychology*, 65 (4), outubro de 1993, pp. 812-821.

10 Alexander Moreira-Almeida, Francisco Lotufo Neto, Harold G. Koenig, "Religiousness and Mental Health", cit.

venção que melhore não só a condição física, como também a longevidade.[11] A rigor, no atual estado da "ciência da felicidade" (como a psicologia positiva tem sido chamada), muito mais é sabido acerca de como estados psicológicos negativos afetam a saúde física (especialmente fragilizando o sistema imunológico) do que como estados positivos podem protegê-la.[12] Ainda assim, os autores argumentam que substituir emoções negativas por emoções positivas pode ter efeitos terapêuticos e preventivos.

A psicologia positiva ainda aponta que não há evidências de que idade, gênero, estado civil, presença ou não de filhos ou mesmo a aparência física se associem significativamente à felicidade.

A psicologia positiva conta com uma vasta literatura que aborda o fenômeno do otimismo. Vários autores apontam os benefícios de se ter crenças otimistas: melhora do bem-estar subjetivo;[13] elevação da autoestima;[14] redução dos índices de depressão[15] e de emoções negativas;[16] tendência a um alto nível de satisfação com a vida,[17] a uma boa saúde,[18] a uma menor taxa de mortalidade associada a câncer[19] e a uma melhor qualidade de vida.[20]

Outro resultado interessante vem de pesquisas que indicam que ter uma atitude de gratidão inespecífica perante a vida também é importante, levando

---

11 Sonja Lyubomirsky, *The How of Happiness*, cit.

12 Peter Salovey *et al.*, "Emotional States and Physical Health", em *American Psychologist*, 55 (1), 2000, pp. 110-121 .

13 Michael F. Scheier *et al.*, "Dispositional Optimism and Recovery from Coronary Artery Bypass Surgery: the Beneficial Effects on Physical and Psychological Well-Being", em *Journal of Personality and Social Psychology*, 57 (6), 1989, pp. 1024-1040.

14 Dana S. Dunn, "Well-Being Following Amputation: Salutary Effects of Positive Meaning, Optimism, and Control", em *Rehabilitation Psychology*, 41 (4), 1996, pp. 285-302.

15 Charles S. Carver & Joan G. Gaines, "Optimism, Pessimism, and Postpartum Depression", em *Cognitive Therapy Research*, 11 (4), agosto de 1987, pp. 449-462.

16 Kathleen B. King *et al.*, "Optimism, coping, and Long-Term Recovery from Coronary Artery Bypass in Women", em *Research in Nursing & Health*, 21 (1), fevereiro de 1998, pp. 15-26.

17 Edward C. Chang, "Dispositional Optimism and Primary and Secondary Appraisal of a Stressor: Controlling for Confounding Influences and Relations to Coping and Psychological and Physical Adjustment", em *Journal of Personality and Social Psychology*, 74 (4), abril de 1998, pp. 1109-1120.

18 Michael F. Scheier *et al.*, "Optimism and Rehospitalization after Coronary Artery Bypass Graft Surgery", em *Archives of Internal Medicine*, 159 (8), 1999, pp. 829-835.

19 Richard Schulz *et al.*, "Pessimism, Age, and Cancer Mortality", em *Psychology and Aging*, 11 (2), junho de 1996, pp. 304-309.

20 Carsten Wrosch & Michael F. Scheier, "Personality and Quality of Life: the Importance of Optimism and Goal Adjustment", em *Quality of Life Research*, 12 (1), 2003, pp. 59-72 .

a maiores índices de satisfação com a vida, bem-estar, felicidade e emoções positivas.[21]

Debate e indagações

Todo esse movimento traz também questionamentos e polêmicas. Uma crítica dirigida à psicologia positiva apontou-a como um modismo cuja intenção era convencer as pessoas de que precisam ir ao psicólogo ou ao médico para o aprendizado da felicidade. Mas não se trata disso. Justamente uma das riquezas da psicologia positiva é ampliar o alcance da psicologia para além dos consultórios e da prática clínica. É a psicologia enquanto ciência, através de pesquisas, contribuindo para o estudo da felicidade, levando aportes de informações relevantes não só para um consultório, mas também para a população geral refletir e empregar em suas vidas.

Outro debate interessante: como fica a questão do desenvolvimento da consciência? Felicidade pode ser apenas bem-estar e prazer? Como isso se integra com o autoconhecimento, com a análise, com a ampliação de consciência acerca de si e do outro? São questionamentos relevantes, porque, se não tomarmos cuidado, felicidade pode ser a alienação de si mesmo e do mundo, simplesmente bem-estar e prazer, emoções positivas, não importando o contexto circundante. Embora bebamos da base filosófica da Antiguidade grega, a cultura do narcisismo tem se expandido nos últimos séculos. Assim, quando hoje se fala em felicidade, é preciso estabelecer uma distinção entre a felicidade do sábio helênico – equilibrado, justo, solidário com os amigos, comprometido com a reflexão filosófica – e a felicidade dos prazeres da contemporaneidade que muitas vezes enfatiza apenas a satisfação sensorial, a alienação, o consumismo e o egoísmo narcísico.

---

21 Michael E. McCullough, Robert A. Emmons, Jo-Ann Tsang, "The Grateful Disposition: a Conceptual and Empirical Topography", em *Journal of Personality and Social Psychology*, 82 (1), 2002, pp. 112-127; Robert A. Emmons & Michael E. McCullough, "Counting Blessings Versus Burdens: an Experimental Investigation of Gratitude and Subjective Well-Being in Daily Life", em *Journal of Personality and Social Psychology*, 84 (2), fevereiro de 2003, pp. 377-389; Michael E. McCullough, Robert A. Emmons, Jo-Ann Tsang, "Gratitude in Intermediate Affective Terrain: Links of Grateful Moods to Individual Differences and Daily Emotional Experience", em *Journal of Personality and Social Psychology*, 86 (2), fevereiro de 2004, pp. 295-309.

Diante disso, não raro a análise caminha na contramão da felicidade. Um processo de autoconhecimento frequentemente nos defronta com aspectos sombrios de nós mesmos que causam, num primeiro momento, verdadeira infelicidade. A ampliação de consciência nos apresenta desafios e dificuldades e não uma felicidade ingênua. O que se pode alcançar, a longo prazo, é muito mais uma realização processual em termos de autoconhecimento e, a partir disso, felicidade enquanto serenidade, compreensão, equilíbrio.

Considerações finais

Estas são questões não só muito instigantes, como também muito novas. Ainda não existem respostas definitivas na literatura, e talvez não vão existir. É possível que caiba ao leitor crítico tirar suas conclusões a partir do que foi apresentado.

Acredito que uma pergunta interessante para se fazer, intimamente, seja: de quanto preciso para ser feliz? Quanto é *o suficiente* para mim?

Cabe, no entanto, o alerta de um poeta: "Faça o que for necessário para ser feliz. Mas não se esqueça que a felicidade é um sentimento simples. Você pode encontrá-la e deixá-la ir embora por não perceber sua simplicidade".[22]

Bibliografia

ARGYLE, Michael. *The Psychology of Happiness*. Nova York: Methuen, 1987.

BRICKMAN, Philip; COATES, Dan; JANOFF-BULMAN, Ronnie. "Lottery Winners and Accident Victims: Is Happiness Relative?". Em *Journal of Personality and Social Psychology*, 36 (8), agosto de 1978.

CARVER, Charles S. & GAINES, Joan G. "Optimism, Pessimism, and Postpartum Depression". Em *Cognitive Therapy Research*, 11 (4), agosto de 1987.

CHANG, Edward C. "Dispositional Optimism and Primary and Secondary Appraisal of a Stressor: Controlling for Confounding Influences and Relations to Coping and Psychological and Physical Adjustment". Em *Journal of Personality and Social Psychology*, 74 (4), abril de 1998.

22 Mário Quintana, "Faça o que for necessário...", em Pensador.Info, disponível em http://www.pensador.info/frase/Mjg3NDA.

CLONINGER, Claude R. *Feeling Good: the Science of Well-Being*. Nova York: Oxford University Press, 2004.

________. "The Science of Well-Being: an Integrated Approach to Mental Health and Its Disorders". Em *World Psychiatry*, 5 (2), junho de 2006.

CSIKSZENTMIHALYI, Mihaly. *Flow: the Psychology of Optimal Experience*. Nova York: Harper Collins, 1990.

________. "If We Are So Rich, Why Aren´t We Happy?". Em *American Psychologist*, 54 (10), 1999.

DIENER, Ed. "Subjective Well-Being". Em *Psychological Bulletin*, 95 (3), 1984.

________; HORWITZ, Jeff; EMMONS, Robert A. "Happiness of the Very Wealthy". Em *Social Indicators Research*, 16 (3), abril de 1985.

DUNN, Dana S. "Well-Being Following Amputation: Salutary Effects of Positive Meaning, Optimism, and Control". Em *Rehabilitation Psychology*, 41 (4), 1996.

EMMONS, Robert A. & McCULLOUGH, Michael E. "Counting Blessings Versus Burdens: an Experimental Investigation of Gratitude and Subjective Well-being in Daily Life". Em *Journal of Personality and Social Psychology*, 84 (2), fevereiro de 2003.

KAHNEMAN, Daniel; DIENER, Ed; SCHWARZ, Norbert. *Well-Being: the Foundations of Hedonic Psychology*. Nova York: Russell Sage Foundation, 2003.

KAHNEMAN, Daniel *et al.* "Would You Be Happier if You Were Richer? A Focusing Illusion". Em *Science*, 312 (5782), 30-6-2006.

KING, Kathleen B. *et al.* "Optimism, coping, and Long-Term Recovery from Coronary Artery Bypass in Women". Em *Research in Nursing & Health*, 21 (1), fevereiro de 1998.

LYUBOMIRSKY, Sonja. *The How of Happiness: a Scientific Approach to Getting the Life You Want*. Nova York: Penguin, 2007 (ed. bras.: *A ciência da felicidade*. Rio de Janeiro: Elsevier, 2008).

McCULLOUGH, Michael E.; EMMONS, Robert A.; TSANG, Jo-Ann. "Gratitude in Intermediate Affective Terrain: Links of Grateful Moods to Individual Differences and Daily Emotional Experience". Em *Journal of Personality and Social Psychology*, 86 (2), fevereiro de 2004.

________; ________. "The Grateful Disposition: a Conceptual and Empirical Topography". Em *Journal of Personality and Social Psychology*, 82 (1), 2002.

McINTOSH, Daniel N.; SILVER, Roxane C.; WORTMAN, Camille B. "Religion's Role in Adjustment to a Negative Life Event: Coping with the Loss of a Child". Em *Journal of Personalty and Social Psychology*, 65 (4), outubro de 1993.

MOREIRA-ALMEIDA, Alexander; LOTUFO NETO, Francisco; KOENIG, Harold G. "Religiousness and Mental Health: a Review". Em *Revista Brasileira de Psiquiatria*, 28 (3), 2006.

MYERS, David G. & DIENER, Ed. "Who Is Happy?". Em *Psychological Science*, 6 (1), janeiro de 1995.

PETERSON, Christopher & SELIGMAN, Martin E. P. *Character Strengths and Virtues: a Handbook and Classification*. Washington/Nova York: American Psychological Association/Oxford University Press,2004.

QUINTANA, Mário. "Faça o que for necessário...". Em Pensador.Info. Disponível em http://www.pensador.info/frase/Mjg3NDA.

SALOVEY, Peter *et al.* "Emotional States and Physical Health". Em *American Psychologist*, 55 (1), 2000.

SATTERFIELD, Jason M. "Happiness, Excellence, and Optimal Human Functioning". Em *Journal Digest*, vol. 174, 2001.

SCHEIER, Michael F. *et al.* "Dispositional Optimism and Recovery from Coronary Artery Bypass Surgery: the Beneficial Effects on Physical and Psychological Well-Being". Em *Journal of Personality and Social Psychology*, 57 (6), 1989.

________ *et al.* "Optimism and Rehospitalization after Coronary Artery Bypass Graft Surgery". Em *Archives of Internal Medicine*, 159 (8), 1999.

SCHULZ, Richard *et al.* "Pessimism, Age, and Cancer Mortality". Em *Psychology and Aging*, 11 (2), junho de 1996.

SELIGMAN, Martin. E. P. & CSIKSZENTMIHALYI, Mihaly. "Positive Psychology: an Introduction". Em *American Psychologist*, 55 (1), janeiro de 2000.

VAILLANT, George E. & DAVIS, J. Timothy. "Social/Emotional Intelligence and Midlife Resilience in Schoolboys with Low Tested Intelligence". Em *The American Journal of Orthopsychiatry*, 70 (2), abril de 2000.

VEENHOVEN, Ruut. "Questions on Happiness: Classical Topics, Modern Answers, Blind Spots". Em STRACK, Fritz; ARGYLE, Michael; SCHWARZ, Norbert (orgs.). *Subjective Well-Being: an Interdisciplinary Perspective*. Nova York: Pergamon, 1991.

WROSCH, Carsten & SCHEIER, Michael F. "Personality and Quality of Life: the Importance of Optimism and Goal Adjustment". Em *Quality of Life Research*, 12 (1), 2003.

Medicina integrativa: corpo, mente e espiritualidade

Paulo Bloise

> A ciência deve servir e erra somente quando pretende usurpar o trono, ou [...] quando reivindica para si o privilégio de constituir a única maneira adequada de apreender as coisas.
>
> Carl G. Jung & Richard Wilhelm, *O segredo da flor de ouro.*

Introdução

O termo "medicina integrativa" ainda parece causar estranheza a muitos médicos e profissionais da saúde. No início de 2008, conversava com um amigo nefrologista sobre os recursos adicionais que poderiam ser oferecidos para indivíduos que esperam transplantes renais. Sugeri algumas técnicas que exploram a interação mente-corpo e o assunto pareceu inquietá-lo: "Mas os pacientes em diálise precisam de coisas tão básicas. Isso não é um luxo? E quem garante que há eficácia? Como avaliar os riscos dessas abordagens?"

Achei que essa era uma boa oportunidade para escrever sobre o tema e tentar esclarecer alguns conceitos. Contudo, antes de abordar a medicina integrativa, considero importante passar rapidamente pelas repetidas tentativas que o ser humano tem feito para compreender a interação entre o corpo, a mente e a espiritualidade.

Breve histórico

Para os sistemas médicos tradicionais, a manutenção da saúde e o aparecimento da doença dependem da interação mente, corpo e espírito. Esse raciocínio, comum à medicina chinesa, tibetana e aiurvédica, por exemplo, se mantém há séculos e persiste até o presente.[1] No Ocidente, contudo, soma e psique aproximam-se e distanciam-se ao longo da história.

Hipócrates (século IV a.C.) já possuía uma visão bastante complexa do ser humano. Segundo Robert J. Gatchel,[2] o médico grego foi um dos primeiros a enfatizar que fatores físicos poderiam afetar estados psicológicos. Em sua teoria, quatro fluidos ou humores (sangue, bílis amarela, bílis negra e fleuma) seriam responsáveis pelo temperamento do indivíduo e também pela ocorrência das patologias físicas e mentais. Hipócrates já acreditava que a doença era influenciada pelo ambiente, pelo clima, pela dieta e o pelo modo de viver.[3]

Essa hipótese permaneceu até o século XVII, quando se desenvolveu uma compreensão dualística: corpo e mente funcionariam com independência e seriam investigados por instâncias distintas. A mente e a alma seriam cuidadas pela filosofia e religião, pois não se acreditava que elas interfeririam nos processos físicos. O corpo, no entanto, poderia ser investigado e explicado pela medicina. O próprio cosmos, na perspectiva de René Descartes, foi dividido entre o reino da matéria, que poderia ser fisicamente medido, e o reino não mensurável da consciência, do pensamento e do espírito. Para escapar das perseguições da Igreja, Descartes declarou que sua filosofia natural se ocuparia do reino da matéria, deixando o do espírito para a Igreja.[4]

1 National Center for Complementary and Alternative Medicine, "Background", em *Mind-Body Medicine: an Overview*, disponível em http://www.qigonginstitute.org/html/papers/NCCAMmindbody.pdf.

2 Robert J. Gatchel, "Psychophysiology", em Andrew Baum *et al.* (orgs.), *Cambridge Handbook of Psychology, Health and Medicine* (Londres: Cambridge University Press, 1997).

3 José Maria de S. Melo, *A medicina e sua história* (Rio de Janeiro: Publicações Científicas, 1989), p. 29.

4 Peter Russell, "Exploring Deep Mind", em Daniel Goleman *et al.*, *Measuring the Immeasurable: the Scientific Case for Spirituality* (Louisville: Sounds True, 2008), p. 1.

No final do século XIX, a psicologia e a psiquiatria questionaram o dualismo. Sigmund Freud, por exemplo, introduziu o conceito de psicogênese, em que fatores psicológicos afetam o corpo. Com a medicina psicossomática, estruturada no século XX, fatores sociais e psicológicos foram considerados importantes na etiologia e na manutenção de inúmeras doenças.[5]

Durante o século XX, alguns nomes se destacaram na pesquisa sobre a interação mente-corpo. Walter Cannon cunhou o termo "luta ou fuga" e em 1939 descreveu a homeostase (homeo = igual; stásis = ficar parado), que é a capacidade de o organismo regular o ambiente interno para manter uma condição estável, apesar das inúmeras variações que ocorrem tanto no meio externo quanto no interno. O endocrinologista Hans Selye descreveu o estresse como uma quebra da homeostase e propôs, em 1956, um modelo trifásico para esse fenômeno.[6] Henry Beecher propõe o efeito placebo durante a Segunda Guerra Mundial.[7]

A partir de então, as pesquisas sobre a interação mente-corpo se tornaram cada vez mais frequentes em diversas disciplinas. Dentre as várias correntes, como a medicina do comportamento e a psicologia da saúde, a medicina integrativa é uma das iniciativas mais promissoras pela abrangência que espero poder demonstrar a seguir.

Medicina integrativa

O termo "integrativa" nos remete a união, aproximação entre diferentes elementos. Mas quais seriam eles?

No *site* do Centro de Medicina Integrativa da Universidade do Arizona, encontramos a seguinte definição de medicina integrativa:

> [...] medicina orientada para o restabelecimento da saúde (*healing*), que leva em conta a pessoa como um todo (corpo, mente, espírito), incluindo os aspectos do estilo de vida. Ela enfatiza a relação médico-paciente e faz uso de todos os recursos terapêuticos apropriados, tanto convencionais como alternativos.[8]

5 National Center for Complementary and Alternative Medicine, "Background", cit.

6 Marilda E. N. Lipp, *Mecanismos neuropsicofisiológicos do stress: teoria e aplicações clínicas* (2ª ed. São Paulo: Casa do Psicólogo, 2005), pp. 17-18.

7 National Center for Complementary and Alternative Medicine, "Background", cit.

8 Arizona Center for Integrative Medicine, The University of Arizona, *What Is Integrative Medicine?*, disponível em http://integrativemedicine.arizona.edu/about/definition.html.

Nessa breve definição, já encontramos elementos valiosos para o nosso estudo. Com o intuito de explorar o conceito de medicina integrativa, destacamos, a seguir, alguns tópicos presentes nas definições que encontramos.

A noção de saúde e os recursos internos – medicina orientada para o restabelecimento da saúde (*healing*)

Iniciaremos a discussão sobre medicina integrativa, abordando o tema central deste livro: a noção de saúde. O que seria *healing*? Essa palavra não apresenta uma tradução precisa para o português e a usaremos no sentido de "restabelecer a saúde".

Jon Kabat-Zinn[9] explica-nos a origem do termo *healing*: em inglês, a palavra *health* (saúde) é ligada a *whole*, que significa "inteiro" e "integrado". Portanto, *healing* implica um processo que aborda o indivíduo em sua totalidade e busca integrar as diferentes instâncias que o compõem.

Quais seriam, então, as diferenças entre o objetivo de curar, presente na medicina convencional, e o restabelecimento da saúde, associado a *healing?*

> A cura é compreendida, na medicina convencional, como o desaparecimento dos sintomas. *Healing* envolve algo mais dinâmico, é a procura de uma melhor harmonia entre a doença e a vida do indivíduo [...] Se um paciente com um determinado tipo de câncer, por exemplo, se mantiver sem recidiva por um período de tempo preestabelecido, ele receberá alta. Para a medicina convencional, ele estará curado. Todavia, para a medicina integrativa, muito ainda pode ser feito: o que essa doença causou à vida do paciente? Como ficou a sua relação com a família, com o trabalho? Que danos psíquicos, ou mesmo físicos, restaram?[10]

Nessa abordagem, *healing* propõe uma mudança de perspectiva no adoecer e na recuperação da saúde. Mesmo que não haja uma melhora física, como no caso de pacientes terminais, pode haver uma transformação na atitude do indivíduo diante do processo e um fortalecimento da sua vida emocional. É fundamental para essa proposta, investigar os hábitos e comportamentos

---

9 Jon Kabat-Zinn, *Full Catastrophe Living* (Nova York: Bantam Dell, 2005), pp. 162 e 163.

10 Paulo V. Bloise, "O Tao e a psicologia: uma relação com a medicina integrativa", em *Anais do III Congresso Ciência e Espírito*, 2008, CD-ROM, p. 2.

que o indivíduo adota, pois estes se refletem tanto na manutenção quanto na perda da saúde.[11]

Uma das estratégias utilizadas na medicina integrativa para se restabelecer a saúde é incentivar a resposta inata do corpo, estimulando-se os mecanismos naturais de defesa. Para isso, é importantíssimo que o paciente mude a sua atitude, conforme discutiremos mais adiante.

O ser humano em sua totalidade

Diversos autores insistem que, na medicina integrativa, o paciente deve ser tratado como uma pessoa em sua totalidade: mente, corpo e espírito.[12]

Vamos, a seguir, observar como pode se dar a relação entre essas instâncias, descrevendo brevemente, cérebro, mente e espiritualidade.

O cérebro

Pode parecer fácil falar em interação mente-corpo, mas basta pararmos um pouco e perguntarmos o que é mente e qual a sua relação com o cérebro, para entrarmos num terreno que se estende da filosofia à neurociência passando pela psicologia e metafísica. Sem o menor intuito de esgotarmos o assunto, apresentaremos alguns modelos de compreensão desses conceitos.

O desenvolvimento do sistema nervoso foi fundamental para a nossa evolução. Se um organismo unicelular pode ter contato direto e reagir ao meio que o cerca, há no ser humano trilhões de células internas que não mantêm interface com o ambiente. A função do cérebro e de todo o sistema nervoso seria interpretar os estímulos ambientais e mandar sinais para as células que integram e sustentam as funções vitais do organismo.[13]

É possível, segundo Paul MacLean, traçar um paralelo entre as transformações do cérebro e a evolução das espécies. Esse processo pode ser visto como uma incorporação sucessiva das mudanças que ocorreram na filogênese, resultando em três estruturas superpostas. O cérebro reptiliano, corres-

---

11 Jon Kabat-Zinn, *Full Catastrophe Living*, cit., pp. 169 e 173.

12 Victoria Maizes, Karen Koffler, Susan Fleishman, "Revisiting the Health History: an Integrative Medicine Approach", em *International Journal of Integrative Medicine*, 4 (3), junho de 2002; Jon Kabat-Zinn, "Mindfulness-based Interventions in Context: Past, Present, and Future", em *Clinical Psychology: Science and Practice*, 10 (2), 2003, p. 152.

13 Bruce H. Lipton, "Revealing the Wizard Behind the Curtain: the 'New' Biology and Epigenetics", em Daniel Goleman *et al.*, *Measuring the Immeasurable*, cit.

pondendo à maior porção do tronco encefálico, "coordena a entrada e saída das informações [...] e é responsável pelo comportamento de autopreservação e preservação da espécie".[14] O "segundo cérebro", herdado dos mamíferos inferiores, corresponde ao sistema límbico, muito importante para o comportamento emocional, mas "incapaz de expressar sentimentos em palavras". O "terceiro cérebro" seria o dos mamíferos superiores, que atinge o seu ápice nos humanos. O neocórtex, ou cérebro cognitivo, é responsável pela síntese das informações processadas no cérebro reptiliano, no sistema límbico, e permite a linguagem simbólica.[15]

Mas o que nos diferencia dos outros mamíferos superiores, já que, por exemplo, o nosso DNA é 99,4% igual ao dos chimpanzés?[16] Podemos dizer que é, justamente, o grande desenvolvimento de uma parte do neocórtex chamado associativo.

Esquematicamente, o córtex pode ser dividido em duas áreas funcionais. As áreas primárias ou de projeção são as que se relacionam diretamente com a sensibilidade e a motricidade. Uma lesão nessa área causa paralisia ou alteração da sensibilidade.

As áreas secundárias ou de associação interpretam as sensações (gnosias) e são responsáveis por tarefas mentais complexas. Entre elas, criar estratégias, manter a atenção, regular as emoções, perceber o espaço e tomar consciência das partes que integram o corpo.

Durante a filogênese houve um aumento das áreas corticais de associação. No ser humano, elas ocupam um território muito maior que o do córtex projetivo. O que nos torna humanos, contudo, é o maior desenvolvimento das áreas ligadas às funções mentais complexas, como o córtex pré-frontal.[17]

---

14 Raul Marino Jr., *A religião do cérebro: as novas descobertas da neurociência a respeito da fé humana* (São Paulo: Gente, 2005), pp. 28 e 29.

15 *Ibid.*, pp. 57 e 36.

16 Candace B. Pert & Nancy Marriott, "The Science of Emotions and Consciousness", em Daniel Goleman *et al.*, *Measuring the Immeasurable*, cit., p. 29.

17 Ângelo B. M. Machado, *Neuroanatomia funcional* (São Paulo: Atheneu, 2003), pp. 263-272.

A mente

Até agora falamos do cérebro, que, para Silvia Helena Cardoso,[18] é a mais complexa estrutura existente na Terra. Uma entidade material, composta de substâncias químicas, enzimas e hormônios, cuja arquitetura é caracterizada por células neuronais, vias neurais e sinapses. Mas o que é a mente?

Cardoso considera a mente um conjunto de funções e com isso prefere afastar do seu conceito tudo que extrapole o corpo físico, como espírito, alma ou substância imaterial. As funções mentais decorrem da atividade neuronal e muitas vezes são equiparadas ao que se denomina consciência.

Tradicionalmente, as funções mentais são classificadas em três campos: cognição (intelecto), afeto (emoções e sentimentos), volição. As funções ligadas à cognição incluem desde a percepção e a memorização de uma informação até a compreensão e a expressão. Por afeto entendem-se as emoções e sentimentos. Os fenômenos ligados à vontade começam com a intenção e terminam na ação.[19]

Entender como o cérebro funciona e a sua relação com as funções mentais é algo extremamente complexo. É tentador, por exemplo, imaginarmos que, quando nossa retina é estimulada por uma imagem, a área visual do cérebro se ativa e nós enxergamos. Porém, Francisco Varela e colaboradores sugerem que, para uma experiência momentânea ocorrer, há "a coordenação de um verdadeiro mosaico de regiões especializadas cerebrais".[20] A questão levantada pelo autor é saber como essas diferentes partes são acionadas de forma coerente para formarem uma unidade.

Varela explica que os neurônios no cérebro oscilam continuamente e por toda a parte. Se prosseguirmos com o exemplo da percepção visual, diversas áreas cerebrais passam a oscilar juntas e de forma sincronizada. Um padrão de oscilação espontaneamente seleciona o outro. Depois que a imagem é reconhecida, cada grupo de neurônios volta a oscilar em seu próprio padrão, finalizando a sincronia conjunta. Para iniciar uma nova função, o cérebro tem

---

18 Silvia Helena Cardoso, "O que é mente?", em *Cérebro & Mente – Revista Eletrônica de Divulgação Científica em Neurociência*, disponível em http://www.cerebromente.org.br/n04/editori4.htm.

19 Augusto L. Nobre de Melo, *Psiquiatria* (Rio de Janeiro: Guanabara Koogan, 1980), pp. 321-323.

20 Francisco Varela *et al.*, "The Brainweb: Phase Synchronization and Large-Scale Integration", em *Nature Reviews Neuroscience*, 2 (4), abril de 2001, pp. 229-239.

de desfazer a sincronia relativa à percepção visual, permanecer numa pequena pausa e então criar um outro padrão sincrônico.

É importante, contudo, salientarmos que, até o momento, não se conhece no cérebro o que dirige essa sincronização harmônica de grupos de neurônios.[21]

Luiz Pessoa[22] também questiona a regionalização das funções mentais. Comportamentos complexos cognitivos e emocionais, por exemplo, ocorrem por uma coalização de áreas cerebrais que não podem ser consideradas nem afetivas nem cognitivas. Fundamental para a interação cognitiva e emocional são os chamados *hubs*, áreas com uma grande conectividade que regulam o fluxo e a integração de informação entre regiões distintas.

Benjamin Libet[23] postula que, se há uma interação entre cérebro e mente, então ambos são considerados variáveis independentes; a mente representa a experiência subjetiva e é, por isso, um fenômeno não físico. Utilizando técnicas de estimulação intracranial e neuroimagem, Libet demonstrou três momentos em uma atividade motora, como mover um dedo, por exemplo. No primeiro momento, inicia-se uma atividade no córtex motor que começa um quarto de segundo antes da pessoa se conscientizar que deseja mover o dedo. No segundo, que também dura uma fração de segundo, há a consciência da intenção de mover o dedo. É só no terceiro momento que ocorre o movimento.

Em resumo, os três instantes são: percepção não conceitual, reconhecimento e ação.[24]

Libet sugere algo interessante em relação aos fenômenos conscientes e inconscientes. No exemplo da motricidade, os processos cerebrais inconscientes precedem uma experiência sensorial subjetiva. "Se isso puder ser generalizado a todas as experiências subjetivas, significa que todos os eventos mentais começam inconscientemente, e não somente aqueles que nunca se tornam conscientes".[25]

---

21 Daniel Goleman, "The Brain's Melody", em Daniel Goleman *et al.*, *Measuring the Immeasurable*, cit., p. 202.

22 Luiz Pessoa, "On the Relationship between Emotion and Cognition", em *Nature Reviews Neuroscience*, 9 (2), fevereiro de 2008, pp.148-158.

23 Benjamin Libet, "Reflexions on the Interaction of the Mind and Brain", em *Progress in Neurobiology*, 78 (3-5), fev.-abr. de 2006, pp. 322-326.

24 Daniel Goleman, "The Brain's Melody", cit., pp. 206-208.

25 Benjamin Libet, "Reflexions on the Interaction of the Mind and Brain", cit., p. 322.

As escolas psicodinâmicas reconhecem, na mente, forças instintivas e sistemas moduladores de energia que permitem tanto a adaptação externa quanto a satisfação íntima das necessidades e desejos. A psicologia analítica (junguiana) e a psicanálise, entre outras escolas, descrevem processos mentais inconscientes e conscientes, contudo, a ênfase é diferente da exposta por Libet.

Carl G. Jung conceituou a psique (mente) como um *continuum*, cuja extremidade inferior conecta-se ao substrato orgânico e a superior, aos arquétipos. É através do polo inferior que os processos mentais sofrem influência direta da fisiologia, dos hormônios e dos neurotransmissores.[26] A parte superior é denominada arquetípica. Ela é que nos permite escapar do determinismo orgânico, intermediando a pressão dos instintos e a realidade. A mente, assim, parte dos processos corporais e inclui um patrimônio coletivo – o legado arquetípico – que é comum a nossa espécie e se expressa no indivíduo de acordo com a sua experiência de vida.

O capítulo "Saúde e desenvolvimento na psicologia analítica" descreve o conceito de arquétipo, os processos inconscientes, além de outros fundamentos dessa linha psicológica.

A ideia de um *continuum* entre os processos mentais e o corpo também foi desenvolvida décadas depois de Jung pela neurocientista Candace Pert.[27] Para ela, considerar que o cérebro é a morada da consciência e a mente um subproduto do cérebro faz parte de um velho paradigma. A mente não é produto de nenhum órgão nem mesmo do cérebro, mas uma propriedade do organismo inteiro.

A autora sugere que há uma rede psicossomática no organismo que o abrange por completo, estendendo-se das regiões cerebrais associadas às emoções a todos os sistemas funcionais, como o endócrino, o digestivo e o reprodutivo. O cérebro, a medula espinhal e os órgãos sensoriais funcionam como portas de entrada a essa rede psicossomática que transforma o organismo num *bodymind*, ou corpo-mente.

A comunicação mente e corpo ocorre pela interação entre inúmeros neurotransmissores e seus receptores. Pert denominou-os "moléculas da emo-

---

26 Carl. G. Jung, *The Structure and Dynamics of the Psyche* (New Jersey: Princeton University Press, 1975), pp.180, 206 e 184.

27 Candace B. Pert & Nancy Marriott, "The Science of Emotions and Consciousness", cit., pp. 16-18.

ção", substâncias como as endorfinas, que foram inicialmente encontradas no sistema límbico, relacionado às emoções. Posteriormente, elas se mostraram presentes em áreas cerebrais ligadas à memória e ao processamento sensorial e também fora do cérebro, como na medula espinhal, órgãos internos e até na superfície da pele.

A atividade dos neurotransmissores cria, através do organismo, uma via eletroquímica que mantém a consciência alerta e ajuda a explicar como uma emoção se expressa no aparelho digestivo ou altera o sistema imunológico.

Para Daniel J. Siegel,[28] importante pesquisador da Universidade da Califórnia, em Los Angeles (Ucla), a mente é compreendida como um processo regulador do fluxo de energia e informação. A mente seria tanto corpórea quanto relacional. Corpórea ao regular a energia e a informação dentro do corpo, incluindo todo o sistema nervoso; relacional ao regular o fluxo que ocorre entre as pessoas. O cérebro, integrado ao corpo todo, é composto de conexões neurais, circuitos por onde fluem a energia e a informação. A atuação da mente depende da atividade cerebral, mas de uma forma bidirecional. A mente também pode influenciar o padrão de ativação cerebral.

A espiritualidade

Neste capítulo, eu me aterei à espiritualidade, já que não encontrei na literatura médica nenhuma definição mais consistente de espírito. Na última parte deste livro, veremos o conceito de espírito em algumas tradições religiosas.

Há uma certa confusão entre os conceitos de religião e espiritualidade. Com o intuito de esclarecermos resumidamente a questão, usaremos a ideia de uma continuidade proposta por José Guilherme C. Magnani, em que a religião ocupa uma das pontas. Ela é considerada um "sistema institucionalizado de crenças e rituais a cargo de um corpo de especialistas. A religiosidade pode ser entendida como um estilo peculiar e coletivo de expressar o sentimento religioso e a espiritualidade refere-se a uma experiência pessoal".[29]

---

28 Daniel J. Siegel, "Reflections on the Mindful Brain", em Daniel Goleman *et al.*, *Measuring the Immeasurable: the Scientific Case for Spirituality* (Louisville: Sounds True, 2008).

29 José Guilherme C. Magnani, *Mystica urbe* (São Paulo: Studio Nobel, 1999), p. 121.

Segundo Christina Puchalski,[30] espiritualidade é um conceito encontrado em todas as culturas e sociedades. Como vimos em nosso "Breve histórico", a relação entre religião e medicina se estreita ou se afasta. No início do século XX, autores como Freud e Stanley Hall contribuíram para um afastamento, por acreditarem que a religião se relacionava com a alienação e a neurose. Essa afirmação, no entanto, não era baseada em pesquisas científicas sistematizadas, mas em crenças e opiniões pessoais dos autores. Como consequência, na maior parte do século XX, a psiquiatria "subestimou e frequentemente desqualificou as crenças e práticas religiosas dos pacientes".[31] A partir da década de 1990, investigações sistemáticas apontaram que pessoas religiosas não são predominantemente neuróticas. Se comparadas às pessoas menos religiosas, elas tendem a lidar melhor com o estresse, a depressão e apresentam menos ansiedade e emoções negativas.[32]

A importância da espiritualidade é reconhecida pela Associação Psiquiátrica Americana (APA – American Psychiatric Association), que sugere aos psicoterapeutas determinados procedimentos para abordarem o assunto. Por exemplo, investigar na anamnese o envolvimento que o paciente tem com religião e espiritualidade, para identificar se há relevância no quadro clínico apresentado. Também é recomendado pela associação apontar o uso de recursos religiosos e espirituais no tratamento psicológico.[33]

Em uma anamnese clínica é importante compreendermos o que motiva o indivíduo para a espiritualidade. Aumentar os recursos internos para superar uma dor ou entrar na vida monástica com o intuito de fugir da realidade são, sem dúvida, buscas bem distintas.

Apesar do reconhecimento da importância da espiritualidade na área da saúde, os desafios práticos são inúmeros. A começar pela dificuldade em se conceituar algo tão amplo como espiritualidade. E, mesmo quando isso é

---

30 Christina Puchalski, "Task Force Report: Spirituality, Cultural Issues, and End of Life Care", em Association of American Medical Colleges, *Report III: Contemporary Issues in Medicine: Communication in Medicine,* Medical School Objectives Project, Washington, AAMC, 1999, pp. 25-26.

31 Harold G. Koenig, "Religião, espiritualidade e psiquiatria: uma nova era na atenção à saúde mental", trad. Alexander Moreira-Almeida, em *Revista de Psiquiatria Clínica*, vol. 34, Suplemento 1, 2007, p. 5; artigo disponível em http://www.scielo.br/pdf/rpc/v34s1/a02v34s1.pdf.

32 Harold G. Koenig, "Religião, espiritualidade e psiquiatria", cit., pp. 5-7.

33 Julio F. P. Peres, Manoel J. P. Simão, Antonia G. Nasello, "Espiritualidade, religiosidade e psicoterapia", em *Revista de Psiquiatria Clínica,* vol. 34, Suplemento 1, 2007, pp. 136-143; artigo disponível em http://www.hcnet.usp.br/ipq/revista/vol34/s1/pdf/136.pdf.

feito, como operacionalizar a espiritualidade? Como investigá-la experimentalmente?

Para Saki F. Santorelli,[34] espiritualidade se refere a qualidades mentais e atitudes práticas. As qualidades mentais seriam as que permitem ao indivíduo proporcionar consolo e bem-estar aos outros e a si mesmo. As atitudes práticas seriam atividades intencionais que envolvem tanto uma transformação interna de quem as pratica como ações motivadas para ajudar os outros.

Num interessante artigo de revisão sobre o tema, M. Manning[35] nos apresenta uma definição que tenta unificar os vários aspectos da espiritualidade. A autora destaca três dimensões: cognitiva, vivencial e comportamental.

1. Os aspectos cognitivos incluem a procura de significado, propósito e verdades nas decisões que o indivíduo assume, além de crenças e valores pelos quais a pessoa vive.
2. Os aspectos emocionais relacionam-se a sentimentos, como esperança, amor, conexão, paz interior, conforto e suporte. A presença desses estados emocionais reflete-se na qualidade dos recursos internos do indivíduo e na habilidade para dar e receber amor espiritual. Viver a espiritualidade emocionalmente influencia o tipo de conexão que o indivíduo estabelece com tudo que o cerca, isto é, a comunidade, o ambiente, a natureza e o transcendente, entendido como um poder maior que a pessoa, seja ele um sistema de valores, seja Deus, seja a consciência cósmica, seja o Absoluto.
3. Os aspectos comportamentais da espiritualidade envolvem a maneira pela qual a pessoa exterioriza suas crenças e estados internos espirituais: altruísmo, idealismo, gratidão, o sagrado, a ideia de uma missão e crença na vida e a sensação de estar ligada ao cosmos.

Harold G. Koenig, um dos mais importantes estudiosos de religião, faz uma distinção entre a pesquisa científica com espiritualidade e sua utilização clínica. Em uma consulta clínica, o profissional de saúde deve utilizar um

---

34 Saki F. Santorelli, *The Pull of The Soul toward the Possible: the Emerging Vision and Work of the Center for Mindfulness*, 2006, disponível em http://www.umassmed.edu/Content.aspx?id=42432.

35 M. Manning, "Defining Spirituality from a Student's Perspective", em *American Association of Integrative Medicine: Continuing Education*, disponível em http://www.aaimedicine.com/continuing_education_article-DSSP.php.

conceito amplo, inclusivo, no qual o paciente pode apresentar a sua própria definição de espiritualidade. Contudo, o autor critica as pesquisas nessa área, alegando que o termo "espiritualidade" se expandiu por demais. Tradicionalmente, espiritualidade definia uma pessoa profundamente religiosa, que dedicava sua vida à religião e servia de exemplo aos demais fiéis. Atualmente, o termo pode incluir uma pessoa superficialmente religiosa, aquela que procura apenas bem-estar e felicidade, e até uma pessoa completamente secular. Koenig afirma que "ou a espiritualidade é definida e medida em seus termos tradicionais, ou deve ser eliminada da pesquisa médica".[36]

No final de seu artigo, o autor recomenda mensurar a espiritualidade por meio de questões que abordem somente a religião, excluindo elementos ligados à psicologia positiva e à saúde. Assim, devem-se investigar, por exemplo, as crenças públicas e privadas, práticas, rituais, cerimônias, atitudes, graus de envolvimento e motivação, que são apropriados às tradições dos sujeitos em estudo.[37]

Em trabalhos bem elaborados, religião e espiritualidade são tratadas como construtos multimensionais nos quais o autor estabelece a definição que lhe servirá de base. Se um pesquisador decidir investigar a relação entre suicídio e espiritualidade, ele poderá aferir a frequência com que os indivíduos oram, meditam, ou se acreditam em Deus e, em seguida, procurar a relação entre essas variáveis e as tentativas de suicídio.

Espiritualidade: uma ciência introvertida?

Peter Russell[38] explica que a palavra "ciência" vem do latim *scire*, que significa "saber". A ciência seria um caminho confiável para se adquirir conhecimento, através de uma observação cuidadosa da realidade. Seu método baseia-se em mensurar, testar e reproduzir os resultados encontrados. A verdadeira questão da espiritualidade (explorar a mente com profundidade) não coincidiu com os objetivos da ciência dominante até o século XX, que se dedicou ao espaço, ao tempo e à matéria.

---

36 Harold G. Koenig, "Concerns about Measuring 'Spirituality' in Research", em *The Journal of Nervous and Mental Disease,* 196 (5), maio de 2008, p. 349.

37 *Ibid.*, p. 354.

38 Peter Russell, "Exploring Deep Mind", cit., pp. 2 e 3.

É dessa perspectiva que Russell faz um paralelo entre os cientistas e os indivíduos que procuram um caminho espiritual. Iogues, monges, lamas possuem práticas que, embora não consideradas científicas, servem para explorar a subjetividade e a complexidade da consciência. Afinal, seus métodos incluem uma observação direta dos processos orgânicos (físicos e mentais), repetida centenas de vezes e descrita em textos e tratados de cada tradição.

Jung[39] criticava quem simplesmente imitava e seguia as doutrinas orientais no Ocidente. Contudo, afirmava que seus métodos, desenvolvidos em milênios através da introversão sistemática, tinham muito a ensinar à ciência ocidental do século XX. Por exemplo, sobre a natureza dos processos inconscientes e a relação da consciência com a totalidade do indivíduo.

Se levarmos em conta as características da meditação da atenção plena (*mindfulness meditation*), veremos similitudes com o método científico. Porém, um método introvertido, usado individualmente para a observação dos processos subjetivos. Essa meditação estabelece critérios para observar sistematicamente o funcionamento mental, incluindo as sensações físicas, e ensina o indivíduo a aceitar sem julgar tudo o que entra no campo da consciência, descrever os conteúdos apreendidos, manter a concentração sem reagir às experiências internas, agir com consciência, sabendo o que faz.[40]

Como pesquisar cientificamente processos subjetivos?

Se os métodos espirituais servem à observação dos fenômenos subjetivos, como adequá-los a alguma medida objetiva ou científica?

Andrew Newberg[41] sugere que, quando uma pessoa tem uma experiência espiritual, algo lhe ocorre internamente, mas é dificilmente notado por um observador externo. Sendo assim, como quantificar e comparar experiências entre indivíduos ou entre culturas distintas? A experiência espiritual de um judeu pode ser muito diferente da experiência de um hindu. É muito importante também não extrapolar um estudo específico feito com monges, por exemplo, à população geral.

---

39 Carl. G. Jung, *Psicologia e religião oriental* (Petrópolis: Vozes, 1980).

40 José Guilherme C. Magnani, *Mystica urbe*, cit.

41 Andrew Newberg, "Spirituality, the Brain, and Health", em Daniel Goleman *et al.*, *Measuring the Immeasurable*, cit.

Se a espiritualidade se expressa no comportamento, na cognição e na emoção, tal como exposto por Manning, é compreensível que as propostas de avaliação utilizem questões dessas funções mentais. É razoável também que procurem uma correlação entre as experiências relatadas e ativações de centros neurais. Isso, porém, limita a espiritualidade à neuropsicologia e não responde à questão: há algo inerente à espiritualidade que não seja mental? Até o presente não se conseguiu demonstrar componentes puramente espirituais, como, por exemplo, em um escaneamento do cérebro durante uma experiência espiritual profunda. As imagens assim obtidas sempre mostram uma ativação das áreas cognitivas ou emocionais.[42]

Contudo, resta outra indagação, não exatamente sobre como pesquisar o subjetivo, mas como delimitá-lo. Nesse ponto, é possível estender a discussão da espiritualidade a outros estados subjetivos.

Algumas iniciativas têm apontado que o cérebro pode treinar a si mesmo e até transformar-se através das funções mentais. Tais funções, como vimos, são produzidas pela atividade do cérebro e do corpo. Exercícios de lógica, concentração e percepção exploram atividades do cérebro que conseguem melhorar a sua *performance*. Se tomarmos a memória como exemplo, esse treinamento pode ser tanto específico (exercícios para memória visual, nomes) quanto inespecífico (atividades regulares aeróbicas). Uma modalidade treinada pode alterar a si mesma e também outros aspectos, fortalecendo a ideia da conexão psicossomática que abordamos anteriormente.

Estudos recentes indicam que o cérebro pode melhorar o próprio funcionamento e, até mesmo, transformar-se, anatomicamente. Sara W. Lazar e colaboradores[43] pesquisaram praticantes de meditação (*mindfulness* ou atenção plena) de longa data (de 7 a 9 anos de prática) e sugeriram que a neurogênese cortical (formação de tecido neural no córtex cerebral) pode ocorrer em adultos. A meditação pode estar associada a mudanças estruturais em áreas do cérebro relacionadas ao processamento sensorial, cognitivo e emocional. Com esses dados, os autores sugerem que a meditação pode retardar a atro-

42 *Ibidem.*

43 Sara W. Lazar *et al.*, "Meditation Experience Is Associated with Increased Cortical Thickness", em National Institutes for Health Public Access, *NIHPA Author Manuscripts*, 6-2-2006, disponível em http://www.ncbi.nlm.nih.gov/pmc/articles/PMC1361002/?log$=activity.

fia decorrente do envelhecimento, em áreas como córtex pré-frontal e ínsula (relacionada à interocepção ou percepção de estímulos sensoriais internos).

À indagação de como delimitar o subjetivo, acrescentamos outra: como fica a compreensão tradicional do que é sujeito e objeto, uma vez que o subjetivo, expresso, por exemplo, nos processos mentais, interfere, age e transforma o objetivo – a materialidade do cérebro?

Alguns fatores positivos e negativos associados à religião

Não é difícil constatar que a religião também pode exercer um papel negativo na saúde individual e social. Basta lembramos que grupos religiosos negam a teoria da evolução, seitas fundamentalistas ligam-se ao terrorismo e líderes espirituais opõem-se ao uso de preservativo ou condenam o aborto mesmo quando há risco de vida à grávida.

Como é tratado no capítulo "Noção popular de doença", do professor José Quirino dos Santos, em segmentos economicamente menos favorecidos da população, determinadas doenças consideradas espirituais estigmatizam o doente e retardam a procura de um serviço médico. Certos grupos religiosos opõem-se a procedimentos médicos, como transfusões de sangue, e há, em determinadas religiões, um visível abuso de seus fiéis que vai da exploração econômica à manipulação de comportamento. Se, de um lado, a religião pode proteger contra a depressão, de outro, uma pessoa muito rígida é capaz de deprimir-se ao transgredir alguma norma religiosa.

Contudo, vários estudos apontam que frequentar um grupo religioso pode ser um fator de proteção para o indivíduo. O medo de violar as doutrinas, a ocupação com os cultos e a pressão de outros membros servem para amparar e orientar os fiéis. Há pesquisas com religiosos que mostram aspectos positivos em relação à saúde, como maior utilização do cinto de segurança, menor ingestão de álcool e drogas e diminuição de suicídio. Entretanto, resta sempre a questão: é o suicida que tende a não procurar um grupo religioso ou é o indivíduo religioso que tem menos propensão ao suicídio?[44]

Para a ciência, é sempre importante indagar se o que a pesquisa pretende medir é o que está sendo efetivamente medido. Se, num estudo sobre a fé, for notado que indivíduos fervorosos têm menos depressão, será preciso

44 Andrew Newberg, "Spirituality, the Brain, and Health", cit.

levar em conta, por exemplo, a sua participação em um grupo religioso. Entretanto, caso isso ocorra, há outros fatores que podem melhorar a saúde dos participantes e confundir os resultados da pesquisa, tais como pertencer a um grupo, estilo de vida, condição socioeconômica, etnia e até a localização geográfica de uma determinada religião.[45]

A relação médico-paciente

Para pesquisadores da Universidade de Duke, nos Estados Unidos, "a medicina integrativa é uma nova proposta para o sistema de saúde em que pacientes e profissionais se unem em uma parceria dinâmica, dedicada a otimizar a saúde do paciente e o seu processo de tratamento".[46]

Se é muito importante que na medicina integrativa a atenção se volte para a interação médico-paciente, não podemos esquecer que ela é uma ferramenta central de várias correntes analíticas. Essa interação vem sendo estudada há mais de um século pela psicanálise, pela psicologia analítica e por outras linhas psicodinâmicas, sob o nome de transferência e contratransferência. O conhecimento gerado por essas escolas influenciou o ensino médico convencional e é intensamente discutido pelos estudantes na disciplina de psicologia médica.

Em uma situação analítica, a relação é aberta a qualquer postura que o paciente apresente. A interação serve para revelar conteúdos inconscientes do analisando e tratar sintomas, pois ele repete na relação com o seu analista os comportamentos patológicos que traz consigo. Sendo assim, mesmo atitudes que visam sabotar ou resistir ao tratamento podem ser aproveitadas. Na medicina integrativa, seu objetivo é mais predeterminado: procura-se motivar e incentivar o paciente. Espera-se que pacientes e profissionais de saúde sejam considerados "parceiros no processo de tratamento", e que a comunicação entre ambos seja incentivada.[47]

Na medicina integrativa, procura-se evitar o erro de muitas consultas convencionais, em que o médico não olha seu paciente por falta de tempo ou por

---

45 *Ibidem.*

46 Duke Integrative Medicine, *What Is Integrative Medicine?*, disponível em http://www.dukeintegrativemedicine.org/index.php/2009011913/about-us/what-is-integrative-medicine.html.

47 Jon Kabat-Zinn, *Full Catastrophe Living*, cit., p. 150.

viver nas alturas. Para Kabat-Zinn,[48] é fundamental que o paciente saia da consulta entendendo o que o profissional lhe explicou e com a sensação de ter transmitido a ele tudo o que o aflige.

Graças à procura cada vez maior por técnicas complementares, o médico convencional precisa entender quais modalidades seus pacientes buscam e até estimular essa busca. Além disso, espera-se que o médico seja capaz de responder às dúvidas e aconselhar práticas disponíveis e seguras, especialmente quando associadas ao tratamento convencional.[49]

Um médico integrativo deve, além de conhecer, fazer uso das práticas complementares. Ao contrário do profissional que, descuidado da própria saúde, trata dos outros, ele deve servir de exemplo aos seus pacientes.

Larry Dossey[50] reflete sobre as características positivas de um curador, as quais podemos estender a médicos, terapeutas e profissionais da saúde. O autor sugere que a eficácia de algumas técnicas empregadas na medicina mente--corpo varia com a compaixão, a empatia e a habilidade de estar inteiramente presente durante a atividade.

A compaixão, segundo Dossey, seria a possibilidade de sofrer com o outro, usualmente acompanhada pelo desejo de ajudar; a empatia relaciona-se à habilidade de entender, de identificar-se com sentimentos e dificuldades alheias.[51]

Como criar uma relação empática e compassiva em um sistema cujos atendimentos são rápidos e numerosos? Em que medida um médico consegue se envolver com o sofrimento alheio sem prejudicar seus atendimentos? Questões como essas são abordadas no capítulo "Cuidando da saúde dos médicos".

Ao discutirmos o conceito de *healing*, destacamos que um dos objetivos do tratamento é estimular a capacidade inata do corpo reagir, o que envolve uma mudança no paciente: é preciso que ele participe. Contudo, para que se consiga uma parceria, é fundamental que o profissional saiba motivá-lo. Nosso

---

48 *Ibidem*.

49 Mariana G. Hewson *et al.*, "Integrative Medicine: Implementation and Evaluation of a Professional Development Program Using Experiential Learning and Conceptual Change Teaching Approaches", em *Patient Education and Counseling*, 62 (1), julho de 2006, p. 6.

50 Larry Dossey, "Compassion and Healing", em Daniel Goleman *et al.*, *Measuring the Immeasurable*, cit.

51 *Ibidem*.

sistema de saúde ainda incentiva uma separação de papéis, que seguramente apresenta atrativos para alguém que se "larga" e para o outro que age sem ser questionado.

Todavia, o papel do indivíduo em relação ao seu próprio tratamento vem se alterando na história da medicina. Segundo Jane Ogden,[52] na visão biomédica do século XIX, o paciente não era responsável pela doença ou pela terapêutica a que se submetia. Na medicina integrativa, o paciente deixa de ser encarado como vítima para ser tratado como agente ativo e complementar ao trabalho da equipe de saúde. Compreender o processo por que passa, reconhecer que determinados comportamentos são prejudiciais a sua saúde torna-o, em parte, responsável por seu tratamento.

Assim, pode-se afirmar que um paciente "ativo" auxilia a intervenção médica. Esse fato já é bem estudado e encontra-se em várias publicações de psicologia médica e medicina psicossomática. Segundo Ernest L. Rossi, um princípio básico das terapias psicobiológicas seria "converter o estresse negativo de ameaça em uma experiência positiva de defrontar-se com o desafio".[53] Quanto maior a sensação de poder enfrentar o obstáculo, menor a reação negativa associada ao estresse.

A integração entre tratamentos

O termo "integrativa" também se refere à associação entre tratamentos convencionais e complementares. Para essa proposta, a boa medicina é baseada na ciência, dirigida pela investigação e aberta a novos paradigmas. Sempre que possível, ela favorece o uso de intervenções menos tecnológicas e custosas.[54]

Para a medicina integrativa, os tratamentos que combinam o conhecimento novo e o tradicional são superiores aos baseados num modelo único. Espera-se que as diferentes modalidades trabalhem como partes de um sistema unificado, em vez de competirem entre si.[55] Em uma equipe de medicina

---

52 Jane Ogden, *Clinical Health Psychology* (Filadélfia: Open University Press, 1996), pp. 4-6.

53 Ernest L. Rossi, *A psicobiologia de cura mente-corpo* (Campinas: Psy II, 1994), p. 176.

54 Duke Integrative Medicine, *What Is Integrative Medicine?*, cit.

55 Peter Redmond & Eric Miller, *The Association for Integrative Medicine* (apresentação), disponível em http://www.integrativemedicine.org.

integrativa, clínico geral, cirurgião, enfermeira, nutricionista e acupunturista trabalham em uníssono com o paciente em direção à saúde.

Em 1992, o Congresso Americano criou a Secretaria de Medicina Alternativa e, em 1999, o Centro Nacional para Medicina Complementar e Alternativa (NCCAM – National Center for Complementary and Alternative Medicine). A quantidade de verba destinada a essas modalidades expressa a importância que a medicina integrativa vem ganhando nos Estados Unidos: 2 milhões de dólares em 1992 e estimados 128,8 milhões em 2010.[56] O objetivo da agência NCCAM é pesquisar as práticas no âmbito científico, treinar pesquisadores e disseminar informações fidedignas entre o público e profissionais.[57]

Em 2008, o NCCAM publicou uma pesquisa sobre o uso de medicina complementar e alternativa referente a 2007. O estudo constatou que 38% de adultos e 12% de crianças dos Estados Unidos utilizaram alguma forma de medicina complementar e alternativa. Indivíduos mais escolarizados e mulheres são os que mais recorrem à medicina complementar. Ter sido hospitalizado nos últimos meses e o hábito de fumar também se associam à procura de recursos complementares.

Entre as práticas mais procuradas destacam-se o uso de produtos naturais, a quiropraxia, os exercícios respiratórios, a meditação, a massagem e a ioga.[58]

O que é medicina complementar?

O NCCAM[59] considera a medicina complementar e alternativa um grupo de tratamentos que atualmente não estão incluídos na medicina convencional. A medicina complementar é utilizada junto com a medicina convencional; por exemplo, hipnose para diminuir a dor em pós-operatório. Já a medicina

---

56 National Center for Complementary and Alternative Medicine, *Funding: Appropriations History*, disponível em http://nccam.nih.gov/about/budget/appropriations.htm.

57 National Center for Complementary and Alternative Medicine, *The Use of Complementary and Alternative Medicine in the United States*, disponível em http://nccam.nih.gov/news/camstats/2007/camsurvey_fs1.htm.

58 Patricia M. Barnes & Barbara Bloom, "Complementary and Alternative Medicine Use among Adults and Children: United States, 2007", em *National Health Statistics Reports*, nº 12, 10-12-2008; artigo disponível em http://nccam.nih.gov/news/2008/nhsr12.pdf.

59 National Center for Complementary and Alternative Medicine, *What Is CAM?*, disponível em http://nccam.nih.gov/health/whatiscam/overview.htm.

alternativa é empregada no lugar da convencional; por exemplo, prescrição de uma dieta especial para tratar um câncer em vez de cirurgia.

Há uma grande aposta nas técnicas complementares, como indica o destino de verbas para a saúde nos Estados Unidos, descrito anteriormente. Espera-se que nos próximos anos se apure a eficácia, indicação e contraindicação da maioria delas, embora efetuar estudos do tipo duplo-cego e com uma amostra expressiva de sujeitos não seja tarefa fácil. A lista do que é considerado complementar varia continuamente, pois, quando as terapias se mostram eficazes e seguras, elas são adotadas pela medicina convencional.

Compreender as intervenções complementares e agregá-las em modalidades é um desafio da medicina integrativa. Como funcionam, quais objetivos, limites, segurança e eficácia de cada uma? Esquematicamente, podemos visualizar as propostas da medicina complementar atuando

1. na interação mente-corpo: medicina mente-corpo;
2. na estrutura do corpo: práticas manipulativas ou corporais;
3. nos sistemas energéticos: medicina da energia;
4. na ingestão de substâncias naturais: farmacologia não convencional ou práticas naturalistas.

Além desses quatro domínios, a medicina integrativa considera os chamados "sistemas integrais de medicina", propostas que possuem teoria e prática própria, usualmente desenvolvidas à parte da medicina convencional (medicina chinesa, aiurvédica e homeopática, por exemplo). Para entender melhor a atuação dos quatro domínios, especificaremos cada um deles a seguir.

Medicina mente-corpo

As intervenções mente-corpo e o uso de produtos naturais são as práticas mais procuradas na medicina complementar e alternativa pelo público americano.[60]

A medicina mente-corpo estuda a interação entre o cérebro, a mente, o corpo e o comportamento. Além disso, observa de que maneira fatores emocionais, sociais e espirituais influenciam a saúde. Os princípios que regem essa modalidade médica são os mesmos da medicina integrativa, tais como

---

60 National Center for Complementary and Alternative Medicine, *Mind-Body Medicine: an Overview*, disponível em http://www.qigonginstitute.org/html/papers/NCCAMmindbody.pdf.

reconhecer e incrementar a capacidade inata do corpo curar-se e enfatizar a cooperação entre terapeuta e paciente.

Estimular a saúde, iniciar os tratamentos com um relaxamento físico e mental e oferecer meios para lidar com o estresse também são considerados objetivos centrais. Há uma série de intervenções que pertencem a esse domínio: *biofeedback*, hipnose, meditação, ioga, *qi gong*, terapia cognitivo-comportamental, treinamento autogênico.

Práticas manipulativas ou corporais

Essas práticas baseiam-se em instruções posturais, manipulação e movimentos de uma ou mais partes do corpo. Atua-se sobre as estruturas e os sistemas do corpo, incluindo ossos, articulação, tecidos moles, sistema circulatório e linfático.

Massagear, pressionar, aplicar força com a ponta dos dedos e fazer manobras em articulações fazem parte dos recursos utilizados. Entre os objetivos da modalidade, destacamos: liberar tecidos moles; deslizar fáscias sobre a musculatura e diminuir contrações; aumentar a circulação sanguínea e, portanto, a oxigenação local. Rolfing, Feldenkrais, massoterapia, tuiná e eutonia fazem parte dessa modalidade.

Medicina da energia

Medicina da energia[61] é um domínio que se propõe a trabalhar campos energéticos que são de dois tipos:

- *Energia demonstrável.* Envolve o uso mensurável dos campos eletromagnéticos para tratar pacientes, por meio da vibração mecânica (como o som), de forças eletromagnéticas (luz visível, magnetismo), da radiação monocromática (*laser*). Por exemplo: campos magnéticos estáticos para afetar a microcirculação do músculo esquelético e tratar a dor.
- *Energia aparente (provável).* Ainda não quantificada, baseia-se na presença de campos energéticos (*biofields*) que envolvem e penetram o corpo humano. A existência desses campos não foi cientificamente

61 National Center for Complementary and Alternative Medicine, *Energy Medicine: an Overview*, disponível em http://innerlight.ws/pdf/nccamenergymed.pdf.

comprovada, embora recebam diferentes nomes nas tradições médicas orientais e também na homeopatia, como *qi*, *ki*, prana, entre outros. A manipulação da energia pode ocorrer com o toque ou a distância. Como exemplo, citamos o *qi gong*, o *reiki*, o toque terapêutico, a acupuntura e o tuiná.

Farmacologia não convencional ou práticas naturalistas

Essas práticas baseiam-se no uso de substâncias encontradas na natureza. Incluem recursos extraídos da botânica, produtos derivados de animais, vitaminas, minerais, ácidos graxos, aminoácidos e proteínas.

Esses elementos podem ser apresentados de várias formas, como produtos fitoterápicos, dietas completas e suplementos dietéticos. Os alimentos funcionais apresentam componentes biologicamente ativos e, além de nutrir, podem prover benefícios à saúde, como a soja, a frutinha *cranberry* (oxicoco) e os óleos de peixe. Prebióticos e probióticos servem para restaurar o equilíbrio da flora intestinal.[62]

Discussão

Incluir mente, corpo e espiritualidade numa proposta de medicina parece um avanço. Todos sentimos os limites da prática médica que separa o físico das emoções, que fragmenta o corpo e renega o espírito. Contudo, nas situações em que uma criança apresenta má-formação cardíaca, descobrir o cirurgião de tórax infantil que possa devolver-lhe uma saúde normal é incrivelmente importante. O mesmo ocorre nos momentos de risco à vida ou na presença de síndromes complexas.

Considerando que essa busca do conhecimento muito refinado é necessária, o que se espera da medicina integrativa não é que ela elimine a presença dos especialistas, mas que adicione possibilidades aos tratamentos convencionais e promova a saúde. É esperar que o ultraespecialista consiga acolher o desamparo do seu paciente e que o encoraje a aprender novas formas de lidar

62 About.com., *Prebiotics and Probiotics*, disponível em http://nutrition.about.com/od/therapeuticnutrition1/p/pro_prebiotics.htm.

com o seu problema. E também que saiba indicar uma intervenção complementar para potencializar mecanismos de autocura.

Como a maioria das práticas complementares já é conhecida há décadas no Ocidente, um mérito da equipe integrativa é agrupá-las e coordená-las para atuarem em conjunto com a medicina convencional. Sabe-se que os pacientes procuram a medicina complementar por iniciativa própria, muitas vezes sem nenhum critério e ainda escondidos do médico. A equipe pode orientar o paciente sobre a prática complementar adequada a cada situação.

É perceptível que a medicina integrativa se alinha a uma ideologia, a um olhar sobre a saúde e o adoecer. Contudo, ao explorarmos brevemente a relação cérebro-mente-espiritualidade, chegamos a algo tão comum à ciência: esses conceitos dependem do recorte que fazemos da realidade. E esse recorte definirá também o que se propõe aos pacientes.

Por exemplo, quem enfatiza a biologia e a bioquímica dos transtornos psiquiátricos tende a propor tratamentos medicamentosos, ao passo que enxergar a mente como produto de uma rede psicossomática, acessada por várias vias, favorece o uso de técnicas complementares e psicoterápicas.

E, graças a essa mesma variedade de olhares, há muitas perguntas no terreno da religião e da saúde. O que seria a espiritualidade? Uma somatória de funções mentais aliadas a um comportamento? Um estado que expressa algo que transcende a matéria? Um médico deve abordar a religiosidade, mas em que medida é capaz de respeitar uma religião que seja diferente e, às vezes, conflitante com a sua?

Como vimos, as religiões podem trazer benefícios à saúde, mas o comportamento e a atitude que se espera do adepto variam muito entre as diferentes tradições. Dançar e cantar, sofrer uma incorporação, rezar ou simplesmente repetir mantras são comportamentos embasados em princípios muito distintos. Qual o resultado dessas diferenças na saúde? Qual o impacto de utilizar-se o corpo em um culto?

Aproximar ciência e religião parece uma oportunidade para ambos os lados. Porém, devemos compreender os limites dessas áreas de conhecimento. É perigoso reduzirmos experiências profundas a conceitos neuropsicológicos, e talvez criar uma "neurorreligião", ao fazer, por exemplo, o paralelo entre os estados místicos e as sensações descritas por estimulação de áreas cerebrais.

Em *O Tao e a psicologia*,[63] descrevi o longo processo de desenvolvimento que levava o adepto taoísta a experimentar uma integração, a superar as fronteiras entre o eu e o mundo exterior. Há sensações semelhantes quando se aplica estimulação magnética transcraniana dos lobos temporais.[64] Mas a experiência de totalidade não se resume a isso. Ela diz respeito a um comportamento e uma ética elaborados com íntima relação à medicina tradicional chinesa. Estar em comunhão com o todo prossegue mesmo fora da meditação. É uma maneira de viver, lidar com as adversidades, respeitar o próximo, cuidar da saúde para integrar o Tao no cotidiano. Algo bem mais amplo do que sensações conseguidas pela ação de eletrodos no cérebro.

O que continuaremos sempre a nos perguntar é: qual a melhor forma de estabelecer o diálogo entre ciência e tradição?

O que se espera da aproximação complementar-convencional é que as duas formas de medicina contribuam com o melhor de si. Da medicina complementar, que sugira intervenções mais baratas, estimule o autoconhecimento e ensine práticas que incrementem autonomia à passividade dos pacientes. Da metodologia científica, que possa ajudar a medicina complementar a observar seus resultados de forma criteriosa e estudar associações entre tratamentos.

O discurso de certas tradições religiosas e mesmo de práticas alternativas pode aumentar a distância entre o complementar e o convencional. Se a ciência necessita "recortar" o fenômeno para mensurá-lo com métodos estatísticos, isso não a coloca em "outro lado" e não deve servir de justificativa para se criar um sistema paralelo de tratamento.

Quando a aplicação de energia, massagem ou fitoterápicos é prescrita, há uma obrigação em se determinar riscos e eficácia. A ciência pode nos ajudar a reconhecer os fenômenos, mesmo não os abarcando por completo. A verdadeira ciência considera seus limites e não generaliza indiscriminadamente seus resultados.

Vemos assim que é difícil para a ciência aceitar e confiar nos métodos tradicionais de investigação dos estados subjetivos.

---

63 Paulo V. Bloise, *O Tao e a psicologia* (São Paulo: Angra, 2000), pp. 264-273.

64 Jane Ogden, *Clinical Health Psychology*, cit.

Dentre as maiores resistências do médico convencional a aceitar as intervenções complementares, destaca-se a desconexão filosófica e profissional entre a medicina alopática e a complementar. A aproximação entre essas linhas de tratamento também é dificultada por outros elementos, tais como a ignorância mútua e o preconceito relativo a segurança e eficácia das intervenções, a ideia de que os pressupostos são tão diferentes que não permitem um terreno comum para a discussão.[65]

Segundo Marc S. Micozzi,[66] a medicina convencional valoriza ensaios clínicos randomizados, que muitas vezes são difíceis de ser realizados em práticas complementares. Já os atuantes da medicina complementar tentam mostrar a efetividade de suas intervenções através de dados subjetivos, como melhora funcional, diminuição da dor e do estresse.

Muitas vezes, ao associar-se o convencional com o complementar, há um "comando" da alopatia sobre o "convidado" complementar. Contudo, isso não é o que se espera da medicina integrativa. Para escapar desse erro, Tobias Sundberg e colaboradores[67] propuseram um modelo de atendimento em que não havia hierarquia entre os profissionais. A proposta era centrar-se nos pacientes e juntos solucionarem os problemas que eles apresentavam.

Considerações finais

Em resumo, para a medicina integrativa parece-nos ideal um modelo de atendimento em que as necessidades dos pacientes solicitem as diferentes abordagens. É a demanda de quem procura o tratamento que está no comando, e não a ideologia dos profissionais de saúde. Para isso, é fundamental desenvolver-se uma avaliação do indivíduo que inclua o corpo, a mente e as suas convicções espirituais (caso existam). É muito importante também que os profissionais das diferentes abordagens se escutem, questionem e aprendam com as diferenças.

---

65 Mariana G. Hewson *et al.*, "Integrative Medicine", cit.

66 Marc S. Micozzi, "Translation from Conventional Medicine", em Marc S. Micozzi (org.), *Fundamentals of Complementary and Integrative Medicine* (3ª ed. Nova York/ Londres: Elsevier, 2006), pp. 9-17.

67 Tobias Sundberg *et al.*, "Towards a Model for Integrative Medicine in Swedish Primary Care", em *BMC Health Services Research*, vol. 7, 10-7-2007, p.107.

Sabemos que um doente terminal, um portador de dor crônica ou determinados pacientes psiquiátricos são presas fáceis do mercantilismo médico tanto alternativo quanto convencional. Num momento vulnerável, procurar um profissional alternativo que desconheça a eficácia de sua abordagem ou um médico mercantilista que ofereça tratamentos caros e desnecessários é terrível para o paciente. Somente com um esforço conjunto, saberemos escolher cada vez melhor, seja um toque no pescoço, seja uma aplicação de energia a distância, seja a necessidade de determinadas cirurgias.

Antes de terminar, volto à pergunta inicial, do meu colega nefrologista, que inspirou este capítulo. Como profissional que conhece a fundo a dura rotina dos dialisados, ele temia expor pacientes a desgastes desnecessários e a procedimentos inócuos. Apesar dos conflitos de interesses e ideologias diversas, novas sinergias entre a medicina convencional e a complementar vêm ocorrendo com maior frequência do que há uma década quando escrevi *O Tao e a psicologia*. Contudo, se há empenho para se criarem novas propostas de tratamentos, elas necessariamente esbarram nos recursos deficitários do nosso sistema de saúde. O capítulo "Ética, ciência e indústria médica", de Gilberto Dupas, nos mostra o nível de influência dos grandes laboratórios e grupos econômicos sobre os rumos da pesquisa e do investimento médico. É importante que os usuários tenham conhecimento do que há disponível no sistema de saúde e lutem por seus direitos. A proposta deste capítulo, e também deste livro, é oferecer um pouco de compreensão sobre a saúde e as possibilidades de tratamento.

Pacientes conscientes, médicos humanizados e profissionais da saúde bem-formados: um bom caminho para uma nova medicina.

Bibliografia

ABOUT.COM. *Prebiotics and Probiotics*. Disponível em http://nutrition.about.com/od/therapeuticnutrition1/p/pro_prebiotics.htm.

ARIZONA CENTER for Integrative Medicine. The University of Arizona. *What is Integrative Medicine?* Disponível em http://integrativemedicine.arizona.edu/about/definition.html.

BARNES, Patricia M. & BLOOM, Barbara. "Complementary and Alternative Medicine Use among Adults and Children: United States, 2007". Em *National Health*

Statistics Reports, nº 12, 10-12-2008. Artigo disponível em http://nccam.nih.gov/news/2008/nhsr12.pdf.

BLOISE, Paulo V. *O Tao e a psicologia*. São Paulo: Angra, 2000.

________. "O Tao e a psicologia: uma relação com a medicina integrativa". Em *Anais do III Congresso Ciência e Espírito*, 2008, CD-ROM.

CARDOSO, Silvia Helena. "O que é mente?" Em *Cérebro & Mente – Revista Eletrônica de Divulgação Científica em Neurociência*. Disponível em http://www.cerebromente.org.br/n04/editori4.htm.

DOSSEY, Larry. "Compassion and Healing". Em GOLEMAN, Daniel *et al*. *Measuring the Immeasurable: the Scientific Case for Spirituality*. Louisville: Sounds True, 2008.

DUKE Integrative Medicine. *What Is Integrative Medicine?* Disponível em http://www.dukeintegrativemedicine.org/index.php/2009011913/about-us/what-is-integrative-medicine.html.

GATCHEL, Robert J. "Psychophysiology". Em BAUM, Andrew *et al*. (orgs.). *Cambridge Handbook of Psychology, Health and Medicine*. Londres: Cambridge University Press, 1997.

GOLEMAN, Daniel. "The Brain's Melody". Em GOLEMAN, Daniel *et al*. *Measuring the Immeasurable: the Scientific Case for Spirituality*. Louisville: Sounds True, 2008.

HEWSON, Mariana G. *et al*. "Integrative Medicine: Implementation and Evaluation of a Professional Development Program Using Experiential Learning and Conceptual Change Teaching Approaches". Em *Patient Education and Counseling*, 62 (1), julho de 2006.

JUNG, Carl. G. *Psicologia e religião oriental*. Petrópolis: Vozes, 1980.

________. *The Structure and Dynamics of the Psyche*. New Jersey: Princeton University Press, 1975.

________ & WILHELM, Richard. *O segredo da flor de ouro*. 6ª ed. Petrópolis: Vozes, 1990.

KABAT-ZINN, Jon. "Mindfulness-based Interventions in Context: Past, Present, and Future". Em *Clinical Psychology: Science and Practice*, 10 (2), 2003.

________. *Full Catastrophe Living*. Nova York: Bantam Dell, 2005.

KOENIG, Harold G. "Concerns about Measuring 'Spirituality' in Research". Em *The Journal of Nervous and Mental Disease*, 196 (5), maio de 2008.

________. "Religião, espiritualidade e psiquiatria: uma nova era na atenção à saúde mental". Trad. Alexander Moreira-Almeida. Em *Revista de Psiquiatria Clínica*, vol. 34, Suplemento 1, 2007. Artigo disponível em http://www.scielo.br/pdf/rpc/v34s1/a02v34s1.pdf.

LAZAR, Sara W. *et al*. "Meditation Experience Is Associated with Increased Cortical Thickness". Em NATIONAL INSTITUTES for Health Public Access. *NIHPA Au-*

thor Manuscripts, 6-2-2006. Disponível em http://www.ncbi.nlm.nih.gov/pmc/articles/PMC1361002/?log$=activity.

LIBET, Benjamin. "Reflexions on the Interaction of the Mind and Brain". Em *Progress in Neurobiology*, 78 (3-5), fev.-abr. de 2006.

LIPP, Marilda E. N. *Mecanismos neuropsicofisiológicos do stress: teoria e aplicações clínicas*. 2ª ed. São Paulo: Casa do Psicólogo, 2005.

LIPTON, Bruce H. "Revealing the Wizard Behind the Curtain: the 'New' Biology and Epigenetics". Em GOLEMAN, Daniel *et al. Measuring the Immeasurable: the Scientific Case for Spirituality*. Louisville: Sounds True, 2008.

MACHADO, Ângelo B. M. *Neuroanatomia funcional*. São Paulo: Atheneu, 2003.

MAGNANI, José Guilherme C. *Mystica urbe*. São Paulo: Studio Nobel, 1999.

MAIZES, Victoria; KOFFLER, Karen; FLEISHMAN, Susan. "Revisiting the Health History: an Integrative Medicine Approach". Em *International Journal of Integrative Medicine*, 4 (3), junho de 2002.

MANNING, M. "Defining Spirituality from a Student's Perspective". Em *American Association of Integrative Medicine: Continuing Education*. Disponível em http://www.aaimedicine.com/continuing_education_article-DSSP.php.

MARINO Jr., Raul. *A religião do cérebro: as novas descobertas da neurociência a respeito da fé humana*. São Paulo: Gente, 2005.

MELO, Augusto L. Nobre de. *Psiquiatria*. Rio de Janeiro: Guanabara Koogan, 1980.

MELO, José Maria de S. *A medicina e sua história*. Rio de Janeiro: Publicações Científicas, 1989.

MICOZZI, Marc S. "Translation from Conventional Medicine". Em MICOZZI, Marc S. (org.). *Fundamentals of Complementary and Integrative Medicine*. 3ª ed. Nova York/ Londres: Elsevier, 2006.

NATIONAL CENTER for Complementary and Alternative Medicine. "Background". Em *Mind-Body Medicine: an Overview*. Disponível em http://www.qigonginstitute.org/html/papers/NCCAMmindbody.pdf.

________. *Energy Medicine: an Overview*. Disponível em em http://innerlight.ws/pdf/nccamenergymed.pdf.

________. *Funding: Appropriations History*. Disponível em http://nccam.nih.gov/about/budget/appropriations.htm.

________. *Mind-Body Medicine: an Overview*. Disponível em http://www.qigonginstitute.org/html/papers/NCCAMmindbody.pdf.

________. *The Use of Complementary and Alternative Medicine in the United States* Disponível em http://nccam.nih.gov/news/camstats/2007/camsurvey_fs1.htm.

________. *What Is CAM?* Disponível em http://nccam.nih.gov/health/whatiscam/overview.htm.

NEWBERG, Andrew. "Spirituality, the Brain, and Health". Em GOLEMAN, Daniel *et al. Measuring the Immeasurable: the Scientific Case for Spirituality*. Louisville: Sounds True, 2008.

OGDEN, Jane. *Clinical Health Psychology*. Filadélfia: Open University Press, 1996.

PERES, Julio F. P.; SIMÃO, Manoel J. P.; NASELLO, Antonia G. "Espiritualidade, religiosidade e psicoterapia". Em *Revista de Psiquiatria Clínica,* vol. 34, Suplemento 1, 2007. Artigo disponível em http://www.hcnet.usp.br/ipq/revista/vol34/s1/pdf/136.pdf.

PERT, Candace B. & MARRIOTT, Nancy. "The Science of Emotions and Consciousness". Em GOLEMAN, Daniel *et al. Measuring the Immeasurable: the Scientific Case for Spirituality*. Louisville: Sounds True, 2008.

PESSOA, Luiz. "On the Relationship between Emotion and Cognition". Em *Nature Reviews Neuroscience*, 9 (2), fevereiro de 2008.

PUCHALSKI, Christina. "Task Force Report: Spirituality, Cultural Issues, and End of Life Care". Em ASSOCIATION OF AMERICAN Medical Colleges. *Report III: Contemporary Issues in Medicine: Communication in Medicine.* Medical School Objectives Project. Washington, AAMC, 1999.

REDMOND, Peter & MILLER, Eric. *The Association for Integrative Medicine* (apresentação). Disponível em http://www.integrativemedicine.org.

ROSSI, Ernest L. *A psicobiologia de cura mente-corpo.* Campinas: Psy II, 1994.

RUSSELL, Peter. "Exploring Deep Mind". Em GOLEMAN, Daniel *et al. Measuring the Immeasurable: the Scientific Case for Spirituality*. Louisville: Sounds True, 2008.

SANTORELLI, Saki F. *The Pull of The Soul toward the Possible: the Emerging Vision and Work of the Center for Mindfulness.* Disponível em http://www.umassmed.edu/Content.aspx?id=42432.

SIEGEL, Daniel J. "Reflections on the Mindful Brain". Em GOLEMAN, Daniel *et al. Measuring the Immeasurable: the Scientific Case for Spirituality*. Louisville: Sounds True, 2008.

SUNDBERG, Tobias *et al.* "Towards a Model for Integrative Medicine in Swedish Primary Care". Em *BMC Health Services Research,* vol. 7, 10-7-2007.

VARELA, Francisco *et al.* "The Brainweb: Phase Synchronization and Large-Scale Integration". Em *Nature Reviews Neuroscience*, 2 (4), abril de 2001.

Saúde mental
e desenvolvimento

Os transtornos mentais através dos tempos

Luiz Paulo Grinberg

Do modelo mágico ao modelo biomédico

Assim como em diversos ramos da medicina, a fenomenologia dos transtornos mentais e das alterações de comportamento vem sendo compreendida e classificada, ao longo do tempo, de acordo com o sistema de crenças e valores vigentes nas variadas épocas. Naturalmente, desses sistemas de pensamento decorrem as diversas técnicas e práticas de cura do sofrimento psíquico.

Até o século XVII, predominou o modelo mágico, em que corpo-mente-homem-natureza funcionavam como elementos fusionados (indiferenciados), e a terapêutica se pautava basicamente em procedimentos mágicos. Com o advento da ciência moderna e do positivismo, esses aspectos irão ser discriminados (modelo biomédico), ocorrendo uma especialização cada vez maior. Hoje em dia, apesar de não se tratar de um padrão absorvido pela cultura, pode-se dizer que, em muitos setores da medicina, caminhamos em direção a um modelo multidisciplinar, no qual esses elementos estão mais integrados dentro de uma visão sistêmica. O mesmo ocorre em relação à psiquiatria.

Como especialidade médica, a psiquiatria nasce no início do século XIX, em pleno iluminismo, mas sua história se constitui desde a Antiguidade, construída a partir de dois eixos que ora se tocavam, ora se distanciavam, num movimento pendular que vem oscilando entre a polaridade cérebro e a polaridade mente. Esse movimento reflete um conflito de paradigmas que persiste ainda hoje.

A psiquiatria da mente e a psiquiatria do cérebro

A psiquiatria cerebral se baseia fundamentalmente no modelo biomédico dualista, cujas raízes centram-se numa ciência mecanicista, materialista e racionalista. Essa era, durante o século XIX, a psiquiatria reconhecida pelo Estado, ensinada nas escolas médicas e exposta nos tratados de medicina. Suas influências foram o positivismo (Auguste Comte) – a partir do qual a ciência passa a se organizar como um corpo racional de conhecimentos livres das ideologias da teologia e da metafísica – e a teoria do evolucionismo (Charles Darwin). Seus expoentes foram os chamados alienistas da primeira geração (Philippe Pinel, Jean-Étienne D. Esquirol, Vincenzo Chiarugi, William Battie e William Tuke) e os neuropsiquiatras, principalmente os franceses (Bénédict A. Morel, Charles Lasègue) e os alemães (Theodor H. Meynert, Wilhelm Griesinger, Joseph Babinski, Karl Wernicke e Emil Kraepelin).

As raízes da história da psiquiatria da mente remontam à arte exercida pelas mãos de feiticeiros, curandeiros, xamãs, místicos, sacerdotes, padres e exorcistas, cujo método consistia em provocar no doente a emergência de forças malignas sob a forma de crises. Nesse modelo, a doença é considerada uma forma de possessão por um espírito maligno. A cura consiste em expulsar o mal e, no caso da Igreja Católica, restabelecer a fé enfraquecida – considerada a porta de entrada para a doença mental.

O psicanalista e historiador Henri F. Ellenberger demonstra uma linha de desenvolvimento dessa psiquiatria psiquicamente orientada a partir das práticas mágico-religiosas, caminhando pelos "passes" exercidos por magnetizadores e hipnotizadores e culminando no nascimento da psicanálise e dos grandes sistemas da psicologia moderna.[1] Nesse sentido, pode-se afirmar que o exorcismo seria o bisavô, o mesmerismo e o hipnotismo, os avós, e a psicanálise, a mãe da moderna psicologia.

1 Henri F. Ellenberger, *The Discovery of the Unconscious: the History and Evolution of Dynamic Psychiatry* (Nova York: Harper Collins, 1970), p. 48.

A partir de uma mudança de paradigma que ocorre em fins do século XVIII, as forças malignas responsáveis pelas doenças passam a ser explicadas por uma teoria pseudocientífica, elaborada pelo médico vienense Franz Anton Mesmer - criador do magnetismo animal. Mesmer considerava todas as doenças, e principalmente as chamadas "afecções vaporosas" (quadros histéricos com manifestações somáticas), fruto do desequilíbrio de um fluido vital universal que permeava todo o cosmos e as relações entre os seres animados e inanimados. Para ele, haveria uma só doença e, por conseguinte, uma só cura. Seu método, embora baseado nas novas descobertas no campo da eletricidade, era bastante simplista e consistia, essencialmente, na produção de crises através de "passes magnéticos" e no contato com água (por ele) imantada com o intuito de restabelecer o equilíbrio do fluido universal. Suas técnicas evoluíram para o chamado "sonambulismo artificial", desenvolvido por seu discípulo marquês de Puységur, que, menos identificado com o poder do curador, teve o *insight* de que as curas poderiam ser decorrentes da sugestão psicológica.

Embora ao final de sua carreira Mesmer tenha caído em descrédito, tendo sido rotulado de charlatão (em inglês *to mesmerize* significa "fascinar"), o mesmerismo floresceu tanto na Europa como nos Estados Unidos. Duas correntes se formaram: a dos fluidistas (seguidores de Mesmer), que acreditava na existência concreta do fluido universal, e a dos animistas, que considerava o poder da sugestão. Em meados do século XIX, a fim de permitir uma maior aceitação desses fenômenos pela Academia de Ciências, o médico inglês James Braid cunhou o termo "hipnotismo" (do grego *hipnos*, sono) para descrever essas técnicas que fundamentalmente produziam um estado de consciência alterada. Era justamente esse estado alterado que permitia o acesso às raízes inconscientes (embora o termo ainda não fosse empregado na medicina) das chamadas "doenças psiquiátricas menores", que englobavam um grande número do que, hoje em dia, entendemos por neuroses, transtornos somatoformes e depressões neuróticas.

O hipnotismo teve o auge de seu desenvolvimento com as escolas francesas de Salpêtrière (Jean-Martin Charcot) e Nancy (Hippolyte Bernheim), durante os anos 1880. Todas essas técnicas propiciavam o que, modernamente, denominamos de emergência de forças inconscientes e irão culminar nos sistemas fundadores da chamada psiquiatria dinâmica: a análise psicológica de Pierre Janet, a psicanálise de Sigmund Freud, a psicologia individual de

Alfred Adler e a psicologia analítica de Carl Gustav Jung. O modelo foi o mesmo desde seu nascimento: a influência de um segundo sistema de forças – daí o termo "dinâmica" – sobre a consciência. O que variou foram as explicações: demônio (paradigma mágico-religioso), desequilíbrio do fluido magnético (Mesmer, Puységur), ideia fixa subconsciente (Pierre Janet), complexo (Theodor Ziehen), recalque e conflito inconsciente (Freud, Josef Breuer) e complexo autônomo dotado de um núcleo arquetípico (Jung).

Assim, a psiquiatria psiquicamente orientada, ou psiquiatria da mente, desenvolve-se, tendo como pano de fundo o culto ao inconsciente, que havia nascido com os filósofos da natureza em fins do século XVIII. Seus representantes foram os filósofos românticos (Gotthilf Heinrich von Schubert, Paul I. V. Troxler, Carl G. Carus, Eduard von Hartmann), os médicos românticos (Johann C. Reil, Johann C. Heinroth, Karl Ideler) e, como vimos, os magnetizadores (Mesmer, Puységur) e médicos hipnotizadores (Braid, Bernheim, Charcot).

A esta fatia da psiquiatria dinâmica acorriam a maioria dos pacientes que, por horror às ideias fatalistas da degeneração mental – teoria desenvolvida pela psiquiatria francesa em meados do século XIX –, buscavam passar ao largo dos consultórios dos alienistas e dos muros dos asilos psiquiátricos. Um século separa o fatalismo de Morel (1856), sobre a transmissão genética da doença mental e sua piora progressiva a cada geração (até culminar em demência), da descoberta dos psicofármacos e das primeiras demonstrações de sua efetividade em pacientes psiquiátricos (a descoberta do lítio como agente antimaníaco, em 1949; o antipsicótico clorpromazina, em 1952; o antidepressivo imipramina, em 1955).

Enquanto na história da psiquiatria da mente a grande vedete foi a histeria e suas camaleônicas manifestações, a porta-bandeira das descobertas na psiquiatria cerebral foi a neurossífilis. Durante a segunda metade do século XIX, houve uma grande epidemia de doenças venéreas nos Estados Unidos e na Europa, e a sífilis chegou a atingir até um quinto da população, do qual 6% evoluíam para as formas neurológicas da doença (neurolues).[2] O aumento da incidência da sífilis se deu tanto em relação a seus estágios demenciais terminais (paralisia geral progressiva ou demência paralítica) quanto aos estágios

2 Edward Shorter, *A History of Psychiatry: from the Era of the Asylum to the Age of Prozac* (Nova York: John Wiley & Sons, 1997), p. 57.

iniciais (mania causada por meningite sifilítica), o que explica o fato de a neurolues ter sido a primeira causa de internação em asilos para doentes mentais durante o século XIX (seguida do alcoolismo, epilepsia e demência precoce) e, por essa razão, ter sido considerada a doença do século. Os achados anatomopatológicos em autópsias de cérebros de pacientes psiquiátricos que morriam de neurolues (a penicilina só seria descoberta em 1928) corroboravam o paradigma de que doença mental e doença cerebral eram sinônimos.

Da teoria dos quatro humores ao nascimento da clínica

Entretanto, essa associação não é fruto nem do racionalismo iluminista nem do positivismo, mas remonta aos escritos hipocráticos sobre a teoria dos humores - considerado o paradigma médico por mais de 1.800 anos. Na medicina oficial, até praticamente o final do século XVIII, as doenças eram explicadas por meio de relações de afinidade entre elementos e humores corporais - bile negra, bile amarela, sangue e fleuma -, cujo desequilíbrio influenciava o organismo.

Segundo Hipócrates de Cós (*c.* 460-*c.* 377 a.C.), a função do cérebro, assim como de outras "glândulas" como as amídalas, os rins, os mamilos e os gânglios linfáticos,[3] não é outra senão

> [...] atrair para elas o humor que sobra no organismo [...] mas a inteligência, estando situada na cabeça, é alterada e o senso comum se atrapalha quando o vaivém da fleuma não se faz normalmente". [...] Outras vezes, o cérebro não solta a fluxão ácida e o seu excesso causa males; a inteligência se anuvia, o paciente vaivém, pensa em coisas sem nexo, denunciando a natureza da doença através de sorrisos zombeteiros e visões estranhas.[4]

A teoria dos humores correspondia a um olhar mágico que especulava sobre os sintomas, imitando a natureza sem distanciamento objetivo. Constituí-

3 Hipócrates designava o cérebro e esses órgãos como "glândulas" que regulavam o fluxo das "secreções" humorais.

4 Hipócrates, *Conhecer, cuidar, amar: o juramento e outros textos* (São Paulo: Landy, 2002), pp. 90 e 91.

do dos quatro elementos primordiais (terra, água, ar e fogo) o corpo humano, como um universo em miniatura, mantinha uma relação de reciprocidade com o macrocosmo, no qual se refletia como num espelho. Para Galeno, médico grego que viveu no século II, melancolia, epilepsia, luxações e caquexia pertenceriam à mesma família, de acordo com a região do corpo em que se acumulasse a fria bile negra.[5] A mania, no entanto, seria produzida por humores quentes e secos como a bile amarela, ou *cholé* (daí, o termo "cólera").

Decorrem dessas "teorias" as práticas com o intuito de corrigir o desequilíbrio dos humores: ervas, medicações orais e manobras corporais (sangrias, enemas e vomitórios). Ao longo das 312 páginas que compõem a segunda parte de seu famoso *The Anatomy of Melancholy*, publicado em 1621, o médico e clérigo inglês Robert Burton separa os tratamentos ilegais praticados por feiticeiros e bruxas (encantamentos, magias, imagens) daqueles legalmente aceitos, provenientes de Deus através da oração, ou da natureza, que funcionam por intermédio do médico e do paciente, por meios físicos (dietas, medicamentos e cirurgias). Além de tentar se abrir com amigos, buscar companhia alegre, resistir às paixões e escutar música, Burton recomendava o uso de ervas variadas para os diversos órgãos do corpo para tratar a melancolia: óleo de borragem[6] para o coração; lúpulo para a cabeça; endívia para purificar o sangue; misturas que incluíam a papoula ou a erva-de-são-joão,[7] pedras preciosas e ouro, além de óleos, purgantes e flebotomia.[8]

Desde os tempos de Hipócrates até o século XVII, foram duas as principais classes em que foram subdivididos os transtornos mentais: mania e melancolia. Entretanto, o termo melancolia possuía uma gama bastante variada de significados que não se restringia apenas à categoria diagnóstica à qual foi reduzido atualmente, tendo sido empregado em filosofia, literatura e medicina para designar diversas formas de loucura com ou sem delírio. Em 1625, o médico suíço Felix Plater cunha a expressão "alienação mental" para descrever as situações em que as faculdades da mente (razão, imaginação

5 Jennifer Radden, *The Nature of Melancholy: from Aristotle to Kristeva* (Nova York: Oxford University Press, 2000), p. 64.

6 Rico em ácidos graxos, hoje em dia há trabalhos demonstrando a eficácia do ômega-3 como tratamento adjunto na depressão.

7 Trata-se da *Hypericum perforatum* – hoje já testada no tratamento da depressão.

8 Robert Burton, *The Anatomy of Melancholy*, parte II (Nova York: New York Review of Books, 2001), pp. 1-4 e 275.

e memória) encontram-se "depravadas" e apresenta a primeira classificação médica da *mentis alienatio* que poderia ser atribuída a causas externas (ingestão de substâncias ou paixões intensas) ou causas internas: *desipientia* (delírio), *phrenesis* (com febre), *mania* (sem febre com furor) e *melancholia* (sem febre, sem furor).[9]

No final do século XVIII, ocorre uma transformação fundamental nessa visão das enfermidades como resultado de uma *magia naturalis*. Como apontamos, a partir de então, há uma mudança de paradigma no Ocidente e uma passagem da perspectiva mágico-religiosa para um ponto de vista científico centrado no modelo biomédico. A medicina passa da crença nas percepções do mundo visível dos sintomas a uma atitude analítica e racional sobre as evidências que poderiam ser induzidas a partir da experiência e dos fatos. Como ponte com a ciência moderna, vemos, durante este "alvorecer do positivismo",[10] o surgimento de algumas tentativas de racionalização, que explicavam a fisiopatologia desses quadros de afecção cerebral e a organização dos sintomas delirantes, depressivos ou maníacos com base em três tipos de processos: pneumáticos, em consequência da circulação de "espíritos animais" (*pneuma*) no interior dos canais nervosos; químicos, resultantes da combinação de gases do corpo humano (escola iatroquímica); e mecânicos, baseados na nova física newtoniana e decorrentes de tensões das fibras orgânicas (nervos e vasos).

Michel Foucault toma o exemplo da melancolia para ilustrar essa transição que coincide com o nascimento da clínica. Segundo o filósofo, esse momento constitui um novo olhar sobre o adoecer, que reorganiza o emaranhado das doenças anteriormente classificadas segundo graus variados de parentesco qualitativo. Até o século XVIII, diz ele, "serão estas qualidades mecânicas do suco (humor) melancólico que irão produzir a depressão: sua frieza diminui a quantidade dos espíritos [animais], sua secura torna-os capazes de conservar uma imaginação forte e obstinada e seu negrume priva-os da claridade e sutilidade naturais".[11]

9 Felix Plater *apud* Isaías Pessotti, *Os nomes da loucura* (São Paulo: Editora 34, 1999), pp. 33-34 e 238.

10 Michel Foucault, *História da loucura na idade clássica* (São Paulo: Perspectiva, 1972), p. 272.

11 *Ibid.*, p. 264.

Contudo, a partir do iluminismo, não são mais os espíritos animais circulando nos "canais" dos nervos os responsáveis pela melancolia. Identificam-se, agora, duas formas: a "melancolia nervosa", causada pela ação direta das fibras nervosas que se tornam rígidas e cessam de vibrar, detendo o curso do sangue e imobilizando os espíritos animais, e a "melancolia líquida", causada pela ação indireta "sobre" as fibras nervosas, devido à impregnação e espessamento dos humores pela atrabílis (bile negra), que, em consequência, tornam o sangue mais pesado, estagnando as meninges e comprimindo o sistema nervoso.[12]

Gradualmente nota-se que a melancolia vai se enrijecendo, se solidificando, perdendo seu caráter volátil (vapor, espírito animal), secando-se de sua imaginação (e subjetividade) e se transformando nos sintomas oriundos de suas qualidades corporais, físicas e concretas (visíveis): tristeza, amargor, gosto pela solidão, isolamento, alentecimento. Em 1801, o alienista francês Philippe Pinel irá classificar a melancolia como um quadro caracterizado por inércia, desespero e uma espécie de estupor morno, ou seja, uma loucura sem delírio. Concepção concisa, enxuta, centrada no que, modernamente, viria a ser conhecido como síndrome de inibição psicomotora, bastante distinta das floridas descrições imaginativas sobre a melancolia que perduraram durante séculos.

Exemplo desse caráter subjetivo da melancolia que permeou nossa cultura é o belo conto de Miguel de Cervantes, *El licenciado Vidriera*, que nos apresenta Tomás Rodaja, jovem e talentoso campônio, que, enfeitiçado por uma mulher a quem rejeitara, cai doente e passa a apresentar um "delírio de vidro": "[...] e com esta imaginação, quando alguém dele se aproximava, dava gritos terríveis, pedindo e suplicando com palavras e razões combinadas que não se lhe acercassem, porque o quebrariam; que real e verdadeiramente ele não era como os outros homens: que tudo era de vidro, dos pés à cabeça.[13]

Este tema foi recorrente entre os melancólicos durante o renascimento e o barroco: pacientes diziam ter vomitado vidro, escutavam o barulho de cacos em suas barrigas ou evitavam sentar-se, com medo de quebrar as nádegas, e

12 *Ibid.*, pp. 266 e 267.

13 Miguel de Cervantes, *El licenciado Vidriera*, disponível em http://www.ciudadseva.com/textos/cuentos/esp/cervan/licencia.htm.

só viajavam acondicionados em caixas de palha.[14] Na época da medicina dos humores, o médico inglês Timothy Bright, em seu *Treatise of Melancholy*, publicado em 1586, atribuía esses delírios a vapores que provinham do baço e distorciam percepção, crença, julgamento, memória e imaginação, forjando as ficções mais monstruosas.

Segundo Foucault, em contraposição ao antigo olhar especulativo, o novo olhar clínico, que agora emergia, pretende revelar uma ordem natural dos sintomas por meio da comparação entre doentes e principalmente pela percepção de que existem nas enfermidades elementos combinados e repetitivos (sinais) que se sucedem e evoluem no tempo. Gradualmente, a doença vai adquirindo uma unidade que lhe confere uma identidade nosológica singular – identidade esta que será avalizada pela proporção de uma série de casos análogos. Estamos em plena era do racionalismo iluminista, com ênfase na organização dos vários campos dos saberes humanos. A doença mental é, então, finalmente medicalizada.

Na esteira dessa organização, durante o século XIX, a medicina começa a se apropriar da estatística para garantir um domínio de fatos comuns. Desse modo, as variações individuais serão integradas num campo de probabilidades que não é mais o "campo perceptivo do jardim das espécies",[15] mas os casos clínicos. Surgem as médias, os desvios-padrão e os erros que são calculados para se garantir uma constância científica, ou seja, uma estabilidade matemática por meio da qual se afirma a certeza – e se mensura a incerteza – de que aquele indivíduo doente pode ser definido como um caso.

Em sua *Nosographie philosophique*, publicada em 1798, Pinel aplica uma nova abordagem na classificação das doenças, correlacionando sintomas e transtornos de maneira racional e concisa, inaugurando a ênfase na observação cuidadosa (método clínico-descritivo) em detrimento das chamadas ideologias a respeito da doença mental: "Devo cuidadosamente recusar todas as teorias ideológicas [...] É mais sábio se ater aos resultados de uma observação estrita dos prejuízos que as várias faculdades [mentais] podem sofrer e, então, aprender a distingui-las por meio de sinais visíveis".[16]

---

14 Andrew Solomon, *O demônio do meio-dia: uma anatomia da depressão* (Rio de Janeiro: Objetiva, 2002), pp. 282-283.

15 Michel Foucault, *O nascimento da clínica* (Rio de Janeiro: Forense-Universitária, 1977), p. 116.

16 Philippe Pinel *apud* Jennifer Radden, *The Nature of Melancholy*, cit., p. 204.

Em seu *Traité médico-philosophique sur l'aliénation mentale*, publicado em 1801 e baseado fundamentalmente na descrição dos sintomas, Pinel acrescenta duas outras categorias à clássica divisão dos transtornos mentais em mania (com ou sem delírio) e melancolia: demência e idiotia. Esquirol, seu discípulo, mantém as duas últimas, mas faz uma pequena distinção entre *lypemania* (delírio parcial acompanhado de depressão), *monomania* (delírio parcial acompanhado de paixão alegre e expansiva) e *mania* (delírio geral acompanhado de excitação).[17]

Tanto para Pinel quanto para Esquirol, alienação mental é sinônimo de "lesão do intelecto". Por conseguinte, seu tratamento consistia essencialmente no fortalecimento das faculdades da razão em um ambiente protegido, calmo, limpo e agradável, com aplicação de banhos calmantes e de uma rotina de trabalho associada à atividade sistemática e a psicoterapia baseada na relação médico-paciente, denominada "tratamento moral",[18] que visava, basicamente, à recuperação da autoconfiança.[19]

As classificações em psiquiatria e a questão do diagnóstico

Nesse ponto de nossa história, época na qual um sistema aceito de classificação geral das doenças psiquiátricas começou a ser desenvolvido (embora, como vimos, a primeira classificação tenha surgido em 1625, com Plater), passamos a nos deparar com o que a maioria dos autores considera uma das questões centrais em psiquiatria – a questão do diagnóstico. Segundo o psiquiatra e filósofo alemão Karl Jaspers, considerado o pai da psicopatologia, as indagações fundamentais para os clínicos há alguns séculos têm sido: de que forma esses fenômenos se juntam no caso individual? Com que doença, isto é, com que entidade nosológica estamos lidando? Que entidades nosológicas existem?[20]

---

17 Jean-Étienne D. Esquirol *apud* Isaías Pessotti, *Os nomes da loucura*, cit., p. 61

18 Naquele contexto, "moral" tinha a conotação de "mental". Ver Edward Shorter, *A History of Psychiatry*, cit., p. 20.

19 Edward Shorter, *A History of Psychiatry*, cit., pp. 18-19.

20 Karl Jaspers, *General Psychopathology*, vol. II (Londres: The Johns Hopkins University Press, 1997), p. 563.

Diferentemente das demais especialidades médicas, o diagnóstico em psiquiatria, ou seja, a delimitação do caso clínico, se torna algo bastante complexo, uma vez que marcadores biológicos nessa especialidade médica ainda são muito incipientes. Em psiquiatra, a ferramenta principal de que dispomos para diagnosticar é a semiologia, ou seja, o estudo dos sinais e dos sintomas.

Quando agrupamos esses fenômenos, é possível, na maioria das vezes, chegar, no mínimo, a uma hipótese diagnóstica - que a evolução do caso e, muitas vezes, a resposta ao tratamento irão ou não confirmar. Entretanto, nem sempre isso é possível, pois os casos típicos não costumam ser os mais comuns. Existem, em cada síndrome, inúmeras formas de transição e vários sintomas comuns a todas elas. E ainda, muitos desses quadros se sobrepõem, como no caso do transtorno afetivo bipolar em que é possível encontrar sintomas pertencentes a vários complexos sintomáticos: síndromes depressiva, maníaca e psicótica.

Antes de Karl L. Kahlbaum, que em 1863, com a publicação de seu *Die Gruppierung der Psychischen Krankheiten und die Einteilung der Seelenstörungen* (O agrupamento das doenças mentais e a classificação dos transtornos mentais), imprimiu uma nova direção aos sistemas classificatórios em psiquiatria, separando os transtornos de acordo com a sua evolução, pode-se dizer que a questão do diagnóstico psiquiátrico vivia uma verdadeira Torre de Babel, repleta de espécies de categorias baseadas em critérios arbitrários e, muitas vezes, meramente pessoais, que geravam muita confusão.

As classificações do médico belga Joseph Guislain, em 1833, e do fundador da escola psiquiátrica de Edimburgo, David Skae, em 1863, são típicas desse período de indiscriminação. Guislain havia inaugurado o conceito de um transtorno psicótico maior único e considerava a *phrenalgie initiale* uma espécie de reação ou distúrbio básico - uma dor psíquica (*douleur moral, Seelenschmerz*) - que constituía a fase inicial de todas as doenças psíquicas.[21] Esse transtorno inicial se desdobraria em oito espécies principais. Skae, que parece ter ficado fascinado com a sexualidade e a fisiologia femininas, lista, por sua vez, cerca de 25 "tipos" de loucura: loucura dos masturbadores (indivíduos jovens, desconfiados, com palpitações e o "corpo desgastado dos velhos

21 Jules Angst, "Historical Aspects of the Dichotomy between Manic-Depressive Disorders and Schizophrenia", em *Schizophrenia Research*, 57 (1), setembro de 2002, p. 6.

pecadores"),[22] loucura da puberdade, satiríase, ninfomania, mania histérica, mania simpática (relacionada a alterações menstruais), mania sexual, loucura da gravidez, mania do puerpério, loucura do aleitamento, loucura climatérica, loucura ovariana ou uterina, loucura senil, mania tísica, mania sifilítica e loucuras idiopáticas, entre outras.

Essas visões foram questionadas em seu tempo e abandonadas, pois levavam a uma série de infinitas enumerações indiferenciadas, implicando que um mesmo indivíduo sofresse, simultaneamente, de uma grande variedade de doenças.[23]

Com o emprego do microscópio e o nascimento da era bacteriológica inaugurada por Louis Pasteur em meados do século XIX, a psiquiatria consagra o modelo anatomopatológico, que permitiu correlacionar achados anatômicos da autópsia com sinais e sintomas apresentados pelo doente antes de sua morte (como vimos no caso da neurolues, que se tornara o paradigma da doença mental como sinônimo de doença cerebral). Sustentado pelo método neuropatológico e, portanto, pouco interessado em psicopatologia descritiva e outros métodos clínicos, Griesinger aperfeiçoou o conceito de *Einheitspsychose* (psicose unitária), introduzido em 1837 por seu mestre Ernst A. von Zeller, que havia traduzido a obra de Guislain para o alemão. Essa perspectiva de que existiria apenas uma só doença que se manifestaria de variadas formas – formas estas cujas fronteiras eram fluidas e se interpenetravam – dominou a psiquiatria oficial durante quase toda a segunda metade do século XIX. De acordo com essa visão, tais formas de loucura poderiam ser classificadas como uma sequência típica de estados, que se iniciaria com um quadro de melancolia, seguido de furor, delírio e, finalmente, demência.[24]

Considerado o fundador da chamada "primeira psiquiatria biológica", Griesinger formou um time de cientistas que o ajudou a inaugurar uma nova era da psiquiatria, ligada à universidade e dedicada ao estudo do cérebro e dos tecidos nervosos.[25] Um de seus colaboradores, Rudolph Virchow, que estudava tecidos cerebrais *post-mortem*, foi considerado o pai da patologia moderna por considerar os processos patológicos não mais nos tecidos, mas nas célu-

---

22 David Skae *apud* Isaías Pessotti, *Os nomes da loucura*, cit., p. 89.
23 Karl Jaspers, *General Psychopathology*, cit., pp. 564-565.
24 *Ibid.*, p. 564.
25 Edward Shorter, *A History of Psychiatry*, cit., p. 75.

las. A famosa frase de Griesinger, em que afirma a sua concepção de que a doença mental é uma doença cerebral ou doença nervosa, resume o espírito da época.[26]

Assim, até a época de Kraepelin, que irá inaugurar uma nova abordagem na busca pelas entidades nosológicas em psiquiatria, havia três pontos de vista para encontrar uma definição das doenças psiquiátricas: 1) a busca de uma estrutura "natural" (hereditária), postulada por Morel; 2) a busca de entidades nosológicas com base nos achados da anatomia patológica cerebral centrada no paradigma da paralisia geral; 3) a busca da estrutura psicológica básica alterada por trás de um complexo sintomático (melancolia, furor, confusão, demência), levada a cabo durante os anos 1880 pelos neurologistas Meynert e Wernicke e, posteriormente, em 1911, por Eugen Bleuler, que considerou o *Spaltung* (cisão) das funções psíquicas como a alteração específica essencial da esquizofrenia.[27] Entretanto, como afirmou Jaspers, nenhum desses três pontos de vista foi capaz de prover um sistema de entidades nosológicas capaz de acomodar todas as psicoses.[28]

O passo para a construção de um sistema que iria praticamente dominar a nosologia e a prática clínica até os dias de hoje e que se constituiria na fundação da moderna nosologia psiquiátrica foi dado por dois psiquiatras alemães: Kahlbaum (e seu discípulo Ewald Hecker), fora do ambiente acadêmico, e Kraepelin (e seu discípulo Weigandt), na Universidade de Heidelberg. O trabalho de ambos formaria as bases de duas importantes obras de referência atuais: o *Manual diagnóstico e estatístico de transtornos mentais* (atualmente, em sua 4ª versão revisada) (*DSM-IV - Diagnostic and Statistical Manual of Mental Disorders*), desenvolvido pela Associação Psiquiátrica Americana (APA - American Psychiatric Association), bem como a *Classificação estatística internacional de doenças e problemas relacionados à saúde* (*CID-10*), elaborada pela Organização Mundial da Saúde (OMS).

Para formular o diagnóstico psiquiátrico, Kahlbaum considerava: 1) o curso inteiro da doença como o elemento mais fundamental (essa foi a inovação acrescida aos três pontos de vista anteriores); 2) a importância de olhar o

26 *Ibid.*, p. 76.

27 Eugen Bleuler, *Dementia Praecox or the Group of Schizophrenias* (Nova York: International University Press, 1950), p. 362.

28 Karl Jaspers, *General Psychopathology*, cit., p. 566.

quadro todo da psicose – todos os fenômenos da vida individual do paciente, obtidos pela observação clínica (desse modo, ele agrupou todos os pontos de vista anteriores para a construção da entidade nosológica).

Essas duas novidades resumem o novo método clínico-evolutivo, baseado na observação do curso longitudinal da doença que veio agregar-se ao método clínico-descritivo de Pinel e ao método anatomopatológico de Griesinger. As duas novas contribuições trazidas por Kahlbaum permitiram aproximar-se das entidades nosológicas, mas suas ideias só surtiram efeito ao se propagarem por intermédio de Kraepelin.[29] Como diz Jaspers, o mérito de Kahlbaum foi ter capturado a ideia, mas foi Kraepelin quem a tornou efetiva.[30]

Com essa nova abordagem, Kahlbaum e Hecker se opuseram frontalmente ao dogma vigente de que todos os quadros psiquiátricos culminariam, fatalmente, em demência (concepção da psicose unitária). Esse aspecto, segundo vários de seus biógrafos, parece ter contribuído para a falta de crescimento acadêmico de ambos, mestre e discípulo.[31] Em seu *Tratado* de 1863, Kahlbaum classifica os transtornos mentais em dois tipos básicos: *vesania* (insanidade global que evolui para deterioração) e *vecordia* (insanidade parcial de curso benigno).[32]

Em 1891, Kraepelin torna-se professor de psiquiatria na clínica da Universidade de Heidelberg e convida alguns jovens cientistas para constituir um grupo de pesquisas: Gustav Aschaffenburg, Robert Gaupp, Ernst Rudin e Franz Nissl,[33] este último, o inventor dos corantes que permitiram a visualização do núcleo e de outras estruturas das células nervosas através do microscópio, o que tornou possível a estratificação da anatomia cerebral em várias áreas.

Posteriormente, na Universidade de Munique, Kraepelin e seu grupo (incluindo Alois Alzheimer que, em 1906, descobriu a doença que levaria o seu

---

29 *Ibidem.*

30 Karl Jaspers, *General Psychopathology*, cit., p. 569.

31 Christopher Baethge, Paola Salvatore, Ross J. Baldessarini, "On Cyclic Insanity", trad. e notas Karl L. Kahlbaum, em *Harvard Review of Psychiatry*, 11 (2), mar.-abr. de 2003, p. 80; "Cyclothymia, a Circular Mood Disorder", em *History of Psychiatry*, 14 (55), setembro de 2003, p. 383.

32 Karl L. Kahlbaum *apud* Christopher Baethge, Paola Salvatore, Ross J. Baldessarini, "On Cyclic Insanity", cit., p. 81.

33 Hanns Hippius & Norbert Müller, "The Work of Emil Kraepelin and His Research Group in München", em *European Archives of Psychiatry and Clinical Neuroscience*, vol. 258, supl. 2, 2008, p. 5.

nome) continuaram a desenvolver pesquisas científicas nas áreas de fisiologia, bioquímica, sorologia, genealogia e neuropatologia, colocando um ponto final na dominação da escola psiquiátrica biológica, separando-a definitivamente da neurologia. Assim, aquilo que Nissl e Alzheimer encontravam através do microscópio era considerado neurologia, e o que não era encontrado através do exame anatomopatológico era considerado psiquiatria e decorrente de uma alteração "funcional" do cérebro.[34]

As ideias de Kraepelin e suas categorias diagnósticas foram lapidadas e sucessivamente elaboradas e desenvolvidas ao longo de 35 anos, entre 1880 e 1915. Durante esse período, seu *Compendium der Psychiatrie* sofreu diversas revisões. O marco se dá na 5ª edição, de 1896, em que Kraepelin publica um capítulo sobre a demência precoce e conceitua sua noção de "entidade nosológica natural e genuína": "Quadros clínicos de doenças com causas semelhantes, uma forma psicológica básica similar, um curso e desenvolvimento semelhantes, um desfecho semelhante e uma patologia cerebral semelhante, descobertos por meio da observação clínica compreensiva".[35]

Na 6ª edição do *Compendium*, de 1899, suas ideias tomaram forma definitiva, dissipando a confusão que prevalecia na classificação psiquiátrica da época e resultando na classificação das doenças que proveu a base para as classificações modernas, composta de quinze entidades nosológicas (ou categorias): loucura infecciosa, psicose de esgotamento, envenenamentos, psicoses tireógenas, demência precoce, demência paralítica, loucura resultante de doença cerebral, loucura involutiva, psicose maníaco-depressiva (PMD), paranoia, loucura epiléptica, neuroses psicogênicas, estados psicopáticos, personalidade psicopática e retardos do desenvolvimento psíquico.[36]

O "desfecho" da doença, cuja evolução e curso Kraepelin costumava anotar sob a forma gráfica dos afetivogramas, tornar-se-ia um campo de investigação altamente frutífero, levando à suposição básica de que as doenças curáveis e as incuráveis seriam fundamentalmente diferentes, resultando no conceito dos dois grandes grupamentos de doenças que englobariam todas as psicoses e que não poderiam ser explicadas por um processo (neurológico)

---

34 Edward Shorter, *A History of Psychiatry*, cit., p. 109.

35 Karl Jaspers, *General Psychopathology*, cit., pp. 566-567.

36 Emil Kraepelin *apud* Isaías Pessotti, *Os nomes da loucura*, cit., pp. 255-256.

cerebral: a insanidade maníaco-depressiva (transtorno bipolar) e a *dementia praecox* (esquizofrenia).[37]

Esses dois grupamentos, que buscam se diferenciar um do outro, têm fomentado esforços contínuos de investigação diagnóstica que culminaram nos modernos manuais de classificação das doenças mentais, como a CID-10 e o DSM-IV.

As concepções de Kraepelin foram rapidamente aceitas em sua época e difundidas, embora tenham sido criticadas desde o início, por serem muito inclusivas. Entretanto, suas ideias traçaram caminhos bastante distintos na Europa e nos Estados Unidos.

Durante a primeira metade do século XX, o eixo havia se deslocado da Alemanha para os Estados Unidos, e a psiquiatria americana foi amplamente influenciada pelas ideias psicanalíticas e pelas abordagens psicossociais, trazidas principalmente pelo médico suíço Adolf Meyer, com ênfase nos conflitos inconscientes como base para a compreensão da gênese das doenças mentais. Freud havia separado as neuroses em dois grupos que se contrapunham: de um lado, as neuroses de angústia, ou psiconeuroses de defesa, ou simplesmente neuroses (fobias, obsessões e histeria), decorrentes de uma situação edipiana; e, de outro, as psiconeuroses narcísicas, ou simplesmente psicoses, decorrentes de uma situação mais primitiva, pré-edipiana (paranoia, esquizofrenia).

Devido a uma dominância da psicanálise durante as primeiras décadas do século XX, as duas primeiras versões do *DSM* estavam carregadas de vieses etiológicos. Sob influência do modelo psicossocial de Meyer e das ideias psicanalíticas freudianas, o *DSM-I*, de 1952, considerava a psicose maníaco-depressiva uma vulnerabilidade individual ante as influências psicossociais específicas. Daí o termo "reação maníaco-depressiva", que no *DSM-I* designava, junto com a "reação depressiva psicótica", uma subcategoria das chamadas "reações afetivas", que compunham uma das quatro categorias das psicoses. Igualmente, o *DSM-II*, de 1968, de cuja comissão organizadora seis dos dez integrantes eram psicanalistas,[38] refletia claramente o paradigma que dissociava o pensamento psiquiátrico da época. Assim, cada escola de psiquiatria era representada por seu pressuposto etiológico e, por conseguinte, as doenças

37 Karl Jaspers, *General Psychopathology*, cit., p. 567.

38 Edward Shorter, *A History of Psychiatry*, cit., p. 299.

mentais foram separadas em pares dicotômicos: endógeno *versus* reativo ou psicótico *versus* neurótico. Disputa política transformada em debate nosológico!

Em relação à propagação das ideias de Kraepelin na Europa, perpetuou-se a ênfase no modelo médico tradicional da doença mental, amplamente elaborado a partir de seu método clínico-evolutivo, ou seja, a observação clínica dos sinais e sintomas da doença ao longo do tempo. A ênfase no curso longitudinal indicava, por assim dizer, a história natural da doença.

A partir da revolução farmacológica trazida pelas descobertas dos psicofármacos, que passaram a evidenciar alguns sistemas neurotransmissores implicados na gênese dos transtornos psiquiátricos, durante os anos 1970, o paradigma psicanalítico começa a ser questionado. Surge, então, nos Estados Unidos, uma revitalização da importância do diagnóstico e um ressurgimento do interesse pelo estudo da obra de Kraepelin, a partir de dois estudos pioneiros que verificaram a discrepância entre os diagnósticos nos Estados Unidos e na Inglaterra. O United States - United Kingdom Diagnostic Project, de 1972, buscou determinar o porquê das prevalências desproporcionais que apontavam um predomínio de transtornos afetivos na Grã-Bretanha e de esquizofrenia nos Estados Unidos. Com a utilização de entrevistas estruturadas, chegou-se à conclusão de que, em realidade, as diferenças nacionais refletiam muito mais os diferentes critérios diagnósticos empregados pelos psiquiatras do que as características dos pacientes naqueles dois países.[39] E o *International Pilot Study of Schizophrenia*, publicado pela OMS em 1973, que avaliou a incidência, a forma e o curso da esquizofrenia em nove culturas diferentes, concluindo que a distribuição das síndromes específicas daquela doença era semelhante, independentemente da cultura e do desenvolvimento social.[40]

Esses dois estudos "tiraram a questão diagnóstica de sua letargia"[41] e levaram ao desenvolvimento de diversos instrumentos com finalidades de pesquisa, entre eles, o Research Diagnostic Criteria (RDC - estudo de critérios diagnósticos), cujas bases haviam sido criadas em 1972 por um grupo de psiquiatras associados ao Departamento de Psiquiatria da Universidade de

39 Joseph Zubin, "Use of Research Instruments in Psychopathological Assessment: Some Historical Perspectives", em Scott Wetzler (org.), *Measuring Mental Illness: Psychometric Assessment for Clinicians* (Washington: American Psychiatric Press, 1989), p. 35.

40 *Ibid.*, pp. 35-36.

41 *Ibid.*, p. 30.

Washington, em Saint Louis, Missouri. Esse grupo, liderado por Eli Robins, desenvolveu critérios diagnósticos validados para quinze transtornos mentais. Tais critérios ficaram conhecidos como "critérios de Feighner".[42]

Como vimos, no início do século XIX, Pinel havia separado as doenças em quatro grupos. Quase um século depois, em 1899, Kraepelin definiu quinze entidades nosológicas. Os *DSMs* têm progressivamente pulverizado essas categorias: o *DSM-I*[43] descreve 106 transtornos; o *DSM-II*,[44] 182 síndromes; o *DSM-III*,[45] 265 categorias; o *DSM-III-R*,[46] 292 diagnósticos. E, atualmente, o *DSM-IV*, bem como sua revisão de 2000 (*DSM-IV-TR*), considera 297 diagnósticos (síndromes).[47]

É importante frisar que esses critérios diagnósticos baseados em modelos categoriais (*DSM* e *CID*) – ou seja, que definem os diagnósticos como "rótulos" – surgiram a partir da necessidade de se separarem os grupos de pacientes que respondiam efetivamente aos psicofármacos, surgidos, como vimos, a partir de 1949, com a descoberta dos sais de lítio como agente antimaníaco. Trata-se, portanto, de critérios operacionais para fins de pesquisa, que de modo algum substituem a clínica.[48]

---

42 Robert L. Spitzer, Jean Endicott, Eli Robins, *Research Diagnostic Criteria (RDC)* (Nova York: Biometrics Research/State Psychiatric Institute, 1975).

43 American Psychiatric Association, *Diagnostic and Statistical Manual of Mental Disorders – DSM-I* (Washington: APA, 1952), disponível em http://www.psychiatryonline.com/DSMPDF/dsm-i.pdf.

44 American Psychiatric Association, *Diagnostic and Statistical Manual of Mental Disorders – DSM-II* (2ª ed. Washington: APA, 1968), disponível em http://www.psychiatryonline.com/DSMPDF/dsm-ii.pdf.

45 American Psychiatric Association, *Diagnostic and Statistical Manual of Mental Disorders – DSM-III* (3ª ed. Washington: APA, 1980), disponível em http://www.psychiatryonline.com/DSMPDF/dsm-iii.pdf.

46 American Psychiatric Association, *Diagnostic and Statistical Manual of Mental Disorders – DSM-III-R* (3ª ed. rev. Washington: APA, 1987), disponível em http://www.psychiatryonline.com/DSMPDF/dsm-iii-r.pdf.

47 American Psychiatric Association, *Diagnostic and Statistical Manual of Mental Disorders – DSM-IV* (4ª ed. Washington: APA, 1994), disponível em http://www.psychiatryonline.com/DSMPDF/dsm-iv.pdf (Ed. bras.: *Manual diagnóstico e estatístico de transtornos mentais – DSM-IV*, trad. Dayse Batista, 4ª ed. Porto Alegre: Artes Médicas, 1995); *Diagnostic and Statistical Manual of Mental Disorders – DSM-IV-TR* (4ª ed., texto rev. Washington: APA, 2000).

48 Segundo o dicionário *Houaiss*, "clínica" vem do grego *klinikê*, que significa "cuidados médicos a um doente acamado", derivado do verbo *klinô*, "inclinar-se", "deitar-se", pelo latim *clinice*, "medicina racional". Antônio Houaiss, Mauro de Salles Villar, Francisco Manoel de Mello Franco, *Dicionário Houaiss da língua portuguesa*, (Rio de Janeiro: Instituto Antônio Houaiss/ Objetiva, 2001), verbete "clínica".

Uma das críticas atuais feitas a esses sistemas de classificação diz respeito à grande quantidade de comorbidades que se encontra, na prática, a partir desses critérios – o que fere o princípio médico que rege o diagnóstico, ou seja, a máxima de que todos os fenômenos da doença deveriam ser caracterizados com um único diagnóstico.

Para resolver essa questão da coexistência de diferentes fenômenos numa dada situação clínica, o pai da psicopatologia, Karl Jaspers, propõe um esquema de hierarquia dos sintomas, no qual "os fenômenos que ocorrem [...] nos grupos subsequentes [...] também ocorrem nos grupos prévios e são, por conseguinte, relegados tanto como sintomas de outro processo básico ou como fenômenos não importantes".[49] Desse modo, o grupo anterior sempre tem preferência sobre o seguinte:

> [...] diagnosticamos uma neurose ou transtorno de personalidade quando não temos evidência de um processo e [quando] nenhum sintoma físico ou doença orgânica poderia explicar o todo; diagnosticamos um "processo esquizofrênico" quando sinais somáticos estão ausentes; caso estes sinais estejam presentes, pensamos, em primeiro lugar, em termos de um processo físico.[50]

Assim, a rigor, em psiquiatria, o diagnóstico exige um exame físico antes do exame psíquico.

Apesar da enorme importância da fenomenologia descritiva e das categorias diagnósticas que indicam o norte para a terapêutica, nossos sistemas de diagnóstico ainda carecem da integração com os numerosos avanços tanto nas neurociências como na psicogenética, na psicofarmacologia, na psicanálise e na psicologia analítica modernas. Esses aspectos, assim como a perspectiva dimensional – que considera as manifestações das enfermidades como parte de um "espectro" que inclui desde "traços" normais de personalidade ou de caráter até algumas formas mitigadas da doença –, caberão às futuras classificações, como o *DSM-V*[51] e *CID-11*, previstos para 2011, avaliarem e os integrarem.

---

49 Karl Jaspers, *General Psychopathology*, cit., pp. 611-612.

50 *Ibid.*, p. 612.

51 A discussão e o planejamento da 5ª versão do *DSM* estão disponíveis em http://www.dsm5.org.

Bibliografia

AMERICAN Psychiatric Association. *Diagnostic and Statistical Manual of Mental Disorders – DSM-I*. Washington: APA, 1952. Disponível em http://www.psychiatryonline.com/DSMPDF/dsm-i.pdf.

________. *Diagnostic and Statistical Manual of Mental Disorders – DSM-II*. 2ª ed. Washington: APA, 1968. Disponível em http://www.psychiatryonline.com/DSMPDF/dsm-ii.pdf.

________. *Diagnostic and Statistical Manual of Mental Disorders – DSM-III*. 3ª ed. Washington: APA, 1980. Disponível em http://www.psychiatryonline.com/DSMPDF/dsm-iii.pdf.

________. *Diagnostic and Statistical Manual of Mental Disorders – DSM-III-R*. 3ª ed. rev. Washington: APA, 1987. Disponível em http://www.psychiatryonline.com/DSMPDF/dsm-iii-r.pdf.

________. *Diagnostic and Statistical Manual of Mental Disorders – DSM-IV*. 4ª ed. Washington: APA, 1994. Disponível em http://www.psychiatryonline.com/DSMPDF/dsm-iv.pdf (Ed. bras.: *Manual diagnóstico e estatístico de transtornos mentais – DSM-IV*. Trad. Dayse Batista. 4ª ed. Porto Alegre: Artes Médicas, 1995.)

________. *Diagnostic and Statistical Manual of Mental Disorders – DSM-IV-TR*. 4ª ed., texto rev. Washington: APA, 2000.

ANGST, Jules. "Historical Aspects of the Dichotomy between Manic-Depressive Disorders and Schizophrenia." Em *Schizophrenia Research*, 57 (1), setembro de 2002.

BAETHGE, Christopher; SALVATORE, Paola; BALDESSARINI, Ross J. "Cyclothymia, a Circular Mood Disorder". Em *History of Psychiatry*, 14 (55), setembro de 2003.

________. "On Cyclic Insanity". Trad. e notas Karl L. Kahlbaum. Em *Harvard Review of Psychiatry*, 11 (2) mar.-abr. de 2003.

BLEULER, Eugen. *Dementia Praecox or the Group of Schizophrenias*. Nova York: International University Press, 1950.

BURTON, Robert. *Anatomy of Melancholy*. Parte II. Nova York: New York Review of Books, 2001.

CERVANTES, Miguel de. *El licenciado Vidriera*. Disponível em http://www.ciudadseva.com/textos/cuentos/esp/cervan/licencia.htm.

CLOUSTON, Thomas S. "Skae's Classification of Mental Diseases". Em *Journal of Mental Science* , 21 (96), 1875.

ELLENBERGER, Henri F. *The Discovery of the Unconscious: the History and Evolution of Dynamic Psychiatry*. Nova York: Harper Collins, 1970.

FOUCAULT, Michel. *História da loucura na idade clássica*. São Paulo: Perspectiva, 1972.

________. *O nascimento da clínica*. Rio de Janeiro: Forense-Universitária, 1977.

HIPÓCRATES. *Conhecer, cuidar, amar: o juramento e outros textos*. São Paulo: Landy, 2002.

HIPPIUS, Hanns & MÜLLER, Norbert. "The Work of Emil Kraepelin and His Research Group in München". Em *European Archives of Psychiatry and Clinical Neuroscience*, vol. 258, supl. 2, 2008.

HOUAISS, Antônio; VILLAR, Mauro de Salles; FRANCO, Francisco Manoel de Mello. *Dicionário Houaiss da língua portuguesa*. Rio de Janeiro: Instituto Antônio Houaiss/Objetiva, 2001.

JASPERS, Karl. *General Psychopathology*. Vol. II. Londres: The Johns Hopkins University Press, 1997.

PESSOTTI, Isaías. *Os nomes da loucura*. São Paulo: Editora 34, 1999.

RADDEN, Jennifer. *The Nature of Melancholy: from Aristotle to Kristeva*. Nova York: Oxford University Press, 2000.

SHORTER, Edward. *A History of Psychiatry: from the Era of the Asylum to the Age of Prozac*. Nova York: John Wiley & Sons, 1997.

SOLOMON, Andrew. *O demônio do meio-dia: uma anatomia da depressão*. Rio de Janeiro: Objetiva, 2002.

SPITZER, Robert L.; ENDICOTT, Jean; ROBINS, Eli. *Research Diagnostic Criteria (RDC)*. Nova York: Biometrics Research/State Psychiatric Institute, 1975.

ZUBIN, Joseph. "Use of Research Instruments in Psychopathological Assessment: Some Historical Perspectives". Em WETZLER, Scott (org.). *Measuring Mental Illness: Psychometric Assessment for Clinicians*. Washington: American Psychiatric Press, 1989.

Funções cognitivas e o bom funcionamento do cérebro

Suzan Iaki

Introdução

Quando pensamos em funcionamento do cérebro, é importante considerarmos os aspectos cognitivos. As funções mentais de ordem superior, assim considerada a ampla gama de habilidades que compõem a cognição, como inteligência, pensamento, linguagem, memória, atenção, tomada de decisão, entre outras, são o foco central de investigação das ciências cognitivas. Em meados da década de 1980, profissionais de diversas áreas unificaram os esforços para desenvolver uma visão integrada da mente com o cérebro.

O campo da neurociência cognitiva surgiu com a ideia paradigmática, nos anos 1990, de que o funcionamento cerebral capacitaria a mente e, assim, o processamento cognitivo. A partir dessa ideia, o cérebro tornou-se um lócus de importância para o crescente avanço científico, que hoje repercute em várias áreas, entre elas, a psicologia, a educação, a medicina, assim como em inúmeros ramos do saber, tornando-se um campo de pesquisa vasto e plural. Desse modo, o conhecimento sobre os processos mentais humanos surge como resultado do desenvolvimento técnico e das investigações interdisciplinares da neurociência.

Neste capítulo, faremos uma breve explanação dos aspectos cognitivos teóricos e dos respectivos déficits que os acompanham, sem, naturalmente, pretender esgotar o assunto. Abordaremos sua relação com o desenvolvimento e a plasticidade neural, mais relevantes para a compreensão da cognição humana.

Funções cognitivas

Para realizar as atividades mais rotineiras e simples, é necessário que estejamos cognitivamente funcionais. Para irmos até nosso local de trabalho, por exemplo, é necessário que saiamos de casa bem-orientados, que estabeleçamos um plano de ação para as atividades do dia, sabendo para onde caminhamos e aonde queremos chegar. Desse modo, é fundamental que o nosso potencial cognitivo esteja o mais intacto possível. Contudo, diversos quadros patológicos, como a esquizofrenia, a depressão, o autismo (que afeta a atenção), ou qualquer outra doença orgânica (hipertensão ou doença cardiovascular), podem associar alterações cognitivas a sintomas secundários. Da mesma forma, nas doenças neurodegenerativas, os problemas cognitivos são efeitos ou sintomatologia primária de um quadro patológico, como as demências vasculares cerebrais e a doença de Alzheimer.

As funções cognitivas são propriedades mentais utilizadas no processamento de informações internas e externas. As habilidades cognitivas são individuais e multiplamente determinadas. Conforme Muriel Lezak e colaboradores,[1] as quatro maiores classes de funções cognitivas podem ser consideradas:

1. as funções receptivas, que envolvem as habilidades para selecionar, adquirir, classificar e integrar informações recebidas pelo sistema nervoso, como as percepções;
2. a memória e a aprendizagem, que se referem à estocagem de informação e evocação;
3. o pensamento, que compreende a organização mental e a reorganização da informação;

1 Muriel Lezak, Diane B. Howieson, David W. Loring, *Neuropsychological Assessment* (Nova York: Oxford University Press, 2004).

4. as funções expressivas, por meio das quais as informações são comunicadas ou influenciadas.

Cada classe funcional abrange muitas atividades. Entretanto, cada função constitui uma classe distinta de comportamentos, que normalmente trabalha em um concerto interdependente. Embora, exista um tênue limite entre as funções cognitivas, em geral elas são apenas diferentes facetas da mesma atividade. Em sua classificação, Lezak conceitua as funções executivas e a atenção como atividades mentais variáveis, por darem suporte à atividade das funções cognitivas.

Em geral, as funções cognitivas não ocorrem isoladamente, ou seja, uma de cada vez. Um exemplo disso pode ser encontrado na aprendizagem escolar, em que o aluno, enquanto aprende, utiliza uma série de funções cognitivas concomitantemente: atenção, memória, etc. Por isso, em vários casos de disfunção cognitiva é frequente que mais de uma função seja afetada. Desse modo, o que se observa é um padrão difuso e funcionalmente matizado de prejuízo. Isso se deve à interdependência existente entre as diferentes funções cognitivas. Assim, uma pessoa com déficit atencional muitas vezes apresenta também dificuldade para lembrar. Um exemplo comum da interdependência cognitiva é da pessoa que, num momento de desatenção, guarda as chaves do carro e depois não consegue recordar onde as guardou.

Apesar da extensa gama das funções cognitivas, abordaremos neste capítulo a atenção, as funções executivas, a aprendizagem e a memória.

Atenção

A atenção é definida como a habilidade para manter o foco, ou evitar a distração. O sistema atencional é fundamental para a execução bem-sucedida de outras funções mentais de ordem superior. Donald T. Stuss e Brian Levine[2] consideram a atenção um exemplo categórico das funções executivas.

Por meio da atenção, o sistema recolhe informações sensoriais do meio interno e/ou externo e dispara uma atividade mental para operar em múltiplos estágios de processamento, seja pela atenção visual, seja pela auditiva. O sistema atencional realiza o processamento seletivo de determinadas infor-

---

2 Donald T. Stuss & Brian Levine, "Adult Clinical Neuropsychology: Lessons from Studies of the Frontal Lobes", em *Annual Review of Psychology*, vol. 53, 2002.

mações sensoriais. Nessa perspectiva, a atenção também abrange a capacidade de responder preferencialmente a determinados estímulos considerados mais significativos em detrimento de outros, menos relevantes. A atenção é uma função crucial, porque possibilita a interação eficaz com o meio, além de manter e sustentar a organização dos processos mentais de forma dinâmica. Durante o processamento de informação no sistema nervoso, a atenção seleciona informações dos órgãos sensoriais, dirige o foco atencional para aquelas consideradas importantes e por fim garante o intercâmbio ativo da pessoa com seu ambiente físico e psicológico.

O foco atencional tem um valor adaptativo e é seletivo, provavelmente porque os recursos que o sistema possui são limitados.[3] A percepção dos estímulos atendidos ocorre de forma ativa pela seleção e organização dos diversos elementos que compõem a figura-fundo (o foco atencional dirige-se para figura que é o elemento principal, e o restante é considerado fundo). Como exemplo, citamos o chamado efeito coquetel: a pessoa se encontra numa festa com sons e ruídos vindos de todos os lados e consegue compreender muito bem o que a outra a sua frente fala; no entanto (o foco atencional muda – figura-fundo), em determinado momento aparece uma terceira pessoa ao lado que chama sua atenção: é um antigo amor. Sem se dar conta, o foco de atenção anterior desvanece e muda para a figura ao lado, a voz da outra, que estava a sua frente, já não é audível e fica difícil prestar atenção ao que ela fala. O foco de atenção é suscetível e pode ser afetado em razão de diversos aspectos, como o contexto, as expectativas pessoais, a motivação, a relevância da tarefa, os fatores emocionais e as experiências anteriores.

3 Nelson Cowan, "The Magical Number 4 in Short-Term Memory: a Reconsideration of Mental Storage Capacity", em *Behavioral and Brain Sciences*, 24 (1), 2001; Nelson Cowan *et al.*, "On the Capacity of Attention: Its Estimation and Its Role in Working Memory and Cognitive Aptitudes", em *Cognitive Psychology*, 51 (1), 2005; Alan D. Baddeley & Graham Hitch J., "Working Memory", em Gordon Bower (org.), *Recent Advances in Learning and Motivation*, vol. VIII (Nova York: Academic Press; 1974); Akira Miyake & Priti Shah (orgs.), *Models of Working Memory: Mechanisms of Active Maintenance and Executive Control* (Cambridge: Cambridge University Press, 1999); Alan D. Baddeley, "Comment on Cowan: the Magic Number and the Episodic Buffer", em *Behavioral and Brain Sciences*, 24 (1), 2001.

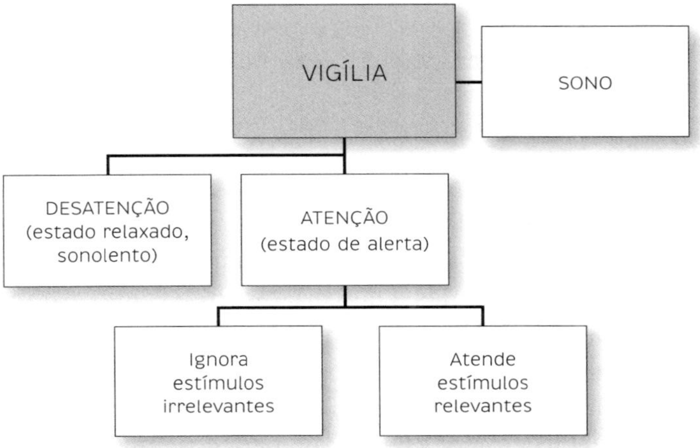

Gráfico 1. Relações hierárquicas dos estados de excitação e de atenção

Fonte: Michael S. Gazzaniga & Todd F. Heatherton, *Ciência psicológica: mente, cérebro e comportamento* (Porto Alegre: Artmed, 2006).

O sistema atencional ocorre durante o estado de vigília (acordado, desperto), ao passo que, no estado de sono (ver gráfico 1), as estruturas neurais do tronco cerebral bloqueiam a passagem de informações sensórias para o tálamo e impedem que o córtex cerebral receba informações enquanto o organismo repousa. Na vigília, há tônus cortical e o potencial atencional está disponível. Nesse estado, o sistema ativador reticular ascendente (Sara), originado em estruturas da formação reticular do tronco cerebral, manda informações para regiões corticais através do tálamo. Isso permite o monitoramento da entrada de informações sensoriais (internas e externas) pela atenção para o córtex, que fará o processamento posterior. A atenção pode ser: a) voluntária ou endógena: seleção ativa intencional, esforço deliberado por controle pessoal, que possui efeito facilitador motivacional da atividade e inibidor da tarefa concorrente; b) involuntária ou exógena: ocorre em decorrência das características próprias do estímulo. Este captura nossa atenção em situações inesperadas, por meio de um processamento automático. Por exemplo, quando estou andando na rua mais absurdamente movimentada que conheço, a famosa 25 de Março, em São Paulo, e eis que de repente ouço: "Suzan!" Nem é muito alto, mas meu nome é bastante (filo e ontogeneticamente) significativo para mim, e, sem que eu possa controlar ou inibir a ação, viro-me automática e imediatamente em direção à voz que me chamou.

Tipos de atenção

Do ponto de vista de sua operação, a atenção pode ser seletiva, sustentada, dividida e alternada.

Atenção seletiva

Frequentemente chamada de concentração,[4] a atenção seletiva é a capacidade de estabelecer um único foco atencional, privilegiar determinados estímulos e suprimir os que distraem. Atua como um filtro de informações que preserva os estímulos relevantes e descarta os irrelevantes para uma tarefa.[5] Essa capacidade desenvolve-se rapidamente nos primeiros anos de vida. As áreas do cérebro mais envolvidas com esse tipo de atenção é o córtex temporal e o *striatum*. Os déficits da atenção seletiva podem ser expressos pela dificuldade de estabelecer apenas um foco, para desempenhar uma tarefa.

Três transtornos mais comuns são associados à atenção seletiva visual:

1. Síndrome da heminegligência – ocorre, em geral, após lesão do lobo parietal direito. Os pacientes com essa síndrome não conseguem perceber (ausência de percepção consciente) os objetos do campo visual contralateral (esquerdo), a área lesionada no cérebro. Eles maquilam apenas metade do rosto, comem apenas o alimento situado em uma metade do prato ou vestem somente um lado do corpo.
2. Extinção – semelhante à síndrome da heminegligência, porém se expressa apenas quando a estimulação apresentada é bilateral. Nesse caso, a pessoa é incapaz de perceber o estímulo apresentado no campo contralesional, mas capaz de percebê-lo se for apresentado isoladamente. Por exemplo, quando apresentamos à pessoa um lápis no campo visual esquerdo (contralesional) e um papel no direito (ipsilateral), ela não perceberá o papel; porém, se retirarmos o lápis e apresentarmos apenas o papel (campo direito), ela poderá percebê-lo.
3. Síndrome de Balint – relaciona-se com a lesão do lobo parietal esquerdo e direito. Os pacientes manifestam diversos prejuízos atencionais,

---

4 Muriel Lezak, Diane B. Howieson, & David W. Loring, *Neuropsychological Assessment*, cit.

5 Galit Yogev-Seligmann, Jeffrey M. Hausdorff, Nir Giladi, "The Role of Executive Function and Attention in Gait", em *Movement Disorders*, 23 (3), 15-2-2008.

como a simultagnosia com foco em um único detalhe, sem perceber os outros estímulos, mesmo que próximos no campo visual.[6]

Atenção sustentada

É a aptidão para manter o foco, de modo ininterrupto, durante o período de tempo necessário para o adequado desempenho de uma tarefa.[7] Por exemplo, dirigir por longas horas ou envelopar e selar repetidamente muitas cartas. Desenvolve-se continuamente até o início da adolescência e aprimora-se durante a vida adulta.

O transtorno de déficit de atenção e hiperatividade (TDAH) implica um prejuízo na atenção sustentada, em razão da dificuldade de inibir e selecionar um estímulo para atender. As áreas do cérebro mais envolvidas com esse tipo atencional são o *tectum*, a formação reticular e os núcleos talâmicos reticulares.

Atenção dividida

Refere-se à habilidade de executar mais de uma tarefa simultaneamente, por exemplo, ouvir música e dançar, andar e falar ao telefone. Esse tipo atencional é dependente de fatores que podem afetar seu desempenho, como a similaridade das tarefas, a prática/treino e a dificuldade, que levaria a competição por mais recursos do sistema atencional. O desempenho simultâneo em tarefas consideradas difíceis depende da seleção da resposta e da alocação de recursos extras. Estudos indicam que, para a *performance* ser bem-sucedida, uma das tarefas deve ser mediada pelo processamento automático, enquanto a outra, por esforço cognitivo deliberado. A área mais comumente ativada em estudos de neuroimagem, que envolve tarefas de atenção dividida, é o córtex pré-frontal.

Atenção alternada

É a habilidade para variar o foco atencional, engajar e desengajar de um para outro alternadamente. Por exemplo, dirigir e falar ao celular. Esse tipo

---

6 Michel W. Eysenck & Mark T. Keane, "Limitações da atenção e do aprendizado", em Michel W. Eysenck & Mark T. Keane, *Psicologia cognitiva: um manual introdutório* (Porto Alegre: Artes Médicas, 1994).

7 Galit Yogev-Seligmann, Jeffrey M. Hausdorff, Nir Giladi, "The Role of Executive Function and Attention in Gait", em *Movement Disorders*, cit.; Muriel Lezak, Diane B. Howieson, David W. Loring, *Neuropsychological Assessment*, cit.

atencional manifesta a capacidade de flexibilidade mental para mudar rapidamente de uma tarefa para outra, com diferentes requisitos cognitivos.

Os déficits da atenção alternada podem levar a pessoa a persistir em erros chamados de perseverativos, devido à rigidez atencional. Encontra-se alterada em pacientes com características autistas.

Todos os tipos atencionais citados podem ser influenciados tanto pela idade quanto pela prática ou pelo treino. A atenção pode dirigir-se tanto aos processos sensoriais, pela percepção seletiva, quanto aos processos mentais, pela cognição seletiva. Esta última é focada nos processos mentais,[8] como pensamento, raciocínio, memória ou cálculo mental. Os mecanismos atencionais são fundamentais, porque representam a base de todos os processos cognitivos.

Mecanismos atencionais: inibição e seleção

Para compreender os déficits atencionais, é importante considerar que a atenção possui dois mecanismos fundamentais: inibição (dos estímulos irrelevantes) e seleção (dos estímulos relevantes). Se considerarmos a enorme quantidade de estímulos que nos invadem todo o tempo, tanto a inibição quanto a seleção são fundamentais no desempenho de todos os tipos de atenção. A inibição é necessária para evitar a distração, e a seleção, para a focalização do alvo. Portanto, para o bom funcionamento de cada um dos tipos atencionais (seletivo, sustentado, alternado e dividido), ambos os mecanismos, inibição e seleção, devem ocorrer interativamente, de tal modo que, durante a atenção dividida, dois ou mais focos sejam selecionados, enquanto os demais, inibidos. Da mesma forma para a atenção alternada: ora inibe-se um e seleciona-se outro, e vice-versa. Isso permitirá o engajamento (seleção com foco num estímulo) ou desengajamento (inibição de um estímulo) e o deslocamento de um foco para outro (mudança do foco pela seleção e pela inibição).[9]

Podem ocorrer déficits tanto na inibição quanto na seleção do foco. O déficit da capacidade de inibir estímulos distratores pode resultar no excesso

---

8 Michael S. Gazzaniga, Richard. B. Ivry, George. R. Mangun, *Cognitive Neuroscience: the Biology of the Mind* (2ª ed. Nova York/Londres: W.w. Norton, 2002).

9 Michael I. Posner & Steven E. Petersen, "The Attention System of the Human Brain", em *Annual Review of Neuroscience*, vol. 13, 1990.

de estímulos atendidos e levar à sobrecarga do sistema. Os mecanismos atencionais encontram-se alterados na presença de sintomas clínicos relacionados com diversos quadros patológicos. É o caso da depressão que afeta a atenção, além de afetar também a volição. O prejuízo atencional pode estar associado a diversos tipos de patologia cerebral, incluindo doenças neuropsiquiátricas.[10] Dessa forma, em diferentes síndromes neuropsicológicas, distintos componentes dos mecanismos atencionais são afetados.

Funções executivas

Trata-se de um conceito recentemente formulado e do qual faz parte um conjunto de processos cognitivos de ordem superior, que usam e modificam a informação dos vários sistemas sensoriais para modular e produzir um comportamento.[11] Na literatura, uma série de habilidades pode ser arrolada como componente executivo. Para Lezak,[12] as funções executivas referem-se à capacidade de responder de maneira adaptativa a novas situações, consideradas fundamentais para muitas habilidades cognitivas, emocionais e sociais. O autor as divide em quatro componentes principais: 1) volição ou tendência consciente para atuar; 2) planejamento; 3) propósito da ação ou comportamento orientado para um objetivo; 4) monitoramento da ação ou do desempenho efetivo. Essas funções integrativas incluem tanto componentes cognitivos quanto comportamentais, necessários para a ação dirigida a um alvo e para o controle dos recursos atencionais, os quais são a base para a habilidade de gerenciar atividades independentes da vida diária.[13]

São atividades mentais dedicadas à orquestração do comportamento e orientadas para metas. Entre elas estão a capacidade de gerenciamento da própria vida, das atividades e o foco em atingir metas futuras e mais lucrativas, em detrimento das mais imediatas e desvantajosas. As funções executivas são recrutadas principalmente nos momentos de tomada de decisão. Exemplos de funcionamento executivo seriam levantar informações, impor organização, formular planos, fixar objetivos, manter controle, antecipar nu-

---

10 Muriel Lezak, Diane B. Howieson, David W. Loring, *Neuropsychological Assessment*, cit.

11 Ingeborg Goethals *et al.*, "The Prefrontal Cortex: Insights from Functional Neuroimaging Using Cognitive Activation Tasks", em *European Journal of Nuclear Medicine and Molecular Imaging*, 31 (3), 2004.

12 Muriel Lezak, Diane B. Howieson, David W. Loring, *Neuropsychological Assessment*, cit.

13 *Ibidem*; Donald T. Stuss & Brian Levine, "Adult Clinical Neuropsychology", cit.

merosas possibilidades, além de modificar objetivos e planos de acordo com as metas. É papel das funções executivas, por exemplo, desenvolver modelos mentais para a realização das demais atividades cognitivas. Isso inclui regular o próprio comportamento por meio da organização e do planejamento[14] e, dessa maneira, favorecer a criação de estratégias para a tomada de decisões e a resolução de problemas a fim de atingir finalidades específicas.

As funções executivas são frequentemente desempenhadas com o objetivo de auxiliar o trabalho mental durante a execução de atividades cognitivas, sejam elas motoras, sejam intelectuais, que demandem o manejo ou o gerenciamento de habilidades apropriadas à tarefa específica, dando suporte a todo funcionamento mental.[15] E, com isso, empregam as seguintes habilidades:

- Volição – capacidade de expressar comportamento intencional.
- Planejamento – identificação e organização de passos e elementos necessários para executar uma intenção, o que pode conduzir a outras habilidades cognitivas, como estabelecer mudanças nas circunstâncias presentes, controlar impulsos, conceber alternativas, ponderar e fazer escolhas e considerar os aspectos sequenciais e hierárquicos necessários para uma estrutura conceitual que dará direção ao cumprimento do plano.[16]
- Organização e geração de estratégias.
- Iniciação de tarefas – capacidade de dar a largada nas ações necessárias no início da tarefa.
- Manejo do tempo – noção e controle de início, meio e fim da execução da tarefa.
- Comportamento orientado para um objetivo – transformação de uma intenção ou plano em atividade auto-orientada produtiva, requerendo

---

14 Elkhonon Goldberg & Dmitri Bougakov, "Neuropsychologic Assessment of Frontal Lobe Dysfunction", em *Psychiatric Clinics of North America*, 28 (3), setembro de 2005; Vasco Pedro Moretto, *Prova: um momento privilegiado de estudos, não um acerto de contas* (3ª ed. Rio de Janeiro: DP&A, 2003).

15 Philippe Fossati *et al.*, "[Deficits in Memory Retrieval: an Argument in Favor of Frontal Subcortical Dysfunction in Depression]", em *L'Encéphale*, 21 (4), jul.-ago de 1995; Philippe Fossati *et al.*, "Influence of Age and Executive Functioning on Verbal Memory of Inpatients with Depression", em *Journal Affective Disorders*, 68 (2-3), abril de 2002.

16 Muriel Lezak, Diane B. Howieson, & David W. Loring, Neuropsychological Assessment, cit.

que se inicie, mantenha, escolha e interrompa sequências de comportamentos complexos de forma ordenada e integrada.

- Monitoramento da resposta – permite comparar a evolução de uma atividade com um plano interno e detectar erro,[17] o que facilita a tomada de decisão e o ajuste flexível do comportamento.[18]
- Persistência no alvo – executa e segue um plano, sem desistir, até que a meta seja alcançada.
- Resposta inibitória – possibilita pensar antes de agir, de forma a inibir uma resposta precipitada que poderia arriscar o bom desempenho na tarefa; permite ignorar estímulos sensoriais irrelevantes, para resolver problemas e responder discriminadamente a estímulos importantes do ambiente.[19]
- Memória de trabalho – mantém as informações da memória imediata e recente conectadas com a memória de longo prazo, possibilitando a rápida transferência de dados, e provê subsídios em tempo real para avaliação e utilização da experiência passada (detalhado mais adiante).
- Flexibilidade mental – possibilita revisão, adaptação, correção, mudança de estratégia e plano e remanejamento dos procedimentos adequados para se alcançar o fim esperado.
- Autorregulação do afeto – regula emoções e controla comportamentos associados a elas.
- Autoconsciência – habilidade de colocar-se (psicológica e fisicamente) no ambiente.
- Metacognição – capacidade de observar-se e avaliar o próprio desempenho; habilidade considerada cognição subsidiária que permite pensar sobre os pensamentos, conhecer os conhecimentos, refletir sobre ações e aprender a aprender.

---

17 Vinod Menon *et al.*, "Error-Related Brain Activation During a Go/NoGo Response Inhibition Task", em *Human Brain Mapping*, 12 (3), março de 2001.

18 K. Richard Ridderinkhof *et al.*, "Neurocognitive Mechanisms of Cognitive Control: the Role of Prefrontal Cortex in Action Selection, Response Inhibition, Performance Monitoring, and Reward-Based Learning", em *Brain and Cognition*, 56 (2), 2004.

19 *Ibidem*.

Desenvolvimento das funções executivas

Durante a infância, as habilidades executivas ainda não estão completamente desenvolvidas. Essa capacidade se desenvolverá ao longo da vida. Inicialmente, o sistema de administração ou gerenciamento das atividades diárias das crianças é exercido pelos pais e educadores. Na passagem da infância para a adolescência ocorre um desenvolvimento maior e progressivo das funções executivas até a idade adulta.[20] As funções executivas podem ser aperfeiçoadas e modificadas ao longo da vida.[21] As crianças podem se tornar mais efetivas no desempenho das habilidades executivas se forem treinadas ou participarem de um ambiente desafiador.[22]

Estudo realizado por Ester I. Klimkeit e colaboradores[23] mostrou que as funções executivas e a atenção desenvolvem-se em paralelo com o lobo frontal. Os resultados indicaram que houve melhora na vigilância, na resposta inibitória, no controle da impulsividade e na atenção seletiva em crianças de 8 a 10 anos e um efeito *plateau* no desempenho dessas funções na faixa de 10 a 12 anos de idade.

Apesar de evidências empíricas sugerirem que rudimentos das funções executivas surjam muito cedo na vida, os relacionados ao controle cognitivo seguem um ciclo mais prolongado de desenvolvimento, com variações no prazo de maturação dependendo do componente executivo específico. No que se refere ao controle inibitório, existem muitos tipos diferentes de processos, que representam diferentes níveis de complexidade cognitiva.[24] Pesquisas prévias têm relatado que, em crianças com desenvolvimento típico normal, diversas modalidades de controle inibitório estão totalmente amadurecidas

---

20 M. Rosario Rueda, "Development of Attentional Networks in Childhood", em *Neuropsychology*, 42 (8), 2004; Marianne Hrabok, Kimberly A. Kerns, Ulrich Müller, "The Vigilance, Orienting, and Executive Attention Networks in 4-Year-Old Children", em *Child Neuropsychology*, 13 (5), setembro de 2007; Karen J. Miller, "Executive Functions", em *Pediatric Annals*, 34 (4), abril de 2005.

21 Susana Andrés *et al.*, "Neuropsychological Performance in Children and Adolescents with Obsessive-Compulsive Disorder and Influence of Clinical Variables", em *Biological Psychiatry*, 61 (8), 15-4- 2007.

22 Kimberly A. Espy *et al.*, "Measuring the Development of Executive Control with the Shape School", em *Psychological Assessment*, 18 (4), dezembro de 2006.

23 Ester I. Klimkeit *et al.*, "Examining the Development of Attention and Executive Functions in Children with a Novel Paradigm", em *Child Neuropsychology*, 10 (3), setembro de 2004.

24 Katherine Kipp, "A Developmental Perspective on the Measurement of Cognitive Deficits in Attention-Deficit/Hyperactivity Disorder", em *Biological Psychiatry*, 57 (11), junho de 2005.

por volta de 10 a 12 anos de idade.[25] Em contrapartida, a atenção executiva (que dá suporte às funções executivas) parece estável após os 7 anos de idade,[26] enquanto o desempenho em muitas tarefas que envolvam vários componentes executivos funcionais, tais como fazer mudanças de planejamento e a memória de trabalho, continua a se aprimorar na adolescência e no início da vida adulta.[27] Essas evidências apoiam achados que indicam haver uma prolongada maturação estrutural do córtex frontal. Durante essa maturação, ao longo do desenvolvimento, ocorrem: 1) a mielinização do córtex pré-frontal, que começa no período pós-natal e tem demonstrado continuar até a vida adulta;[28] 2) a maturação dos dendritos das células neurais ou neurônios (lócus onde ocorre a maior parte da comunicação entre os neurônios); 3) o aumento na densidade sináptica dos lobos frontais. Tal processo – que parece atingir seu ápice nos primeiros anos de vida, quando acontece a poda sináptica, responsável pela eliminação do excesso de conexões e pela reorganização funcional das conexões selecionadas – ocorre durante toda a infância e adolescência.[29] Essa maturação do lobo frontal dá suporte aos vários aprimoramentos funcionais importantes para a cognição.[30] Em síntese, as áreas do cérebro responsáveis pelo processamento neural das funções executivas são as últimas a amadurecer e a se tornar progressivamente mais conectadas aos domínios da cognição.

---

25 Karin C. Brocki & Gunilla Bohlin, "Executive Functions in Children Aged 6 to 13: a Dimensional and Developmental Study", em *Developmental Neuropsychology*, 26 (2), 2004; Harvey. S. Levin *et al.*, "Developmental Changes in Performance on Tests of Purported Frontal Lobe Functioning", em *Developmental Neuropsychology*, 7 (3), 1991.

26 M. Rosario Rueda, "Development of Attentional Networks in Childhood", cit.

27 Karin C. Brocki & Gunilla Bohlin, "Executive Functions in Children Aged 6 to 13", cit.; Marilyn C. Welsh, Bruce F. Pennington, Dena B. Groisser, "A Normative-Developmental Study of Executive Function: a Window on Prefrontal Function in Children", em *Developmental Neuropsychology*, 7 (2), 1991; Gordon J. Chelune & Ruth A. Baer, "Developmental Norms for the Wisconsin Card Sorting Test", em *Journal of Clinical and Experimental Neuropsychology*, 8 (3), 1986; Sergio Morra, Carla Moizo, Alda Scopesi, "Working Memory (or the M-Operator) and the Planning of Children's Drawings", em *Journal of Experimental Child Psychology*, 46 (1), 1988.

28 Galit Yogev-Seligmann, Jeffrey M. Hausdorff, Nir Giladi, "The Role of Executive Function and Attention in Gait", cit.

29 Peter R. Huttenlocher, "Morphometric Study of Human Cerebral Cortex Development", em *Neuropsychologia*, 28 (6), 1990.

30 Harry T. Chugani, "Development of Regional Brain Glucose Metabolism in Relation to Behavior and Plasticity", em Geraldine Dawson & Kurt W. Fischer (orgs.), *Human Behavior and the Developing Brain* (Nova York: Guildford, 1994).

O desenvolvimento das funções executivas pode ser estimulado por meio de: a) estratégias específicas voltadas para a aprendizagem; b) planejamento de passos de autoinstrução; c) promoção de práticas colaborativas e independentes, destinadas a facilitar a aquisição de habilidades regulatórias que, por fim, auxiliarão crianças e adultos a aprender, organizar e atingir metas.

Neuroanatomia das funções executivas

O cérebro funciona por meio de uma rede de conexões na qual estruturas e núcleos interconectados formam "circuitarias" neurais que proveem o processamento das múltiplas funções desempenhadas por ele, não havendo uma região única responsável por uma única função. No entanto, a região cerebral inegavelmente mais reportada na literatura especializada, envolvida no processamento das funções executivas, é o córtex pré-frontal, em especial na porção dorsolateral (área de Brodmann 9) e no córtex cingulado anterior (áreas de Brodmann 24 e 32).[31] Evidências que corroboram esse dado advêm da observação de pacientes com distúrbios frontais que manifestavam, por conseguinte, disfunções executivas e, associado a isso, estavam sujeitos também a sérios efeitos no funcionamento de outras habilidades cognitivas.[32]

Muitos estudos sugerem que as funções cognitivas de nível superior podem ser entendidas como uma rede distribuída interativa, que envolve regiões especializadas, tanto anteriores quanto posteriores do cérebro.[33] Fabienne Collette e colaboradores[34] demonstraram por estudo de neuroimagem que diferentes tarefas executivas não apenas ativaram diferentes áreas no córtex frontal e no córtex parietal, como também ativaram outras áreas do cére-

---

31 Muriel Lezak, Diane B. Howieson, David W. Loring, *Neuropsychological Assessment*, cit.; Donald T. Stuss & Brian Levine, "Adult Clinical Neuropsychology, cit.; Galit Yogev-Seligmann, Jeffrey M. Hausdorff, Nir Giladi, "The Role of Executive Function and Attention in Gait", cit.

32 Elkhonon Goldberg & Dmitri Bougakov, "Neuropsychologic Assessment of Frontal Lobe Dysfunction", cit.; Iwona Szatkowska *et al.*, "The Effect of Motivation on Working Memory: an fMRI and SEM Study", em *Neurobiology of Learning and Memory*, 90 (2), setembro de 2008; Jan Mohlman & Jack M. Gorman, "The Role of Executive Functioning in CBT: a Pilot Study with Anxious Older Adults", em *Behavior Research and Therapy*, 43 (4), abril de 2005; Mario Beauregard, "Mind does Really Matter: Evidence from Neuroimaging Studies of Emotional Self-Regulation, Psychotherapy, and Placebo Effect", em *Progress in Neurobiology*, 81 (4), março de 2007.

33 Ingeborg Goethals *et al.*, "The Prefrontal Cortex: Insights from Functional Neuroimaging Using Cognitive Activation Tasks", em *European Journal of Nuclear Medicine and Molecular Imaging*, 31 (3), 2004.

34 Fabienne Collette *et al.*, "Exploration of the Neural Substrates of Executive Functioning by Functional Neuroimaging", em *Neuroscience*, 139 (1), abril de 2006.

bro. Os resultados apoiam a hipótese de que o funcionamento executivo seja processado por uma rede cerebral distribuída que não se restringe apenas às áreas anteriores do cérebro. Outras áreas cerebrais podem também ser associadas às funções executivas, como as áreas de associação e subcorticais, que incluem regiões do sistema límbico.[35] Em geral, a parte anterior do lobo frontal está mais envolvida com os aspectos de autorregulação, tais como inibição e autoconsciência, enquanto a parte dorsal, com processos de análise e raciocínio.[36]

Aprendizagem

Considero pertinente, nessa altura, definir aprendizagem, já que ela perpassa o desenvolvimento humano ao longo da vida.

As definições de aprendizagem podem ser sintetizadas em duas grandes vertentes bastante influentes na literatura. Uma a descreve como "mudanças mais ou menos permanentes no comportamento" e essa seria a visão comportamentalista da psicologia. E a outra definição, extraída da psicologia cognitiva, é a de "aquisição de conhecimento", que coincide com as definições observadas nas ciências biológicas, para as quais a aprendizagem é vista como um fenômeno diretamente ligado ao processamento da memória. Por este último enfoque, a aquisição faria o processamento inicial da entrada de informações, que permitiria a codificação desse material a ser posteriormente memorizado. Em síntese, a ocorrência dessa aquisição da informação seria então um pré-requisito que possibilitaria a memória posterior.

A aprendizagem é um fenômeno que interessa a diferentes áreas, a exemplo da educação ou do desenvolvimento. No entanto, há divergências no enfoque conceitual de aprendizagem para essas diferentes áreas. Michel Perraudeau[37] sintetiza que, para a psicologia, a aprendizagem envolveria uma mudança na capacidade de realização de tarefas, sob o efeito de interações com o ambiente, que podem ser expressas na modificação do desempenho.

---

35 Donald T. Stuss & Brian Levine, "Adult Clinical Neuropsychology", cit.

36 Galit Yogev-Seligmann, Jeffrey M. Hausdorff, Nir Giladi, "The Role of Executive Function and Attention in Gait", cit.

37 Michel Perraudeau, *Estratégias de aprendizagem: como acompanhar os alunos na aquisição de saberes* (Porto Alegre: Artmed, 2009).

Dinah M. de Souza Campos[38] conceitua aprendizagem como um processo dinâmico, contínuo, global, pessoal, gradativo e cumulativo.

Para Perraudeau,[39] a aprendizagem parece ser mais complexa que a simples mudança de comportamentos ou a aquisição de informações. Aprendizagem, no sentido mais amplo, envolveria todas as atividades relacionadas a aprender e a compreender. Nesse sentido, aprender refere-se ao uso da memória, enquanto compreender, ao da reflexão, do raciocínio e da tomada de decisão. Para compreender algo, é necessário criar significados. Compreender se relaciona à capacidade de gerar conceitos para a representação mental do mundo. Fornece suporte a essa ideia as observações feitas por Juan Ignacio Pozo,[40] sobre as teorias cognitivas de aprendizagem. Segundo Pozo, é requisito categorizar e organizar o mundo em conceitos, para o desenvolvimento de abstrações e raciocínios complexos sobre objetos, situações e fenômenos. Formar conceitos, corrobora Vasco Pedro Moretto,[41] seria importante na transferência bem-sucedida da aprendizagem para a construção da realidade social e psicológica. Desse modo, a representação mental da realidade interna e externa se daria por meio das tarefas frequentes de formar conceitos, categorizar e classificar o que nos circunda. Essa habilidade proporcionaria a geração de modelos sobre os eventos cotidianos, que poderiam ser utilizados em situações semelhantes no futuro, com a finalidade de adaptar o indivíduo ao seu ambiente psicossocial. A aprendizagem, no sentido de aquisição de conhecimento, diz respeito à capacidade de manipular essas representações mentais, que, para Pozo,[42] teria então o objetivo de fornecer ordem aos eventos a partir dessas descrições representacionais da realidade. Por fim, essas seriam mantidas pela memória de longo prazo.

Memória

A memória se dá por estágios e é o resultado de uma das fases de processamento do traço mnemônico, que corresponde a codificação,[43] armazenamento

38 Dinah M. de Souza Campos, *Psicologia da aprendizagem* (Petrópolis: Vozes, 1982).

39 Michel Perraudeau, *Estratégias de aprendizagem*, cit.

40 Juan Ignacio Pozo, *Aquisição de conhecimento* (Porto Alegre: Artmed, 2005).

41 Vasco Pedro Moretto, *Prova*, cit.

42 Juan Ignacio Pozo, *Aquisição de conhecimento*, cit.

43 A codificação e a consolidação são frequentemente separadas. O processo de consolidação sucede e conduz a um tipo mais profundo de codificação, conforme Hans J. Markowitsch, "Neuroanatomy of Memory", em Endel Tulving & Fergus I. M. Craik (orgs.), *The Oxford Handbook of*

e evocação. A extensão e a natureza da codificação de informações novas adquiridas são criticamente importantes para a determinação de como o material aprendido será posteriormente lembrado. Durante a tarefa de recordar, usa-se uma variedade de estratégias que inclui comparações, inferências e suposições. E, para gerar uma memória consistente e coerente,[44] tais estratégias facilitam a recordação tardia.

A memória compreende diversos sistemas e pode ser subdividida tanto no que se refere à duração, ou seja, à permanência da informação na memória, quanto no que se refere à acessibilidade à consciência (ciência dos fatos). A acessibilidade diz respeito ao conhecimento que a pessoa tem durante a evocação da memória, ou seja, de quando, como ou onde a aquisição da informação ocorreu.

Quanto à duração, a memória pode ser de curto e de longo prazo (descritas na próxima seção). Em relação à acessibilidade à consciência, a memória pode ser: 1) explícita ou declarativa, quando é acessível à consciência; 2) implícita, não declarativa ou procedural, quando é inacessível.[45] A memória explícita é dedicada ao "saber" sobre fatos e eventos, com tempo e local específicos, ao passo que a implícita ou de procedimentos é o "saber fazer", sem que necessariamente a pessoa relembre como, quando ou onde a aprendizagem ocorreu. A evocação da memória explícita é deliberada, por esforço consciente, enquanto a da implícita se dá automaticamente, sem esforço.

Memory (Nova York: Oxford University Press, 2000). Entretanto, nem todos concordam com essa visão e consideram apenas a codificação, o armazenamento e a evocação. Ver Endel Tulving *et al.*, "Neuroanatomical Correlates of Retrieval in Episodic Memory: Auditory Sentence Recognition", em *Proceedings of the National Academy of Sciences of the United States of America*, 91(6), 1994; Mark A. Wheeler, Donald T. Stuss, Endel Tulving, "Toward a Theory of Episodic Memory: the Frontal Lobes and Autonoetic Consciousness", em *Psychological Bulletin*, 121 (3), 1997; John R. Hodges, *Cognitive Assessment for Clinicians* (3ª ed. Oxford: Oxford University Press, 1996).

44 Eric R. Kandel & Christopher Pittenger, "The Past, the Future and the Biology of Memory Storage", em *Philosophical Transactions of the Royal Society of London – Series B Biological Sciences*, 354 (1392), 29-12-1999.; Eric R. Kandel, "The Molecular Biology of Memory Storage: a Dialogue between Genes and Synapses", em *Science*, 294 (5544), 2-11-2001.

45 Eric R. Kandel & Christopher Pittenger, "The Past, the Future and the Biology of Memory Storage", cit.; Scott W. Yancey & Elizabeth A. Phelps, "Functional Neuroimaging and Episodic Memory: a Perspective", em *Journal of Clinical and Experimental Neuropsychology*, 23 (1), fevereiro de 2001.

Memória de curto prazo e de longo prazo

A memória de curto prazo tem capacidade limitada no que diz respeito à duração e à quantidade de informações armazenadas. Por isso, ela consiste em lembranças imediatas de pequenas porções de material verbal e visuoespacial. Esse sistema de memória imediata constitui o *span*[46] atencional que, em pessoas sadias, abrange aproximadamente sete itens ($^{+}$/- dois). Ela pode ser testada a partir da repetição de uma sequência de números. Um exemplo disso é fornecido pela memorização de um número de telefone dado pela telefonista, que, sem anotarmos, discamos e em seguida a informação se desvanece. Um modelo de memória de curto prazo é fornecido pela memória de trabalho (descrita mais adiante, na seção "Memória de curto prazo").

A memória de longo prazo, por sua vez, tem capacidade ilimitada tanto na duração quanto na quantidade de informações. Essa memória pode armazenar grande quantidade de informações variadas (fatos, eventos, respostas condicionadas, habilidades motoras, etc.) e mantê-las por horas, dias e anos.

Memória de longo prazo implícita e explícita

A memória implícita ou procedural decorre de tipos de respostas ou comportamentos que, após terem sido aprendidos, a pessoa não se recorda mais de como os aprendeu, tais como respostas condicionadas, habilidades motoras e a pré-ativação (capacidade de armazenar em frações de segundos apenas fragmentos de informações). Uma analogia seria a de um equipamento eletrônico, que, ao ser adquirido, aprendemos como se faz para que funcione e a partir daí os procedimentos se tornam automáticos e não necessitamos mais do manual de instruções. Outro exemplo é andar de bicicleta, que, depois que aprendemos, apenas sentamos e pedalamos automaticamente, sem esforço consciente para lembrar todo o procedimento.

46 Termo muito utilizado para referir-se à quantidade, à extensão atencional disponível para o uso.

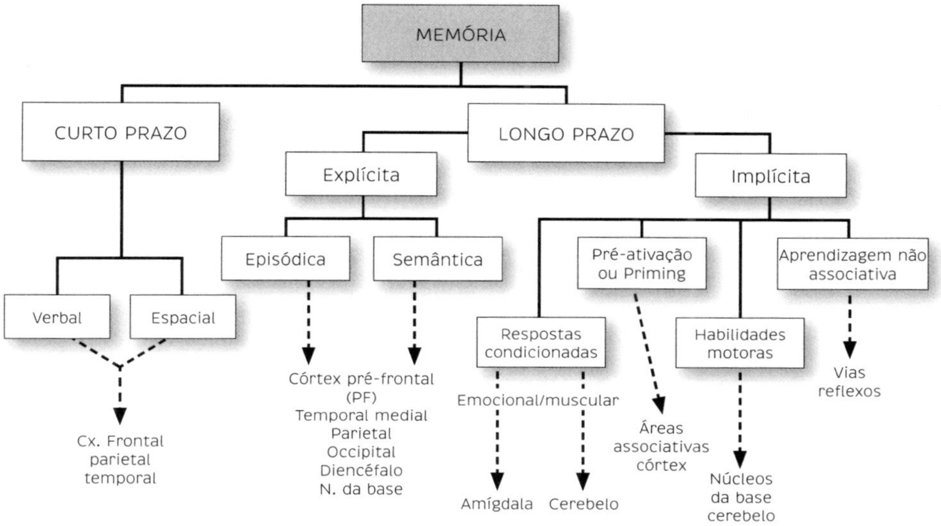

Gráfico 2. Taxonomia da memória

Fonte: Endel Tulving, "Episodic and Semantic Memory", em Endel Tulving & Wayne Donaldson, *Organization of Memory* (Nova York: Academic Press, 1972).

A memória explícita é uma memória para fatos e eventos, cuja recordação é deliberada por esforço consciente. Essa memória, por sua vez, subdivide-se em dois tipos: memória semântica e memória episódica. Na memória semântica, armazenamos fatos, conceitos e vocabulários, enfim, conhecimentos gerais sobre o mundo, sem contexto ou tempo específicos. O conhecimento adquirido por essa memória fornece à pessoa o material necessário para o pensamento. A memória episódica advém de experiências pessoalmente vividas, episódios ou eventos com tempo e contexto específicos. A memória episódica permite que a pessoa relembre experiências passadas, revividas num tempo subjetivo. E, nesse caso, essa capacidade subsidia a formação de conceitos sobre si mesmo e o desenvolvimento do que em psicologia chamamos de personalidade. O conceito de memória episódica foi desenvolvido por Endel Tulving,[47] que a definiu com base em três componentes centrais que "tornam possível a viagem mental no tempo", são eles: o *Self*, o tempo subje-

47 Endel Tulving, "Episodic and Semantic Memory", em Endel Tulving & Wayne Donaldson, *Organization of Memory* (Nova York: Academic Press, 1972).

tivamente percebido e a consciência autonoética. Esse último componente da memória episódica refere-se ao conhecimento pessoal do passado, do presente e interessantemente do futuro.[48] Tulving argumenta que a consciência autonoética nos permite projetar eventos futuros. Em resumo, essa capacidade fornece às pessoas a possibilidade de apreender suas experiências subjetivas ao longo do tempo e perceber o momento presente tanto como continuação de seu passado quanto como um prelúdio de seu futuro.[49] O *Self*, refere-se à própria pessoa e à habilidade de formar traços autobiográficos de memória, com sua respectiva representação temporal e espacial armazenada de acordo com a subjetividade mental inerente a cada ser humano.

A memória episódica é processada por uma rede amplamente distribuída de regiões corticais e subcorticais do cérebro, a qual sobrepõe e amplia a rede neural que serve a outros sistemas de memória. Os sistemas de memória são estruturas organizadas, com um grande número de componentes de operação que processam a informação em conjunto. Essa operação consiste em um substrato neural e seu correlato comportamental e cognitivo.

Memória de curto prazo: memória de trabalho, um componente das funções executivas

O modelo de memória de trabalho (ou operacional),[50] proposto por Alan D. Baddeley (ver gráfico 3) foi desenvolvido para definir o tipo de processo mental que pode ocorrer quando a informação é retida por períodos de segundos a minutos. Essa é, portanto, uma memória de curto prazo.

O conteúdo a ser processado pela memória pode se originar a partir de informações sensoriais, como definido por Richard C. Atkinson e Richard M. Shiffrin,[51] e pode posteriormente ser evocado pela memória de longo prazo. Nesse modelo, um sistema de capacidade limitada armazena temporariamente as informações e dá suporte a todos os processos cognitivos humanos. A memória de trabalho permite que múltiplas fontes de informações sejam con-

---

48 Endel Tulving, "Episodic Memory: from Mind to Brain", em *Annual Review of Psychology*, vol. 53, fevereiro de 2002.

49 Mark A. Wheeler, Donald T. Stuss, Endel Tulving, "Toward a Theory of Episodic Memory", cit.

50 Em inglês, *working memory*. Atualmente, alguns autores brasileiros utilizam o termo "memória de trabalho" ou "memória operacional". Neste capítulo, empregamos "memória de trabalho".

51 Richard C. Atkinson & Richard M. Shiffrin, "Human Memory: a Proposed System and Its Control Processes", em Kenneth W. Spence (org.), *The Psychology of Learning and Motivation: Advances in Research and Theory* (Nova York: Academic Press, 1968).

sideradas simultaneamente, além de criar um protótipo que pode ser manipulado para resolver problemas e planejar comportamentos futuros.[52]

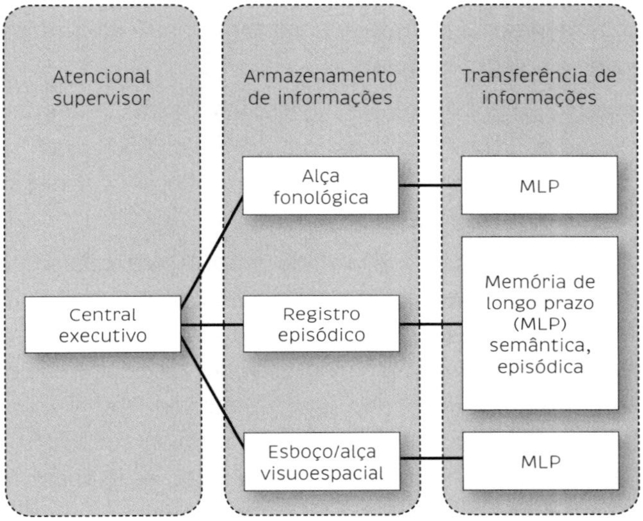

O modelo revisado de memória de trabalho mostra a ligação entre memória de longo prazo pelos subsistemas com o registro episódico.

Gráfico 3. Modelo de memória de trabalho

Fonte: Alan D. Baddeley, "Working Memory: Looking Back and Looking Forward", em *Nature Reviews Neuroscience*, 4 (10), 2003.

Com base nesse modelo, Baddeley propõe quatro componentes para explicar o funcionamento da memória de curto prazo. O componente central executivo comanda a interação de subsistemas com a memória de longo prazo, coordena os processos na memória de trabalho e controla a ação. Don A. Norman e Tim Shallice[53] definem tal componente como um sistema atencional supervisor, que coordena, planeja e é responsável pela seleção de estratégias.

Os subsistemas controlados pelo componente central executivo são:

52 Philip N. Johnson-Laird, *Mental models: Toward a Cognitive Science of Language, Inference and Consciousness* (Cambridge: Cambridge University Press, 1983).

53 Don A. Norman & Tim Shallice, "Attention to Action: Willed and Automatic Control of Behaviour", em Richard J. Davidson, Gary E. Schwarts, David Shapiro (orgs.), *Consciousness and Self-Regulation: Advances in Research and Theory*, vol. 4 (Nova York: Plenum, 1986).

- a alça fonológica de codificação verbal – trata-se de uma memória que armazena temporariamente palavras faladas e sons significativos;
- o esboço visuoespacial[54] de codificação visual – funciona paralelamente à alça fonológica e permite o armazenamento de informações, tanto visuais quanto visuoespaciais.
- o componente registro (*buffer*) episódico – armazena episódios ou cenas integradas. Provê a interface entre os subsistemas[55] e conecta-se com a memória episódica de longo prazo. Possui caráter mnemônico, e a evocação feita por ele é consciente.

Em síntese, uma estrutura é guardada pelo registro episódico, mantida por um processo executivo, atencional e limitado de memória, que levará ao registro e à consolidação dessa representação na memória de longo prazo. Uma ligação direta é proposta entre os outros dois subsistemas e a memória de longo prazo. O fluxo de informações é constante e bidirecional. As alças subsidiárias alimentam as áreas relevantes da memória de longo prazo e lhes fornecem o conhecimento implícito da linguagem e visuoespacial sobre o mundo, além de comporem um padrão interno que se assemelha ao correspondente no mundo real, mais fácil de evocar.

Para Baddeley,[56] o lobo frontal desempenha um papel importante na função de coordenação do sistema.

Como a memória e a aprendizagem modificam o cérebro: efeito do treino

Eric R. Kandel e Christopher Pittenger[57] demonstraram, em estudos realizados com moluscos, como as conexões sinápticas podem ser alteradas permanentemente e fortalecidas pela regulação da expressão de genes. Nesses organismos, as sinapses dobraram ou triplicaram em resultado da aprendizagem. Esse mecanismo é atualmente considerado a base do processamento neural da aprendizagem e da memória. A aprendizagem seria responsável por

54 *Sketchpad* em inglês, também traduzido na literatura como "bloco de notas".

55 Alan D. Baddeley, "The Episodic Buffer: a New Component of Working Memory?", em Trends in Cognitive Sciences, 4 (11), 2000; Alan D. Baddeley, "Comment on Cowan", cit.; Alan D. Baddeley, "Working Memory: Looking Back and Looking Forward", em *Nature Reviews Neuroscience*, 4 (10), 2003.

56 Alan D. Baddeley, "Is Working Memory Still Working?", em *European Psychologist*, 7 (2), junho de 2002.

57 Eric R. Kandel & Christopher Pittenger, "The Past, the Future and the Biology of Memory Storage", cit.

produzir alterações da expressão gênica e com isso transformaria a força e a quantidade das conexões sinápticas. Estudos com ratos mostraram os efeitos da experiência sobre o córtex cerebral, em consequência da plasticidade neural.[58] Em um desses estudos, um grupo de ratos foi mantido em ambiente rico em estimulação, em gaiolas com ciclo claro-escuro (12/12 horas), com rodas e outros brinquedos, enquanto outro grupo foi mantido em isolamento, pobre em estímulos, sem variação da iluminação, nem brinquedos. Os resultados mostraram que os ratos criados em ambientes mais estimuladores desenvolveram maior número de sinapses e um aumento na quantidade de espinhos dendríticos, quando comparados aos ratos que viveram isolados e em ambiente pobre de estímulos.[59]

A atividade derivada da experiência leva ao desenvolvimento de dendritos sinápticos, que se por um lado pode facilitar o acionamento de circuitos neurais, por outro implica funcionalmente numa maior facilidade para desempenhar a função cognitiva associada a esses circuitos. Essa capacidade plástica do cérebro é que dá suporte às intervenções que objetivam melhorar as funções cognitivas por meio de treinos ou reabilitação neuropsicológica. Vários estudos de neuroimagem envolvendo paradigmas com tarefas cognitivas, como a memória, mostraram os efeitos do treino sobre a reorganização neural.[60] Em um deles, os resultados indicaram que, em áreas corticais que processam o sistema de memória de trabalho, houve aumento de ativação após um período de cinco semanas de treino e isso foi relacionado à melhora no desempenho cognitivo da memória.[61]

Apesar de sua importância, o impacto dos fatores ambientais é relativo e interage com outros aspectos individuais, como por exemplo, os genéticos.

---

58 Marian C. Diamond, "Response of the Brain to Enrichment", em *Anais da Academia Brasileira de Ciências*, 73 (2), 2001.

59 Marian C. Diamond, David Krech, Mark R. Rosenzweig, "The Effects of an Enriched Environment on the Histology of the Rat Cerebral Cortex", em *Journal of Comparative Neurology*, vol. 123, 1964; James E. Black, Anita M. E. Sirevaag, William T. Greenough, "Complex Experience Promotes Capillary Formation in Young Rat Visual Cortex", em *Neuroscience Letters*, 83 (3), dezembro de 1987; James E. Black *et al.*, "Effects of Complex Experience on Somatic Growth and Organ Development in Rats", em *Developmental Psychobiology*, 22 (7), novembro de 1989.

60 Lars Nyberg *et al.*, "Neural Correlates of Training-Related Memory Improvement in Adulthood and Aging", em *PNAS*, 100 (23), 2003.

61 Pernille J. Olesen, Helena Westerberg, Torkel Klingberg, "Increased Pre-Frontal and Parietal Activity After Training of Working Memory Article", em *Nature Neuroscience*, 7 (1), 2004.

O cérebro sofre mudanças durante toda a vida, decorrentes do desenvolvimento, das experiências - aprendizagem e memória -, num processo considerado natural. No entanto, o cérebro também pode mudar em resultado de lesões neurais (doenças ou acidentes), e, nesse caso, a plasticidade após a lesão pode ocorrer involuntária e espontaneamente.

Envelhecimento e cognição

É bem estabelecido que a cognição seja afetada pelo envelhecimento.[62] Uma das mudanças relatadas em investigações científicas diz respeito à maior lentidão na velocidade do processamento mental do idoso.[63]

Pesquisas indicam que, durante o envelhecimento, os déficits cognitivos provêm, em geral, da dificuldade para gerenciar múltiplas informações num curto período de tempo; isso leva a um prejuízo tanto da capacidade de aquisição de novas informações quanto da busca de informações previamente armazenadas.[64]

Dados estatísticos mostram que apenas 5% dos idosos maiores de 60 anos sofrem de demência, apenas 10% a 15% da população geral de idosos apresentam perda de memória diagnosticada como leve a moderada.[65] Demência é definida como deterioração ou declínio cognitivo global e progressivo. Num estudo de revisão sobre a prevalência de demência em diversos continentes, Marcos A. Lopes e Cássio M. C. Bottino[66] constataram que o efeito da idade sobre o aumento da taxa de demência foi acentuado. Os resultados indicaram uma proporção de 7,87% na população de idosos, na faixa de 75 a 79 anos,

---

62 Jessica R. Andrews-Hanna *et al.*, "Disruption of Large-Scale Brain Systems in Advanced Aging", em *Neuron*, 56 (5), 2007.

63 Estelle Eusop, Claude Sebban, François Piette, "Aging and Cognitive Slowing: Example of Attentional Processes-Evaluation Procedures and Related Questions", em *L'Encéphale*, 27 (1), jan.-fev. de 2001; Michael S. Gazzaniga & Todd F. Heatherton, *Ciência psicológica: mente, cérebro e comportamento* (Porto Alegre: Artmed, 2006).

64 Helenice Charchat-Fichman *et al.*, "Declínio da capacidade cognitiva durante o envelhecimento", em *Revista Brasileira de Psiquiatria*, 27 (12), 2005.

65 James E. Black, Anita M. E. Sirevaag, William T. Greenough, "Complex Experience Promotes Capillary Formation in Young Rat Visual Cortex", cit.

66 Marcos A. Lopes & Cássio M. C. Bottino, "Prevalência de demência em diversas regiões do mundo: análise dos estudos epidemiológicos de 1994 a 2000", em *Arquivos de Neuro-Psiquiatria*, 60 (1), março de 2002.

subindo gradualmente para 54,83% na faixa acima de 95 anos.[67] Dentre as doenças neurológicas que levam à demência, mais de 50% são devidas à doença de Alzheimer. Das doenças que podem levar a demência estão as vasculares e as neurológicas, no entanto, outros fatores como os metabólicos, o abuso de substâncias (álcool ou outras drogas) e a exposição prolongada a toxinas também podem ser causadores de demência.

Comentários finais

Procuramos demonstrar neste capítulo que necessitamos das funções cognitivas para o bom desempenho de nossas tarefas usuais. Uma ênfase especial foi dada às funções executivas, particularmente à motivação (ou volição), à atenção e à memória.

Durante todo o desenvolvimento, as experiências diárias em interação com aspectos genéticos remodelam nosso cérebro, anatômica e funcionalmente. Graças a isso, as habilidades para executar atividades cotidianas tornam-se cada vez mais facilitadas, embora dificuldades e déficits cognitivos sejam comuns. Com o passar dos anos, a velocidade de processamento neural e algumas das funções cognitivas vão enfraquecendo em decorrência de fatores ainda não completamente elucidados pela ciência. Esse enfraquecimento, dependendo do grau e da função afetada, pode levar ao comprometimento do bom desempenho das tarefas diárias e consequentemente da qualidade de vida. Contudo, pesquisas prévias têm demonstrado os efeitos positivos do treino e da reabilitação cognitiva para compensar os déficits cognitivos.

Bibliografia

ANDRÉS, Susana *et. al.* "Neuropsychological Performance in Children and Adolescents with Obsessive-Compulsive Disorder and Influence of Clinical Variables". Em *Biological Psychiatry*, 61 (8), 15-4- 2007.

ANDREWS-HANNA, Jessica R. *et al.* "Disruption of Large-Scale Brain Systems in Advanced Aging". Em *Neuron*, 56 (5), 2007.

67 James E. Black, Anita M. E. Sirevaag, William T. Greenough, "Complex Experience Promotes Capillary Formation in Young Rat Visual Cortex", cit.; Ailsa E. Korten *et al.*, "A Prospective Study of Cognitive Function in the Elderly", em *Psychological Medicine*, 27 (4), 1997.

ATKINSON, Richard C. & SHIFFRIN, Richard M. "Human Memory: a Proposed System and Its Control Processes". Em SPENCE, Kenneth W. (org.). *The Psychology of Learning and Motivation: Advances in Research and Theory*. Nova York: Academic Press, 1968.

BADDELEY, Alan D. "Comment on Cowan: the Magic Number and the Episodic Buffer". Em *Behavioral and Brain Sciences*, 24 (1), 2001.

________. "Is Working Memory Still Working?" Em *European Psychologist*, 7 (2), junho de 2002.

________. "The Episodic Buffer: a New Component of Working Memory?" Em *Trends in Cognitive Sciences*, 4 (11), 2000.

________. "Working Memory: Looking Back and Looking Forward". Em *Nature Reviews Neuroscience*, 4 (10), 2003.

BADDELEY, Alan D. & HITCH J., Graham. "Working Memory". Em BOWER, Gordon (org.). *Recent Advances in Learning and Motivation*. Vol. VIII. Nova York: Academic Press, 1974.

BEAUREGARD, Mario. "Mind does Really Matter: Evidence from Neuroimaging Studies of Emotional Self-Regulation, Psychotherapy, and Placebo Effect". Em *Progress in Neurobiology*, 81 (4), março de 2007.

BLACK, James E.; SIREVAAG, Anita M. E.; GREENOUGH, William T. "Complex Experience Promotes Capillary Formation in Young Rat Visual Cortex". Em *Neuroscience Letters*, 83 (3), dezembro de 1987.

BLACK, James E. *et al.* "Effects of Complex Experience on Somatic Growth and Organ Development in Rats". Em *Developmental Psychobiology*, 22 (7), novembro de 1989.

BROCKI, Karin C. & BOHLIN, Gunilla. "Executive Functions in Children Aged 6 to 13: a Dimensional and Developmental Study". Em *Developmental Neuropsychology*, 26 (2), 2004.

CAMPOS, Dinah M. de Souza. *Psicologia da aprendizagem*. Petrópolis: Vozes, 1982.

CHARCHAT-FICHMAN, Helenice *et al.* "Declínio da capacidade cognitiva durante o envelhecimento". Em *Revista Brasileira de Psiquiatria*, 27 (12), 2005.

CHELUNE, Gordon J. & BAER, Ruth A. "Developmental Norms for the Wisconsin Card Sorting Test". Em *Journal of Clinical and Experimental Neuropsychology*, 8 (3), 1986.

CHUGANI, Harry T. "Development of Regional Brain Glucose Metabolism in Relation to Behavior and Plasticity". Em DAWSON, Geraldine & FISCHER, Kurt W. (orgs.). *Human Behavior and the Developing Brain*. Nova York: Guildford, 1994.

COLLETTE, Fabienne *et al.* "Exploration of the Neural Substrates of Executive Functioning by Functional Neuroimaging". Em *Neuroscience*, 139 (1), abril de 2006.

COWAN, Nelson. "The Magical Number 4 in Short-Term Memory: a Reconsideration of Mental Storage Capacity". Em *Behavioral and Brain Sciences*, 24 (1), 2001.

COWAN, Nelson *et al.* "On the Capacity of Attention: Its Estimation and Its Role in Working Memory and Cognitive Aptitudes". Em *Cognitive Psychology*, 51 (1), 2005.

DIAMOND, Marian C. "Response of the Brain to Enrichment". Em *Anais da Academia Brasileira de Ciências*, 73 (2), 2001.

DIAMOND, Marian C.; KRECH, David; ROSENZWEIG, Mark R. "The Effects of an Enriched Environment on the Histology of the Rat Cerebral Cortex". Em *Journal of Comparative Neurology*, vol. 123, 1964.

ESPY, Kimberly A. *et al.* "Measuring the Development of Executive Control with the Shape School". Em *Psychological Assessment*, 18 (4), dezembro de 2006.

EUSOP, Estelle; SEBBAN, Claude; PIETTE, François. "Aging and Cognitive Slowing: Example of Attentional Processes-Evaluation Procedures and Related Questions". Em *L'Encéphale*, 27 (1), jan.-fev. de 2001.

EYSENCK, Michel W. & KEANE, Mark T. "Limitações da atenção e do aprendizado". Em EYSENCK, Michel W. & KEANE, Mark T. *Psicologia cognitiva: um manual introdutório*. Porto Alegre: Artes médicas, 1994.

FOSSATI, Philippe *et al.* "[Deficits in Memory Retrieval: an Argument in Favor of Frontal Subcortical Dysfunction in Depression]". Em *L'Encéphale*, 21 (4), jul.-ago. de 1995.

________. "Influence of Age and Executive Functioning on Verbal Memory of Inpatients with Depression". Em *Journal Affective Disorders*, 68 (2-3), abril de 2002.

GAZZANIGA, Michael S. & HEATHERTON, Todd F. *Ciência psicológica: mente, cérebro e comportamento*. Porto Alegre: Artmed, 2006.

GAZZANIGA, Michael S.; IVRY, Richard. B.; MANGUN, George. R. *Cognitive Neuroscience: the Biology of the Mind*. 2ª ed. Nova York/Londres: W.w. Norton, 2002.

GOETHALS, Ingeborg *et al.* "The Prefrontal Cortex: Insights from Functional Neuroimaging Using Cognitive Activation Tasks". Em *European Journal of Nuclear Medicine and Molecular Imaging*, 31 (3), 2004.

GOLDBERG, Elkhonon & BOUGAKOV, Dmitri. "Neuropsychologic Assessment of Frontal Lobe Dysfunction". Em *Psychiatric Clinics of North America*, 28 (3), setembro de 2005.

HODGES, John R. "Cognitive Assessment for Clinicians". 3ª ed. Oxford: Oxford University Press, 1996.

HRABOK, Marianne; KERNS, Kimberly A.; MÜLLER, Ulrich. "The Vigilance, Orienting, and Executive Attention Networks in 4-Year-Old Children". Em *Child Neuropsychology*, 13 (5), setembro de 2007.

HUTTENLOCHER, Peter R. "Morphometric Study of Human Cerebral Cortex Development". Em *Neuropsychologia*, 28 (6), 1990.

JOHNSON-LAIRD, Philip N. *Mental models: Toward a Cognitive Science of Language, Inference and Consciousness.* Cambridge: Cambridge University Press, 1983.

KANDEL, Eric R. "The Molecular Biology of Memory Storage: a Dialogue between Genes and Synapses". Em *Science*, 294 (5544), 2-11-2001.

________ & PITTENGER, Christopher. "The Past, the Future and the Biology of Memory Storage". Em *Philosophical Transactions of the Royal Society of London, Série B Biological Sciences*, 354 (1392), 29-12-1999.

KIPP, Katherine. "A Developmental Perspective on the Measurement of Cognitive Deficits in Attention-Deficit/Hyperactivity Disorder". Em *Biological Psychiatry*, 57 (11), junho de 2005.

KLIMKEIT, Ester I. *et al.* "Examining the Development of Attention and Executive Functions in Children with a Novel Paradigm". Em *Child Neuropsychology*, 10 (3), setembro de 2004.

KORTEN, Ailsa E. *et al.* "A Prospective Study of Cognitive Function in the Elderly." Em *Psychological Medicine*, 27 (4), 1997.

LEVIN, Harvey. S. *et al.* "Developmental Changes in Performance on Tests of Purported Frontal Lobe Functioning". Em *Developmental Neuropsychology*, 7 (3), 1991.

LEZAK, Muriel; HOWIESON, Diane B.; LORING, David W. *Neuropsychological Assessment.* Nova York: Oxford University Press, 2004.

LOPES, Marcos A. & BOTTINO, Cássio M. C. "Prevalência de demência em diversas regiões do mundo: análise dos estudos epidemiológicos de 1994 a 2000". Em *Arquivos de Neuro-Psiquiatria*, 60 (1), março de 2002.

MARKOWITSCH, Hans J. "Neuroanatomy of Memory". Em TULVING, Endel & CRAIK, Fergus I. M. (orgs.). *The Oxford Handbook of Memory.* Nova York: Oxford University Press, 2000.

MENON, Vinod *et al.* "Error-Related Brain Activation During a Go/NoGo Response Inhibition Task". Em *Human Brain Mapping*, 12 (3), março de 2001.

MILLER, Karen J. "Executive Functions". Em *Pediatric Annals*, 34 (4), abril de 2005.

MIYAKE, Akira & SHAH, Priti (orgs.). *Models of Working Memory: Mechanisms of Active Maintenance and Executive Control.* Cambridge: Cambridge University Press, 1999.

MOHLMAN, Jan & GORMAN, Jack M. "The Role of Executive Functioning in CBT: a Pilot Study with Anxious Older Adults". Em *Behavior Research and Therapy*, 43 (4), abril de 2005.

MORETTO, Vasco Pedro. *Prova: um momento privilegiado de estudos, não um acerto de contas.* 3ª ed. Rio de Janeiro: DP&A, 2003.

MORRA, Sergio; MOIZO, Carla; SCOPESI, Alda. "Working Memory (or the M-Operator) and the Planning of Children's Drawings". Em *Journal of Experimental Child Psychology*, 46 (1), 1988.

NORMAN, Don A. & SHALLICE, Tim. "Attention to Action: Willed and Automatic Control of Behaviour". Em DAVIDSON, Richard J.; SCHWARTS, Gary E.; SHAPIRO, David (orgs.). *Consciousness and Self-Regulation: Advances in Research and Theory*. Vol. 4. Nova York: Plenum, 1986.

NYBERG, Lars *et al.* "Neural Correlates of Training-Related Memory Improvement in Adulthood and Aging". Em *PNAS*, 100 (23), 2003.

OLESEN, Pernille J.; WESTERBERG, Helena; KLINGBERG, Torkel. "Increased Pre-Frontal and Parietal Activity After Training of Working Memory Article". Em *Nature Neuroscience*, 7 (1), 2004.

PERRAUDEAU, Michel. *Estratégias de aprendizagem: como acompanhar os alunos na aquisição de saberes*. Porto Alegre: Artmed, 2009.

POSNER, Michael I. & PETERSEN, Steven E. "The Attention System of the Human Brain". Em *Annual Review of Neuroscience*, vol. 13, 1990.

POZO, Juan Ignacio. *Aquisição de conhecimento*. Porto Alegre: Artmed, 2005.

RIDDERINKHOF, K. Richard *et al.* "Neurocognitive Mechanisms of Cognitive Control: the Role of Prefrontal Cortex in Action Selection, Response Inhibition, Performance Monitoring, and Reward-Based Learning". Em *Brain and Cognition*, 56 (2), 2004.

RUEDA, M. Rosario. "Development of Attentional Networks in Childhood". Em *Neuropsychology*, 42 (8), 2004.

STUSS Donald T. & LEVINE, Brian. "Adult Clinical Neuropsychology: Lessons from Studies of the Frontal Lobes". Em *Annual Review of Psychology*, vol. 53, 2002.

SZATKOWSKA, Iwona *at al.* "The Effect of Motivation on Working Memory: an fMRI and SEM Study". Em *Neurobiology of Learning and Memory*, 90 (2), setembro de 2008.

TULVING, Endel. "Episodic and semantic memory". Em TULVING, Endel & DONALDSON, Wayne. *Organization of Memory*. Nova York: Academic Press, 1972.

________. "Episodic Memory: from Mind to Brain". Em *Annual Review of Psychology*, vol. 53, fevereiro de 2002.

________ *et al.* "Neuroanatomical Correlates of Retrieval in Episodic Memory: Auditory Sentence Recognition". Em *Proceedings of the National Academy of Sciences of the United States of America*, 91(6), 1994.

WELSH, Marilyn C.; PENNINGTON, Bruce F.; GROISSER, Dena B. "A Normative-Developmental Study of Executive Function – a Window on Prefrontal Function in Children". Em *Developmental Neuropsychology*, 7 (2), 1991.

WHEELER, Mark A.; STUSS, Donald T.; TULVING, Endel. "Toward a Theory of Episodic Memory: the Frontal Lobes and Autonoetic Consciousness". Em *Psychological Bulletin*, 121 (3), 1997.

YANCEY, Scott W. & PHELPS, Elizabeth A. "Functional Neuroimaging and Episodic Memory: a Perspective". Em *Journal of Clinical and Experimental Neuropsychology*, 23 (1), fevereiro de 2001.

YOGEV-SELIGMANN, Galit; HAUSDORFF, Jeffrey M.; GILADI, Nir. "The Role of Executive Function and Attention in Gait". Em *Movement Disorders*, 23 (3), 15-2-2008.

Saúde e desenvolvimento na psicologia analítica

Ana Lia B. Aufranc

Introdução

Saúde e desenvolvimento são conceitos inter-relacionados para a psicologia analítica, logo, não podemos falar de um sem fazer menção ao outro. Assim também as dimensões humanas de psique, espírito e matéria estão, na perspectiva analítica, intrinsecamente interligadas. Isso configura uma visão de homem e de mundo que insere Carl G. Jung como pioneiro de um novo paradigma científico.

Para apreciarmos o alcance dessa perspectiva, precisaremos entrar em contato com algumas questões básicas.

Processo de individuação

Jung, ao longo de suas vivências pessoais e de sua experiência clínica, foi se dando conta de que:

> [...] o inconsciente é um processo e as relações do ego com os conteúdos do inconsciente desencadeiam um desenvolvimento ou uma verdadeira metamorfose da psique. Nos casos individuais é possível seguir este pro-

> cesso através de sonhos e fantasias. No mundo coletivo, tal processo se encontra inscrito nos diferentes sistemas religiosos e na transformação de seus símbolos. Mediante o estudo das evoluções individuais e coletivas, e mediante a compreensão da simbologia alquimista cheguei ao conceito básico de minha psicologia, o processo de individuação.[1]

De fato, o conceito central da obra junguiana é o do processo de individuação, ou seja, o processo de tornar-se um in-divíduo, um todo indivisível, por meio do desenvolvimento dos potenciais próprios. Tornar-se único através da diferenciação de características que em si mesmas são universais. Assim como não existem duas impressões digitais iguais, embora todos as tenham, não existem duas individuações iguais. A individuação seria a atualização do que potencialmente se é.

A noção de inconsciente para a psicologia analítica[2] compreende não apenas o inconsciente pessoal, formado no decorrer da vida do indivíduo, mas também, e principalmente, o inconsciente coletivo, comum à humanidade. Ao nascer, o bebê não é uma tábula rasa, mas traz em si todo o arcabouço do inconsciente coletivo como potencial de desenvolvimento. A consciência é o produto desse inconsciente cuja existência é comum a toda a humanidade e nos precede. Diríamos que subjacente à realidade consciente há uma realidade potencial muito mais ampla que dá origem à consciência.

Os arquétipos

Inerente ao conceito de inconsciente coletivo está o de arquétipo. Os arquétipos são centros neuropsíquicos que têm a capacidade de iniciar, controlar e mediar os comportamentos e as experiências típicas de todos os seres humanos. É preciso lembrar aqui que o padrão é herdado, mas o conteúdo não; o arquétipo do herói, por exemplo, apresenta conteúdos muito diferentes na Antiguidade greco-romana e nos mitos de nosso mundo ocidental atual, no entanto, expressa um mesmo padrão arquetípico. O conceito de arquétipo

1 Carl G. Jung, *Memórias, sonhos, reflexões* (Rio de Janeiro: Nova Fronteira, 1963), p. 184.
2 Ana Lia Aufranc, "O inconsciente em Jung", em Felicia Knobloch (org.), *O inconsciente: várias leituras* (São Paulo: Escuta, 1991).

foi desenvolvido por Jung desde 1912,[3] quando o descreveu como imagens primordiais. Esse conceito foi sendo aprofundado e enriquecido no decorrer de sua obra até a sua forma final, em 1947.[4] O arquétipo passa a ser compreendido como um fator de organização bipolar, psíquico e físico. Ele implica potencialidades psíquicas e físicas que poderão ser atualizadas desde que haja condições condizentes. Partimos, portanto, de uma visão de inconsciente potencialmente criativo. O movimento para o desenvolvimento físico e psíquico é natural. Como consequência, a cultura não decorre da repressão dos instintos, mas é inerente ao desenvolvimento humano fazer cultura.

O arquétipo se expressa, de um lado, como imagem associada ao espírito, à psique, e de outro, como instinto associado à biologia. Na perspectiva arquetípica, portanto, o desequilíbrio químico cerebral e a patologia psíquica não podem ser vistos nem como causa nem como efeito um do outro, mas sim como diferentes manifestações de um todo que engloba a psique e a matéria.

Subjacente à realidade consciente há uma realidade potencial em que se encontram as precondições arquetípicas que vão determinar o fenômeno empírico, seja ele psíquico, seja físico. Entretanto, a natureza arquetípica se estende além de uma base neurofisiológica para os padrões gerais de toda a matéria e energia. Retomaremos esse aspecto mais adiante.

Talvez o mais difícil de ser assimilado na concepção junguiana de psique seja a objetividade da psique. No mundo ocidental, a supremacia da consciência nos leva, facilmente, a considerar o inconsciente como sendo uma decorrência da consciência, ou seja, a olhar a psique como meramente subjetiva. Não é fácil assimilarmos a noção de psique objetiva, não egoica, cuja existência é anterior ao surgimento da consciência, que tem autonomia própria, que se expressa compensando a consciência e que traz em si todo o potencial de desenvolvimento. Os arquétipos não cabem em um referencial puramente pessoal.

Não entramos em contato com os arquétipos diretamente, mas sim com suas manifestações simbólicas. O símbolo, para a psicologia analítica, é a melhor expressão possível de algo desconhecido pela consciência e que por

---

3 Carl G. Jung, *Collected Works. Vol. 5: Symbols of Transformation* (Londres: Routledge & Kegan Paul, 1981).

4 Carl G. Jung, "On the Nature of Psyche", em *Collected Works. Vol.8: The Structure and Dynamics of the Psyche* (Londres: Routledge & Kegan Paul, 1981).

isso traz consigo um enorme potencial transformador. Trata-se de um símbolo vivo, portador do novo, carregado de significado e que pode enriquecer a consciência. Não podemos confundi-lo com sinais ou alegorias, que seriam expressões abreviadas ou análogas de algo já conhecido pela consciência. Os arquétipos, através dos símbolos, se expressam na polaridade psíquica e na polaridade biológica. O símbolo pode se manifestar na polaridade psíquica do indivíduo através de imagens oníricas, fantasias, projeções, transferências ou sintomas psíquicos. No coletivo, a expressão simbólica se dá nos mitos, nas lendas, nas religiões ou na arte. A polaridade biológica tem como veículos simbólicos as vivências corporais ou os sintomas físicos.

A relação entre o ego e o *Self*

Poderíamos dizer que a grande obra do inconsciente é o nascimento da consciência. Nas palavras de Jung:

> Assim como a psique objetiva só pode ser concebida como um dado universal e uniforme, o que significa que todos os homens compartilham de uma mesma condição psíquica primária, essa psique objetiva precisa se individuar como forma de se tornar atualizada, pois não há outra maneira pela qual possa se expressar a não ser por intermédio do ser humano individual.[5]

A consciência vai se formando inicialmente como ilhas, instantes de consciência por assim dizer, e através do desenvolvimento vai se configurando como o complexo ego, um núcleo (*Self*) ao redor do qual os conteúdos passíveis de serem conscientizados se agregam.

O ego, como centro da consciência, tem sua prefiguração inconsciente no *Self*. Nesse sentido, diríamos que a individuação é a atualização, a realização do *Self* através da consciência. "Não sou eu que me crio, eu aconteço a mim mesmo."[6] O *Self* tem uma posição central para a psicologia analítica, seria o

---

5 Carl G. Jung, *Collected Works. Vol. 17: The Development of Personality* (Londres: Routledge & Kegan Paul, 1981), § 307.

6 Carl G. Jung, "Transformation Symbolism in the Mass", em *Collected Works. Vol. 11: Psychology and Religion: West and East* (Londres: Routledge & Kegan Paul, 1981), § 391.

objetivo da vida espontaneamente produzido pelo inconsciente, o arquétipo da orientação e do sentido.

O *Self* em sua essência arquetípica é transcendente e, portanto, objeto das revelações místicas. Como imagem arquetípica, é imanente e se expressa por meio de símbolos de totalidade, de união dos opostos, de centro organizador dos arquétipos, de fonte de energia para a individuação, para o impulso de nos tornarmos o que realmente somos, realizarmos nossa própria identidade.

Sem o ego, o *Self* não pode se realizar conscientemente. O *Self* necessita da consciência para se espelhar. O processo de individuação seria o desenvolvimento do *Self* de um estado inconsciente para um estado consciente. Por outro lado, sem uma relação com o *Self*, o ego não pode viver plenamente, seria como viver cortado das próprias raízes, desvitalizar-se, adoecer. Em última instância, o que somos em nossa totalidade, no âmago de nossa identidade, não é nossa responsabilidade subjetiva, mas o que fazemos com isso na realidade é, sim, nossa responsabilidade.

Aqui já se configura a importância da relação dialética consciente-inconsciente para a saúde psíquica.

Para Jung, o significado e o propósito do processo de individuação é a realização, em todos os seus aspectos, da personalidade originariamente contida no germe embrionário.[7] Jung pouco se dedicou ao estudo do desenvolvimento humano na primeira metade da vida, talvez por ter sido este o objeto de estudo da psicanálise. Michael Fordham foi um dos autores junguianos que se dedicou a esse estudo. Por meio de sua experiência clínica e da observação de bebês, chegou à questão da existência de uma identidade própria (*Self* primário) desde o início da vida. O bebê, desde o início, é um ser separado da mãe, com individualidade própria e que contribui ativamente para o estabelecimento da relação com ela, visando à sobrevivência; a relação mãe-bebê é, na verdade, uma via de duas mãos. O *Self* do bebê ajuda a criar o ambiente no qual ele se desenvolve, através de ações que evocam uma resposta empática da mãe. As expectativas do bebê e da mãe são arquetípicas, a realização desse potencial se dá pela interação de ambos. O desenvolvimento do bebê seria a forma inicial de individuação, em que as experiências são integradas em um contínuo. Não podemos, portanto, seguir um pensamento linear em que uma etapa substitui

---

7 Carl G. Jung, "The Archetypes of the Collective Unconscious", em *Collected Works. Vol. 7: Two Essays on Analytical Psychology* (Londres: Routledge & Kegan Paul, 1981), § 186.

a outra, mas sim um modelo em que as experiências prévias coexistem com as experiências atuais de forma a modificarem-se mutuamente.

O *Self* pode ser compreendido como um potencial psicossomático inato que vai se desenvolver na interação com o ambiente, formando a experiência de corpo e psique. Caso haja um entrosamento suficientemente bom entre a expectativa arquetípica inconsciente e a experiência externa, a diferenciação entre mundo externo e interno irá sendo construída, promovendo assim o desenvolvimento egoico, a autoimagem e a autoestima. A separação entre realidade interna e externa começa quando o bebê encontra aspectos no ambiente com os quais tem dificuldade de se adaptar. O desconforto que surge dessas experiências Fordham chamou de "ansiedade construtiva",[8] uma vez que a dor está a serviço do desenvolvimento.

Temos aqui um ponto importante: não podemos associar saúde à ausência de dor. Desde o início da vida, assim como em qualquer outro momento, a dor pode estar a serviço da individuação.

Com o desenvolvimento da consciência, o discernimento entre mundo externo e interno vai se estabelecendo. Um ego forte e saudável está associado tanto às bases da personalidade quanto à realidade externa.[9]

O desenvolvimento do ego

O desenvolvimento do complexo ego é crucial para individuação. No *Self*, todas as polaridades estão presentes, por isso os símbolos do *Self* surgem, muitas vezes, com essa característica de união dos opostos, como na imagem de *yin* e *yang*, por exemplo. Com o surgimento da consciência, as polaridades vão se separando, o ego passa a se identificar com um dos polos do arquétipo, que considera bom, e a polaridade rejeitada, com a qual o ego não pode se identificar, vai formando a sombra. Esse é um processo natural, dessa maneira vai se formando uma identidade egoica sobre a qual as realizações se pautarão. Na primeira metade da vida, é fundamental a diferenciação da consciência a partir do inconsciente. Os discernimentos conscientes, a construção

8 James Astor, *Michael Fordham: Innovations in Analytical Psychology* (Nova York: Routledge, 1995), p. 54.

9 Michael Fordham, *A criança como indivíduo* (São Paulo: Cultrix, 2006), p. 83.

de uma escala de valores própria e as realizações no mundo externo fortalecem o ego. Contudo, para que a integridade e a estabilidade egoica possam ser estabelecidas, é necessário que a conexão entre o ego e o *Self* seja mantida. A separação dessas instâncias não pode significar dissociação. Se as necessidades do inconsciente forem negligenciadas, assumirão um aspecto patológico, o que seria símbolo passa a ser sintoma, o ego unilateral e dissociado de suas raízes se enrijece.

A necessidade de diferenciação da consciência a partir do inconsciente e o desenvolvimento da força egoica são fundamentais para o relacionamento do ego com a realidade externa e interna. Um ego frágil não é capaz de atender às demandas da individuação, que podem ser vivenciadas interna ou externamente.

Jung, a partir do teste de associação de palavras, em 1904, observou a existência dos complexos e desenvolveu esse conceito, hoje já tão popularizado.[10] Via de regra, as pessoas sabem da existência dos complexos ainda que apenas vinculada à patologia (por exemplo, uma pessoa "complexada"). No entanto, os complexos são unidades vivas da psique inconsciente, são expressões características da psique, um fenômeno natural. O complexo tem um núcleo arquetípico ao redor do qual se agregam todas as imagens e ideias a este associadas e com forte carga emocional. Um complexo paterno, por exemplo, tem o arquétipo do pai como centro, ao redor do qual se agregam todas as vivências do indivíduo correlacionadas a esse arquétipo. Os complexos não se transformam no inconsciente, embora possam se enriquecer com novas associações. É necessária a consciência para a elaboração do complexo.

Como vimos, o ego é também um complexo, cujo núcleo arquetípico é o *Self*. Quanto mais firmemente estabelecido o complexo egoico, maiores condições terá de lidar com os outros complexos e de se enriquecer com essas vivências. Quanto mais inconsciente um complexo, maior será sua autonomia e sua capacidade de se apoderar do ego. Igualmente, um ego frágil é presa fácil de um complexo. Este é então projetado ou o indivíduo se identifica com ele, perdendo assim a capacidade de discernimento e seu livre-arbítrio. Numa discussão, por exemplo, a constelação de um complexo, ou seja, quando uma situação externa libera o processo psíquico em que o complexo entra

---

10 Carl G. Jung, "A Review of the Complex Theory", em *Collected Works Vol. 8: The Structure and Dynamics of the Psyche*, cit.

em ação, observamos a perda da objetividade, a discussão deixa de se pautar em argumentos objetivos e passa a possuir uma carga emocional para além da requerida pela discussão em si.

Nos símbolos oníricos, por exemplo, podemos observar o que o inconsciente faz com os complexos, o que está sendo preparado como possibilidade para o indivíduo. Alguns complexos estão mais ou menos desligados da consciência pela repressão, mas há complexos que não foram reprimidos e nunca estiveram na consciência, cujo potencial para o desenvolvimento ainda não pôde chegar à consciência. Sempre que a conscientização dos conteúdos de um complexo é possível, o ego se enriquece com seus conteúdos e há uma redistribuição de energia. Há, portanto, o estabelecimento de um novo equilíbrio psíquico. Jung conceituou a energia psíquica como equivalente ao conceito de energia da física, uma mesma energia com diferentes manifestações.[11] E contrapôs ao princípio mecanicista causal o princípio energético finalista, como princípios complementares. Assim, os símbolos tanto nos levam às origens quanto nos apontam uma possibilidade, um caminho de desenvolvimento. Ao trabalharmos com os símbolos de um sonho, por exemplo, podemos elaborar os conteúdos associados à história do paciente, como também elaborar o que se coloca prospectivamente, o que se configura como possibilidade, nesse momento, para o indivíduo.

O inconsciente funciona de forma compensatória em relação à consciência. O que falta à consciência se constela no inconsciente e se expressa por meio dos símbolos. Não se trata de uma mera complementação, mas de um processo que tem um sentido, que é o da individuação.

A vida é movimento, é transformação. Sempre que uma atitude consciente foi suficientemente desenvolvida, outro desafio, vivenciado como demanda, interna ou externa, se coloca. Nas palavras de Confúcio:

> O perigo aparece quando um homem se sente seguro em sua posição. A destruição ameaça quando um homem procura preservar seu estado mundano. A confusão se desenvolve quando um homem colocou tudo em ordem. Portanto o homem superior não esquece o perigo na sua segurança, nem a ruína quando ele está bem estabelecido, nem a confusão quando

---

11 Carl G. Jung, "On Psychic Energy", em *Collected Works. Vol. 8: The Structure and Dynamics of the Psyche*, cit.

suas coisas estão em ordem. Dessa forma ele ganha segurança pessoal e é capaz de proteger o império.[12]

Jung dedicou especial atenção ao desenvolvimento humano na segunda metade da vida. A individuação não termina com o desenvolvimento egoico, com o estabelecimento de uma adaptação social. A individuação nos leva em direção à totalidade. Assim, em qualquer momento da individuação, o apego significa paralisação do movimento e configura a doença.

O *Self* tem uma natureza teleológica que procura sua autorrealização. Assim como para a formação egoica houve a necessidade da separação das polaridades e a identificação do ego com uma delas, na maturidade haverá a necessidade de união dos opostos, é preciso resgatar o polo menosprezado e projetado. O caminho é o da totalidade, não o da perfeição. A totalidade engloba a imperfeição. A projeção é o caminho mais fácil, o outro é portador daquilo que não podemos aceitar em nós. Por esse caminho gera-se desde a mais inocente fofoca até todo tipo de intolerância e as guerras. Por mais que possam existir fatores econômicos e políticos envolvidos em uma guerra, sem a projeção da sombra no "inimigo" ela não poderá existir. Assim também se dão as guerras familiares, as intolerâncias raciais, de gênero, a xenofobia. O resgate da sombra implica um esforço ético, e a falta desse resgate ameaça, por vezes, a sobrevivência da vida humana na Terra. Em um período conturbado e de transição como o que vivemos, a conscientização de que os opostos residem em todos nós, como potencial do *Self*, e a partir dessa conscientização conseguirmos resgatar a projeção do mal no outro, traria a possibilidade de um passo importante no desenvolvimento humano. Jung, certa vez questionado se a bomba atômica seria usada, respondeu que dependeria do número de indivíduos que fosse capaz de suportar o choque dos opostos neles mesmos. Se em número suficiente, a catástrofe final poderia ser evitada, caso contrário, nossa civilização desapareceria, como ocorreu com tantas outras no passado, embora hoje tal desastre possa ser muito pior.[13]

---

12 *The I Ching or Book of Changes. The Richard Wilhelm Translation* (Londres: Rottledge & Kegan Paul, 1975), hexagrama 12, p. 55.

13 Barbara Hannah & Marie Louise von Franz, *Lectures on Jung's Aion* (Illinois: Chiron, 2004), p. 37.

A relação dialética entre o consciente e o inconsciente e os conflitos gerados pela ausência dessa relação

Ao conceituar os arquétipos do *animus* e da *anima*, Jung descreveu, a meu ver, a fundamental necessidade humana de desenvolvimento criativo. Esses arquétipos se expressam por meio de símbolos contrassexuais e são, por vezes, vivenciados nas paixões com o outro, que configura o diferente, o misterioso, mas também as possibilidades, as potencialidades novas, criativas. Contudo, os símbolos anímicos fazem a conexão do ego com o *Self*, são canais de comunicação com o inconsciente, com o novo, são fonte de inspiração. Esses símbolos são vivenciados nas paixões e nos fascínios em geral, e estão associados ao desejo de transformação, de realização criativa, e a necessidades que vão além da mera correspondência às expectativas sociais.

Aquele que não vive de acordo com sua essência mais profunda se enrijece; o neurótico, por exemplo, é incapaz de criar, de renovar, é presa de seu esquema repetitivo. Por outro lado, exercer-se de acordo com as demandas da própria individuação, atender às necessidades de desenvolvimento do que se é no âmago do próprio ser e encontrar o sentido da própria vida, pode, muitas vezes, trazer conflitos com o que se espera socialmente. Por isso não podemos igualar saúde à adaptação social.

Viver o conflito de deveres que aí se configura em sua plenitude dá a possibilidade do verdadeiro exercício ético. Todo código moral é resultado de determinado momento histórico. Não nos é possível ter uma definição do bem e do mal universalmente válida, ou seja, não sabemos o que o bem e o mal são em si mesmos, eles surgem a partir de uma necessidade humana. A verdadeira consciência ética é fruto da reflexão. Evidentemente, viver o conflito entre as demandas da individuação em choque com as expectativas sociais gera sofrimento. Aqui, mais uma vez vemos que ausência de sofrimento não necessariamente configura a saúde. O psicopata, por exemplo, pode ser bem adaptado socialmente, como tantos corruptos na atualidade, e não sofrer nenhum tipo de conflito ético, nem por isso poderíamos dizer que é saudável.

Como vimos, a relação dialética entre o consciente e o inconsciente é fundamental para a individuação e para a saúde psíquica. Entretanto, uma consciência imatura ou frágil não suporta o contato com o inconsciente. Propor a um jovem, cujo ego ainda não está bem estabelecido, ou àqueles cuja fragilidade egoica (seja esta situacional ou não) está presente, um contato intenso com o inconsciente, como o que ocorre através de algumas técnicas de imaginação ativa, ou meditação, é pôr em risco a integridade egoica, podendo promover um episódio psicótico. O mesmo pode, evidentemente, ocorrer a partir do uso de drogas psicoativas, que podem favorecer um mergulho no inconsciente, caso não haja um ego suficientemente forte e flexível que seja capaz de digerir os conteúdos aí mobilizados.

Não existe saúde plena, assim como não existe a doença plena. Em uma está sempre o germe da outra, por isso a vida é um processo em contínuo desenvolvimento.

Promover o desenvolvimento da criança e do jovem a partir da aceitação de suas peculiaridades, tomando o cuidado de não impingir sonhos, necessidades e frustrações próprias, é relevante para um desenvolvimento saudável. É natural que os pais teçam fantasias a respeito do que farão seus filhos no futuro. Se tais fantasias forem pautadas na percepção das reais aptidões dos filhos, e não em frustrações de projetos paternos, elas poderão ajudar os filhos a encontrar seu caminho próprio de estar no mundo, o caminho de sua individuação.

Nossa sociedade tende a valorizar algumas características em detrimento de outras. Não raro observamos escolas encaminharem para terapia, por exemplo, crianças com supostas dificuldades de relacionamento. Embora em muitos casos isso possa se mostrar verdadeiro, em muitos outros trata-se de um viés social em que a extroversão é supervalorizada, e a criança que tem uma tendência natural a funcionar introvertidamente, e, portanto, a ter poucos amigos e a brincar por vezes sozinha, é patologizada.

Igualmente não é raro a família interferir na escolha profissional do jovem por considerar a escolha deste pouco apropriada, seja do ponto de vista da remuneração financeira, seja do *status* social. Caso o jovem não tenha força egoica para se contrapor, o que vemos depois são adultos frustrados e neuróticos. Trair a própria individuação tem um preço muito alto para a saúde mental.

O adulto que, em nome da adaptação social, da estabilidade familiar, da necessidade de corresponder às expectativas alheias – seja dos pais, seja do cônjuge, seja dos filhos, seja da sociedade –, não segue seu chamado anímico, não vive, não cria nem transforma aquilo cuja identidade mais profunda demanda, comete uma traição consigo mesmo. E trair a própria individuação poderá se refletir em traições vivenciadas concretamente, seja nas relações conjugais, de trabalho ou amizade. Poderá ainda se traduzir em insatisfações as mais diversas, em sintomas psíquicos ou físicos, uma vez que seu desenvolvimento se encontra paralisado.

Nossa sociedade tampouco dá respaldo às necessidades criativas que estão fora do esperado socialmente, que questionam a adaptação social. Por vezes, o paciente nos procura em plena traição anímica, deprimido, insatisfeito com a própria vida e ainda sentindo-se culpado pela insatisfação que supostamente não deveria sentir: "tenho tudo, não deveria sentir isso". Nas relações sociais e infelizmente em muitas vertentes terapêuticas, os símbolos dessa insatisfação são compreendidos apenas redutivamente como ansiedades adolescentes não elaboradas, ou ainda como resquícios narcísicos em que se desejaria corresponder ao desejo materno de ser especial. Evidentemente, muito pode estar contido em sintomas vagos de insatisfação e desânimo, mas entendo que, em nossa sociedade, não estamos habituados a legitimar as necessidades anímicas. Facilmente elas são vistas como desequilíbrio, excentricidade reservada aos artistas, ou mera neurose.

Não há receita de saúde mental, mas um ego forte e ao mesmo tempo flexível que se relaciona com os símbolos presentes na sua individuação, que pode se rever ao se dar conta da interferência de um complexo, que resgata projeções sombrias e se responsabiliza eticamente, que atende suas necessidades criativas, ou seja, um indivíduo capaz de se relacionar com o inconsciente e com as demandas da individuação, poderá sofrer e eventualmente se sentir ou ser julgado desadaptado socialmente, mas sem dúvida será capaz de viver uma vida significativa para si e para a coletividade. São de Jung estas palavras: "O processo de individuação produz uma consciência da comunidade humana precisamente porque traz para a consciência o inconsciente que é o que une todos os indivíduos e é comum a toda espécie humana. Individuação é tornar-se um consigo mesmo e ao mesmo tempo com a humanidade.[14]

14 Carl G. Jung, "Psychotherapy Today", em *Collected Works. Vol. 16: The Practice of Psychotherapy* (Londres: Routledge & Kegan Paul, 1981), § 227.

Um novo paradigma científico

Jung, ao estudar a alquimia, encontrou, inscrito na cultura, uma simbologia rica que expressa o processo de individuação. O objetivo do *opus* alquímico é a união dos opostos, na procura da pedra fundamental. O *opus* alquímico não se encerraria com a união dos opostos no indivíduo, mas sim com a integração do indivíduo no cosmos; o indivíduo perceberia, então, seu significado cosmogônico, na origem e na evolução do universo.

O conceito de *Self* é, "de um lado, suficientemente definido para transmitir a essência da totalidade humana e, de outro, suficientemente indefinido para expressar a natureza indescritível e indeterminável da totalidade".[15] Ao expressar a essência da individualidade, o *Self* é único e singular, mas, ao expressar a imagem de Deus, é universal e eterno. O *Self* na sua essência arquetípica é transcendente, é o objeto das revelações místicas, configura o intraduzível, o sagrado, o princípio vivo em todas as religiões. As diferentes crenças religiosas seriam a expressão dessa dimensão do *Self*. Na origem de todo sistema religioso há uma profunda vivência mística que foi posteriormente traduzida através de dogmas e rituais.[16] O ritual religioso, de um lado, promove a vivência do sagrado e, de outro, protege o ego da força avassaladora presente nesse contato.

Não se trata de prescrever religiões como necessárias para saúde psíquica ou de promover vivências místicas, mas de reconhecer a dimensão espiritual como uma necessidade humana legítima. O não reconhecimento dessa dimensão humana, em nossa cultura, traz, por vezes, a vivência de um vazio existencial e de sentido que tende a ser preenchido apenas pelo polo material da existência, através do consumismo, do apego a uma aparência eternamente jovem e da necessidade de signos exteriores de poder.

Antes da revolução científica, a humanidade viveu um período em que a cosmovisão era religiosa, a questão do sentido da vida estava então associada a Deus e a seus desígnios, e o início do pensamento científico foi tido como heresia. Hoje vivemos o polo oposto, sob a égide da ciência, a vivência religiosa foi esvaziada de sentido e de crédito. Agora o indivíduo se encontra só

---

15 Carl G. Jung, "Introduction to the Religious and Psychological Problems of Alchemy", em *Collected Works. Vol. 12: Psychology and Alchemy* (Londres: Routledge & Kegan Paul, 1981), § 20.

16 Ana Lia Aufranc, "A dimensão espiritual na atualidade", em *Revista Junguiana da Sociedade Brasileira de Psicologia Analítica*, nº 22, 2004, pp. 17-23.

em um mundo sem sentido. A razão e o conhecimento científico passaram a ocupar o lugar de Deus e a matéria o lugar do espírito. A própria psique passa a ser vista como um epifenômeno do cérebro.

Estamos tão habituados a olhar o mundo a partir dos parâmetros científicos da física newtoniana e da divisão cartesiana entre mente e matéria que tomamos esses parâmetros como se fossem verdades últimas. Essa perspectiva científica, que teve início no século XVII, levou a uma visão do mundo como máquina, como o mecanismo de um relógio. Em última instância, o ser humano também passou a ser visto como uma máquina, a metáfora atual, aliás, é a do computador.

A questão do sentido não cabe no reducionismo causal. O sentido está associado à procura de totalidades, e isso demanda uma visão mais ampla.

No entanto, no início do século XX, os parâmetros científicos vigentes foram profundamente questionados, de um lado pela física quântica e de outro pela psicologia analítica.

A natureza arquetípica se estende, como dissemos, além de uma base neurofisiológica para padrões gerais de toda matéria e energia.

> A natureza psicoide do arquétipo contém bem mais do que pode ser incluído em uma explicação psicológica. Ela aponta para a esfera do *unus mundus*, do mundo unitário, em direção ao qual o psicólogo e o físico atômico estão convergindo a partir de caminhos separados, produzindo independentemente uns dos outros certos conceitos análogos.[17]

Jung chamou a essência irrepresentável do arquétipo de psicoide, uma vez que vai além da esfera da psique e forma a ponte para a matéria em geral. A natureza psicoide do arquétipo está na origem da psique e da matéria e, portanto, na origem da estrutura básica do universo.[18]

Quando os arquétipos operam simultaneamente em ambas as esferas, a da psique e a da matéria, dão origem ao fenômeno da sincronicidade. Em seu sentido mais restrito, a sincronicidade seria a coincidência de um estado psí-

---

17 Carl G. Jung, "A Psychological View of Conscience", em *Collected Works: Vol. 10: Civilization in Transition* (Londres: Routledge & Kegan Paul, 1981), § 852.

18 Ana Lia Aufranc, "A psique e o universo", em *Revista Junguiana da Sociedade Brasileira de Psicologia Analítica*, nº 24, 2006, pp. 7-14.

quico subjetivo com um evento externo objetivo, trazendo à consciência uma vivência significativa. Contudo, a sincronicidade, no seu sentido mais amplo, aponta para a equivalência dos processos psíquicos e físicos em uma ordem geral acausal. O fato de os arquétipos funcionarem nas esferas psíquica e física dando origem a conexões acausais é de difícil assimilação dentro de nossos parâmetros tradicionais, habituados que estamos a compreender o mundo apenas através de suas relações causais. A vivência da sincronicidade é ao mesmo tempo uma experiência única e individual e a manifestação de uma ordem universal, por isso a vivência da sincronicidade traz em si a vivência do sagrado. É interessante notar que as conexões acausais, não locais, surgiram de forma independente na pesquisa do fenômeno quântico.

A física precisou incorporar o elemento subjetivo do observador em sua pesquisa, até então supostamente objetiva, enquanto a psicologia, ao estudar a natureza subjetiva da psique, chegou à realidade objetiva dos arquétipos.

Fazemos parte de uma rede dinâmica interligada. Tanto na realidade potencial arquetípica, subjacente à dualidade psique-matéria, quanto na potencialidade quântica, essa interligação aparece mais claramente. As dimensões de tempo e espaço que nos separam e que fazem parte da realidade consciente não existem nesse mundo potencial. Ou, nas palavras do físico João Bernardes da Rocha Filho: "A interconexão global que decorre da inequação de Bell, sem dúvida, é um ótimo suporte para a confirmação das ideias de Jung sobre as sincronicidades".[19] Poderíamos dizer que a experiência da sincronicidade é a experiência humana da interconexão quântica.

Nossas psiques não são ilhadas, fazemos parte de um todo interligado, uma mudança na consciência altera as probabilidades arquetípicas consteladas no inconsciente. Essa perspectiva científica traz uma nova concepção de mundo em que a consciência humana passa a exercer um papel crucial não apenas na construção do destino individual, mas também na construção do destino da humanidade, uma vez que uma ação aparentemente isolada significa, na verdade, uma mudança global.[20]

---

19 João Bernardes da Rocha Filho, *Física e psicologia: as fronteiras do conhecimento científico aproximando a física e a psicologia junguiana* (Porto Alegre: EDIPUCRS, 2003), p. 74.

20 Ana Lia Aufranc, "A questão do sentido no mundo do acaso", em *Revista Junguiana da Sociedade Brasileira de Psicologia Analítica*, nº 27, 2009, pp. 41-50.

Entendo que há um potencial revolucionário em descobertas tanto da física quântica quanto da psicologia analítica que só agora começa a ser assimilado pela cultura e cujas implicações para a compreensão do significado da saúde e seu alcance no destino da humanidade apenas começamos a vislumbrar.

Bibliografia

ASTOR, James. *Michael Fordham: Innovations in Analytical Psychology*. Nova York: Routledge, 1995.

AUFRANC, Ana Lia. "O inconsciente em Jung". Em KNOBLOCH, Felicia (org.). *O inconsciente: várias leituras*. São Paulo: Escuta, 1991.

________. "A dimensão espiritual na atualidade". Em *Revista Junguiana da Sociedade Brasileira de Psicologia Analítica*, nº 22, 2004.

________. "A psique e o universo". Em *Revista Junguiana da Sociedade Brasileira de Psicologia Analítica*, nº 24, 2006.

________. "A questão do sentido no mundo do acaso". Em *Revista Junguiana da Sociedade Brasileira de Psicologia Analítica*, nº 27, 2009.

FORDHAM, Michael. *A criança como indivíduo*. São Paulo: Cultrix, 2006.

HANNAH, Barbara & VON FRANZ, Marie Louise. *Lectures on Jung's Aion*. Illinois: Chiron, 2004.

JUNG, Carl G. "A Psychological View of Conscience". Em *Collected Works. Vol. 10: Civilization in Transition*. Londres: Routledge & Kegan Paul, 1981.

________. "A Review of the Complex Theory". Em *Collected Works. Vol. 8: The Structure and Dynamics of the Psyche*. Londres: Routledge & Kegan Paul, 1981.

________. *Collected Works. Vol. 5: Symbols of Transformation*. Londres: Routledge & Kegan Paul, 1981.

________. *Collected Works. Vol. 17: The Development of Personality*. Londres: Routledge & Kegan Paul, 1981.

________. "Introduction to the Religious and Psychological Problems of Alchemy". Em *Collected Works. Vol. 12: Psychology and Alchemy*. Londres: Routledge & Kegan Paul, 1981.

________. *Memórias, sonhos, reflexões*. Rio de Janeiro: Nova Fronteira, 1963.

________. "On Psychic Energy". Em *Collected Works. Vol. 8: The Structure and Dynamics of the Psyche*. Londres: Routledge & Kegan Paul, 1981.

________. "On the Nature of Psyche". Em *Collected Works. Vol. 8: The Structure and Dynamics of the Psyche*. Londres: Routledge & Kegan Paul, 1981.

_________. "Psychotherapy Today." Em *Collected Works. Vol. 16: The Practice of Psychotherapy*. Londres: Routledge & Kegan Paul, 1981 .

_________. "The Archetypes of the Collective Unconscious". Em *Collected Works. Vol. 7: Two Essays on Analytical Psychology*. Londres: Routledge & Kegan Paul, 1981.

_________. "Transformation Symbolism in the Mass". Em *Collected Works. Vol. 11: Psychology and Religion: West and East*. Londres: Routledge & Kegan Paul, 1981.

ROCHA FILHO, João Bernardes da. *Física e psicologia: as fronteiras do conhecimento científico aproximando a física e a psicologia junguiana*. Porto Alegre: EDIPUCRS, 2003.

THE I CHING or Book of Changes. The Richard Wilhelm Translation. Londres: Routledge & Kegan Paul, 1975.

O normal e o patológico em Georges Canguilhem

Vladimir Safatle

"A saúde é a vida no silêncio dos órgãos." Essa famosa frase do cirurgião francês René Leriche indica que a doença é, em última instância, o que faz o corpo falar. É a experiência da doença que rompe uma certa imanência silenciosa entre sujeito e o seu próprio corpo; é ela que transforma o corpo em um problema que determina exigências de saber e configura necessidades de cuidado e intervenção. Desde há muito, ouvimos que "o homem que pensa é um animal doente". A frase se presta a, pelo menos, duas interpretações: não apenas que o pensar é uma doença que marca o ponto de exílio em relação a uma naturalidade perdida, como também e, sobretudo, que a doença é o que provoca o pensar. Pois, se é verdade que toda ciência procede do espanto, então não haveria como esquecer esta afirmação maior de Georges Canguilhem: "O espanto verdadeiramente vital é a angústia suscitada pela doença".[1]

Se assim for, temos sempre o direito de perguntar de onde vem isso que poderíamos chamar de "gramática da doença", ou seja, esse modo pelo qual o saber transforma a doença em discurso pronto para ser lido e interpretado pelo olhar clínico. Discurso que se expressa em sintomas, nosografias, distúrbios, transtornos, síndromes e sinais vitais. Contudo, uma das ideias fundamentais de uma combativa tradição epistemológica do século XX, que tem nomes como Michel Foucault e Georges Canguilhem, consistiu em lembrar

1 Georges Canguilhem, *O normal e o patológico* (Rio de Janeiro: Forense Universitária, 2002), p. 76.

que a doença, o patológico, não tem gramática própria. A maneira pela qual ela fala depende do modo pelo qual organizamos o que há a ser visto e ouvido.

A princípio, tudo isso pode parecer muito abstrato e especulativo. Afinal, estamos acostumados a pensar que a configuração do nosso saber sobre a doença é resultado direto da eficácia em combater o sofrimento e em reinstaurar a saúde. Um pouco como se a eficácia terapêutica em relação a uma categoria fenomênica extremamente normativa como o "sofrimento" fosse condição suficiente para assegurar a validade de dispositivos clínicos.

Lembremos, no entanto, o que tal perspectiva tem de ideológica. É ideológico todo sistema de saber e de orientação da práxis que procura naturalizar seus dispositivos de justificação, como se estivéssemos diante de fatos que falam por si mesmo. Nesse sentido, podemos perguntar: afinal, o sofrimento é um fato que fala por si mesmo ou é um fenômeno que é levado a falar no interior de contextos socio-históricos determinados? Podemos, por exemplo, tirar as consequências de afirmações como esta, de Foucault:

> Desde o século XVIII, a medicina tem tendência a narrar sua própria história como se o leito dos doentes tivesse sido sempre um lugar de experiências constantes e estáveis, em oposição às teorias e aos sistemas que teriam estado em permanente mudança e mascarado, sob sua especulação, a pureza da evidência clínica.[2]

Na verdade, tudo se passaria como se "na aurora da humanidade, antes de toda crença vã, antes de todo sistema, a medicina residisse em uma relação imediata do sofrimento com aquilo que alivia".[3] Tal pressuposição de imediaticidade, no entanto, esquece que "o que nos faz sofrer" muda constantemente de configuração. Porque o sofrimento, como fato que deve ser submetido a um cuidado clínico, depende de disposições normativas variáveis de acordo com contextos socio-históricos.

Poderíamos tentar dizer que a experiência da dor é algo que ancora o sofrimento em um solo inquestionável e indiferente a contextos. Mas, novamente, não seria difícil lembrar que não há nenhuma relação imediata entre a

2 Michel Foucault, *Naissance de la clinique: une archéologie du regard médical* (Paris: PUF, 2005), p. 53.

3 *Ibidem.*

dor física e o desprazer de um sofrimento vivenciado como "doença" que leva sujeitos a se submeterem à clínica. Há dores que certos sujeitos procuram como quem procura a manifestação de uma espécie de autoviolência criadora. Basta lembrar aqui as palavras de um "psicólogo", Friedrich Nietzsche: "Só a grande dor, esta longa e lenta dor na qual queimamos como madeira verde nos obriga, a nós filósofos, a descer em nossas profundezas e a nos desfazer de toda confiança [...] Duvido que tal dor nos deixe melhor, mas eu sei que ela nos aprofunda".[4]

Quantidade e qualidade

Levando em conta tal problema, voltemos os olhos a Canguilhem. Sem dúvida, trata-se do nome mais eminente da epistemologia das ciências médicas e biológicas do século XX e da figura fundamental no desenvolvimento da epistemologia das ciências humanas. Sua experiência intelectual é peculiar e resultante de sua dupla formação: médico e pesquisador em filosofia. Essa formação permitiu-lhe construir de todas as peças um novo campo de reflexão epistemológica, a saber, a reflexão filosófica sobre a medicina e sobre aquilo que se chama, na França, de "ciências da vida". A constituição de tal campo de pesquisas foi desdobrada e continuada principalmente pelo mais conhecido de seus alunos, Michel Foucault. Dificilmente poderíamos pensar em livros como *O nascimento da clínica*, de Foucault, sem o impacto gerado por trabalhos como *O normal e o patológico*, de Canguilhem. Há uma linha reta que vai das reflexões de Canguilhem sobre as práticas médicas às reflexões de Foucault a respeito do advento da psiquiatria e da psicologia.

No entanto, a obra de Canguilhem dialoga, devido à partilha de temáticas, com esta outra tradição de reflexão filosófica: a de Maurice Merleau-Ponty e Georges Politzer, marcada, sobretudo, pela fenomenologia e pela perspectiva da relação entre sujeito e sentido, do sujeito como polo de produção de sentido dos fatos próprios à clínica. Basta lembrar que o programa politzeriano de uma psicologia concreta ainda ressoa, de certa forma, nesta afirmação de Canguilhem: "Esperávamos da medicina justamente uma introdução a problemas humanos *concretos* [ou seja, a problemas cujo sentido exige a atualização de

4 Friedrich Nietzsche, "A gaia ciência", em *Obras incompletas,* tomo 1, coleção Os Pensadores (São Paulo: Nova Cultural, 1987), p. 147.

uma perspectiva que leve em conta os modos de interação entre o homem e seu meio, assim como suas disposições teleológicas]".[5]

Nesse sentido, a experiência intelectual de Canguilhem se coloca em um ponto privilegiado, no interior do qual duas grandes tradições do pensamento francês se encontram. Isso talvez explique a extensão de uma influência bem traçada por Foucault ao afirmar:

> Retirem Canguilhem e vocês não compreenderão grande coisa sobre uma série de discussões que ocorreram no marxismo francês, vocês não apreenderão o que há de específico em sociólogos como Bourdieu, Castel, Passeron e que os marca de maneira tão forte no campo da sociologia, vocês perderão todo um aspecto do trabalho teórico feito pelos psicanalistas e, em especial, pelos lacanianos. Mais: em todo o debate de ideias que precedeu ou seguiu o movimento de 1968, é fácil encontrar o lugar desses que, de perto ou de longe, foram formados por Canguilhem.[6]

Das obras de Canguilhem, *O normal e o patológico* é, sem dúvida, a mais ambiciosa e sistemática. Resultado de uma tese defendida em 1943, intitulada *Essai sur quelques problèmes concernant le normal et le pathologique* (Ensaio sobre alguns problemas relativos ao normal e ao patológico), o livro, em sua versão final, foi acrescido de três artigos escritos vinte anos depois e agrupados sob o título "Novas reflexões referentes ao normal e ao patológico".

Mas do que fala exatamente esse livro? Seu título já indica claramente a configuração do objeto de estudos: trata-se de discutir o estatuto das estruturas de definição e de partilha entre fenômenos normais e fenômenos patológicos. Questão central não apenas para a biologia e a clínica (quer seja ela médica, quer seja psicológica), mas, fundamentalmente, para a filosofia. Isso porque por trás das mudanças e das redefinições do que está em jogo na partilha entre normal e patológico, encontramos um problema vinculado à maneira pela qual a razão moderna determina a articulação entre vida e conceito, entre ordem e desordem, entre norma e erro. Uma grande parte do trabalho canguilhemiano de historiador das ciências está ligada à tentativa de

---

5 Georges Canguilhem, *O normal e o patológico*, cit., p. 16. Sobre a noção de "concreto" em Politzer, ver Georges Politzer, *Critique des fondements de la psychologie* (Paris: PUF, 2000).

6 Michel Foucault, "La vie: l'expérience et la science", em *Dits et écrits II* (Paris: Quarto Gallimard, 2001), p. 1983.

demonstrar que as decisões clínicas a respeito da distinção entre normal e patológico são, na verdade, um setor de decisões mais fundamentais da razão a respeito do modo de definição daquilo que aparece como "seu outro" (a patologia, a loucura, etc.). Isso nos lembra que problemas que parecem obedecer a um desenvolvimento ditado apenas pelo estado da técnica ou pela configuração natural do dado são, ao contrário, espaços privilegiados nos quais a razão configura, silenciosamente, os campos da experiência possível. Tal certeza fornece o sentido de uma afirmação metodológica central como esta de Canguilhem: "A história das ideias não pode ser necessariamente superposta à história das ciências. Porém, já que os cientistas, como homens, vivem sua vida num ambiente e num meio que não são exclusivamente científicos, a história das ciências não pode negligenciar a história das ideias".[7]

Por outro lado, isso significa que um problema clínico nunca é apenas um problema clínico, até porque ele só é determinado como problema por partilhar um padrão de racionalidade, historicamente situado, cujas raízes não se esgotam apenas no campo da clínica. Essa é uma das razões que levam Canguilhem a afirmar ser "um grave problema, ao mesmo tempo biológico e filosófico, saber se é ou não legítimo introduzir a história na vida".[8] Essa é a razão que também permite a Canguilhem operar com uma noção ampla de clínica que, embora privilegiando a nosografia somática e a fisiopatologia, não deixa de abrir questões e permitir extensões em direção à nosografia psíquica e à psicopatologia. Essa indistinção de Canguilhem entre somático e psíquico é fundamental e marca um ponto de distinção entre ele e Foucault. Ponto não negligenciável, já que o que está em jogo é, na verdade, aceitar ou não uma separação estrita entre os domínios da natureza e da cultura, separação entre o que é da ordem da circulação social do discurso e o que não é totalmente redutível a tal circulação. Como sabemos, Foucault irá, desde o início, assumir uma separação estrita entre natureza e cultura prenhe de consequências.

Voltando a Canguilhem, podemos dizer que sua posição a respeito do problema próprio à distinção entre normal e patológico nos permite lançar luz sobre a estrutura peculiar de seu livro. Dividido em duas grandes partes, o livro inicia passando em revista diferentes versões de uma mesma tese, então hegemônica no século XIX, "uma espécie de dogma cientificamente garanti-

7 Georges Canguilhem, *O normal e o patológico*, cit., p. 25.
8 *Ibid.*, p. 13.

do", segundo o próprio Canguilhem, a respeito da distinção entre normal e patológico. Augusto Comte e os médicos Claude Bernard e René Leriche teriam em comum a maneira de compreender a diferença entre normal e patológico, como uma diferença quantitativa, que diria respeito a funções e órgãos isolados, como se os fenômenos patológicos fossem, no organismo vivo, apenas variações quantitativas, déficits ou excessos. Como lembra Canguilhem, semanticamente, o patológico é designado a partir do normal, daí por que a doença será descrita como distúrbio, transtorno, déficit ou excesso que acontece no nível de funções e órgãos. Assim, "a doença não é pensada como uma experiência vivida, que engendra transtornos e desordens, mas como uma experimentação que aumenta as leis do normal".[9] Quer dizer, a doença nada mais é do que um subvalor derivado do normal. É a definição do normal como estrutura valorativa positiva que define o campo da clínica. Essa experiência clínica exige que o normal esteja assentado em um campo mensurável, acessível à observação. Tal campo privilegiado é, a partir de Bernard, a fisiologia, que aparece assim como fundamento para uma clínica que irá se orientar com base em postulados de uma anatomia patológica: "As técnicas de intervenção terapêutica só podem ser secundárias em relação à ciência fisiológica, isso na medida em que o patológico só tem realidade provisória por declinação do normal".[10] O que nos deixa com uma questão maior: o que deve acontecer ao corpo para que a fisiologia possa aparecer como campo de determinação da normatividade da vida, campo de identificação daquilo que deve valer para a clínica como normal? Questão que será retomada por Foucault, ao lembrar que "o que é modificado com o advento da medicina anatomoclínica não é a simples superfície de contato entre o sujeito cognoscente e o objeto conhecido; é a disposição mais geral do saber que determina as posições recíprocas e o jogo mútuo desse que deve conhecer e o que há a conhecer".[11]

No capítulo do *Nascimento da clínica*, intitulado "Abram alguns cadáveres", Foucault reconstitui a trajetória que permitiu à fisiologia e à anatomia patológica aparecerem como fundamento da clínica. Tal posição da fisiologia só foi possível a partir do momento em que o corpo foi reconfigurado, aparecendo como um "espaço ao mesmo tempo mais complexo e mais abstrato,

---

9 Guillaume Le Blanc, *Canguilhem et les normes* (Paris: PUF, 1998), p. 34.

10 Georges Canguilhem, *O normal e o patológico*, cit., p. 42.

11 Michel Foucault, *Naissance de la clinique*, cit., p. 139.

onde era questão de ordem, de sucessão, de coincidência e de isomorfismo".[12] Transformação do corpo em um espaço abstrato que era resultado da aplicação de um "princípio geral de decifração" do espaço corporal semelhante ao princípio geral de constituição do espaço homogêneo e geométrico da física moderna. Tal princípio geral de inteligibilidade era fornecido, no caso da constituição do espaço corporal, pela redução do corpo a um campo de tecidos orgânicos:

> A partir dos tecidos, a natureza trabalha com uma extrema simplicidade de materiais. Eles são os elementos dos órgãos, mas os atravessam, os aproximam e, para além deles, constituem os vastos sistemas nos quais o corpo humano encontra a forma concreta de sua unidade. Haverá tantos sistemas quanto tecidos: neles, a individualidade complexa e inesgotável dos órgãos se dissolve e, de uma vez, se simplifica.[13]

Tal redução do volume orgânico a um elementar, que é, ao mesmo tempo, um universal, aparece como condição para o aparecimento de uma fisiologia que pode se submeter a um padrão de objetividade fundado em dispositivos de mensuração, de redução quantitativa e de abstração a um padrão geral de cálculo. Mais importante, Foucault demonstra como uma certa forma de conceber a distinção entre normal e patológico está claramente ancorada na reconstrução da experiência do corpo, constituição de uma tecnologia de normatização do corpo com base em uma estrutura valorativa que guia a racionalidade clínica. Toda uma clínica poderá se orientar a partir daí, baseando-se nos postulados de uma anatomia patológica, ou seja, uma anatomia fascinada pela procura da lesão de órgãos e tecidos como causa explicativa para o desvio da conduta.

Isso nos deixa com um problema maior: se a noção clássica de partilha entre normal e patológico é resultado de uma norma que tem a função de valor, então é possível pensar um outro modo de partilha entre normal e patológico?

De fato, no primeiro capítulo de *O normal e o patológico*, intitulado "Introdução ao problema", Canguilhem lembra que há uma outra perspectiva de análise das distinções entre normal e patológico que insiste na distinção

---

12 *Ibid.*, p. 128.
13 *Ibid.*, p. 129.

qualitativa, e não meramente quantitativa entre os dois. Tal perspectiva teria, ao menos, duas versões. Uma deveria ser chamada de "teoria ontológica", devido ao fato de encarar a doença como o resultado da presença do que tem realidade ontológica distinta do corpo são. A teoria microbiana das doenças contagiosas de Louis Pasteur seria um caso paradigmático aqui por fornecer, através do micróbio, uma "representação ontológica do mal" positivamente localizada, segundo Canguilhem. A outra deveria ser chamada de "teoria dinamista ou funcional" e encontra na medicina grega seu exemplo fundador. Contrariamente a uma noção de doença determinada a partir da possibilidade de localização, a medicina grega estaria marcada por um certo dinamismo relacional: "A natureza (*physis*), tanto no homem como fora dele, é harmonia e equilíbrio. A perturbação desse equilíbrio, dessa harmonia, é a doença. Nesse caso, a doença não está em alguma parte no homem. Está em todo o homem e é toda dele".[14] A doença aparece assim como um acontecimento que diz respeito ao organismo vivo, encarado na sua totalidade, pois "não há um único fenômeno que se realize no organismo doente da mesma forma como no organismo são".[15]

Quando classificamos de patológico um sistema ou um mecanismo funcional isolado, esquecemos que aquilo que os torna patológicos é a relação de inserção na totalidade indivisível de um comportamento individual. *Há uma diferença qualitativa fundamental que atinge todo o organismo com a integralidade de seus processos e funções.* Isso porque não haveria um único fenômeno que se realizasse no organismo doente da mesma forma que no organismo são. Canguilhem chega mesmo a afirmar que ser doente é, para o homem, viver uma vida diferente. Notemos ainda que tal estratégia de vincular o normal a uma relação normativa de ajustamento ao meio implica afirmar que não há fato algum que seja normal ou patológico *em si. Eles são normal e patológico no interior de uma relação entre organismo e meio.* Não há uma continuidade quantitativa entre normal e patológico, mas descontinuidade qualitativa.

14 Georges Canguilhem, *O normal e o patológico*, cit., p. 20.
15 *Ibid.*, p. 52.

A consciência da doença

De fato, a clínica procura, por meio de noções anatômicas, fisiológicas ou neuronais, determinar a realidade da doença, mas essa realidade a clínica só a percebe através da consciência de decréscimo da potência e das possibilidades de relação com o meio, consciência essa veiculada primeiramente pelo sujeito que sofre.

No entanto, a inserção de noções vinculadas a distinções qualitativas pode parecer uma porta aberta para deriva subjetivista, já que a determinação da qualidade é uma operação valorativa que depende, em última análise, da expressão da subjetividade do doente. O mundo do doente é qualitativamente diferente, porque a consciência avalia o decréscimo em sua capacidade funcional e em sua disposição. É para evitar tal dependência com relação a operações valorativas, no que diz respeito à expressão da subjetividade do doente, sempre incerta e insegura, que Leriche dirá: "Se quisermos compreender a doença, é necessário desumanizá-la", ou ainda, "Na doença, o que menos importa é o homem".[16]

De certa forma, Canguilhem parte de tais afirmações para procurar defender o contrário, que o patológico só começa quando é reconhecido como tal pela consciência marcada pela experiência da doença. Com um certo acento hegeliano, Canguilhem não teme afirmar que "não há nada na ciência que antes não tenha aparecido na consciência [não necessariamente na consciência do sujeito que atualmente sofre, mas naquelas dos que outrora sofreram e que fornecem ao médico a orientação do seu olhar]".[17] Em medicina, é o *pathos* que chama o logos e que o faz funcionar. Se o médico pode adiantar-se à consciência que seu paciente tem da doença é porque, outrora, a doença foi sentida como tal por alguma consciência: "Sempre se admitiu, e atualmente é uma realidade incontestável, que a medicina existe porque há homens que se sentem doentes, e não porque existem médicos que os informam de suas doenças".[18]

Uma proposição dessa natureza é passível de vários mal-entendidos por parecer convidar a uma deriva subjetivista insustentável para a definição da partilha entre normal e patológico. Afinal, a patologia é um conhecimento

---

16 René Leriche *apud* Georges Canguilhem, *O normal e o patológico*, cit., p. 23.

17 Georges Canguilhem, *O normal e o patológico*, cit., p. 68.

18 *Ibid.*, p. 69.

objetivo ou é resultado do sentimento subjetivo do paciente? Na verdade, Canguilhem tem em vista o fato de que "não há ciência da fisiologia humana sem técnica de restauração da saúde, ou seja, sem a consciência da doença por um sujeito. Uma nova afirmação resulta disso: a anterioridade da clínica, experiência da doença partilhada entre o doente e o médico, sobre a fisiologia e a patologia".[19]

Assim, fica claro que o problema do patológico estaria vinculado a uma questão absolutamente central: em que situação ocorre algo como a consciência da doença? O que significa, para um organismo, estar doente? Canguilhem não teme retomar alguns postulados da medicina grega a fim de insistir no caráter relacional da patologia. A patologia aparece assim como o que se revela na relação entre o organismo e seu meio (levando em conta que o meio humano é fundamentalmente mediado por construções e valores sociais). Isso fica claro, por exemplo, quando Canguilhem recusa a perspectiva que procura vincular o normal ao conceito de média aritmética, de frequência estatística ou, ainda, de tipo ideal em condições experimentais determinadas; como se o normal fosse um problema de biometria. A posição de Canguilhem a esse respeito está sintetizada em afirmações como:

> Se é verdadeiro que o corpo humano é, em certo sentido, produto da atividade social, não é absurdo supor que a constância de certos traços, revelados por uma média, dependa da fidelidade consciente ou inconsciente a certas normas de vida. Por conseguinte, na espécie humana, a frequência estatística não traduz apenas uma normatividade vital, mas também uma normatividade social.[20]

É uma maneira de afirmar que é no interior da relação entre organismo e meio que poderemos definir conceitos como normal e patológico.

19 Claude Debru, *Georges Canguilhem, science et non-science* (Paris: Presses de l'École Normale Supérieure, 2004), p. 33.

20 Georges Canguilhem, *O normal e o patológico*, cit., p. 113.

Claude Bernard

A fim de expor mais claramente sua ideia, Canguilhem recorre a uma crítica a Claude Bernard, o fisiologista francês mais importante do século XIX e responsável por estudos pioneiros sobre o diabetes e a função do açúcar no corpo humano. Adepto da ideia de que o progresso da medicina só seria possível através da fisiologia experimental, Bernard utiliza a física e a química como bases para todo conhecimento fisiológico, isso a despeito de qualquer vitalismo que procurasse afirmar que apenas "forças vitais" poderiam explicar, de maneira satisfatória, a natureza e a causalidade de fenômenos vitais. Assim, para Bernard, a biologia seguiria o determinismo próprio a toda e qualquer ciência do mundo físico. É uma maneira de afirmar a onivalência do postulado determinista e a identidade material de todos os fenômenos físico-químicos. Bernard foi ainda responsável pela noção de "meio interno" (que hoje chamaríamos de "homeostase"), que diz respeito à independência relativa de funções orgânicas em relação a flutuações do meio externo.

Bernard partilha a noção segundo a qual o estado patológico é apenas uma variação quantitativa do estado normal. Daí por que "o bom senso indica que, conhecendo-se completamente um fenômeno fisiológico, estamos em condições de avaliar todas as perturbações que ele pode sofrer no estado patológico".[21] É principalmente através do estudo do diabetes que Bernard procura colocar tal perspectiva à prova.

Canguilhem lembra que Bernard trazia, para sustentar seu princípio geral de patologia, argumentos controláveis, protocolos de experiências e, sobretudo, métodos de quantificação de conceitos fisiológicos como: glicogênese, glicemia, glicosúria, calor da vasodilatação, etc. No entanto, Canguilhem logo identifica situações nas quais a diferença quantitativa é pensada sob a noção de desarmonia, mostrando assim o recurso a uma diferença de ordem eminentemente qualitativa. Essa insistência da dimensão qualitativa leva-o a perguntar: "O conceito de doença será o conceito de uma realidade objetiva acessível ao conhecimento científico quantitativo? A diferença de valor que o ser vivo estabelece entre sua vida normal e sua vida patológica seria uma aparência ilusória que o cientista deveria negar?"[22]

21 *Ibid.*, p. 45.
22 *Ibid.*, p. 53.

Ou seja, a determinação valorativa própria à experiência subjetiva da doença teria algo a dizer a respeito da própria natureza da doença? É nesse ponto que nosso autor traz uma afirmação maior a respeito de sua perspectiva. Quem afirma existir apenas diferenças quantitativas entre normal e patológico admite a possibilidade de definir a saúde perfeita como realidade à qual, tendencialmente, toda situação orgânica deve se conformar. No entanto,

> A saúde perfeita não passa de um conceito normativo, de um tipo ideal. Raciocinando com todo o rigor, uma norma não existe [ela não tem realidade empírica], apenas desempenha seu papel que é o do desvalorizar a existência para permitir a correção dessa mesma existência. Dizer que a saúde perfeita não existe é apenas dizer que o conceito de uma saúde não é o de uma existência, mas sim o de uma norma cuja função e cujo valor é relacionar essa norma com a existência a fim de provocar a modificação desta. Isto não significa que saúde seja um conceito vazio.[23]

Tais afirmações são decisivas por lembrarem, antes de mais nada, que o estado normal não é, exatamente, uma realidade empiricamente observável. A saúde, o estado normal é uma norma que visa permitir a correção, a modificação do existente. Mas correção e modificação em nome do quê? Exprimir o estado normal como uma produção para a qual convergem conceitos estéticos (harmonia, equilíbrio), morais (contenção, regulação) e mesmo políticos (ordem, hierarquia, comunicação), ou seja, mostrar que a saúde é uma determinação valorativa para a qual convergem operações amplas de valoração convergente com campos sociais: eis uma tarefa aberta por Canguilhem e que ainda espera para ser realizada a contento.

No entanto, tais afirmações nunca poderiam ser aceitas por Bernard, para quem era possível, como já foi dito, atribuir um conteúdo experimental ao conceito de normal. Canguilhem passa então a uma análise da maneira pela qual Bernard procurava caracterizar o diabetes, feita pela taxa alta de glicemia com consequente glicosúria. Ele procura levantar situações em que as relações de causa e efeito (aumento da taxa de glicemia = glicosúria, etc.),

---

23 *Ibid.*, p. 54. Canguilhem apoia-se, por exemplo, em reflexões do médico Pierre Cornillot para afirmar que a noção de saúde absoluta está em contradição com a dinâmica própria a todos os sistemas biológicos e que, por conseguinte, a saúde relativa é um estado de equilíbrio dinâmico instável.

pensadas por Bernard, não se dão. É uma maneira de insistir que só poderemos compreender o diabetes ao introduzirmos o conceito de "comportamento renal" de um indivíduo biológico. Como nos lembra Guillaume Le Blanc, "o conceito de comportamento é aqui fundamental: o comportamento orgânico não é a réplica de uma função fisiológica correspondente, mas a apreensão de uma atitude biológica. Assim, o uso da expressão 'comportamento renal' traduz uma iniciativa do organismo não absorvível em termos quantitativos".[24]

Porque quem diz "comportamento" diz "ação a partir de processos de valoração e comparação", diz "orientação global do organismo em direção à realização de uma ação". Assim, Canguilhem afirma que isso nos impõe considerar a doença "como um acontecimento que diz respeito ao organismo vivo encarado na sua totalidade".[25] Até porque o que parece aumento ou diminuição em alguma localidade orgânica é, na realidade, uma alteração do todo. Daí por que Canguilhem abraça definições do diabetes como de uma doença de nutrição, considerando a constante glicemia um tônus indispensável à existência do organismo considerado como um todo:

> É claro que se pode fazer experiências com cada mecanismo funcional separadamente. No organismo vivo, porém, todas as funções são interdependentes e seus ritmos harmonizados. O comportamento renal só teoricamente pode ser abstraído do comportamento do organismo funcionando como um todo.[26]

Apenas uma norma

Tudo isso leva Canguilhem a assumir que a doença é a produção de novas normas de ajustamento entre o organismo e o meio. Normas que são vivenciadas como restrição do mundo e da capacidade de atuação do indivíduo biológico. No entanto, lembremos que novas normas podem também ser o embrião do desenvolvimento de novos comportamentos. O que aparece como anormal é, em vários casos, o prenúncio de uma nova potência de normatividade em

24 Guillaume Le Blanc, *Canguilhem et les normes*, cit., p. 38.
25 Georges Canguilhem, *O normal e o patológico*, cit., p. 57.
26 *Ibid.*, p. 61.

relação à vida. E indaga: "Na medida em que seres vivos se afastam do tipo específico, serão eles anormais que estão colocando em perigo a forma específica ou serão inventores a caminho de novas formas?".[27] Nesse sentido, em relação ao problema do estatuto da anomalia há uma boa perspectiva para a recomposição da noção de normal.

A fim de insistir na desvinculação entre anomalia e doença, Canguilhem lembra que "há uma polaridade dinâmica da vida. Enquanto as variações morfológicas ou funcionais sobre o tipo específico não contrariam ou não invertem essa polaridade, a anomalia é um fato tolerado; em caso contrário a anomalia é experimentada como tendo valor vital negativo e se traduz externamente como tal".[28] Ou seja, a vida é uma atividade normativa polarizada contra tudo que tenha valor negativo, que signifique decréscimo e impotência. Quando a diversidade orgânica não implica tal polarização, a diferença não aparece como doença.

Como já foi dito seres vivos que se afastam do tipo específico são, muitas vezes, inventores a caminho de novas formas. A vida, mesmo no animal, não é mera capacidade de evitar dissabores e se conservar. Ela é tentativa, atividade baseada na capacidade de afrontar riscos e triunfar,[29] daí por que ela tolera monstruosidades. É isso que levará Canguilhem a afirmar:

> Não existe fato que seja normal ou patológico em si. A anomalia e a mutação não são, em si mesmas, patológicos. Elas exprimem outras normas de vida possíveis. Se essas normas forem inferiores às normas anteriores, serão chamadas patológicas. Se, eventualmente, se revelarem equivalentes - no mesmo meio - ou superiores - em outro meio - serão chamadas normais. Sua normalidade advirá de sua normatividade.[30]

Não é difícil encontrar nessas reflexões de Canguilhem uma certa posição nietzschiana que procura erigir a criação de valores em vontade de afirmação da vida.

Essa reflexão sobre o estatuto ambivalente da anomalia pressupõe, no entanto, que o portador da anomalia possa ser centro produtor de valor e de

27 *Ibid.*, p. 110.
28 *Ibid.*, p. 105.
29 Georges Canguilhem, *La connaissance de la vie* (Paris: Vrin, 2003), p. 215.
30 Georges Canguilhem, *O normal e o patológico*, cit., p. 113.

normatividade. Mesmo para organismos unicelulares simples, viver é excluir e preferir. Na verdade, essa posição de centro produtor de valor é própria a todo homem são: "O homem normal é o homem normativo, o ser capaz de instituir novas normas, mesmo orgânicas. Uma norma única de vida é sentida de modo privativo, e não positivamente".[31] Contudo, a possibilidade de centro produtor de valor atribuída ao portador de anomalia, nos permite sintetizar uma definição de saúde não mais vinculada à entificação de constantes fisiológicas. Saúde é a posição na qual o organismo aparece como produtor de normas na sua relação com o meio. Até porque a norma, para um organismo, é exatamente sua capacidade em mudar de norma. O que implica uma noção de relação entre organismo e meio que não pode ser compreendida como simples adaptação e conformação. Um organismo completamente adaptado e fixo é doente por não ter uma margem que lhe permita suportar as mudanças e infidelidades do meio. A doença aparece assim como fidelidade a uma norma única. Daí esta definição: "[...] uma vida sã, uma vida confiante na sua existência, nos seus valores, é uma vida em flexão, uma vida flexível [...] Viver é organizar o meio a partir de um centro de referência que não pode, ele mesmo, ser referido sem com isso perder sua significação original".[32]

Isso implica uma noção bastante particular de meio. Em um artigo intitulado "O ser vivo e seu meio", Canguilhem lembra, inversamente à noção do etologista Jakob von Uexküll[33] sobre a completa conformação entre organismo e meio, que o organismo em sua essência, ao contrário da máquina, se ajusta às infidelidades do meio. Nesse sentido, o meio não é mera potência condicionante. Para compreender esse ponto, o filósofo francês propõe uma certa arqueologia do sentido da noção de "meio". Uma noção que veio à biologia através da física newtoniana. Os mecanicistas franceses do século XVIII chamaram de "meio" o que Isaac Newton entendia por "fluido" e cujo paradigma era o éter. O problema a resolver através da noção de fluido concernia a ação a distância entre indivíduos físicos distintos. Ou seja, tratava-se de compreender como é possível pensar um sistema de relações entre indivíduos aparentemente sem relações entre si. Baseado nessa ideia de Newton, Jean-Baptiste Lamarck procurou explicar o ser vivo e seu comportamento através de um sistema de conexão com o meio. Sistema mecânico em que os efeitos seriam

31 *Ibid.*, p. 105.

32 Georges Canguilhem, *La connaissance de la vie*, cit., p. 188.

33 Ver, por exemplo, Jakob von Uexküll, *Umwelt und Innenwelt der Tiere* (Berlin: J. Springer, 1909).

deduzidos diretamente das causas que os determinam a distância, tal como no sistema de ação e reação próprio à física newtoniana.

Aos poucos, o meio vai se transformando em uma espécie de instrumento universal de dissolução de individualidades. Como se a noção de meio acabasse validando o dito de René Descartes de que "é a natureza que age nos organismos animais através de seus órgãos". Isso nos levou, por exemplo, a algumas situações, como as defendidas por John B. Watson, que com seu behaviorismo radical pensava ser a situação do ser vivo, necessariamente, uma situação de condicionamento.

Não é essa a noção de meio que Canguilhem reconhece, já que ela não pode dar conta da maneira pela qual o organismo é capaz de trazer várias soluções a um mesmo conjunto de problemas postos pelo meio, nem definir a significação valorativa da ação operada no meio. Um reflexo, por exemplo, não é uma simples reação, mas ação a partir de uma intenção dotada de sentido e de orientação. "A ciência tem por objeto uma série de ambientes e meios (*Umwelt, Merkwelt, Gegenwelt*) nos quais os estímulos intervêm segundo o que eles significam e valem para a atividade típica da espécie considerada."[34] Um meio deve ser assim o que se estrutura a partir de operações de determinação de valor postas pelo próprio organismo. Quando o organismo não é capaz de operar tais determinações, trata-se então de uma situação de doença. Isso tanto nos explica por que, para Canguilhem, a norma própria ao normal é individual, quanto nos revela a razão pela qual a doença é compreendida como um "abismo de impotência" vivenciado como tal pelo organismo em questão.

Os exemplos apresentados neste capítulo dizem respeito tanto àquilo que hoje chamamos de "doenças mentais" quanto a situações vinculadas a doenças orgânicas. Essa indistinção entre dois campos do patológico, a qual nos permite passar ao largo de discussões, por exemplo, a respeito da organogênese e da psicogênese, tem como pressuposto uma ideia de fundo: rever o que normalmente entendemos por "natureza", com seu sistema de leis e ajustamento. Daí por que podemos sintetizar a experiência intelectual de Canguilhem com uma pergunta: compreendemos bem um organismo biológico quando vemos nele apenas um feixe de funções e órgãos que se submetem a padrões gerais de mensuração e quantificação, feixe de funções que responde a exigências

34 Maurice Merleau-Ponty, *La structure du comportement* (Paris: PUF, 2002), p. 140.

de ajustamento a um meio causalmente fechado? Esta vida não seria apenas o exemplo de uma razão que se transformou em princípio de autoconservação, princípio que tem em vista apenas as configurações imediatas do meio em um presente instantâneo e pontual? Vida mutilada por não reconhecer mais sua potência de produção de valores? Nesse sentido, só poderíamos terminar retomando Canguilhem:

> Porque a saúde não é uma constante de satisfação, mas o *a priori* do poder de dominar situações perigosas, esse poder é usado para dominar perigos sucessivos. A saúde, depois da cura, não é a saúde anterior. A consciência do fato de curar não ser retornar, ajuda o doente em busca de um estado de menor renúncia possível, liberando-o da fixação ao estado anterior.[35]

Bibliografia

CANGUILHEM, Georges. *La connaissance de la vie*. Paris: Vrin, 2003.

________. *Escritos sobre a medicina*. Rio de Janeiro: Forense Universitária, 2005.

________. *O normal e o patológico*. Rio de Janeiro: Forense Universitária, 2002.

DEBRU, Claude. *Georges Canguilhem, science et non-science*. Paris: Presses de l'École Normale Supérieure, 2004.

FOUCAULT, Michel. "La vie: l'expérience et la science", em *Dits et écrits II*. Paris: Quarto-Gallimard, 2001.

________. *Naissance de la clinique: une archéologie du regard médical*. Paris: PUF, 2005.

LE BLANC, Guillaume. *Canguilhem et les normes*. Paris: PUF, 1998.

MERLEAU-PONTY, Maurice. *La structure du comportement*. Paris: PUF, 2002.

NIETZSCHE, Friedrich. "A gaia ciência". Em *Obras incompletas*. Tomo 1. Coleção Os Pensadores. São Paulo: Nova Cultural, 1987.

POLITZER, Georges. *Critique des fondements de la psychologie*. Paris: PUF, 2000.

VON UEXKÜLL, Jakob. *Umwelt und Innenwelt der Tiere*. Berlim: J. Springer, 1909.

35 Georges Canguilhem, *Escritos sobre a medicina* (Rio de Janeiro: Forense Universitária, 2005), p. 70.

Terapia cognitivo--comportamental: da revolução à evolução cognitiva

Armando Ribeiro das Neves Neto

> Se olharmos em profundidade os estilos de vida do budismo e do taoísmo, do vedanta e da ioga, não encontraremos neles nem filosofia nem religião, segundo os conceitos do Ocidente. O que vamos encontrar será mais parecido com psicoterapia.
>
> Allan W. Watts,
> *Psicoterapia ocidental & oriental*

Conceito de terapia cognitivo-comportamental

Para tentar sintetizar o que é terapia cognitivo-comportamental (TCC), eu diria que é um olhar sobre o sofrimento humano, com base em questionamentos e dúvidas provocados por diferentes teorias psicológicas. Ou ainda, que é uma revolução cognitiva – o pensamento sobre o ato de pensar e também uma filosofia pragmática – em busca da felicidade.

O processamento cognitivo, ou modelo mediacional, é um conceito integrador em psicoterapia, fundamental ao desenvolvimento da TCC e baseado na evolução das neurociências cognitivas e teorias da aprendizagem. Nesse sentido, serve de paradigma unificador das diferentes abordagens psicoterapêuticas voltadas para o estudo da consciência humana, da relação terapêutica e da eficácia e segurança dos tratamentos psicológicos. O modelo mediacional (mediação cognitiva), em resumo, sustenta que as cognições são determinantes nas alterações dos estados emocionais e comportamentais; ou seja, não são as situações adversas que nos afetam ou nos levam ao sofrimento, mas, sim, a interpretação (significado) que lhe damos.

Outro aspecto relevante para o rápido desenvolvimento da TCC é que ela constitui uma das primeiras psicoterapias embasadas em evidências científicas sistemáticas[1] e em exames de neuroimagem funcional.[2] Além de ser considerada uma terapia coadjuvante de modernos psicofármacos,[3] a TCC resgata práticas milenares de meditação (*mindfulness*, por exemplo)[4] e pranaiamas iogues (respiração diafragmática, por exemplo),[5] bem como permite a possibilidade de ser associada à acupuntura[6] e à revolucionária medicina

1 Andrew C. Butler *et al.*, "The Empirical Status of Cognitive-Behavioral Therapy: a Review of Meta-Analyses", em *Clinical Psychology Review*, 26 (1), 2006, pp. 17-31; Dianne L. Chambless & Thomas H. Ollendick, "Empirically Supported Psychological Interventions: Controversies and Evidence", em *Annual Review. Psychology*, vol. 52, 2001, pp. 685-716.

2 Lewis R. Baxter *et al.*, "Caudate Glucose Metabolic Rate Changes with Both Drug and Behavior Therapy for Obsessive-Compulsive Disorder", em *Archives of General Psychiatry*, 49 (9), 1992, pp. 681-689; Vincent Paquette *et al.*, "'Change the Mind and You Change the Brain': Effects of Cognitive-Behavioral Therapy on the Neural Correlates of Spider Phobia", em *NeuroImage*, 18 (2), 2003, pp. 401-409.

3 Jürgen Fritze *et al.*, "Cognitive Training Adjunctive to Pharmacotherapy in Schizophrenia and Depression: a Pilot Study on the Lateralization Hypothesis of Schizophrenia and Depression, and on Cognitive Therapy as Adjunctive Treatment", em *Neuropsychobiology*, 19 (1), 1988, pp. 45-50; Damien Lecompte, "Drug Compliance and Cognitive-Behavioral Therapy in Schizophrenia", em *Acta Psychiatrica Belgica*, 95 (2), 1995, pp. 91-100.

4 Andy Finucane & Stewart W. Mercer, "An Exploratory Mixed Methods Study of the Acceptability and Effectiveness of Mindfulness-Based Cognitive Therapy for Patients with Active Depression and Anxiety in Primary Care", em *BMC Psychiatry*, vol. 6, 2006, p. 14; Maria B. Ospina *et al.*, *Meditation Practices for Health: State of the Research*, relatório da série Evidence Report/Technology Assessment, nº 155, Rockville, Agency for Healthcare Research and Quality, junho de 2007; Lizabeth Roemer & Susan M. Orsillo, A prática da terapia cognitivo-comportamental baseada em mindfulness e aceitação (Porto Alegre: Artmed, 2010).

5 Robert Fried, *Breathe Well, Be Well: a Program to Relieve Stress, Anxiety, Asthma, Hypertension, Migraine, and Other Disorders for Better Health* (Nova York: John Wiley & Sons, 1999).

6 Bob Flaws & James Lake, *Chinese Medical Psychiatry: a Textbook and Clinical Manual* (Boulder: Blue Poppy Press, 2001).

integrativa.[7] Tal "poder integrador" vem do fato de a TCC ser um tratamento sinérgico que adota o ecletismo técnico (multimodal) baseado nos recursos terapêuticos que demonstram evidências científicas de eficácia e segurança, o que permite à abordagem uma evolução constante de suas teorias e recursos terapêuticos.[8] Talvez a TCC seja a primeira forma de terapia importada dos países desenvolvidos que permitiu a expressão de crenças do psicoterapeuta brasileiro, com base em um multicolorido arranjo de valores e possibilidades. Nas palavras do antropólogo Darcy Ribeiro,

> [...] foi desindianizando o índio, desafricanizando o negro, deseuropeizando o europeu e fundindo suas heranças culturais que nos fizemos. Somos, em consequência, um povo síntese, mestiço na carne e na alma, orgulhoso de si mesmo, porque entre nós a mestiçagem jamais foi crime ou pecado. Um povo sem peias que nos atenham a qualquer servidão, desafiado a florescer, finalmente, como uma civilização nova, autônoma e melhor.[9]

Fundamentos e origens da terapia cognitivo-comportamental

A TCC surge em meados dos anos 1950 nos Estados Unidos, em razão da insatisfação de diversos médicos e psicólogos com a objetividade dos modelos baseados no behaviorismo, que enfatizava apenas os fenômenos explícitos, não mediacionais, ou mesmo calcados na redução em termos de estímulo-resposta. Os fundadores da TCC também rejeitaram a ênfase psicanalítica nos processos inconscientes, no material histórico e na necessidade de terapia de longa duração baseada no desenvolvimento de *insight* sobre a relação de transferência e contratransferência, além de criticarem a falta de evidências da eficácia da psicoterapia psicodinâmica.[10]

---

7 Daniel A. Monti, & Bernard D. Beitman, *Integrative Psychiatry* (Nova York: Oxford University Press, 2010).

8 Aaron T. Beck & Brad A. Alford, *O poder integrador da terapia cognitiva* (Porto Alegre: Artmed, 2000), p. 26.

9 Darcy Ribeiro, *Povo brasileiro* (São Paulo: Companhia de Bolso, 1995), p. 179.

10 Keith S. Dobson, *Manual de terapias cognitivo-comportamentais* (Porto Alegre: Artmed, 2006), p. 21.

Em 1956, o psiquiatra norte-americano Aaron T. Beck, hoje professor emérito da Universidade da Pensilvânia e considerado o criador da terapia cognitiva,

> [...] na tentativa de fornecer apoio empírico para certas formulações psicodinâmicas de depressão (que Beck achava serem corretas na época), encontrou algumas anomalias (ex., pacientes deprimidos manifestam hostilidade retrofletida, expressada como "masoquismo" ou uma "necessidade de sofrer") - fenômenos inconsistentes com o modelo psicanalítico. Ao conduzir estudos empíricos e observações clínicas, conclui pela reformulação da depressão como um transtorno caracterizado por uma profunda tendência negativa.[11]

O psicólogo norte-americano Albert Ellis, criador da terapia racional-emotivo-comportamental, também se referiu à crise nas psicoterapias de seu tempo:

> [...] eu não estava satisfeito com os resultados que estava obtendo, porque, mais uma vez, muitos pacientes melhoravam consideravelmente em um período bastante curto, e sentiam-se muito melhor após chegarem a certos *insights* aparentemente cruciais. Porém, poucos se curavam realmente, no sentido de serem minimamente perturbados pela ansiedade ou hostilidade. E, como antes, um por um, os pacientes me diziam: "Sim, eu vejo exatamente o que me incomoda agora e por que eu me incomodo com isso, mas ainda assim me sinto incomodado. E o que eu posso fazer a respeito disso?"[12]

No Brasil, o psicólogo Bernard Rangé, professor do Instituto de Psicologia da Universidade Federal do Rio de Janeiro e um dos pioneiros da TCC no país, manifestou os passos iniciais da abordagem: "Cansei de ser tratado como um ser exótico com ideias bizarras por aqueles que, baseados em filosofias, mais do que em fatos, viam minha prática como ingenuidade".[13]

---

11 *Ibid.*, p. 26.

12 Albert Ellis, *Reason and Emotion in Psychotherapy* (Nova York: Stuart, 1962), p. 9.

13 Bernard Rangé, "Por que sou terapeuta cognitivo-comportamental", em Roberto A. Banaco (org.), *Sobre comportamento e cognição: aspectos teóricos, metodológicos e de formação em análise do comportamento e terapia cognitivista*, vol. 1 (Santo André: Esetec, 1997), p. 21.

O que faz uma psicoterapia ou um profissional de saúde mental serem considerados cognitivo-comportamentais?

Além de seu treinamento continuado nessa abordagem e supervisão clínica, os profissionais da TCC assumem algumas premissas teóricas que os diferenciam de outras abordagens, tais como:

- a cognição afeta o comportamento;
- a cognição pode ser monitorada e alterada, e dessa forma obter a mudança comportamental desejada;[14]
- nossas cognições têm uma influência controladora sobre nossas emoções e comportamento;
- o modo como agimos ou nos comportamos pode afetar nossos padrões de pensamento e nossas emoções.[15]

Para a TCC, saúde é um processo dinâmico, uma contínua interação entre fatores biopsicossocias e um *continuum* entre cognições, emoções e comportamentos mais flexíveis e adaptados ao momento presente, enquanto a doença é resultado de cognições (disfuncionais, irracionais e limitantes), emoções (negativas, intensas e destrutivas) e comportamentos (desadaptativos, irrefletidos e autolesivos) atemporais.

A TCC é frequentemente descrita de forma errônea, como podemos ver no exemplo a seguir: "[...] uma terapia breve, como a cognitivo-comportamental, não é uma viagem de autoconhecimento, como a psicanálise. Para tratar uma fobia, o terapeuta não se preocupa em saber qual seria a origem do distúrbio. [...] A terapia cognitivo-comportamental segue um procedimento-padrão para todos os casos".[16] Ou: "O objetivo do método é fazer o paciente aprender a controlar os sintomas. [...] Também chamado de terapia breve, é especialmente eficaz para aplacar sintomas clássicos, como taquicardia, tontura e falta de

14 Keith S. Dobson, *Manual de terapias cognitivo-comportamentais*, cit.

15 Jesse H. Wright, Monica R. Basco & Michael E. Thase, *Aprendendo a terapia cognitivo-comportamental: um guia ilustrado* (Porto Alegre: Artmed, 2008), p. 15.

16 Anna Paula Buchalla, "Você tem medo de quê?", em *Veja*, nº 1827, 5-11-2003, p. 100; artigo disponível em http://veja.abril.com.br/051103/p_100.html.

ar".[17] Ou ainda: "Também chamada de terapia breve, é uma espécie de tratamento psicológico de choque".[18]

Todavia, a TCC não se reduz a técnicas, conforme atestam as palavras do psicólogo Robert L. Leahy, professor associado de psicologia clínica do Departamento de Psiquiatria da Faculdade de Medicina da Universidade de Cornell e presidente da Associação Internacional de Psicoterapia Cognitiva (IACP – International Association for Cognitive Psychotherapy):

> Não acredito em "terapia da técnica". Vejo cada técnica como o início de uma investigação sobre os pensamentos e os sentimentos do paciente. As técnicas nos permitem coletar novos dados, criar e expandir nossa conceituação e ampliar e aprofundar o nosso relacionamento com o paciente. As técnicas podem ser usadas para abrir uma janela, examinar mais cuidadosamente e ver as coisas em uma perspectiva diferente. A terapia cognitiva não se reduz a técnicas: ao contrário, as técnicas nos permitem começar a terapia cognitiva.[19]

É importante destacar que as origens da TCC nos remetem à chamada "revolução cognitiva", marcada pelo simpósio sobre teoria da informação realizado no Instituto de Tecnologia de Massachusetts (MIT – Massachusetts Institute of Technology) em 1956.[20] Esse encontro, que contou com a participação de ilustres cientistas – entre eles Noam Chomsky, George Miller, Allen Newell e Herbert Simon –, representou um marco para o desenvolvimento conjunto de diversas áreas do conhecimento humano (linguística, ciências da computação, filosofia e neurociências). No campo da psicologia, possibilitou um redirecionamento para a compreensão dos processos internos do organis-

17 Anna Paula Buchalla, "As doenças da emoção", em *Veja*, nº 2037, 5-12-2007, p. 160 (quadro); artigo disponível em http://veja.abril.com.br/051207/p_160.shtml.

18 Anna Paula Buchalla & Paula Neiva, "Quando o cérebro é o médico... e o monstro", em *Veja*, nº 1962, 28-6-2006, quadro: "Alívio na psicologia"; artigo disponível em http://veja.abril.com.br/280606/p_066.html.

19 Robert L. Leahy, *Técnicas de terapia cognitiva: manual do terapeuta* (Porto Alegre: Artmed, 2006), p. X.

20 Trata-se do 1956 Syposium on Information Theory, do Massachusetts Institute of Technology, Cambridge, 10-12 de setembro de 1956.

mo que participam dos fenômenos da atenção, da percepção, da aprendizagem e da memória.[21]

Os cientistas cognitivistas utilizaram-se de conceitos e terminologias da teoria da informação, das ciências da computação e da teoria geral dos sistemas para desenvolver metodologias que lhes permitiam propor questões cada vez mais sofisticadas a respeito da mente humana.[22]

A TCC tem suas origens filosóficas e epistemológicas baseadas primordialmente em correntes filosóficas oriundas da Grécia antiga e mesmo do budismo tibetano.

Para o filósofo Epicteto (55-135), representante do estoicismo, "não são as coisas que nos perturbam, mas a forma como interpretamos o seu significado".[23]

Os textos de Epicteto não só davam força moral aos soldados gregos que partiam de suas cidades por longos períodos, como também orientavam os demais cidadãos. Exemplo disso são questões propostas em seu livro *Encheirídion*, um manual clássico sobre a virtude, a felicidade e a sabedoria: como viver uma vida plena e feliz?; como ser uma pessoa com boas qualidades morais? Também encontraremos eco do estoicismo nas reflexões do imperador filósofo Marco Aurélio:

> Lembra-te, perante qualquer dor, de que esse infortúnio não avilta nem torna pior a inteligência que te governa. Tanto do ponto de vista racional como do social, não a corrompe. Com efeito, para a maioria dos desgostos encontrarás socorro na palavra de Epicuro: "Nenhum tormento será duradouro nem intolerável, caso não o aumente a tua imaginação, e se o vires nas dimensões naturais".[24]

21 Michael J. Mahoney, *Processos humanos de mudanças: as bases científicas da psicoterapia* (Porto Alegre: Artmed, 1998), p. 78.

22 *Ibidem*.

23 Sharon Lebell, *A arte de viver: o manual clássico da virtude, felicidade e eficácia*, versão e interpretação do *Encheirídion*, de Epicteto (Rio de Janeiro: Sextante, 2000), p. 21.

24 Marco Aurélio, *Meditações* (São Paulo: Martin Claret, 2003), livro 7º, § LXIV, p. 71.

Um encontro insólito: a TCC e o budismo tibetano

Em 2005, durante o V Congresso Internacional de Terapia Cognitiva, realizado em Gotemburgo, na Suécia, houve um acontecimento que surpreendeu terapeutas cognitivos do mundo todo, inclusive do Brasil: o diálogo entre o doutor Aaron Beck e Sua Santidade, o Dalai Lama.[25]

O diálogo entre ambos sobre as semelhanças entre a TCC e as práticas do budismo tibetano me pareceu diferente das centenas de artigos e livros sobre as evidências científicas ou aplicações clínicas da terapia cognitivo-comportamental. É que esse diálogo aproximou uma prática terapêutica moderna, baseada em filosofia pragmática e em técnicas empiricamente determinadas, de uma filosofia oriental milenar, que, além de fazer referências seculares sobre a importância dos "pensamentos corretos" e das "atitudes corretas", também implica o desenvolvimento de uma reflexão sobre a importância da espiritualidade e da paz.

As duas abordagens têm como objetivos comuns o alívio do sofrimento, a serenidade, a paz de espírito. Para a TCC, o alívio do sofrimento é resultado da identificação e da modificação das cognições disfuncionais, das emoções negativas e dos comportamentos desadaptativos. Uma das principais técnicas empregadas pela TCC baseia-se no método (maiêutica) do filósofo grego Sócrates e recebeu o nome de "questionamento socrático", que incentiva as pessoas a buscar a verdade por meio do autoconhecimento.

Entre as principais características de ambos os métodos (empregados pela TCC e pelo budismo tibetano), destacamos: a importância da aceitação, da compaixão, do conhecimento e da compreensão; altruísmo *versus* egoísmo; universalismo *versus* grupismo; ciência *versus* superstição; autorresponsabilidade.

---

25 Aaron T. Beck, *Reflections on My Public Dialog with the Dalai Lama*, Gotemburgo, 13-6-2005, disponível em http://www.beckinstitute.org/InfoID/325/RedirectPath/Add1/FolderID/212/SessionID/{D0C4C716-1260-4128-878F-AAFB6A495ACD}/InfoGroup/Main/InfoType/Article/PageVars/Library/InfoManage/Zoom.htm; *Buddhism and Cognitive Therapy*, primavera de 2005, disponível em http://www.beckinstitute.org/InfoID/261/RedirectPath/Add1/FolderID/212/SessionID/%7B93EBEE8B-1807-432F-93FD-E15023FFF3DF%7D/InfoGroup/Main/InfoType/Article/PageVars/Library/InfoManage/Zoom.htm.

Para a TCC, o autoconhecimento é possível pela introspecção e pela reflexão sistemática sobre os próprios pensamentos, emoções e comportamentos. Uma das tarefas mais comuns aos pacientes em tratamento é o chamado "registro de pensamentos automáticos", que ocorre entre as sessões. Essa atividade permite ao sujeito avaliar suas reações impulsivas e repetitivas em diversas situações, passando pelo crivo da consciência os pensamentos automatizados e irrefletidos. Esse processo, denominado "reestruturação cognitiva" faz com que o sujeito reavalie seus valores, crenças e esquemas cognitivos, possibilitando modificá-los.

No que se refere às causas do sofrimento, tanto o budismo quanto a TCC destacam:

- os preconceitos egocêntricos - que levam à raiva excessiva, à inveja e ao desejo, entre outras emoções (denominadas "toxinas" no budismo), e às falsas crenças (ilusões);
- as crenças básicas frustrantes - que reforçam os preconceitos e a fixação de significados negativos aos eventos.

Para a TCC, o processamento cognitivo é o meio pelo qual o ser humano dá significados e sentido à sua existência. Se as cognições funcionais resultam em emoções positivas e comportamentos adaptados, as cognições disfuncionais estão associadas a emoções negativas, sofrimento e comportamentos desadaptativos e destrutíveis.

Em relação aos métodos que o budismo e a TCC utilizam, citarei: o foco no imediato (aqui e agora) e eliminação do pensamento preconceituoso por meio da introspecção, da reflexão, da tomada de perspectiva, da identificação das crenças "tóxicas", do distanciamento, das experiências construtivas e do cultivo de crenças positivas, além da utilização de imagens, separação entre sofrimento e dor e treinamento em atenção plena (*mindfulness*).

Na abordagem da TCC, as técnicas permitem que o terapeuta colabore com o paciente na avaliação e modificação das cognições, emoções e comportamentos.

Para finalizar este breve capítulo sobre a TCC, gostaria de citar o diálogo entre Sua Santidade, o Dalai Lama, e o eminente psicólogo norte-americano Daniel Goleman, realizado durante a terceira conferência Mind and Life, em 1987, e publicado no livro *Emoções que curam: conversas com o Dalai Lama sobre a mente alerta, emoções e saúde*":

> Dalai Lama: A linguagem de fato cria algumas dificuldades. Talvez um dia possamos elaborar uma língua universal. Isso economizaria bastante tempo! [riso]. No caso das pessoas que têm esse problema {autoestima} e não são budistas, qual é o melhor método?
>
> Daniel Goleman: A terapia cognitiva.
>
> DL: É possível tomar elementos do budismo e adaptá-los a pessoas que não são crentes?
>
> DG: Uma parte importante da terapia cognitiva é a pessoa aprender a alertar a mente, a reparar que ela tem esses pensamentos.[26]

Em um clima cordial, ainda há uma última passagem do diálogo entre Aaron Beck e Sua Santidade, o Dalai Lama, que ilustra a simplicidade da TCC ao propor uma estratégia que torna o pensamento flexível. Com bom humor, Sua Santidade, o Dalai Lama, indica Aaron Beck ao Prêmio Nobel da Paz:

> Usei como exemplo o caso de um cientista depressivo que era tão apegado ao sucesso (nesse caso, ele queria especificamente ganhar um Prêmio Nobel) que excluía todo o resto de sua vida, inclusive a família. Usei uma típica estratégia cognitiva para dar ao paciente uma perspectiva. No decorrer de uma única sessão, ele mudou suas crenças e superou a depressão (ao menos temporariamente). A resposta do Dalai Lama foi: "Você devia ganhar o Prêmio Nobel da Paz".[27]

Bibliografia

BAXTER, Lewis R. *et al.* "Caudate Glucose Metabolic Rate Changes with Both Drug and Behavior Therapy for Obsessive-Compulsive Disorder". Em *Archives of General Psychiatry*, 49 (9), 1992.

BECK, Aaron T. *Buddhism and Cognitive Therapy*. Primavera de 2005. Disponível em http://www.beckinstitute.org/InfoID/261/RedirectPath/Add1/FolderID/212/SessionID/%7B93EBEE8B-1807-432F-93FD-E15023FFF3DF%7D/InfoGroup/Main/InfoType/Article/PageVars/Library/InfoManage/Zoom.htm.

---

26 Daniel Goleman, *Emoções que curam: conversas com o Dalai Lama sobre mente alerta, emoções e saúde* (Rio de Janeiro: Rocco, 1999), p. 229.

27 Aaron T. Beck, *Reflections on My Public Dialog with the Dalai Lama*, cit.

________. *Reflections on My Public Dialog with the Dalai Lama*. Gotemburgo, 13-6-2005. Disponível em http://www.beckinstitute.org/InfoID/325/RedirectPath/Add1/FolderID/212/SessionID/{D0C4C716-1260-4128-878F-AAFB6A495ACD}/InfoGroup/Main/InfoType/Article/PageVars/Library/InfoManage/Zoom.htm.

________ & ALFORD, Brad A. *O poder integrador da terapia cognitiva*. Porto Alegre: Artmed, 2000.

BUCHALLA, Anna Paula. "As doenças da emoção". Em *Veja*, nº 2037, 5-12-2007. Artigo disponível em http://veja.abril.com.br/051207/p_160.shtml.

________. "Você tem medo de quê?". Em *Veja*, nº 1827, 5-11-2003. Artigo disponível em http://veja.abril.com.br/051103/p_100.html.

________ & NEIVA, Paula. "Quando o cérebro é o médico... e o monstro". Em *Veja*, nº 1962, 28-6-2006. Artigo disponível em http://veja.abril.com.br/280606/p_066.html.

BUTLER, Andrew C. *et al.* "The Empirical Status of Cognitive-Behavioral Therapy: a Review of Meta-Analyses". Em *Clinical Psychology Review*, 26 (1), 2006.

CHAMBLESS, Dianne L. & OLLENDICK, Thomas H. "Empirically Supported Psychological Interventions: Controversies and Evidence". Em *Annual Review. Psychology*, vol. 52, 2001.

DOBSON, Keith S. *Manual de terapias cognitivo-comportamentais*. Porto Alegre: Artmed, 2006.

ELLIS, Albert. *Reason and Emotion in Psychotherapy*. Nova York: Stuart, 1962.

FINUCANE, Andy & MERCER, Stewart W. "An Exploratory Mixed Methods Study of the Acceptability and Effectiveness of Mindfulness-Based Cognitive Therapy for Patients with Active Depression and Anxiety in Primary Care". Em *BMC Psychiatry*, vol. 6, 2006.

FLAWS, Bob & LAKE, James. *Chinese Medical Psychiatry: a Textbook and Clinical Manual*. Boulder: Blue Poppy Press, 2001.

FRIED, Robert. *Breathe Well, Be Well: a Program to Relieve Stress, Anxiety, Asthma, Hypertension, Migraine, and Other Disorders for Better Health*. Nova York: John Wiley & Sons, 1999.

FRITZE, Jürgen *et al.* "Cognitive Training Adjunctive to Pharmacotherapy in Schizophrenia and Depression: a Pilot Study on the Lateralization Hypothesis of Schizophrenia and Depression, and on Cognitive Therapy as Adjunctive Treatment". Em *Neuropsychobiology*, 19 (1), 1988.

GOLEMAN, Daniel. *Emoções que curam: conversas com o Dalai Lama sobre mente alerta, emoções e saúde*. Rio de Janeiro: Rocco, 1999.

LEAHY, Robert L. *Técnicas de terapia cognitiva: manual do terapeuta*. Porto Alegre: Artmed, 2006.

LEBELL, Sharon. *A arte de viver: o manual clássico da virtude, felicidade e eficácia.* Versão e interpretação do *Encheirídion*, de Epicteto. Rio de Janeiro: Sextante, 2000.

LECOMPTE, Damien. "Drug Compliance and Cognitive-Behavioral Therapy in Schizophrenia". Em *Acta Psychiatrica Belgica*, 95 (2), 1995.

MAHONEY, Michael J. *Processos humanos de mudanças: as bases científicas da psicoterapia.* Porto Alegre: Artmed, 1998.

MARCO AURÉLIO. *Meditações.* São Paulo: Martin Claret, 2003.

MONTI, Daniel A. & BEITMAN, BERNARD D. *Integrative Psychiatry.* Nova York: Oxford University Press, 2010.

OSPINA, Maria B. *et al. Meditation Practices for Health: State of the Research.* Relatório da série Evidence Report/Technology Assessment, nº 155, Rockville, Agency for Healthcare Research and Quality, junho de 2007.

PAQUETTE, Vincent *et al.* "'Change the Mind and You Change the Brain': Effects of Cognitive-Behavioral Therapy on the Neural Correlates of Spider Phobia". Em *NeuroImage*, 18 (2), 2003.

RANGÉ, Bernard. "Por que sou terapeuta cognitivo-comportamental". Em BANACO, Roberto A. (org.). *Sobre comportamento e cognição: aspectos teóricos, metodológicos e de formação em análise do comportamento e terapia cognitivista.* Vol. 1. Santo André: Esetec, 1997.

ROEMER, Lizabeth & ORSILLO, Susan M. *A prática da terapia cognitivo-comportamental baseada em mindfulness e aceitação.* Porto Alegre: Artmed, 2010.

RIBEIRO, Darcy. *Povo brasileiro.* São Paulo: Companhia de Bolso, 1995.

WRIGHT, Jesse H.; BASCO, Monica R.; THASE, Michael E. *Aprendendo a terapia cognitivo-comportamental: um guia ilustrado.* Porto Alegre: Artmed, 2008.

WATTS, Alan W. *Psicoterapia oriental & ocidental.* Rio de Janeiro: Record, 1960.

Saúde e fenomenologia

Nichan Dichtchekenian

A fenomenologia pode ser compreendida como o esforço de apreensão das formas de ser e, no caso das profissões ligadas ao homem, como o esforço de apreensão das formas de conhecimento a respeito do homem. Inicialmente, a fenomenologia se constitui como uma atividade crítico-reflexiva. Essa atividade não visa a rechaçar essa ou aquela forma de conhecimento, mas, ao descrever o que uma forma de conhecimento é, busca situar seus limites e seu poder próprio de realização. Nas chamadas ciências do homem, essa atividade crítico-reflexiva tem sido, desde Edmund Husserl,[1] frequente, constante e muito fértil: trata-se de trazer à luz que concepção de homem se está construindo e aprofundando com o uso dos métodos, dos "caminhos para", que as diversas teorias adotam. A identificação dessa visão de homem, que um olhar fenomenológico captura nas diferentes teorias, tem o sentido de, ao situar seu alcance e limites, oferecer à reflexão a oportunidade de perceber que o saber está umbilicalmente ligado ao modo, ao método (e técnicas) empregados, e, portanto: 1) novos métodos revelarão características inéditas do homem, e 2) há métodos (e técnicas) que são o caminho certo, adequado para revelar o homem na sua particularidade; ele, o homem, é peculiar e distinto dos outros entes, dos outros "seres".

---

1 Edmund Husserl (1859-1938), lógico e matemático, percebeu que a fundamentação dessas ciências, assim como de todas as outras ciências naturais, era insuficiente e pouco rigorosa por ser baseada no senso comum da sociedade. O esforço de Husserl foi o de constituir a fenomenologia como uma ciência rigorosa porque constituiria seus fundamentos a partir do que os fenômenos mostram neles mesmos.

No que diz respeito à primeira conclusão – novos métodos implicam novos conhecimentos do homem –, não há nem novidade, nem privilégio da reflexão fenomenológica. A história da cultura ocidental, notadamente dos últimos duzentos anos, é também a história de novos olhares, novas escutas que ampliam, diversificam, revolucionam o saber do homem. Podemos dizer, aí, que as diferentes propostas teóricas, as diferentes inquietações de homens desadaptados, inconformados e reflexivos criam rupturas no saber estabelecido e inauguram mundos inéditos. Isso não é privilégio do pensamento fenomenológico, é privilégio do pensar, de um pensar que muito frequentemente precisa de um isolamento, precisa renunciar ao bem-estar do pertencimento e viver um mal-estar do diferente para poder enxergar novos aspectos da verdade do mundo. Na história ocidental, tem sido muito frequente esse movimento de ruptura e reinauguração do saber.

A segunda conclusão – há métodos adequados para irmos ao encontro do homem, ele mesmo – significa que, se adotarmos método e técnicas comuns a diferentes âmbitos da realidade cognoscível, com certeza encontraremos um saber verdadeiro a respeito de todos esses âmbitos, mas perderemos a especificidade de cada um deles, especialmente a do homem. Cada ente, cada "ser", habita um lugar que é o seu no mundo; o lugar habitado pelo homem é único, portanto, o modo, o método, o caminho para chegarmos até o seu lugar, até o lugar habitado pelo homem, é diferente dos outros caminhos.

E que lugar é esse? Que lugar é esse que podemos chamar de casa do homem no mundo?

Ao irmos ao encontro da casa do homem, ao lugar onde ele vive de uma maneira serena e feliz, podemos encontrar o sentido de ser mais próprio dele, em que ele nos mostra sua intimidade: o homem é existir.

A palavra "existir", utilizada na terminologia fenomenológica, resgata o seu sentido original do latim: existir quer dizer, numa tradução livre para nós, "ser para fora". Existir, por ser atribuído exclusivamente ao homem, exige de nós um acompanhamento compreensivo muito delicado e atento, com uma consciência crítica muito presente e aguçada, para evitarmos uma contaminação por pré-conceitos, pré-compreensões, os quais estabelecem previamente um rumo para as conclusões quanto ao que é próprio ao homem.

Então, munidos de um interesse genuíno, vivo, quase infantil pelo homem e, ao mesmo tempo, atentos às armadilhas inevitáveis nas quais caímos, por força de atribuições ao homem de características que, embora pertencentes a ele, não o diferenciam de outros entes, percorremos o "caminho para", o caminho em direção ao homem; temos aí o método na sua acepção grega original e própria: meta-odos = caminho para um lugar.

Neste ponto, em que há uma articulação mutuamente implicada do interesse, da paixão, da atração com a consciência crítica, reflexiva, alcançamos um novo momento da presença da fenomenologia: ela não é mais somente consciência crítica, como fora nos seus primórdios, a partir de Edmund Husserl.

A fenomenologia, ao amadurecer como prática e aprofundamento reflexivo, percebe e propõe claramente que o que possibilita a consciência crítica, o que fornece à reflexão o próprio motivo de sua presença, é o comprometimento vivido pelo homem.

Então, a fenomenologia adquire um *status* de amadurecimento ao se apresentar, enquanto conhecimento, enquanto saber, como a adoção de um vivo interesse por algo e, simultaneamente, como uma crítica, não para refrear, amornar o interesse, mas para orientar, para estimular o interesse, a paixão a manterem uma fidelidade ao caminho originalmente percorrido. Percorrer um caminho significa, fenomenologicamente, que eu já antevejo o lugar para onde vou. Na medida em que vivo o caminho, vou percebendo tudo o que à minha frente se mostra e aparece.

A recomendação do trabalho fenomenológico é continuar esse caminho, percorrer aquilo que a percepção indica, sem tirar conclusões que buscariam adiantar o que se vai encontrar. Isso constituiria um pré-conceito.

O pré-conceito é um modo de lidarmos com a presença do ser através de um ente peculiar, que atenua, que suaviza, encobre o sentido original e inédito de ser desse ente, remetendo-o a um sentido já conhecido, já dado e, portanto, familiar a nós.

No entanto, o sentido próprio e irrecusável de sermos homens - um modo peculiar de ser ente entre outros entes - é o de sermos espaço para que os outros entes sejam visíveis. Nós, humanos, somos um modo de ser peculiar de perceber e nomear o modo de ser dos outros entes, distinguindo-os como eles mesmos e os iluminando na sua especificidade.

Dizíamos que existir, ser para fora, é o que caracteriza o homem como tal, não só no que ele é semelhante aos outros entes, mas também no que ele é privativamente - existência.

Se existir é ser para fora, quer dizer, inicialmente, que o homem é disponibilidade para. Mas disponibilidade para o quê? Para tudo aquilo que o alcança, que o toca, e desse modo entendemos que o homem é sensibilidade, sensibilização. Disponibilidade quer dizer também que o homem é abertura, ou seja, o homem é um ente cujo modo de ser é ser tocado, provocado por algo (ou alguém) diferente de si, que, mesmo semelhante, como é o caso de outro homem, jamais será igual a ele.

A existência como abertura, como disponibilidade para o que não é nem será igual a mim, para o que desperta a minha atenção, nos remete a mais um aspecto, que é o da transcendência. O homem como abertura, disponibilidade, ser para fora, é transcendência, é ir além de si, é verdadeiramente acolher em si o diferente, os outros entes, reais ou imaginários. E acolher, aqui, quer dizer testemunhar, nomear aquilo que, por força de sua própria característica, inevitavelmente o toca, o chama para ser nomeado, para ser tirado do anonimato, do nada.

Quando dizemos que o homem, como transcendência, é disponibilidade para, queremos dizer: sem o homem o que é o mundo? A possibilidade de o homem nomear, acolher em si algo que não é ele e lançar-lhe uma luz faz com que esse algo que estava na obscuridade apareça. O ente responsável pela iluminação e pela identificação de tudo o que é é o ente homem. Ele não dá vida às coisas, ele as ilumina. Antes do homem, as coisas são apenas possibilidades de ser. Ser homem, no seu modo peculiar e próprio de ser, é ser a possibilidade de iluminar, de dar contornos significativos, nítidos, aos outros entes e alcançar uma compreensão dos outros homens. Compreender outro homem, fenomenologicamente, não é aceitar ou rejeitar o seu modo de ser, mas acompanhar e perceber a necessidade vivida pelo outro de ser como ele é.

A tarefa do homem no mundo junto aos entes, os reais e os imaginários, os palpáveis e os impalpáveis, é ser esse espaço onde cada ente tem a oportunidade de adquirir consistência de ser, porque é percebido, é nomeado, é estudado, é abordado.

Nossa tarefa é nos mostrarmos disponíveis para que os entes falem de si através de nós.

A propósito, o significado dos entes já é a presença deles. O significado que atribuo a cada ente mostra o ente na sua essência. O conteúdo do significado não me pertence. O que pertence a mim é a responsabilidade de acolher o ente e fazer com que a característica própria dele apareça através de mim. Os outros entes não são criação do homem, eles existem por si mesmos, mas sem o homem eles vivem no sem-nome. Somos testemunhas dos outros entes. O significado do ente é inesgotável porque ele vai surgindo de acordo com cada novo olhar que o visualiza, cada nova iniciativa do homem em relação a ele. Por isso, para a fenomenologia, o saber é inesgotável, o saber não é uma questão de tempo, como nós, homens do século XIX, pensávamos. Epistemologicamente, achávamos que o saber era uma questão de tempo e tecnologia, que, quando a tecnologia fosse o mais apurada possível, haveria um esgotamento daquilo que se poderia conhecer, porque a natureza essencial do ente já estaria determinada. A determinação como objetivo de entrar em contato com o modo de ser essencial dos entes, inclusive do homem, estabelece a verificabilidade e o manejo controlador como um modo de relação do homem com os entes.

Para a fenomenologia, a inesgotabilidade do saber não é meramente uma petição de princípio, uma hipótese de trabalho conveniente para ajustar suas convicções. A inesgotabilidade é fundada na percepção e na reflexão que encontram a verdade do ser na relação direta com um modo de ser do homem que lhe serve de veículo. Assim, novos tempos, novas eras significam novas modalidades de abertura do homem para com os entes e, com essas novas aberturas, novos sentidos de ser dos entes.

As novas modalidades de abertura são, na verdade, experiências de um alcance transformador, revolucionário para o homem que as vive. Trata-se de viver de um modo irresistível e angustiado, extremamente atraente e muito temerário, o acolhimento, o contato com o novo, o terrivelmente novo, porque nos desaloja do nosso chão, da nossa familiaridade.

A experiência de ser tocado e de ser, ver e sentir transformando-se abre, para cada um de nós, a oportunidade de ser testemunha e protagonista de um novo tempo, de uma nova vida.

Quando toda uma geração vive pessoalmente essa experiência nova e irreversível, inicia-se a maturação e o preparo de uma nova era, de uma nova época. Aliás, história não quer dizer simplesmente o recenseamento dos fatos e datas escolhidos arbitrariamente, mas significa o rompimento dos valores e das práticas de uma época e a inauguração e renovação de um novo modo de viver e de presença do homem, o que resulta no desvelamento, no desencobrimento de aspectos inéditos do mundo e dos homens.

Cada homem, na sua singularidade distintiva, até mesmo naquilo que o constrange diante dos outros, porque ele pode ser diferente, desajustado, errado, desajeitado, vive a tarefa de acolher em si, de um modo original e único, aquilo que os outros entes lhe trazem: a sua presença. Pelo acolhimento da presença dos outros entes, cada homem ilumina, dá transparência e nome, oferece a esses outros entes a oportunidade sagrada de eles poderem ser, porque foram testemunhados, nomeados, iluminados no seu aparecimento. Porque existir é ser transcendência de si, abertura para o outro, nomeação de tudo que é, podemos compreender, isto é, conhecer o modo próprio de ser do homem. Compreender é alcançar a absoluta especificidade de um modo de ser distinto do seu. É viver o contato com o modo de ser íntimo de cada homem.

Saúde: o cuidar do outro

Essa concepção de homem propicia algumas reflexões em relação à saúde.

Os profissionais da saúde professam e aceitam a responsabilidade de acolher, receber e estar abertos a outros homens que vão ao seu encontro à procura da restauração, ou da melhoria da saúde, porque vivem a ameaça de não mais ser.

Essa relação, cultural e, portanto, humanamente estabelecida entre profissionais da saúde e pessoas que deles necessitam é uma modalidade, uma das maneiras pelas quais se dá o existir do homem como disponibilidade para outros entes. O profissional da saúde é aquele que, por sua peculiar e própria maneira de "estar aberto a", cria um espaço para ser ocupado pela pessoa em busca de saúde, que encontrará aí, nesse espaço de acolhimento e escuta que é o profissional, a oportunidade de se enxergar, de se perceber de uma maneira clara.

Todo o aparato tecnológico, nascido de séculos de pesquisa e inquietação, está exclusivamente a serviço de aperfeiçoar o instante de percepção vivido pela pessoa aflita com sua saúde.

Se compreendermos enxergar e perceber como singelos e prosaicos os momentos de satisfação e de apaziguamento das aflições, nosso trabalho como espaço de disponibilidade estará muito medianamente estabelecido.

No entanto, se nos aprofundarmos no sentido existencial dessa busca de percepção, compreenderemos que ela é fundamental como ato, vivido por cada homem, de busca do sentido do existir. Além disso, no que nos diz respeito como profissionais da saúde, o existir – a disponibilidade para com os outros – é o que oferece a tranquila certeza de um sentido de ser por nós mesmos e preenche o nosso existir de uma única e insubstituível presença para aqueles que nos procuram.

Isso significa também que nós profissionais não somos uma presença onipotente em relação às pessoas, somos aqueles que, ante o sofrimento, somos chamados a nos interrogar a respeito de nós mesmos. A nossa afetabilidade em relação ao sofrimento do outro nos torna mais verdadeiramente presentes na existência dessa outra pessoa.

Na fenomenologia, há, além disso, uma palavra que sintetiza a natureza desse contato entre duas pessoas que vivem, cada qual a seu modo, a saúde: ela é denominada cuidar.

Cuidar, fenomenológico-existencialmente, quer dizer se ocupar e se preocupar em oferecer àquele que está sendo cuidado as condições para que ele desenvolva e faça crescer as suas genuínas e autênticas maneiras de ser. Cuidar ou curar é cultivar as condições para que um homem possa encontrar a sua maneira mais própria de ser homem. A saúde, de um ponto de vista existencial, não é só o quanto meu organismo é supostamente saudável, mas também o quanto a minha mobilização como pessoa, no meu existir, tem um sentido para mim.

A pessoa que vive um momento terminal da sua vida tem uma oportunidade que se impõe e é primordial para ela. Tem a oportunidade definitiva e fundamental de interrogar-se a respeito de sua própria existência, daquilo que sempre lhe foi caro, daquilo que ela realizou. Tomar posse do sentido de suas decisões, de suas hesitações e de seus fracassos, dos seus amores e de suas indiferenças é um ato sagrado de apropriação do seu existir.

Portanto, cuidar de alguém não é tomar um modelo de saúde que nós, como profissionais, elegemos ou elegeram por nós. Não que os modelos de saúde sejam errôneos ou equivocados como propostas, mas pecam por se constituírem em únicas e exclusivas referências de bem-estar.

Nossa tarefa como profissionais da saúde é oferecer à pessoa que nos procura, através do nosso respeito e acolhimento, a oportunidade de ela se liberar para cuidar verdadeiramente de si mesma, se constituir como vida, numa serena e obstinada busca de um sentido de ser.

Ser uma pessoa saudável, na plenitude da sua possibilidade mais própria de ser, é ser alguém que é mobilizado pela procura de um sentido de ser.

Saúde
e espiritualidade

Axé, corpo e almas: concepção de saúde e doença segundo o candomblé[1]

Reginaldo Prandi

I

Diferentes religiões oferecem interpretações próprias de saúde e doença. Mesmo numa sociedade secularizada como a nossa, curadores, benzedeiras, padres milagreiros, pastores, pais de santo e tantos outros agentes de cura religiosa e mágica são figuras sempre presentes no horizonte de muitos que buscam remédio e soluções para os males do corpo e da alma.

Este capítulo tratará do candomblé, religião afro-brasileira que conta com um riquíssimo arsenal de concepções e práticas rituais para lidar com o problema da doença e sua cura, além de outros transtornos que afetam o cotidiano de cada um, como a falta de dinheiro, de emprego, de amor, entre outros.

Além de religião organizada, com seu próprio corpo de sacerdotes e seguidores, o candomblé também se caracteriza como agência de cura e solução

1 Texto transcrito por Mariana Mendes, com base na palestra proferida pelo autor no Núcleo Anthropos-Unifesp, em 10-10-2008, e revisto por ele.

de problemas vários. O chefe do terreiro, isto é, o sacerdote do templo e da comunidade de culto, que pode ser uma mulher, a mãe de santo, ou um homem, o pai de santo, rotineiramente oferece consulta a qualquer pessoa, seja de que religião for, ou de nenhuma, que o procura em busca de solução para suas aflições. Numa sessão de jogo de búzios, o sacerdote consulta os deuses e espíritos e dá seu diagnóstico. Depois deverá realizar os ritos de propiciação, purificação, limpeza, etc., ou seja, aplicar o tratamento indicado pelo jogo oracular para o caso.

A base da religião e da agência de cura é o oráculo: uma ponte com o mundo sobrenatural, fonte de conhecimento que propicia um jogo de perguntas de humanos e respostas que supostamente vêm do outro mundo, das divindades, dos espíritos. Os sacerdotes são os intermediários do oráculo e, portanto, somente eles podem lidar com esse conhecimento. Na base do oráculo do candomblé – que conhecemos pelo nome de jogo de búzios –[2] está a concepção africana, comum aos povos iorubás, de tempo circular, a ideia de que tudo se repete, nada é novo. Se alguém tem um problema de saúde, por exemplo, o oráculo revela quando esse mesmo problema teria acontecido antes, em que situação se deu, o que foi feito para sanar o mal, qual a receita que se usou, se foi favorável, se deu certo.

Os iorubás tradicionais – em cuja cultura está a origem do candomblé que se constituiu no Brasil – acreditam que há várias fontes possíveis de um desarranjo da saúde. O mal pode ser provocado por um problema relacionado à própria natureza. Se alguém escorrega, cai e quebra a perna, e não há indício de que outros fatores tenham influído na queda, esta seria um problema estritamente natural, que se poderia solucionar por meios igualmente naturais. Mas a queda pode ter se dado em consequência de um feitiço! Nesse caso, a origem desse mal é a ação maléfica de uma outra pessoa. Contudo, a queda pode ainda ter uma origem divina: algum deus descontente com os cuidados dirigidos ou devidos a ele pode ter sido responsável pelo chão liso que fez a pessoa escorregar, cair e quebrar a perna. Há ainda uma quarta possibilidade: tudo pode ser decorrente do próprio destino da vítima, de seu ego, digamos assim, de seu eu, de sua condição de indivíduo. Poderia estar inscrito em sua vida que aquela pessoa quebraria a perna, e ela não teria como escapar disso

---

2 Reginaldo Prandi, *Os candomblés de São Paulo: a velha magia na metrópole nova* (São Paulo: Hucitec, 1991).

– seria sua sina. Pode ser também que a pessoa tenha quebrado a perna porque é desatenciosa, o que também se explica por sua condição de indivíduo: não olha por onde anda, tropeça, cai e quebra a perna, tudo em razão de sua falta de atenção, o que revela um defeito de sua cabeça, seu intelecto, seu ori.

Em resumo, as causas podem se originar de nós mesmos, de terceiros (e nesse caso envolvem relações sociais), da vontade de um deus ou antepassado que se sentiu desprezado ou que reivindica algum direito sobre a pessoa, ou podem resultar, ainda, de eventos que se encontram na natureza. É por meio do oráculo que o sacerdote identifica a causa do mal e prescreve os remédios necessários, ou para curar, ou para evitar que a mesma coisa aconteça novamente. Em geral, no candomblé o tratamento de qualquer mal, inclusive a doença física e mental, se baseia na ideia de que alguma coisa está desorganizada e propicia a situação de dor e sofrimento. Pode ser algum transtorno na relação entre a pessoa e a natureza, entre a pessoa e as divindades, nas relações com o outro, na maneira de formular e conduzir os rituais, etc. Todo tratamento implica a noção de reequilíbrio de forças e energias.

Essa concepção se junta à ideia de que tudo é muito instável, de que o mundo em que vivemos é difícil e perigoso, e, portanto, para viver bem, é preciso estar atento o tempo todo a fim de manter o equilíbrio, que é buscado por meio da manipulação de uma força mágica, uma energia religiosa: o axé. Axé é energia vital. Tudo que se movimenta tem axé, os animais e as plantas. Axé é uma força universal que vale para qualquer coisa, qualquer tipo de vida ou movimento. O axé que existe em nós é o mesmo axé que existe nos animais e nos vegetais.

O axé existe em cada ser vivo em diferentes quantidades. Axé demais ou axé de menos significa desequilíbrio, mal-estar, insucesso, doença. É preciso encontrar um meio de reequilibrar o axé para se voltar ao estado desejável de saúde e bem-estar. Um modo de restabelecer o equilíbrio através da recomposição do axé de um ser humano é transferir para ele o axé que existe no mundo animal e no mundo vegetal, isto é, na natureza. A fonte com maior concentração de axé é o sangue animal; outra fonte importante é a seiva das plantas. Sangue e seiva são fontes de axé que os sacerdotes costumam usar com maior frequência em benefício dos humanos.

Na África tradicional, entre os iorubás, há duas correntes básicas sobre a manipulação do axé, até certo ponto antagônicas. Uma considera que o axé mais acessível, mais importante e mais desejável é o do mundo animal e prescreve a prática do sacrifício animal. O sacerdote que prescreve o sacrifício é o babalaô, ou adivinho. A palavra babalaô significa literalmente o pai do segredo. Ele é o encarregado do oráculo por meio do qual indica qual é o sacrifício correto para restabelecer a saúde em cada situação. A outra corrente é a dos sacerdotes que defendem o princípio de que o axé mais acessível, mais prático, mais poderoso, mais imediato vem do mundo vegetal. Trata-se do babalossaim, o pai das folhas, sacerdote de Ossaim, que trabalha com folhas, raízes, sementes, com que prepara pomadas, unguentos e outros remédios. Usa, portanto, vegetais mágicos, sem lançar mão do sacrifício de animais. No Brasil, talvez por influência indígena, o candomblé passou a usar os banhos preparados com as folhas mágicas. Banhos de folhas, banhos de cheiro, banhos de limpeza e descarrego, o que não era um costume africano.

Para reconduzir um doente ao estado de saúde desejado, é indispensável saber como manipular essas forças que estão no mundo à nossa disposição. Isso exige um longo aprendizado iniciático.

Na instituição da religião dos orixás em território brasileiro, houve algumas simplificações e adaptações nos ritos, nas concepções de mundo e na própria organização sacerdotal. Os antigos babalaôs e olossains africanos praticamente desapareceram e sua ciência foi assumida pela ialorixá, a mãe de santo, e pelo babalorixá, o pai de santo, que também passaram a responder pelo oráculo, operado por meio do jogo de búzios.

Se é verdade que o mal-estar pode ter diferentes fontes, uma outra pergunta que se faz é o que está doente na pessoa: o corpo ou a alma? Aqui temos uma pequena complicação: enquanto na tradição judaico-cristã a alma é única e indivisível, na concepção africana do candomblé há diferentes almas, que juntas compõem aquilo que costumamos chamar de "a" alma, o espírito.[3] Segundo o candomblé, a pessoa é formada pelo corpo (ara) e por uma parte espiritual, ou almas, que têm vários componentes.

3 Reginaldo Prandi, *Segredos guardados: orixás na alma brasileira* (São Paulo: Companhia Letras, 2005).

II

Uma primeira alma é a que nos liga ao mundo mais geral, que é o mundo da natureza. Por exemplo, a alma de uma pessoa pode ter uma relação específica com a natureza que a identifica com o mar, assim se acredita que essa pessoa se origina do mar, é filha do mar. Uma outra pode se originar do rio, enquanto outra mais é proveniente da chuva. Alguma virá das pedras, há pessoas que vêm do trovão, do raio. Essa alma geral, que relaciona as pessoas a diferentes forças da natureza, é chamada de orixá. Originalmente, o orixá é um espírito da natureza, e como tal é cultuado como um deus, ganhando atributos humanos e mitologia própria. No candomblé acredita-se que cada um de nós vem de um orixá diferente, que cada um é filho de um deus particular. Muito diferente da ideia judaico-cristão de que todos nós temos uma mesma origem e de que somos todos filhos de Deus único, descendentes diretos do primeiro casal, Adão e Eva. O orixá não é único nem é o mesmo em cada pessoa. Somos, segundo o candomblé, uma diversidade desde nossa própria origem. Nossa primeira relação com o mundo é com o seu aspecto físico e bruto, seu aspecto não social, que varia de pessoa para pessoa.

Nascemos como descendentes de um determinado orixá, e isso não pode ser mudado. Na África, cada família cultua o orixá do qual ela crê ser descendente. Todos os membros de uma família têm o mesmo orixá: Ogum, Iansã, Obatalá, Iemanjá, Oxóssi e assim por diante.[4] Na África, a definição do orixá se dá em linha paterna, quer dizer, o pai passa seu orixá para seus filhos e filhas. O mesmo orixá que foi do pai dele, do pai do pai dele, até a mais remota e mitológica época da fundação daquele tronco familiar. Na África iorubana, todo mundo sabe qual é seu orixá; basta saber a que família pertence. E essa questão do orixá tem muito a ver com a própria inserção daquela família na sociedade. As famílias tradicionais de caçadores têm como orixá Oxóssi, que é um caçador e patrono de todos os caçadores. Famílias de pescadores costumam ter Iemanjá ou Oxum, ou outro orixá de rio. Famílias de soldados estão associadas a Ogum. Famílias ligadas ao poder real são descendentes de Xangô. Claro que há variações, pois as famílias ganham e perdem poder, e podem assumir ao longo de gerações papéis diferentes na divisão do trabalho.

---

4 Pierre Fatumbi Verger, *Orixás: deuses iorubás na África e no Novo Mundo* (5ª ed. Salvador: Corrupio, 1997).

Alguém pode ser de uma família de um orixá muito dócil num dado momento histórico e depois estar encarregada de fazer a guerra.

No Brasil, a primeira coisa que o escravismo fez foi destruir os laços de parentesco africanos. Os escravos eram caçados, separados de suas famílias e vendidos individualmente; não havia destinação nem venda de agregados familiares. O escravo era comercializado como uma mercadoria e imediatamente batizado, recebia a religião católica e o sobrenome de seu dono, de seu senhor. Mais adiante, nos séculos XVIII e XIX, já havia famílias de escravos que conservavam relações de parentesco, mas já eram famílias constituídas no Brasil, nos moldes ibéricos. Em geral, os escravos não sabiam qual era sua origem familiar e, por conseguinte, quem era seu orixá. Mas como saber agora qual é o orixá de uma pessoa, orixá que é sua alma primordial, se não dá para reconstituir a família original africana?

No Brasil cabe à mãe de santo ou ao pai de santo, por meio do jogo de búzios, atribuir a cada um sua origem mítica, dizendo se é um filho de Xangô, uma filha de Iemanjá e assim por diante, numa emblemática adaptação da religião em solo americano. Esse é o primeiro passo para restabelecer o equilíbrio da pessoa. É preciso que haja coerência entre o modo de ser daquela pessoa e sua verdadeira essência, que não pode ser contrariada, seu orixá. Por exemplo, uma mulher namoradeira, que goste de joias, muito cheia das vaidades, provavelmente tem como origem o orixá Oxum, que é o orixá da beleza, da riqueza, da vaidade, a deusa do amor. Assumir que se trata de uma filha de Oxum é uma primeira identificação que legitima o seu modo de ser e de agir. Cabe à mãe de santo estabelecer essa definição. A mãe de santo é uma espécie de "psicóloga" do povo, como se diz, e, uma vez identificado o orixá de alguém, ela legitima religiosamente seu comportamento e aparência, ou então lhe oferece um modelo de conduta – cujos estereótipos se baseiam na mitologia dos orixás – que o consulente pode tomar como orientação.[5] Essa primeira identificação deve propiciar certo bem-estar à pessoa, uma vez que diz como ela é, por que age daquele modo, como deve se pôr no mundo. Sobretudo porque, segundo ensina e pratica o candomblé, toda pessoa deve ser aceita por sua comunidade do jeito que ela é, com suas qualidades e defeitos, supostamente herdados de seu orixá. Depois, certos ritos iniciáticos deverão ser realizados para consolidar a ligação entre a pessoa e seu orixá.

---

5 Reginaldo Prandi, *Os candomblés de São Paulo*, cit.

Ocorrem situações interessantes. Alguém pode ter um orixá masculino ou feminino. Não há necessariamente correspondência entre o sexo do orixá e do seu filho ou filha, mas pode-se acreditar que o sexo do orixá interfira no sexo de seu filho. Há também o caso dos chamados orixás metá-metá, que são aqueles que não têm sexo definido. Oxalá não tem o sexo definido, porque ele é a origem de tudo, é o maior, o primeiro, ele vem antes do sexo; logo, ele tem os dois sexos. Outros orixás de sexo duplo ou indefinido são Logum Edé e Oxumarê. No Brasil, há quem acredite que filhos de Logum Edé e Oxumarê costumam ser homossexuais.

Como cada orixá rege um aspecto da natureza, as pessoas de Iemanjá estão ligadas ao mar, as de Oxum, à água doce, as de Xangô, ao trovão, as de Oxóssi, à vegetação, e assim por diante. Ainda na África, os orixás passaram por um processo de antropormofização: além de associados a forças da natureza, eles também estão ligados a certos aspectos biológicos, sociais ou psicológicos, próprios do ser humano. Então, Iemanjá também é a senhora da maternidade, é ela quem cuida das crianças e toma conta das famílias. Consequentemente, uma filha de Iemanjá costuma ter os seios grandes, seios que alimentam, que nutrem. Ela costuma ter barriga grande por causa das inúmeras gestações; ela fala demais porque a mãe passa o tempo todo gritando com as crianças; ela se preocupa mais com os filhos do que com o marido, por razões óbvias. Tudo isso vai compondo aquilo que chamamos de estereótipo, e que está fundado nos mitos. Porque cada orixá tem um aspecto ligado à natureza e outro ligado a uma certa divisão do trabalho no mundo social. Mas o orixá é uma das almas, e isoladamente não é suficiente para definir uma pessoa.

III

Uma segunda alma é o que se chama de egum. O egum, na verdade, é o espírito reencarnado. Os iorubás, assim como os adeptos do candomblé, acreditam que os mortos, depois de certo tempo, renascem, reencarnam numa outra vida. Mas não é a pessoa inteira que renasce, senão seria tudo igual. O que renasce é uma alma específica, que é o egum, é aquilo que chamamos de antepassado, o que sempre permanece. Na África, o egum sempre nasce na mesma família. As famílias são enormes, um homem tem várias esposas, e as famílias são complexas e compostas. E é nessa família extensa que se dá a reencarnação. O egum é a continuidade da família, ele marca a eternidade de uma identidade familiar.[6] Portanto, o egum é a referência familiar que também podemos chamar de referência social, enquanto o orixá é a referência à natureza. Temos, assim, uma dimensão que é a natureza e uma segunda dimensão que é a família e a sociedade.

O egum permanece num outro plano, o Orum, enquanto espera o momento certo de reencarnar. Ao renascer, ele reencarna como outra pessoa. Existe uma condição para o egum reencarnar. Orum é o mundo espiritual. E Orum é muito monótono, tedioso, sem graça, porque nele não há comida, nem bebida, nem música, nem sexo. O egum não gosta de permanecer para sempre ali e precisa renascer. Condenar um egum a uma vida eterna no Orum é uma coisa terrível. A pior coisa que pode acontecer a alguém é morrer e não reencarnar, pois o bom é viver neste mundo.

Para o egum reencarnar há uma condição: ele não pode ser esquecido pela sua família. Se ele for esquecido, não poderá voltar. A maior preocupação de uma pessoa é ter uma família numerosa, de tal modo que depois de morta ela seja reverenciada por muita gente o tempo todo. Os eguns recebem o mesmo tratamento que os vivos, eles são parte da família, recebem comida, roupa, etc. Para receber tudo isso, precisa ter uma família grande, que tenha recursos. Se alguém morre jovem, está condenado ao esquecimento, porque não deixa descendentes para cuidar de sua transição. Por isso, os homens se casam com o maior número de mulheres e têm o maior número de filhos, pois a família grande é a base da memória.

A pior coisa que pode ocorrer a um africano tradicional é perder sua origem, não saber quem é. Porque quem não sabe quem é perde sua família e, quando morre, se transforma num espírito que não pode renascer, um egum atormentado que vive rondando a Terra e os vivos, desejoso de partilhar sua condição. São eguns perdidos que os humanos evitam usando uma espécie de talismã, os chamados contraeguns, um trançado de palha da costa amarrado nos braços. Por essa razão, quando começou o tráfico de escravos, os africanos adotaram como prática fazer marcas rituais no rosto, chamadas aberês, tatuagens que identificam a aldeia a que cada um pertence. Se alguém é preso e vendido como escravo, sua tatuagem lhe diz de onde veio. Se, mais tarde,

6 Juana Elbein dos Santos, *Os nágó e a morte: pàde, àsèsè e o culto égun na Bahia* (Petrópolis: Vozes, 1976).

conseguir retornar à África, saberá para onde voltar. Se morrer longe de casa, saberá onde renascer. Posteriormente, houve uma adaptação no candomblé: o que era uma marca de origem familiar passou a ser uma marca de origem religiosa. Cada terreiro tem um tipo diferente de tatuagem, feita à navalha e tratada com pós cicatrizantes. Quem a vê sabe de onde a pessoa vem. Na adaptação brasileira, os aberês deixaram de ser feitos no rosto e passaram para os braços e as costas. Preservou-se, contudo, a ideia de que a pessoa tem que saber quem é, qual a sua origem.

IV

Não somos somente natureza e sociedade, somos também indivíduos. Existe uma terceira alma igualmente importante e que se chama ori. Ori é aquilo que temos dentro da cabeça, um conteúdo espiritual que existe acomodado no cérebro. Ori significa cabeça, e a cabeça é que contém todas as definições do indivíduo. Ou seja, do orixá o indivíduo herda certas tendências marcantes em termos de comportamento. Tomemos como exemplo um filho de Oxalá. Esse orixá é o pai criador da humanidade e é também o elemento ar, daí a tendência de seu filho de ser paternalista, autoritário, mas também criativo, um tanto lento no pensar e fácil de ser enganado, porque Oxalá foi enganado por seu irmão, Odudua, durante o episódio da Criação.[7] Ao mesmo tempo, digamos que esse filho seja a reencarnação de um bisavô que era um ótimo comerciante, mas conhecido por ser mulherengo, então ele deve ter algo de comerciante e mulherengo. Além dessas características que se somam, às vezes contraditoriamente, o filho de Oxalá terá um componente estritamente seu, só a ele pertencente, que é seu ori, a cabeça que define sua individualidade e seu destino: ele é único.

No que diz respeito à sobrevivência dessas almas, quando a pessoa morre seu orixá – a sua primeira a alma – não desaparece, mas volta a unir-se ao orixá geral, a força que está na natureza e que é eterna. A parte egum – sua segunda alma – vai para o Orum aguardar seu tempo de reencarnação. Mas o ori – a terceira alma –, não. O ori da pessoa nasce e morre com ela, é a parte da alma que é mortal, porém é uma parte decisiva, porque é o ori que contém

7 Reginaldo Prandi, *Mitologia dos orixás* (São Paulo: Companhia das Letras, 2001).

o destino dessa pessoa, suas predileções e tudo aquilo que é estritamente característico da sua personalidade. Todavia, não podemos dizer que o ori é a personalidade, pois esta também sofrerá influências de suas outras almas, influências um tanto complicadas, porque além do primeiro orixá a pessoa tem o segundo, que é o orixá que ela herda da mãe.

O maior problema na construção da pessoa é que deve existir, antes de mais nada, uma integração entre as três almas. Sabemos que o ori de uma pessoa pode ser completamente conflituoso com seu próprio orixá. Se alguém tem um orixá tranquilo e um ori impetuoso, isso já é causa de grande confusão. Se tem um egum que é muito sábio e um ori pouco inteligente, é certo que viverá situações bastante complicadas.

Esses são os diferentes componentes da pessoa, segundo o candomblé. Se eles estiverem desorganizados, a pessoa viverá em permanente conflito. O conflito é uma fonte muito importante de perda de axé, é uma fonte de desequilíbrio. Somente através do cuidado ritual, essas almas podem ser integradas, tratando-se cada uma delas de acordo com certos ritos.

O desequilíbrio espiritual também pode provocar males físicos. Por exemplo, uma pessoa que tenha um ori desequilibrado, em contradição com seu orixá e com o egum, pode ter dores de cabeça, sofrer desmaios, ter crises de perda de memória, e até desenvolver um câncer no cérebro. Então, o importante, antes mesmo de se preocupar com o egum e com o orixá, é dar atenção ao ori.

Quando uma pessoa se aproxima do candomblé, deve passar por um longo processo de iniciação, parte do que se chama de processo de construção da pessoa, ou constituição da pessoa. Trata-se de organizar suas almas de tal modo que ela seja um todo equilibrado, coerente e, por conseguinte, saudável e feliz.

V

A primeira cerimônia de iniciação do candomblé é destinada ao ori. Antes de tudo, deve-se fazer uma boa limpeza, porque o corpo da pessoa carrega muito axé negativo, muita energia negativa, contraída, por exemplo, em determinados lugares que devem ser evitados, como os cemitérios, lugares onde haja gente chorando, sofrendo, com muita energia ruim solta. A primeira coisa a fazer são os banhos de purificação, devendo-se a seguir jogar a roupa velha fora e usar uma roupa nova, limpa, cheirosa. Isso tudo é preliminar.

No início do processo ritual de construção da pessoa, deve-se instalar um altar para representar sua cabeça, a qual ganha *status* de divindade e passa, a partir daí, a ser cultuada. Junto ao altar do ori, também denominado ibá-ori, são feitas oferendas à cabeça. Toda a concepção de restituição de força passa pela ideia de comida e de bebida. Essas são religiões de povos que não conheciam a abundância. A fome era uma ameaçada permanente. O ato mais importante da vida era comer! Então, a base do culto é a oferta de comida.

A cerimônia de culto à cabeça se chama bori. Bori vem de ebó mais ori. Ebó significa oferenda e ori, cabeça. Portanto, bori significa oferenda à cabeça. Para que tenhamos uma boa cabeça, é preciso agradá-la, dar-lhe a mesma atenção que consagramos aos deuses e aos antepassados.

Durante o bori, a pessoa vai permanecer no terreiro, onde deverá tomar muitos banhos, usar roupa branca e ficar alguns dias deitada num espaço limpo, tranquilo e silencioso. Não deverá se preocupar com nada e não terá notícias do mundo exterior. Não se relacionará com seus familiares. Ficará completamente isolada, sendo atendida unicamente por sacerdotes do terreiro. Comerá comidas santificadas, tomará banho de ervas santificadas e assim por diante.

A pessoa que passa pelo bori fica deitada numa esteira, tendo junto à cabeça seu altar pessoal – o ibá-ori montado com uma tigela e uma quartinha e outros objetos simbólicos –, a representação material da individualidade, agora divinizada. Em volta da representação material de sua cabeça são colocadas as comidas de que o ori gosta. O ori tem seu paladar, gosta de certas coisas e não gosta de outras. Cabe à mãe de santo saber do que o ori gosta e qual a fórmula certa em cada ritual.

A cerimônia do bori é o meio de se restabelecer o equilíbrio da pessoa consigo mesma. Só depois que esse equilíbrio estiver garantido é que se partirá para uma segunda etapa das oferendas, agora para a parte egum da pessoa.

Passa-se mais um tempo, a mãe de santo continua jogando os búzios e observando o que acontece, até estar segura de que é hora de cuidar do orixá. Então, é chegado o momento de "fazer o santo", etapa que completa a iniciação básica. É o momento de integração completa das três almas. No candomblé, há dois tipos de pessoa: as que nas sessões de dança cedem seu corpo ao orixá, que se manifesta no transe ritual, e as que, de acordo com a mãe de santo, não têm essa capacidade, devendo se dedicar a outras atividades do culto.

Normalmente associamos a "feitura de santo" ao ato sacerdotal de entrar em transe, de permitir que o orixá se manifeste em seu corpo. De fato, a feitura se destina a preparar a pessoa para o transe do orixá, mas aqui não é isso o que mais importa. O fundamental é integrar a alma orixá do iniciado com sua alma egum e sua alma ori, começando sempre pelo ori. Deve-se ter um ori bem-assentado, bem-integrado antes de mais nada. Um ditado diz: Ori ruim não dá orixá.

Acredita-se que cada pessoa escolhe o ori com que quer nascer. Segundo a mitologia, Oxalá teve muitas dificuldades ao criar o homem. Tentou fazer o homem de ar, mas o homem evaporou; tentou fazê-lo de água, mas ele escorria pelos vãos dos seus dedos; tentou fazê-lo de madeira, mas ele ficou duro e não andava; tentou fazê-lo de ferro, mas ele ficou muito pesado. Oxalá ficou muito desanimado e já quase desistia, quando sua irmã Nanã perguntou-lhe por que não fazia a criatura de lama, da qual ela mesma era feita. Então, Oxalá fez o homem de lama, e funcionou. O homem, entretanto, era um tonto, um bobo, não fazia nada, nem sexo, porque Oxalá se esqueceu de fazer a cabeça. Desiludido, Oxalá, foi se consultar com Ifá, seu irmão adivinho, que lhe disse que o homem estava bem-feito, belo e forte, porém precisava de uma cabeça. Oxalá, que já estava cansado com a Criação, e era um pouco preguiçoso, foi falar com outro irmão dele, o oleiro Ajalá. Este se prontificou a fazer as cabeças dos homens. Oxalá faria o homem e, antes de vir ao mundo, antes de nascer, o homem passaria pela casa de Ajalá para escolher uma cabeça. E assim acontece desde então. Pode-se dizer que quem escolhe sua cabeça é um homem sem cabeça. Apesar de cada um ser responsável pela própria escolha, esta é feita no escuro. Foi assim que Ajalá passou a ser o fabricante das cabeças, dos oris. Cada um que vai nascer passa pela casa de Ajalá, escolhe uma cabeça para si, a coloca no devido lugar e está pronto para vir ao mundo. Acontece que Ajalá ficou farto de tanto fazer cabeças, cada vez nasce mais gente! Ele tem de preparar o barro, amassá-lo, modelar a cabeça e assá-la no forno. O processo é trabalhoso e lento, e Ajalá, para se distrair, começou a beber. Às vezes, ele bebe demais, e, quando isso acontece, o barro fica mal-amassado, o ori não sai bem-modelado. Quando Ajalá vai assá-lo, ou deixa passar do ponto e o ori fica cozido demais, ou o deixa cozido de menos.[8]

---

8 *Ibidem.*

As pessoas têm muita pressa de nascer, porque sabem que aqui no mundo se pode ter tudo de bom. Sem pensar muito, algumas pegam a primeira cabeça que veem pela frente, às vezes escolhem mal, e o resultado é que acabam nascendo com essa cabeça. Se a cabeça for boa, terá sorte, inteligência, discernimento, grande capacidade de trabalho e de relacionamento. Se acontecer de pegar uma cabeça ruim, nascerá uma pessoa problemática, com muitos "defeitos de fabricação": pode ser aquela que faz tudo errado, que tem inteligência fraca, que frequentemente passa por crises de depressão, que é vítima até da loucura. Suas falhas de ori também podem se manifestar por desmaios, perda de consciência, moléstias físicas provocadas por fraquezas mentais. Evidentemente, uma pessoa que nasce assim dará mais trabalho durante o processo de integração consigo mesma. Seu bori será mais demorado, mais complicado e menos eficaz. E em alguns casos nem consegue passar para a etapa seguinte. Quando o ori é defeituoso, qualquer tratamento será paliativo, não há como trocar uma cabeça malfeita por uma bem-feita, mas mesmo assim o sofrimento pode ser minorado. Embora seja uma cerimônia de iniciação, o bori também é usado como tratamento para qualquer pessoa com problemas mentais, dificuldades de relacionamento, etc.

VI

Embora o candomblé tenha seus filhos de santo, os iniciados, que obrigatoriamente passam por essas etapas de construção da pessoa, ele é uma religião que também atende a clientes, pessoas que vão ao terreiro em busca de solução de problemas, sem que necessariamente criem vínculos religiosos com o candomblé. O cliente paga pelos serviços da mãe de santo e só volta quando acha que deve. Não é raro o cliente ser encaminhado ao pai de santo por um médico, um psicólogo ou outro agente de saúde que não consegue encontrar na ciência um tratamento que funcione. Quando o psicoterapeuta não consegue resolver o problema do paciente, ele o manda a um pai de santo para fazer um bori. Acredita-se que o fato de o paciente passar por um procedimento culturalmente tão diverso, tão inusitado, tão cheio de detalhes e de mistérios, acaba lhe fazendo bem. Basta lembrar que a pessoa que está passando pelo bori se transforma no centro de toda atividade do terreiro. Porque o ori não recebe apenas comida e bebida, mas também música, dança e sobretudo atenção. As pessoas cantam e dançam horas e horas para o ori. Depois, a comida servida ao ori é repartida entre aqueles que estão no terreiro naquele momento. É o ori da pessoa que está oferecendo uma cerimônia de congraçamento, uma comunhão. Não é a pessoa, mas o seu ori: a pessoa é o todo, e a parte que está sendo festejada é o ori.

Todo iniciado tem o seu orixá e, uma vez que tenha passado pelos ritos de iniciação, terá de cuidar de um altar em que está assentado, fixado, seu orixá. É o chamado assentamento do orixá, ou ibá-orixá. Os orixás femininos são assentados em terrinas ou tigelas de louça branca. O orixá Oxalá é assentado numa sopeira de porcelana branca, indicador de sua precedência protocolar. Os orixás masculinos, mais rústicos – acredita-se que a masculinidade é mais rústica que a feminilidade –, são fixados em tigelas de barro de um tipo que se usava nas cozinhas coloniais, os alguidares. Os assentamentos dos orixás masculinos são feitos de barro e são abertos; os dos orixás femininos são de louça e fechados. O assentamento de Xangô é feito numa gamela. Segundo o mito, Xangô, ao experimentar o uso do fogo como arma de guerra para ganhar mais poder, sem querer botou fogo na cidade de que era rei. Por causa disso, ele foi condenado a comer como comem os animais, nos cochos. Não pode comer em sopeiras ou alguidares, mais finos que uma gamela.

Enquanto a pessoa viver, seu ibá-ori ficará guardado no terreiro juntamente com o ibá-orixá, o altar em que está assentado o seu orixá. Oferendas são feitas nesses altares pelo menos uma vez por ano, quando a pessoa é recolhida e permanece deitada junto a seus ibás. Acredita-se que somente com sete anos de iniciação a construção da pessoa vai se completando. Depois, para que o axé seja reposto e o equilíbrio preservado, os grandes ritos são renovados a cada sete anos, até a morte, quando os rituais fúnebres tratarão de desfazer os laços sagrados que, durante sua vida, a pessoa estabeleceu com seu pai de santo ou mãe de santo, com sua comunidade de culto, com este mundo, enfim.[9]

O tratamento dado aos iniciados, os filhos de santo, também é dado aos clientes – todos são seres humanos igualmente constituídos. Quando a mãe de santo atende a um cliente que padece de tristeza, desânimo, depressão, ou qualquer outro mal físico ou mental, ela precisa saber, como vimos, de onde vem o mal-estar. Se a origem é o ori, o mal é permanente, e o que se pode fazer é minorar seus efeitos. O cliente pode alcançar uma melhora através de

---

9 Reginaldo Prandi, *Segredos guardados*, cit.

oferendas à sua cabeça. Se o mal decorre da cobrança de um egum, um antepassado, ou do orixá da pessoa, o que é comum, é preciso fazer oferendas a ele. Não se faz a iniciação, mas a cabeça, os espíritos e os orixás recebem suas oferendas como parte fundamental do tratamento espiritual.

Se a mãe de santo diagnosticar que o mal do paciente tem uma causa natural, o candomblé pouco poderá fazer. O remédio deverá vir da farmácia, por meio de uma prescrição médica. Como auxílio complementar, uma oferenda ao orixá ou um bori poderá contribuir para que a pessoa tenha mais ânimo para se tratar, para que enfrente melhor sua condição de doente. Mas o médico deverá ser consultado.

Todavia, se a causa for um feitiço, será preciso desfazê-lo. Para isso, a mãe de santo faz o jogo de búzios para saber como ele foi feito, por quem e por quê. Deverá descobrir uma contrafórmula para anular as forças ruins que debilitam o enfeitiçado e fazer com que ele recupere plenamente sua saúde. Ela agirá sempre segundo o mesmo modelo: ao cuidar de um filho de santo ou de um cliente, a mãe de santo decompõe a pessoa em partes, que vão do mundo geral da natureza ao indivíduo. Para fazer o diagnóstico e prescrever o tratamento, ela sempre depende do oráculo e de sua experiência iniciática, que supostamente garante seu conhecimento das fórmulas rituais apropriadas. Não raro, quando o diagnóstico se revela insuficiente, quando o tratamento falha, a mãe de santo é acusada de falso conhecimento, de não ter passado por todas as etapas de iniciação sacerdotal.

O candomblé também ensina que cada um deve se precaver contra os maus espíritos e as energias negativas usando patuás, banhos, pulseiras, colares, tudo isso devidamente preparado como se fossem ferramentas de proteção. É necessário criar as condições rituais que fortaleçam o axé. Axé fraco é desequilíbrio, integração precária do todo, condição favorável à instalação do mal.

Se a mãe de santo interpretar que a doença vem do orixá, que estaria pedindo a iniciação de seu filho, não há outro jeito, o paciente precisará fazer o santo, deverá ser iniciado. Entretanto, há expedientes para se evitar a iniciação, caso a pessoa não queira ou não possa se iniciar como filho de santo. Poderá, nessas circunstâncias, agradar seu orixá descontente patrocinando financeiramente a iniciação de outra pessoa, filha de seu orixá, que não disponha de meios para bancar sua própria iniciação. Ou contribuir para as festas de seu orixá, ou ainda assumir obrigações de ajuda não religiosa ao terreiro.

VII

No candomblé se cultiva a ideia de que a vida é sempre um aprendizado e que à medida que a pessoa vai vivendo e conhecendo o mundo, com a passagem pelos ritos de construção de si mesma, vai se tornando cada vez mais forte, mais preparada para não cair nas armadilhas que o mundo oferece a cada instante. Uma longa vida bem vivida é sinônimo de sabedoria, é axé acrescentado, é força. Com sabedoria se aprende a enfrentar o mundo com segurança e com certo afastamento, porque o mundo, apesar de ser maravilhoso e proporcionar satisfação e felicidade, é muito brincalhão: ele gosta de ver as pessoas sofrerem e se diverte muito quando alguém escorrega e cai no chão! Por isso é fundamental tratar o mundo com uma certa distância, e são os velhos que melhor sabem disso. Só os velhos têm o saber que vem por último na vida, o mais eficaz e valorizado. O primeiro saber que se adquire na vida adulta é o saber de fazer filhos, o saber do sexo, que, de um lado, proporciona muita alegria e, de outro, leva a pessoa a meter-se em mil encrencas. Mesmo assim, é um saber fundamental, pois é com os filhos que se garante a eternidade. Sem filhos não há família grande, e sem família não há preservação da memória. Sem memória não há reencarnação, sem reencarnação não há vida eterna.

Os saberes vão mudando de categoria, e o mais profundo deles é o saber da velhice, o saber que ensina a desprezar a dor, a rir da dor. Somente com a idade e a experiência de uma longa vida é que se aprende a conviver com a dor, a evitar que ela tome conta da pessoa. O problema é que esses saberes não podem ser ensinados. Um velho não pode ensinar a um jovem como superar a dor, pois isso depende da experiência pessoal. No candomblé é muito presente a ideia de que não se pode passar adiante o conhecimento sem a experiência da vivência. Além disso, ninguém pode querer ensinar aquilo que um dia não o afetou diretamente. Essa visão vem de uma cultura que não conhecia a escrita nem a escola, em que o conhecimento era adquirido pela vivência. Os mais jovens aprendiam com os mais velhos não pela pergunta e pela resposta, mas sim pela imitação. No candomblé, como na cultura iorubá que o originou, é considerado um grande atrevimento um jovem perguntar a um mais velho o porquê das coisas. O jovem terá a explicação no momento adequado.

É claro que estamos falando em termos gerais, como se descrevêssemos um modelo assentado num tipo ideal. Na realidade, podem ser observadas muitas variações deste para aquele terreiro de candomblé, de acordo com as inúmeras influências que um e outro podem receber de outras instituições, religiosas ou não. Mas preserva-se o modelo primordial que dá conta das diferentes origens do mal e dos meios rituais para afastá-lo.

Em suma, no candomblé a construção do espírito decorre da contribuição de três almas. A primeira é referida ao mundo natural, a segunda, ao mundo social, e a terceira, à própria individualidade. O equilíbrio, a saúde e a felicidade da pessoa dependem da integração dessas três partes. A existência desses três componentes de forma desintegrada provoca perda de axé, que leva a situações de dor, de sofrimento, de todo tipo de mal que podemos imaginar. Mesmo quando essas partes estão em harmonia, existe uma coisa chamada mundo. O rio não é sempre igual, tem trechos de calmaria e trechos de corredeiras. O mar não é sempre o mesmo, tem marés altas e marés baixas, momentos de grandes ondas e momentos de calmaria. Do mesmo modo, nosso equilíbrio está o tempo todo ameaçado pela nossa constituição frágil, que depende das vontades e favores divinos, que padece da nossa condição mortal de portadores de cabeças que não podem ser consertadas definitivamente. E para superar a dor é preciso aprender com a dor.

Num dia de céu limpo, azul, de repente podem se formar nuvens ameaçadoras, raios, tempestades. Assim acontece também conosco, os humanos. Porque nossa origem primordial é a natureza, o orixá. As dificuldades, os percalços e as instabilidades da vida são a marca do homem que nasce do ar, do trovão, da chuva, do mar, do rio, do arco-íris, do mato, do vento, da lama que a água desfaz. A religião – para os adeptos do candomblé – é um instrumento para controlar, até onde for possível, as situações de imprevisibilidade, desequilíbrio e desconforto, pois tudo isso leva ao sofrimento. Para afastar o mal, é preciso agradar aos deuses, aos antepassados, a cada um de nós mesmos.

Bibliografia

PRANDI, Reginaldo. *Os candomblés de São Paulo: a velha magia na metrópole nova.* São Paulo: Hucitec, 1991.

________. *Mitologia dos orixás.* São Paulo: Companhia Letras, 2001.

________. *Segredos guardados: orixás na alma brasileira.* São Paulo: Companhia das Letras, 2005.

SANTOS, Juana Elbein dos. *Os nágô e a morte: pàde, àsèsè e o culto égun na Bahia.* Petrópolis: Vozes, 1976.

VERGER, Pierre Fatumbi. *Orixás: deuses iorubás na África e no Novo Mundo.* 5ª ed. Salvador: Corrupio, 1997.

Saúde e espiritualidade no budismo tibetano

Lama Michel Rinpoche
*Entrevistado por Paulo Bloise**

Paulo Bloise (P): Sei que você está muito atarefado nesta sua passagem por São Paulo, então agradeço muito a sua disponibilidade. Para começar, qual é a tradição budista de que você faz parte?

Lama Michel Rinpoche (LM): Antes de tudo, o budismo se difundiu por vários países. Originalmente, o budismo foi para o norte da Índia, que foi a tradição do budismo Mahayana-Vajrayana. Para o sul da Índia e depois para o sudeste da Ásia foi, principalmente, o budismo Theravada-Hinayana. Faço parte do budismo tibetano, e o budismo que foi para o Tibete foi o Mahayana-Vajrayana. E no budismo tibetano também foram criadas, no decorrer dos séculos, quatro escolas. Eu faço parte da escola Guelupa, a última que foi criada.

P: O que é ser um lama e qual é a diferença entre lama e monge?

LM: Um monge é aquele que faz uma escolha pessoal de seguir um estilo de vida no qual se tomam votos, ou seja, é um caminho pessoal. Os votos básicos de um monge são: não matar, não roubar, não mentir, não tomar substâncias que tirem a clareza da mente e não ter relações sexuais. Um monge não pre-

* Entrevista concedida graças ao esforço de Débora Tabacof.

cisa necessariamente ser um lama e um lama não precisa necessariamente ser um monge, mas pode ser os dois ao mesmo tempo. No meu caso, sou um monge e ao mesmo tempo sou um lama. O que é um lama? A palavra "lama" é a tradução do sânscrito de "guru", que seria aquele que tem a responsabilidade de manter e transmitir uma linhagem. Este é um dos significados da palavra "lama". Uma pessoa pode se tornar lama de duas formas. A primeira é ser reconhecida como a reencarnação de algum mestre importante, de um lama, ou seja, é uma responsabilidade espiritual que passa de vida em vida. Esse é o meu caso. Ou então, pode ser uma pessoa que tem um grande conhecimento, uma boa prática, que começa a transmitir, que tem seus discípulos, e por isso se torna um lama, um mestre que guia as pessoas no caminho.

P: Já que esta entrevista é para um livro sobre saúde, qual é o conceito de saúde segundo a sua tradição?

LM: Para nós, a saúde é, antes de tudo, o equilíbrio do corpo e da mente. Quando se fala sobre saúde, trata-se de um estado de bem-estar relacionado tanto com o corpo quanto com a mente, ou seja, não pode ser apenas a saúde física ou a saúde mental, uma não pode existir sem a outra. Quando se fala sobre o estado de saúde físico, trata-se do equilíbrio entre os cinco elementos – espaço, vento, fogo, terra e água – e os três humores – bile, fleuma e vento. E cada um deles está relacionado com partes emocionais também. Então, se eu não tiver um equilíbrio emocional, não vou ter um equilíbrio físico, e vice-versa. Na verdade, o estado de saúde é um estado de equilíbrio entre mente, corpo e ambiente também, porque sofremos uma influência do ambiente em que vivemos. Deveríamos nos relacionar de uma forma correta com os diferentes instantes do ano, por exemplo, no verão, na primavera, no outono, no inverno, etc. Deveríamos ter diferentes atitudes para estar em equilíbrio também com o ambiente em que nos encontramos. Portanto, o estado de saúde é um estado de equilíbrio, um estado em que não existem conflitos tanto no corpo e na mente quanto em relação ao ambiente.

P: Esta entrevista será publicada em uma parte do livro relacionada ao tema saúde e espiritualidade. Na sua tradição, o que é espírito e espiritualidade?

LM: Na verdade, uma coisa que é muito difícil quando se vai fazer uma tradução de algo é que as palavras têm, muitas vezes, significados diferentes. A palavra "espírito", em si, é uma palavra que não conheço em tibetano. Normalmente falamos sobre "mente". Dentro da mente, existe a mente grosseira, a mente sutil e a mente muito sutil, que é chamada *continuum* mental, e que vai de uma vida a outra. A mente grosseira é a mente que está relacionada com as coisas do dia a dia, aquela que percebe os cinco sentidos. É a mente que está desperta normalmente, aquela na qual somos conscientes, digamos assim. Enquanto a mente sutil são os sentimentos, as emoções que eu tenho, mas que neste momento não estão manifestadas.

P: Inconscientes, por exemplo?

LM: Inconscientes, por exemplo. Eu posso dizer a você: "eu não estou com raiva"; mas não posso lhe dizer: "eu não tenho raiva". Traga-me um objeto de raiva e vamos ver se eu tenho raiva. Essa raiva que eu tenho, mas que neste momento não está manifestada, onde está? Na minha mente sutil. Na mente sutil existem vários tipos de sentimento, positivos, negativos, tem de tudo. E a mente muito sutil é aquela na qual estão as marcas da mente sutil. Na verdade, a mente sutil é um reflexo da mente muito sutil e a mente grosseira é um reflexo da mente sutil. No entanto, a grosseira tem uma influência na sutil e a sutil tem uma influência na muito sutil também. Eu não saberia como traduzir em tibetano a palavra "espírito", em si, mas a palavra "espiritualidade", sim. O conceito de espiritualidade é cuidar daquilo que vai além desta vida. Por isso se diz que o caminho espiritual começa onde esta vida termina. Isso não quer dizer que esta vida não seja importante, mas sim que o caminho espiritual começa onde aquilo que é unicamente desta vida termina, ou seja, o corpo, os bens materiais e a imagem. Então, poderíamos dizer que o espírito, como chamamos aqui, é o *continuum* mental, a mente muito sutil, que vai além desta vida, transcende o corpo, os bens materiais, a imagem. Como durante a vida não temos acesso à mente muito sutil, quando falamos sobre espírito, nos referimos ao aspecto de cuidar da mente sutil. E, dessa forma, cuidar da mente muito sutil, ou seja, desenvolver as qualidades internas e eliminar os venenos mentais; é um processo de desenvolvimento da nossa mente sutil e da mente muito sutil. Então esse seria o caminho espiritual. Por isso, espírito, considerando essa palavra, na verdade seria essa mente sutil e também a mente muito sutil.

P: Certo, mas é importante percebermos que não há uma tradução absoluta, que você está fazendo uma aproximação.

LM: Isso. Estou tentando entender como poderíamos ver, mas a palavra "espírito", em si... eu não saberia. Para podermos achar uma palavra certa, temos de ver qual é a definição de espírito, o que entendemos por espírito em português e, diante disso, posso procurar uma palavra; mas, de uma forma geral, não me ocorre nenhuma. Na verdade, é o que acabamos chamando, muitas vezes, de alma. No budismo, não se fala sobre alma, e sim sobre *continuum* mental. Fala-se sobre os vários níveis da nossa mente, como eu disse antes, e, na verdade, o nível que é inconsciente é o que poderíamos chamar de espírito. É aquele nível mais profundo, com o qual, durante esta vida, não temos a capacidade de entrar em contato de uma forma direta, mas que no momento da morte se manifesta e passa de uma vida a outra.

P: E como é compreendida a doença? Como a sua linha do budismo trabalha esse conceito de doença?

LM: Diz-se que a doença é algo extremamente natural. Já que somos ignorantes, temos desejo, aversão e raiva. A doença nasce dos chamados venenos mentais, ou seja, nasce do egoísmo, que por sua vez se manifesta numa atitude de atração e de aversão, da qual se manifesta a raiva, o apego, o ciúme, a arrogância, a inveja, o medo e assim por diante. Cada uma dessas atitudes vai criar um desequilíbrio energético e físico também. Por isso, só poderemos ter um estado de saúde, sem doença, no momento em que tivermos um equilíbrio e formos capazes de abandonar o egoísmo e, consequentemente, a raiva, o apego, a inveja, o ciúme e assim por diante. De fato, a doença é vista de diferentes formas. Em primeiro lugar, ela é uma manifestação de um desequilíbrio interno. Não existe uma doença que não esteja relacionada com a parte interna, que podemos chamar de espírito, de emoções ou de mente sutil. Um aspecto interessante da visão de doença no budismo é a ênfase dada em encontrar a causa da doença, em reconhecer a doença em si, e não apenas focar em seus sintomas. Normalmente, temos uma atitude de querer ver os sintomas e, inclusive, damos nome à doença pelos sintomas que ela apresenta. No entanto, no budismo, existe a tendência de procurar as causas iniciais dessa doença, de onde ela surgiu, qual é o trauma inicial que a gerou, ou qual é a atitude interna que foi repetida até que ela se estabelecesse. Por exemplo, conheço pessoas que têm problema no fígado porque, por muitos anos, foram acumulando raiva. A manifestação física, na verdade, não aparece tempos depois, mas ocorre imediatamente, porém não a percebemos.

Quando ficamos com raiva, estamos fisicamente relaxados ou tensos? Tensos. E essa tensão vai se acumulando até que se manifesta na forma de uma doença. Esse é um exemplo da primeira forma de se ver a doença, cuja causa é mais direta. E, no budismo, também se fala sobre o carma, que é a lei de causa e efeito. Todas as doenças que vivemos são o resultado de uma ação nossa em algum momento. Uma causa que nós criamos em algum momento, nesta ou em outra vida e, neste momento presente, ou seja, criamos as condições para que ela pudesse se manifestar através de uma doença. A doença tem vários aspectos, como os ambientais, que são levados em consideração. Ambiente não é apenas o meio ambiente em si, como natureza ou poluição, apesar de se dar muita importância a estar num meio ambiente limpo, puro. Como ambiente deve-se entender onde eu vivo, as pessoas com quem convivo, os conflitos que se geram, etc. Tudo isso também faz parte do ambiente em que eu vivo. A doença é vista, então, de dois lados: de onde ela vem, ou o que cria a doença, isto é, sua causa interna e suas condições externas. Ou seja, posso ter todas as condições externas, mas, se não tiver a causa interna, não vou ficar doente. Por outro lado, posso ter as causas internas, mas, sem as condições externas, essa causa também não poderá se manifestar. Portanto, são necessários os dois lados para que ocorra. Há um outro aspecto da prática do budismo que diz que toda doença é uma oportunidade de crescimento, de prática espiritual também. Isso, no entanto, não é obrigatório, mas sim uma escolha que a pessoa pode fazer de praticar dessa forma, de ter essa atitude diante da doença. Uma atitude que leva a um crescimento espiritual. Ou seja, a doença não é algo que queremos, não é por isso que temos de ficar doentes ou queremos ficar doentes, mas é possível usar a doença para nos conhecermos melhor, para observarmos melhor a nossa própria realidade interior, da qual muitas vezes nos afastamos. Ver a doença como uma manifestação das causas que nós mesmos criamos no passado. Várias práticas que podem ser feitas. Existem meditações que, através da doença, podem ajudar a desenvolver a compaixão, o amor, e a eliminar o egoísmo. O que se faz, por exemplo, é imaginar que a doença é a manifestação do nosso próprio egoísmo. Diante disso, visualizo todos os outros seres que estão sofrendo como eu sofro. Pode ser feito em vários níveis; um deles, por exemplo, é imaginar todas as pessoas que estão sofrendo da mesma doença que eu sofro, como uma dor de cabeça, e pedir: "Possam todos aqueles que tenham dor de cabeça terem a dor e o sofrimento manifestados e purificados através da minha dor de cabeça". Eu vejo a doença como algo negativo, que representa uma manifestação do meu próprio egoísmo, do meu próprio carma negativo. E, quando visualizo que o sofrimento e a doença dos outros seres se manifestam em mim, não significa que se vai criar mais doença, significa que vão se manifestar, e é como se fossem eliminados, purificados através da minha própria doença vivida naquele momento. Se perguntarmos se esse é um método que fará com que os outros seres deixem de sofrer e deixem de ter essa doença, a resposta é negativa. Não posso viver o carma de ninguém. Cada um tem de viver o próprio. Mas, através desse método, eu gero uma atitude que é exatamente oposta à atitude do egoísmo. Usarei o momento da doença como um momento de desenvolvimento interior, através da prática do Tong-Len, a prática de dar e receber. Essa é uma das práticas que podem ser feitas diante da doença. É uma das formas de usar a doença como um meio para o desenvolvimento espiritual. Apesar de existirem várias práticas, fazer isso não é uma obrigação, não quer dizer que a doença necessariamente seja um desenvolvimento espiritual, porém, como todas as condições da vida, sabendo usá-las, é possível transformá-las para esse fim. No entanto, se preza muito a saúde, e não a doença.

P: E se fala em cura? Qual é a visão de cura?

LM: A visão de cura existe. Antes de tudo, não é uma visão de que eu possa pegar ou tirar a sua doença, pois não posso viver e eliminar o seu carma. O que posso é criar as condições favoráveis para que essa doença possa ser curada. Da mesma maneira que um médico não pode tirar a doença de alguém, mas pode dar os remédios, fazer uma operação e criar as condições favoráveis para que a pessoa se cure da doença. O conceito de cura, na verdade, refere-se a um nível mais sutil. Na tradição do budismo tibetano, existe a medicina tibetana, com todo um aspecto médico em si, que ao mesmo tempo leva em consideração a parte energética, a parte emocional e a parte ambiental. Os métodos de cura que existem no budismo tibetano são, normalmente, para curar o aspecto sutil ou energético. Vamos explicar isso melhor. Temos um corpo grosseiro, sutil e muito sutil, da mesma forma que temos uma mente grosseira, sutil e muito sutil. O corpo grosseiro é o corpo que conhecemos como corpo, carne, ossos, órgãos e tudo mais. O corpo sutil é o corpo formado pelos chamados canais, ventos e gotas, que é o corpo de energia ou chacras. São em torno de 72 mil canais sutis, 5 ventos primários, 5 ventos secundários e vários outros ventos. Os ventos são energias que fluem de forma mais natural e as gotas são energias que fluem como uma gota mesmo, mais devagar. Cada uma dessas energias está relacionada com a mente sutil e também com o corpo grosseiro. Sendo assim, se fico com muita raiva, acabo criando um bloqueio energético em alguma parte do meu corpo. Quando ficamos com raiva, sentimos que geramos uma tensão e, à medida que essa tensão aumenta, ela vai se acumulando até que dará como se fosse um nó no canal. É como se criassem bloqueios que impedem a energia de fluir, e esses bloqueios vão se manifestar no corpo grosseiro como doenças. Então, as práticas de cura que existem servem principalmente para lidar com os bloqueios energéticos e curar do ponto de vista sutil. Os métodos de cura que existem podem ser usados tanto por uma pessoa externa, como por todas as pessoas, pois cada um tem esse potencial.

P: Pensando em tratamento, como seriam as intervenções? Seriam tratamentos energéticos ou se atua no corpo?

LM: Existem as duas coisas. O tratamento mais importante sempre dá ênfase em cuidar da raiz do problema. Se tenho um problema, um grande sofrimento que vivi, um grande rancor ou algo que está continuamente criando tensão e que acaba se manifestando na forma de doença, posso tomar um remédio que vai ajudar na hora, mas depois de algum tempo essa mesma tensão, que continua sendo gerada, vai se manifestar de alguma outra forma. Por isso existem métodos que servem para curar, como, por exemplo, a prática da autocura tântrica Ngal-So, método de meditação ensinado por lama Gangchen Rinpoche que trabalha com as principais causas das doenças: as emocionais e as energéticas. É um método muito abrangente, que serve para tudo, e não somente para uma ou outra doença específica. Normalmente se tem uma abordagem em relação à causa, mas a dificuldade disso é que não é algo assistencialista, para o qual se possa fazer algo, como dar o remédio e acabou. Ou uma bênção, que também pode dar uma ajuda. A verdadeira cura vem através de um processo da própria pessoa. Uma vez que a doença se manifestou no corpo grosseiro, é preciso cuidar do corpo grosseiro também. Então se usam os remédios para ajudar a lidar com os sintomas e com a doença numa forma mais grosseira, tomando sempre o cuidado para que não sejam remédios que por sua vez criem outras doenças ou efeitos colaterais. A medicina tibetana tem o cuidado de não gerar esses efeitos colaterais, e cuida do corpo grosseiro principalmente porque ele tem uma influência no corpo sutil e, assim, uma influência na própria mente. É como se fosse um equilíbrio que precisa se criar de um lado e do outro. Não posso cuidar apenas de uma direção, portanto é importante, sim, cuidar do corpo; mas não posso deixar de lado o aspecto energético, que é também um reflexo da parte emocional da pessoa. Assim, tenho de cuidar tanto de uma parte quanto da outra. Não posso ficar apenas cuidando da parte emocional quando já se manifestou algo físico no corpo grosseiro. Tenho de cuidar do corpo também.

P: Quando você fala em causa da doença, isso implica um sistema de diagnóstico. Você, como lama, pode fazer diagnóstico, ou quem o faz é um médico tibetano?

LM: Não sou um lama curador, como lama Gangchen, por exemplo. Mesmo na tradição do budismo tibetano, são poucos os lamas que têm o conhecimento para ser um lama curador, são poucos que fazem isso. Lama Gangchen não só conhece o aspecto da medicina tibetana em si, como também tem outros métodos mais sutis para evidenciar a causa e onde começou determinada doença. Isso é algo que eu não faço. Normalmente, se alguém que está doente me procura, falo para procurar um médico, conversar com lama Gangchen ou com alguém que saiba lidar com isso. Para a medicina tibetana, um problema do corpo é visto através do próprio corpo, mas, para evidenciar de fato a causa da doença, pode-se até falar do problema emocional, embora muitas vezes a própria pessoa não saiba onde está a causa inicial dela. O que ajuda um pouco é que os métodos de cura existentes são muito abrangentes e, dentro disso, a causa da doença com certeza estará. As emoções aflitivas, como a raiva, o orgulho, o medo, e outras, são as causas de diversas doenças. Com a prática de meditação da autocura tântrica, bloqueios energéticos relacionados com essas emoções aflitivas são liberados e, assim, pode-se iniciar um processo de cura da doença. O conflito inicial está lá. Então, de uma forma indireta, ele vai acabar sendo trabalhado, porque está lá.

P: Que características teria um indivíduo saudável?

LM: A primeira característica de um indivíduo saudável é ter um equilíbrio emocional. Ou seja, ser uma pessoa que não se deixa levar por reações de raiva, nervosismo, desejo, inveja ou ciúme, que consegue manter o próprio centro emocional. Esse é o primeiro aspecto importante de um indivíduo saudável. E acredito que isso, automaticamente, se manifesta também no corpo.

Só que o corpo, por sua vez, tem também uma influência grosseira e não apenas sutil. Então eu posso ter um equilíbrio emocional muito bom, mas, se eu comer alimentos errados por muito tempo, ou ficar num lugar muito poluído ou sob influências eletromagnéticas do meio ambiente, por exemplo, vivendo perto de uma central elétrica, meu corpo de uma certa forma vai reagir a isso. Assim, acreditamos na influência desses aspectos também. Se eu pegar um vírus, existe uma reação do corpo, e isso também é algo que existe. Mas o conceito de saúde está principalmente em ver se a pessoa está ou não está bem, e o fator principal é a pessoa ter um equilíbrio e uma estabilidade emocional.

P: Quando você fala de não se deixar levar pelas emoções, não pode soar, numa visão mais ocidental, como um distanciamento da vida? Qual é a diferença entre não se deixar levar mas viver e simplesmente não viver?

LM: O que é importante é que a atitude que temos no budismo, em alguns aspectos, é bastante diferente. Não é porque eu não devo ter raiva que, quando sentir a raiva, vou fazer de conta que ela não existe e "colocar a sujeira debaixo do tapete". Se eu fizer isso, mais cedo ou mais tarde vou explodir ou implodir. É importante ter sinceridade comigo mesmo, reconhecer os meus sentimentos. Não posso fazer de conta que não existem esses sentimentos. Porque, se eu me afastar cada vez que vier um sentimento que eu não queria ter, vou gerar uma imagem daquilo que eu deveria ser, mas não sou. E vou tentar viver algo que é diferente daquilo que sou. E, em algum momento, vou acabar explodindo ou implodindo. Implodir é cair em depressão e explodir é ter uma reação extrema. Então, o que é importante é reconhecermos nossos sentimentos, termos consciência deles e conseguir, ao mesmo tempo, não justificá-los. Porque, quando sentimos raiva, apego, ciúme, orgulho, avareza ou o que for, normalmente estamos sempre prontos para apontar o dedo para alguém ou algo dizendo que é o culpado desse meu sentimento. Acreditamos que, se estamos sentindo raiva, é porque essa pessoa disse isso ou porque a outra fez aquilo, ou porque aconteceu tal coisa e, assim, damos uma justificativa para essa raiva. Devemos reconhecer o sentimento, mas sem dar razão para que ele exista, sem dizer "esse sentimento está certo". No momento que damos uma justificativa para o porquê de esse sentimento existir, damos razão a ele e, automaticamente, isso vai dar mais força para reagirmos através dele. Na verdade, temos de simplesmente senti-lo, ver que está aí, mas sem dar espaço para ele crescer. Só o fato de ter esse reconhecimento, ter consciência desse sentimento, já faz com que ele fique menos forte. Além disso, também existem métodos para lidar com esses sentimentos, que são os antídotos. Por exemplo, em relação à raiva, posso desenvolver antídotos como a empatia, o amor, a compaixão. Existem métodos para desenvolver esse outro aspecto, que é oposto a esse sentimento, mas sem fazer de conta que o sentimento não existe. Isso é muito importante.

P: Métodos com meditação?

LM: Com meditação também.

P: Qual seria o papel do corpo e da mente no caminho espiritual?

LM: Os dois são muito importantes. Como eu disse antes, temos três níveis de corpo: o grosseiro, o sutil e o muito sutil, que vai de uma vida a outra junto com a mente muito sutil. Por isso, dizemos que a mente não pode existir sem o corpo. E um influencia o outro. Por exemplo, quando falamos sobre meditação, é salientada a importância de sentar-se com a postura correta. Se eu sentar para meditar com a coluna curva, ficarei com torpor mental e, se eu sentar com a coluna tensa, ficarei com agitação mental. Por essa razão, é importante a posição certa, com a coluna reta, mas não tensa, pois isso me ajudará a ter o estado mental correto. Se eu estiver com um problema de saúde, ou por causa do lugar em que eu vivo, ou por causa das situações que estão em volta de mim, ou por causa daquilo que eu como, ou por estar fazendo uma dieta que vai aumentar muito a bile, por exemplo, isso fará com que eu tenha uma tendência maior a estar nervoso, ter aversão e raiva. Não quer dizer que, necessariamente, eu tenha, mas vai aumentar a tendência. Dependendo da dieta que eu faça, ela terá uma influência nos humores. Um costume que temos no Ocidente, que segundo a medicina tibetana não é muito bom, é de comermos muitos alimentos de natureza fria, como salada, à noite, pois aumentam o chamado vento, o humor vento. E, consequentemente, irá aumentar o desejo, e o desejo é o que faz a mente ficar mais inquieta. Portanto, o corpo também tem a sua importância, em primeiro lugar, porque ele tem uma influência sobre a mente. O segundo aspecto é o fato de essa vida ser extremamente preciosa, as condições que temos serem extremamente preciosas. Quando eu disse antes que a mente não pode existir sem o corpo, é porque a relação entre mente e corpo pode ser descrita usando a seguinte metáfora: a mente é como um cavaleiro e o corpo é como um cavalo, só que o cavalo é cego e o cavaleiro não tem pernas e, portanto, não pode andar. O que acontece? O cavaleiro pode apenas direcionar para onde vai, só que ele não pode ir aonde o cavalo não consegue chegar. Isso quer dizer que, para que possamos desenvolver um certo estado interior, necessitamos ter também as condições físicas para desenvolvê-lo. É um pouco aquilo que acabamos falando que, na medicina e na neurociência, para que eu tenha um certo sentimento, terei de ter hormônios, etc. Porém, o fato é que acreditamos que é a mente que irá direcionar o corpo, que vai acabar se desenvolvendo de uma certa forma, e não o contrário. Assim, ter um corpo saudável é extremamente importante. No budismo, acredita-se na reencarnação e que podemos reencarnar também em outras formas, não necessariamente humanas. Ou seja, posso reencarnar como um animal, uma galinha, por exemplo. O animal, por sua natureza física, tem uma capacidade de pensamento e de concepção dos fenômenos muito menor do que a de um ser humano. E, ainda que seja essa mesma mente muito sutil dessa vida que esteja na outra vida, a mente não poderá se desenvolver com as mesmas qualidades que tinha na vida anterior; por isso é que um caminho espiritual não pode continuar dessa forma, porque ele necessita ter certas capacidades interiores também, e elas dependem por sua vez de um corpo. E, se olharmos de uma forma mais sutil o tantra, no budismo, ele nos ensina a usar cada fenômeno como um meio para a iluminação, e o próprio corpo também. Assim, da mesma forma que eu dizia antes – que, se eu comer certas coisas e aumentar a bile, isso vai aumentar a raiva, ou o vento vai aumentar o desejo, ou a fleuma vai aumentar a ignorância –, também existem maneiras de usar o meu corpo para incentivar certos sentimentos e atitudes positivas. Por exemplo, a melhor oportunidade que temos na vida para o caminho espiritual, na verdade, é a própria morte, por uma razão física, e não por outra qualquer. Durante a morte ocorre uma dissolução dos elementos: a mente grosseira se dissolve na mente sutil e a mente sutil, na mente muito sutil. Nesse momento, teríamos a oportunidade de entrar em contato direto com a nossa natureza mais pura e nos reconhecermos nela. Mas o problema é que, normalmente, nem se percebe aquilo que está acontecendo. No entanto, isso é possível através do corpo que temos, é ele que nos dá a possibilidade de passar com consciência através desse processo. Assim, o corpo não deixa de ser, em vários aspectos, extremamente importante dentro do caminho. A primeira realização que deveríamos ter no caminho espiritual seria reconhecer a preciosidade dessa vida, a preciosidade deste corpo humano.

P: Consideremos, por exemplo, a ioga no hinduísmo e o *chi kun* no caminho taoísta. Acredita-se que, através de práticas corporais, se pode atuar na circulação de energia e também propiciar o desenvolvimento espiritual. Existe um paralelo em relação à sua linha de budismo?

LM: Sim, eu diria que, como compreensão, muito, como prática, menos, porque no Tibete a parte do exercício do corpo nunca existiu com muita preponderância. Existem formas de ioga também, mas não são tão praticadas quanto na Índia. Na nossa tradição também se dá importância ao fato de aprender a lidar com a própria respiração, pois isso cria um equilíbrio energético que vai levar a um equilíbrio emocional e permitir que se possa gerar maior concentração e muitas outras coisas. Portanto, esses métodos têm uma grande importância e devem ser unidos aos outros meios que fazem parte do nosso caminho espiritual, como meditação e a própria motivação com a qual a fazemos. Mas é claro que, através de um exercício específico do corpo, podemos levar a um equilíbrio energético que ajudará a desenvolver um equilíbrio emocional e, dessa forma, levará também a um desenvolvimento espiritual.

P: E como o adepto lida com a própria saúde? Há uma prática específica para um lama, por exemplo, ou é igual para todo mundo?

LM: Eu diria que é igual. Há muitos anos, houve um encontro na Índia entre mestres budistas, hinduístas e jainistas, e, segundo um grande lama que estava nesse encontro, eles passaram dias discutindo o que era específico do budismo, do hinduísmo e do jainismo. No final, concluíram que existem muitas semelhanças. Por exemplo, acredita-se, no carma, em reencarnação e muitas coisas. Mas qual é a principal diferença entre o budismo, o jainismo e o hinduísmo? A conclusão a que se chegou é que a principal diferença está na ênfase dada ao corpo, à palavra e à mente. No hinduísmo, a ênfase está na palavra – por exemplo, os mantras têm de ser entoados com a pronúncia perfeita. O jainismo dá ênfase ao corpo, ou seja, não gera sofrimento aos outros seres através do corpo – eles andam com uma vassoura na frente para afastar os insetos, cobrem a boca para não ingerir insetos, para não matar os pequenos seres –, portanto é, antes de tudo, a não violência através do corpo. E no budismo a ênfase é dada à mente. Para o budismo, uma vez que se cuida da mente, o resto praticamente não importa. Quando se gera uma estabilidade interior, quando se cuida deste estado de saúde interior, o resto não é importante. Claro que o corpo não deixa de ter a sua importância, mas a ênfase é colocada na mente. Dessa forma, o próprio processo de cuidado enfatiza o estado emocional e mental e, por isso, não existem práticas específicas em relação ao corpo. É principalmente direcionado à mente, ainda mais na tradição do budismo tibetano. Não é dada muita importância do ponto de vista de cuidar do corpo, de ter práticas para o cuidado do corpo. Existe uma prática, a das prostrações, que tem todo um significado espiritual e que também faz muito bem fisicamente. Lama Gangchen me disse uma vez que acreditava que a introdução dessa prática tinha sido uma forma de unir a prática espiritual com algo que ao mesmo tempo cuidasse do corpo. Nos monastérios, os praticantes nunca faziam exercício, passavam o dia inteiro sentados, mas, se fosse dito a eles "você tem de fazer cem prostrações por dia para fazer exercício físico", nunca teriam feito. Essa foi uma maneira encontrada de eles fazerem algum exercício físico junto com a prática espiritual.

P: Atualmente, a espiritualidade é descrita como processos perceptivos, cognitivos e emocionais, que dependem do funcionamento neuronal. Será que existe algum elemento da espiritualidade que não dependa do cérebro e que, portanto, não seria detectável pelos métodos atuais, como exames de neuroimagem e escalas neuropiscológicas?

LM: Existe um aspecto em tudo isso que é muito verdadeiro, que é o fato de os sentimentos se manifestarem também através do corpo. Acredito que a vivência verdadeira que uma pessoa tem não pode ser transmitida para o outro, ou seja, a ciência pode ter parâmetros para medir coisas, mas não pode levar alguém a viver a mesma experiência através de nenhum desses parâmetros. Além disso, na meditação, nos estados de desenvolvimento espiritual, há também o aspecto energético, do equilíbrio desse corpo de energia, que hoje em dia não é levado em consideração nesses estudos, e acho que até hoje não existem métodos para medir o aspecto energético da pessoa. Fora isso, tenho certeza de que existem vários aspectos interiores que não são mostrados em todas essas formas de testes que podem ser feitos. O que eu quero dizer com isso? Os testes podem mostrar que ocorre um certo tipo de atividade ou que existe uma determinada manifestação física, só que a minha experiência de amor, por exemplo, não será a mesma experiência de amor que você terá, e eu posso tentar explicá-la de mil maneiras, posso lhe dar mil nomes e explicações, mas nunca vou poder transmiti-la da mesma forma que a senti. Acredito que a experiência espiritual em si é algo que não podemos descrever, não existem palavras para explicar a vivência pessoal. Por outro lado, acho muito bom que se possa medir e dizer que a pessoa teve uma experiência, já que hoje em dia a nossa principal religião é a ciência. Uma vez que a ciência diga "é isso", acredita-se e pronto. Até que ela diga que não é mais isso, que é outra coisa. Há muito tempo se fala sobre estados de felicidade, estados de equilíbrio, então é muito bom o fato de poder, através da ciência, ver aspectos do desenvolvimento espiritual. Mas isso não quer dizer que ela mostre todos os aspectos e que possa descobrir o ponto além do qual a pessoa não tenha mais nada para desenvolver. O mais importante de tudo isso, na verdade, não é identificar a existência dessas realizações, desses aspectos, mas sim como chegar a eles e qual é o benefício obtido.

P: As definições mais recentes de saúde falam em equilíbrio entre a parte emocional, física e o meio social. Qual é o papel do outro, por exemplo, da sociedade, no budismo e qual é a importância dada a essa relação?

LM: Antes de tudo, somos todos interdependentes. Tudo que vejo, ouço, cheiro ou percebo através do tato tem uma influência em mim. Por exemplo, quando foi criada essa lei da cidade limpa em São Paulo, muitas pessoas disseram que se sentiam menos estressadas. E, assim que os *outdoors* foram retirados, houve um impacto muito forte nelas. Isso ocorre porque toda informação que recebemos tem um impacto dentro de nós. Cada pessoa que encontramos é extremamente importante, uma vez que recebemos informações dela, mesmo que não seja de forma consciente. Por exemplo, se estou em um ambiente no qual sempre existe tensão, pessoas com raiva, nervosas e assim por diante, a tendência é que crie mais tensão dentro de mim também. Nós somos influenciáveis. É como se fosse uma frequência: se estou em um lugar que tenha uma certa frequência, acabo me adaptando a ela. Por isso, o lugar em que me encontro e as pessoas com quem convivo têm uma grande importância. Nos ensinamentos budistas, fala-se sobre escolher os amigos corretos, ou seja, as influências corretas, e sobre evitar as influências negativas que nos levem a desenvolver atitudes, estados emocionais destrutivos. Quando estivermos numa situação social, familiar ou de amigos na qual a influência que recebemos é negativa e não conseguimos ter uma influência positiva, deveremos trocar essa influência, cortar esse contato. Mesmo que tenham aspectos bons, se o resultado final for negativo, será melhor não manter. Nós somos reciprocamente influenciáveis. Por isso, temos de cuidar de como nos relacionamos com os outros, para ter uma influência positiva, e também tomar cuidado com o que queremos nos relacionar no dia a dia. Em uma cidade como São Paulo existe muita poluição e isso pode gerar problemas físicos e emocionais. Além da poluição do ar, temos outros tipos. A poluição da comida, por exemplo. Um estudo feito na Itália, acho que no Brasil não deve ser muito diferente, mostrou que uma pessoa que come legumes e frutas normais, não orgânicos, acaba consumindo em torno de 14 quilos de pesticidas em um ano. Nosso corpo não está acostumado com essas substâncias, e elas acabam gerando estados que não são saudáveis para o próprio corpo nem para a mente. Vivemos numa cidade com uma poluição sonora muito grande. Cada som que ouvimos entra e tem uma influência sobre nós, e acabamos nos acostumando... o som da rua, os carros sempre passando, o avião, as pessoas, a televisão do vizinho, o rádio, etc. E, além dos sons externos, ainda geramos mais, com a televisão sempre ligada, a música ou o telefone que toca. Tudo isso acaba, por sua vez, criando uma tensão dentro de nós. A poluição de luz, isto é, o fato de nunca termos escuridão, também acaba criando uma outra. A poluição de ondas eletromagnéticas - rádio, TV, internet, Wi-Fi, telefone celular - tem influência sobre o corpo e a mente. Existe um outro tipo de poluição que eu chamo de uma poluição energética. Se vivemos num lugar em que as pessoas estão estressadas, com tensão, com raiva, isso também terá uma influência sobre nós. Por exemplo, se você chegar a um lugar em que acabou de acontecer uma briga, você sente alguma coisa, não se sente à vontade, mesmo que não saiba de nada. Esses são diferentes aspectos da influência do lugar e do ambiente no qual vivemos. Por isso que muitas vezes as pessoas têm dificuldade de relaxar e de se concentrar de uma forma melhor na cidade de São Paulo e acabam conseguindo quando saem.

P: A comunidade budista faz algo pelo outro? Isso faz parte das práticas?

LM: Faz parte dos princípios. Como eu disse no começo, o budismo originalmente desenvolveu três tradições principais, hoje em dia chamadas Theravada, Mahayana e Vajrayana. Todas levam em consideração o outro, principalmente a Mahayana: um dos seus votos básicos é nunca desejar o sofrimento do outro. Outro voto é que, sempre que alguém lhe pedir algo que verdadeiramente necessite, você deve dar se puder. Mas não só isso. Diz-se que o significado da vida se encontra dando ao outro, cuidando do outro, e não de si mesmo. Fazendo um trocadilho, poderíamos dizer que o budismo nos mostra que, egoisticamente falando, a coisa melhor para nós é sermos altruístas, pois a principal causa do sofrimento é o egoísmo, é através do egoísmo que nasce tudo. Assim, o fato de cuidar do outro, de se dedicar do ponto de vista social, de ajudar aqueles que têm mais necessidade, ou seja, ter generosidade, é algo extremamente importante na prática espiritual. Lembrando que existe a generosidade material, a generosidade de dar amor, a generosidade de dar proteção – ajudar aqueles que necessitam mais, que estão numa situação de dificuldade – e a generosidade de dar o caminho espiritual. Isso está no centro da prática espiritual.

P: Como é a medicina tibetana?

LM: Existem monastérios onde se ministra o ensino da medicina tibetana. Nem todos os monges aprendem medicina tibetana, mas existem escolas e centros de estudo da medicina tibetana. Hoje em dia, o estudo da medicina tibetana se direcionou para uma forma mais acadêmica mesmo. Existem universidades de medicina tibetana no Tibete que ainda seguem o sistema antigo. Por exemplo, para estudar, você precisa memorizar palavra por palavra dos quatro volumes originais de medicina tibetana, senão você não passa do primeiro ano.

P: O que são esses quatro volumes?

LM: Eu nunca os estudei, mas são os quatro tantras da medicina tibetana. Em um tantra se explica de onde vêm todas as doenças e quais são os tipos de doença; no outro se explica quais são os remédios e as ervas medicinais e como elas se relacionam com as doenças. Outro que explica todo o sistema de diagnóstico, e assim por diante. Esses são os livros originais, mas ainda há os comentários deles, que teriam de ser estudados. Os quatro volumes originais, que são enormes, devem ser memorizados, palavra por palavra. E são todos escritos em versos.

P: O médico tibetano precisa ser monge?

LM: Não. Existem muitos médicos voluntários e existem médicos monges. Por exemplo, no monastério que eu vou, Monastério de Tashi Lhunpo, a grande maioria da população vai ao hospital do monastério, pois tem um preço de custo, quase nada, e são os monges que cuidam dos pacientes. Há uma tradição de muitos monges médicos irem aos vilarejos, mas também existem muitos médicos leigos. Atualmente, no Tibete, existe um pequeno hospital ou uma clínica próximo de um certo número de vilarejos, que normalmente tem um médico tibetano e um médico chinês.

P: A medicina tibetana é diferente da medicina chinesa?

LM: Por incrível que pareça, hoje no Tibete, quando alguém fala em "médico chinês", ele está se referindo principalmente ao que pratica a medicina alopática, enquanto a parte da medicina tradicional chinesa segue a medicina tibetana. E esse médico alopata, que usa remédios como anti-inflamatórios ou qualquer outro como na nossa medicina normal, é colocado junto com um médico tibetano. A medicina tibetana incorpora aspectos da medicina aiurvédica, indiana, chinesa e da antiga medicina da Pérsia. Tenho um amigo que é médico ocidental e que estudou medicina tibetana por muitos anos. Ele diz que o sistema da medicina tibetana é completamente diferente do nosso. Enquanto a nossa fitoterapia parte dos princípios ativos da planta, a medicina tibetana segue outra lógica. Funciona do mesmo jeito, tem um efeito, mas segue outra lógica. Segue a lógica dos elementos. É outro sistema.

P: Existe fitoterapia na medicina tibetana?

LM: Na medicina tibetana existem as pílulas, que são feitas de uma mistura de ervas medicinais com minerais, não somente de um ingrediente: são vários ingredientes com um ingrediente principal. Mas, se for dado apenas o ingrediente principal, vai gerar um efeito colateral. Então são colocados outros ingredientes que vão eliminar aquele aspecto que gera o efeito colateral. Assim que é feito. Uma das ótimas coisas da medicina tibetana é que não tem efeito colateral.

P: Você poderia explicar melhor a diferença entre corpo e mente?

LM: O corpo sutil é energia e a mente é consciência. A definição de mente é clara e cognitiva. Tanto a mente como o corpo podem ser grosseiro, sutil e muito sutil, e um não pode existir sem o outro. Estão sempre juntos. A mente grosseira está relacionada ao corpo grosseiro, a mente sutil ao corpo sutil e a mente muito sutil está sempre junto ao corpo muito sutil.

P: O que seria o corpo muito sutil?

LM: A palavra que se usa na tradição do budismo tibetano é um vento, um vento extremamente sutil. Vento é, na verdade, energia. Usamos a palavra "vento" como uma tradução do tibetano, mas em sânscrito é prana. Prana é energia. Então seria uma energia muito sutil, uma vibração de energia sutil, junto à qual a nossa mente muito sutil está sempre presente.

P: A matéria é energia?

LM: Por um lado podemos dizer que sim, mas não só ela é energia, a matéria tem também um aspecto energético em si. Podemos ver o estudo feito pelo cientista japonês, Masaru Emoto, sobre a água. Não só a água, mas também qualquer outra forma física, como a madeira e até o plástico, tem uma energia, uma vibração dentro. E eu tenho uma influência sobre a matéria e a matéria tem uma influência sobre mim, ao mesmo tempo, tanto de um lado quanto do outro. Esse é o aspecto energético. A influência que vou ter sobre a matéria é o resultado de um estado interior meu, mental e emocional, físico-sutil, que por sua vez vai se manifestar exteriormente nas pessoas e na matéria que estão a minha volta. Mas também existe uma influência inversa, da matéria sobre mim.

P: É importante a pessoa sentir o efeito da energia?

LM: Acho que a importância, antes de tudo, é levar em consideração e cuidar desse aspecto. Porque é a mesma coisa: qual é a importância de saber que tenho um fígado, rim, pulmão, e tudo o mais? É que posso cuidar desses aspectos. No momento que tenho consciência do meu corpo, posso aprender como cuidar dele da forma correta: se comer isso não vai fazer bem para o fígado, se fizer aquilo..., etc. A mesma coisa com o corpo sutil: a partir do momento que tenho consciência do corpo sutil, isso me leva a poder cuidar dele de uma forma consciente, que é muito importante. Tendo consciência ou não, o corpo sutil está aí.

P: Mas esse não é, necessariamente, o caminho da espiritualidade?

LM: Não, o caminho da espiritualidade, em poucas palavras, é o caminho do desenvolvimento, de cuidar daquilo que continua depois da morte, que seria a nossa mente muito sutil. Mas, durante a vida, a única forma é cuidarmos da mente sutil.

P: Então podemos dizer que há diferentes níveis de energia?

LM: Sim. Na região do nosso coração, existe a chamada gota indestrutível, formada por duas principais energias – uma por parte da mãe e outra por parte do pai –, que também têm um aspecto físico: o sêmen do pai e o óvulo da mãe. As duas primeiras partes que geram a possibilidade da vida. Na concepção, no primeiro momento, é criada essa gota indestrutível dentro da qual está a mente muito sutil e o corpo muito sutil. Essa energia é chamada de vento muito sutil, e só vai sair no momento da morte, quando podemos entrar em contato com ela. O nome que é dado é uma gota, como se fosse uma cápsula feita por essas duas energias, também chamadas de substâncias, que seriam o sêmen e o óvulo. No momento da morte, a última coisa que ocorre é que essa gota se abre e o corpo e a mente muito sutil saem do corpo físico. No budismo existe uma explicação muito detalhada do processo da morte. O que conhecemos como morte na verdade é o começo do processo da morte. Não quer dizer que não tenha continuidade depois que o coração parou de bater ou o cérebro parou de funcionar.

P: É muito interessante esse aspecto de estudar o processo e a tentativa de morrer consciente, conscientizado do processo...

LM: Para que se possa morrer consciente do processo da morte, deve-se conseguir adormecer consciente de que se está dormindo. Porque o processo de adormecer, dormir e sonhar é muito parecido com o processo de morrer e estar no estado intermediário, e, depois, o acordar é semelhante ao renascer. A forma mais sutil, o processo de dissolução dos elementos, acontece também ao dormirmos. Seria necessário ter a consciência: estou dormindo, adormeci, estou sonhando, estou acordando, acordei. Um dia estava conversando sobre sonhos com um amigo meu no monastério, que era um lama importante, jovem e também humilde. Antes que eu falasse sobre esse processo, ele me disse: "Desde que eu me lembro de sonhar, desde que eu era um menino superpequeno, eu nunca perdi a consciência no sonho. Para mim é normal: estou dormindo, dormi, estou sonhando, sempre sonhei consciente de que estava sonhando, estou acordando, acordei". Foi a primeira pessoa que encontrei que conseguia isso. E ele me contou da forma mais espontânea e natural, em um papo entre amigos, ele nem conhecia esse aspecto do tantra que expliquei. Mas, no budismo, existe uma explicação para ele ter essa consciência desde pequeno: as realizações espirituais se levam de vida em vida. Uma vez que se consiga manter o centro, manter a estabilidade da mente, mesmo diante do desequilíbrio do corpo, pode-se manter a consciência no momento da morte. Por exemplo, quando se tem uma febre muita alta, pode-se perder a consciência. O desequilíbrio que ocorre no corpo no momento da morte é muito maior do que numa febre alta. Ou seja, se não conseguirmos manter a consciência e a estabilidade nem numa febre alta, vai ser difícil conseguir durante a morte.

P: Mas conseguir manter o centro em uma situação desestabilizadora, talvez de uma ameaça, é fundamental.

LM: Superimportante também. Um dos principais pontos do budismo é que, se durante a vida conseguirmos manter nosso centro diante de qualquer situação, é quase certo que poderemos manter também durante a morte.

P: Grande treino, não é? Longo percurso...

LM: Por isso se diz que os iogues, que são os grandes meditadores, têm medo da morte todos os dias, mas ficam felizes quando ela chega. Isto é, eles se preparam para a morte todos os dias, mas ficam muito felizes quando ela chega, porque é uma grande oportunidade.

P: Há mais alguma coisa que você gostaria de acrescentar?

LM: Não, acho que isso é o essencial, mas o mais importante é compreendermos a interdependência que existe entre mente, corpo e ambiente. A interdependência não quer dizer que um é resultado do outro, quer dizer que eles estão relacionados entre si. Hoje em dia, vivemos cada fenômeno de forma muito separada, mesmo na medicina: existe o médico especialista em mão, o especialista em braço, o especialista em cabeça, o especialista em olho, e assim por diante. E, quando se vai ao médico com problema no pulmão, ele não está relacionado com alguma outra coisa. Por exemplo, lembro uma vez que estava com dores no braço. Fui a um médico alopático e ele falou que eu estava com problema de pinçamento. Fui a um médico aiurveda e depois a um médico tibetano que explicaram que eu estava com um problema no fígado e que, por causa do mau funcionamento do fígado, a circulação do sangue não era feita da forma correta e acabava gerando isso, etc. etc. Mas não só isso, ainda se procura o porquê do problema no fígado, onde está a parte emocional disso tudo. Uma visão muito mais completa. E essa visão do todo é essencial, é levar em consideração a mente, que é o aspecto interior, o meio ambiente no qual eu vivo e o cuidado com o corpo, por exemplo, sono e alimentação. Um grande amigo meu, Bernard Gesch, fez uma pesquisa em Oxford e provou, cientificamente, que uma alimentação correta diminui a violência. A pesquisa foi feita em prisões e mostrou que a atitude violenta dos presos diminui 30% se for mantido diariamente o mínimo necessário de vitaminas e proteínas. De fato, a alimentação é essencial para mudar a atitude da pessoa. Também é muito importante ver o aspecto mental, conhecer os próprios sentimentos, trabalhar em relação a eles. O budismo enfatiza essa atenção que deve ser dada à própria mente, às próprias emoções. Vivemos em um mundo no qual tudo é muito desassociado, não temos consciência da lei de causa e efeito, isto é, a consciência de que, se estou vivendo esse resultado, é porque existiu uma causa que acabou gerando isso. No budismo é crucial compreender a lei de causa e efeito. Por que cada vez mais as pessoas estão usando antidepressivos? É uma coisa absurda a forma como tem crescido isso. De onde vem a depressão? Vem do desequilíbrio do meio ambiente, da sociedade em que vivemos, das tensões geradas. E as tensões criadas na vida das pessoas têm diferentes causas: vivemos numa sociedade violenta, a forma de nos relacionarmos com o tempo não é pacífica, vivemos numa sociedade com todos os tipos de poluição, a que nos referimos antes, e geralmente sofremos uma pressão do trabalho. É claro que, de uma maneira ou de outra, acaba havendo uma repercussão emocional. Portanto, é muito importante termos uma visão compreensiva do todo, de que não podemos cuidar de um aspecto sem cuidar dos outros se quisermos viver num estado de saúde. O mesmo vale para um animal. Recentemente conversei com um veterinário que me disse que muitos cachorros e gatos têm problema de alergia em São Paulo. As pessoas levam os animais para que ele cuide da alergia, e a única coisa que ele pode fazer é dar uma injeção de cortisol, que resolve o problema por alguns dias. Mas por que o cachorro, por exemplo, tem esse problema? Porque passa o dia inteiro fechado no apartamento, não recebe a mínima atenção, entra em depressão e acaba tendo problema de pele. Em vez de se procurar a solução de fato, por exemplo, dando mais atenção, cuidando, levando para passear, etc., lida-se com o resultado, que é o problema de pele. Esse é só um exemplo, mas mostra como agimos na nossa vida como um todo. E, para mim, é fundamental reforçar, cada vez mais, a importância desse equilíbrio entre corpo, mente e ambiente. Não podemos cuidar de um sem levar em consideração os outros, não podemos pensar em um estado de saúde sem levar em consideração tudo.

Saúde e espiritualidade: reflexões zen-budistas

Monja Coen

Uma lição

Há mais de 2.600 anos, uma senhora se aproximou de Buda carregando uma criança morta, um bebê talvez. A mãe, desesperada, completamente desnorteada, pediu a Buda que trouxesse a criança de volta à vida. Buda, vendo-a perturbada, lhe disse: "Claro que sim, eu posso fazer isso se me trouxer três sementes de uma casa onde a morte não tenha entrado".

A mãe saiu pelo vilarejo batendo de porta em porta, pedindo três sementes. Todos os moradores, com muita alegria, se prontificavam a dar as sementes, mas quando ela perguntava se a morte já entrara naquela casa, a resposta era sempre positiva. De casa em casa, rua em rua, essa mulher caminhou até seu pranto secar e ela perceber que a morte não batera apenas à sua porta, que a morte é comum a todos os seres vivos. Ela retornou à realidade.

Isso é, para mim, um processo de cura. Buda cura essa mente, esse espírito, se quisermos chamar assim, que está perturbado pela não aceitação da realidade como ela é. Quando não aceitamos o processo vida-morte como é, esperamos encontrar alguém ou alguma mágica que transforme a realidade.

Mas a criança estava morta há muito tempo. Não há mágica que transforme esse fato. Não há possibilidade nenhuma de transformação do corpo morto para um corpo vivo. A única transformação possível é a da mente dessa mãe, que passa a aceitar, naquele momento, que o filho morreu. E ela então é capaz de jogar o corpo do filho morto no rio (não se enterram crianças na Índia até os 12 anos, elas são jogadas no rio com uma pedra). Ainda sofrendo, é claro, ela encontra refúgio nos ensinamentos de Buda. Afinal, tudo que nasce morre, explicava o mestre.

Saúde e processo de cura

Faço parte da linhagem do monge Xaquiamuni Buda. Sua maneira de curar é pela sabedoria plena da compaixão. Pessoas chegavam até ele, algumas muito perturbadas, e eram conduzidas habilmente ao que chamamos de saúde, à sanidade. Saúde física, mental, social e espiritual.

Não há nada que nos esteja amarrando, prendendo. Nada a se apegar ou a rejeitar. Tudo é como é.

O princípio fundamental de todo budismo é não apego e não aversão. Perceber a realidade como ela é. Mas, cuidado, isso não significa omissão, não fazer nada e apenas contemplar. Por exemplo, no caso de uma doença, se não tomarmos remédio algum e só meditarmos, achando que assim nos curaremos, é um parecer errado.

A meditação é um corolário, alguma coisa que nos ajuda no processo da cura, mas não é a cura. Pode nos facilitar a cura. É algo que vai permitir que o curador em nós se manifeste. Porque temos a capacidade de nos recuperarmos de muitas doenças e aflições. Essa condição precisa, entretanto, ser ativada, estimulada.

Há vertentes budistas que pensam de formas muito diferentes umas das outras. A minha linhagem, o *soto* zen-budismo, considera importante o que chamamos em japonês de *jôriki*, a força do *jô*, a força da pessoa, ou seja, a minha força, a força do meu corpo, da minha mente, do meu espírito, disto que sou eu e que não é divisível. Corpo, mente e espírito não são três coisas separadas, trabalham, funcionam, interagem.

A nossa grande doença é a dicotomia, a divisão, o que é chamado de diabo, segundo a etimologia da palavra, o que divide e que separa.

Quando perdemos a condição de discernimento, a capacidade de perceber não só a unidade corpo-mente-espírito individual, mas também a do coletivo, de que todos os seres vivos e tudo que existe é o corpo-mente-espírito uno, quando nos afastamos dessa verdade, entramos em sofrimento, em desarmonia. Imaginamos estar separados, nos sentimos divididos, e essa é a fonte de todos os nossos grandes problemas e das desarmonias do corpo e da mente.

O mais íntimo de nós é o nosso próprio corpo, e nós não o conhecemos. Mal sabemos das suas necessidades verdadeiras. É muito importante que as pessoas conheçam as necessidades do seu corpo. Nem sempre são as mesmas de alguém muito próximo a nós. Às vezes, estou perto de alguém – que coisa maravilhosa! – que quer tomar sorvete e então eu fico com vontade de tomar sorvete. Não é assim? Mas a vontade não é minha. E quando percebo quais são as minhas necessidades verdadeiras, sou capaz de prevenir doenças. Fala-se muito sobre a cura, no entanto precisamos também falar sobre a prevenção, antes da doença acontecer. O que podemos fazer para que não aconteça uma doença?

Contaram-me que, na Holanda, quando alguém faz um plano de saúde, uma das perguntas é: "Você medita?" E quem medita paga menos. Não é uma maravilha? E por que será que pagam menos? A ciência já comprovou que essas pessoas geralmente se apresentam em melhores condições nos pré e pós-operatórios, assim como a recuperação é mais rápida e a gravidade nas enfermidades, menor.

Quando as pessoas têm fé e autorrealização, ou seja, estão mais conscientes de si mesmas e de suas necessidades verdadeiras, são capazes de se tranquilizar nas dificuldades e permitir que a cura se manifeste. Estão cientes de seu corpo e de sua mente, podendo encontrar a paz.

Consciência da paz

Consciência da Paz é o nome de um projeto que iniciei com um aluno – palestras para médicos e curadores em geral – e que hoje se tornou o nome de um projeto no voluntariado do Hospital Emílio Ribas, em São Paulo. A respiração consciente tranquiliza os pacientes, o que lhes permite acessar o processo da reabilitação e da possível cura, ou da convivência com a doença, em harmonia.

O que é essa consciência de paz? Quem fica consciente do corpo e da mente, sendo o corpo-mente?

Quando digo para nos sentarmos e observarmos nosso corpo (acharmos uma postura correta, observarmos nossa respiração), também é preciso observar a própria mente. Quem ou o que observa a própria mente? No zazen, meditação zen, o objeto de estudo é o sujeito, a relação sujeito-objeto. O eu estuda o eu. Não estuda o outro diretamente, mas a si mesmo e, ao se aprofundar, percebe o outro em si e se reconhece na outra pessoa.

A alteridade surge de forma natural e simples. Quando estudo a mim mesmo, ser humano, descubro as semelhanças da espécie. Compreendo a outra pessoa ao compreender a mim mesma. Não é compreender a minha história particular, de Coen, de monja, ou de outros aspectos do meu eu, mas sim procurar acessar a essência do ser humano que há em mim.

O zen é como um corte vertical. Não é análise de fases, etapas. Quando nascemos, não temos nome, alguém nos deu um nome. Mesmo sem um nome estamos aqui. E que eu é este, antes do nome, antes do próprio eu?

Quando iniciei minha prática nos Estados Unidos, às vezes visitava o centro budista de um monge coreano, próximo à comunidade zen onde eu vivia. Ele era o melhor amigo de meu mestre. Sempre que fazia uma palestra, carregava consigo um cajado de madeira e enfatizava o que dizia batendo com o cajado no chão. Ele perguntava: "Quem é você?" E pá! Batia o cajado. A pessoa respondia dizendo seu nome. O monge respondia: "Não perguntei seu nome, perguntei quem é você". E pá! Batia o cajado fortemente.

Outros respondiam sobre suas atividades, profissões, e assim por diante, e ele sempre batia o cajado dizendo: "Não perguntei o que você faz, perguntei quem é você". Pá! Nenhuma resposta servia. Até que a pessoa fosse capaz de dizer: "Não sei". Nesse momento, o mestre dizia: "Ah! Agora, sim, chegou".

Mas, se alguém dissesse "Eu não sei", ainda estaria errado, pois haveria um "eu". Quando não há mais um eu, atingimos a simplicidade do "não sei", e a verdade se manifesta assim como é.

Trabalhamos muito no zen com este não saber. Qual é o processo da cura? Não sei.

Não carregamos receitas prontas no bolso. A realidade é múltipla, incessante, está em constante movimento. Não temos cartões, receitas fixas, regras congeladas. Não!

O que está acontecendo neste momento? Somos capazes de estar inteiros neste instante? Nossos canais de percepção estão abertos para que possamos saber o que está acontecendo e como agir?

Isso não significa abandonar estudos e práticas científicas. Nosso aprendizado, nossa experiência, deve se manifestar de forma livre, de acordo com as circunstâncias do momento em que vamos tratar de alguém, ou de nós mesmos. É preciso flexibilidade, movimento, liberdade.

Quando Buda se torna Buda – e Buda literalmente significa aquele que desperta, que se ilumina –, ele se liberta de todas as amarras. Fica totalmente livre. "Liberdade completamente livre" – foi essa a expressão usada por uma conhecida lama do budismo tibetano, quando fez uma palestra recentemente em meu templo. Mas como pode alguém perceber-se assim livre, sem amarras? O que nos amarra, o que está nos prendendo? O que nos tolhe e encolhe? O que nos expande e nos liberta?

Meditação e adoecer

Como nos relacionamos com as nossas doenças? Nós brigamos com elas, queremos vencê-las e derrotá-las, ou procuramos fazer acordos, ser macios, respeitar a nós mesmos, e até mesmo respeitá-las e, gentilmente, nos despedirmos delas?

Conheço um professor de ioga de Curitiba que teve câncer ainda bem jovem. Foi à procura de medicina complementar e hoje está curado. Segundo ele, visualizações funcionam. Principalmente com crianças. Imaginar que o tumor é uma bolinha feita de fios e que esses fios vão se desfazendo, se desfazendo e desaparecem no universo. Não devemos enganar a criança, assim como nenhum paciente. É preciso saber quando, onde e como falar, que práticas complementares usar. No Hospital Albert Einstein, em São Paulo, a meditação faz parte do tratamento de pacientes oncológicos.

O primeiro ensinamento de Buda é que o sofrimento, a dor, os problemas existem e são verdadeiros. O segundo é da causalidade, ou origem dependente. Tudo que existe tem uma causa. O terceiro é sobre nirvana, um estado de paz, de tranquilidade, mesmo na doença, no problema, na dificuldade. O quarto é sobre um caminho de oito aspectos para alcançar o nirvana. Podemos perceber em nós um estado de tranquilidade e de paz que podemos acessar a fim de lidar com os acontecimentos em nossa vida. Não significa uma vida sem problemas, mas sermos capazes de resolver os problemas com sabedoria e tato.

Tive um aluno médico que passou por uma doença grave – câncer na suprarrenal. Foi repentino, fez uma cirurgia e iniciou um processo de quimioterapia que havia dado resultados com alguns pacientes. Ele se submetia ao tratamento e definhava a olhos vistos. Mas a médica que o tratava, tendo tido sucesso em outros casos, insistia no tratamento. Até que, finalmente, depois de algumas semanas, decidiu suspender a quimioterapia, e ele se recuperou.

Não somos iguais. Um tratamento pode funcionar bem para uma pessoa e não servir para a outra. Todos sabemos disso. Entretanto, se estivermos apegados aos nossos métodos, ao invés de fazer o bem, poderemos estar fazendo o mal.

Cada caso é único e ao mesmo tempo semelhante a outros. Nossos estudos, nossas experiências, devem nos conduzir à capacidade de perceber cada pessoa e cada situação. O que está acontecendo com este ser humano? O quanto é fisiológico, o quanto é psicológico, mental, espiritual? Como separar? Como cuidar? São canais de percepção que não podemos fechar.

Quando meu aluno médico em tratamento de quimioterapia comentava sobre vomitar muito, minhas perguntas eram: como você vomita? Onde começa o vômito? O que você sente, arde a garganta? Onde arde? Que gosto tem o vômito? Em que posição você vomita? Há desconforto em outras áreas do corpo? Ou seja, é preciso estar presente na ação que está acontecendo, tornar-se a experiência, e não apenas lamentar-se de sua situação.

Cada experiência humana é única e não é repetível. Na vida não há bis, nenhuma gota de água passa duas vezes no mesmo lugar.

Ele pode dizer: "Vomitei dez vezes e cada vez foi única". Ele deixou de reclamar. E quando deixou de reclamar e comentar sobre as coisas desagradáveis do dia, passou a experimentar cada instante único de sua vida e a perceber que tudo tem começo, meio e fim.

Um monge dos Estados Unidos, há mais de vinte anos, relatou que havia sido diagnosticado com câncer de estômago e resolveu fazer um retiro solitário. Durante um mês ficou a sós, em meditação, querendo entender o que estava acontecendo com ele. Perguntava-se: "Por que isso veio a mim? Seria carma? Uma coisa de vidas passadas? Eu criei causas e condições no passado ou no presente? O que está acontecendo comigo? O que é câncer? O que está acontecendo no meu corpo?".

Durante esse mês de meditação, notou que assumira para si a máscara da compaixão e se forçava a ser bom com todos. Mesmo quando estava insatisfeito, escondia sua insatisfação para colocar a suposta compaixão em primeiro lugar. Assim, mostrava-se um monge pleno de compaixão, que não podia gritar com seus alunos, afinal seus alunos precisavam ser tratados com muito respeito, muita compaixão. Na verdade, essa fantasia de bondoso o estava travando de uma forma absurda.

Ao voltar do retiro, ele já estava diferente. Afinal, não teria muito tempo para transmitir os ensinamentos aos alunos, alguns bem relapsos. E aquele pretenso bonzinho transformou-se em uma verdadeira Kannon Bodisatva – o símbolo da compaixão suprema. Deixou o conceito naquela cabana e voltou mais simples, mais humilde e mais ciente dos seus limites. Passou a exigir mais de seus alunos, porque ele tinha pouco tempo de vida. E ele se curou!

Não estou dizendo que a meditação cura, mas, no processo meditativo, podemos observar o que é que fazemos e que não está de acordo com a realidade. Quando coloco uma cabeça em cima da minha, me transformo em um monstro. Não é preciso ser bonzinho, é preciso ser quem somos. Não o ser egoico, que só pensa em si, só quer tirar vantagens e está repleto de carências, como um espírito insaciável.

O nosso eu verdadeiro é este que é capaz de ver a realidade como ela é. É capaz de atuar nesta realidade de forma a transformá-la na direção adequada, sempre para o bem de todos os seres. Ética. Ética da vida.

Estamos todos interligados, interconectados. Por exemplo, se faço uma palestra, eu e os participantes a fazemos juntos. Não a faço sozinha, e os participantes, sozinhos na sala, também não a fazem acontecer. Nós, juntos, a estamos criando.

Tudo que existe é o cossurgir interdependente e simultâneo. Tudo que está acontecendo não acontece por si só, e sim devido a causas e condições. As causas e condições geram efeitos. O efeito, a consequência, é causa e condição para outros momentos. Assim, forma-se a teia. Uma teia de raios luminosos, em que em cada intersecção há uma joia que emite luz em todas as direções. E nós somos a rede luminosa. Então, aquilo que falamos, fazemos e pensamos mexe na teia, assim como a teia mexe em nós. E fazemos escolhas. Temos discernimento e fazemos escolhas.

Consciência e espírito

O hinduísmo se baseia na noção de *atman*, alguma coisa como essência divina, alma imortal ou espírito permanente. O carma, as ações criadas, quer nesta vida, quer em outras vidas, é determinante para a reencarnação deste *atman*.

Xaquiamuni Buda nos ensina sobre o *anatman* - não *atman*, nada fixo, nada permanente.

Buda não teve uma revelação. Buda se tornou Buda, o Iluminado, ao penetrar a unicidade tríplice de corpo, mente e espírito. Buda significa aquela pessoa que acorda, desperta para a verdade e se torna o caminho. Seus ensinamentos se baseiam na origem interdependente de tudo que existe, no processo incessante de transformação, no sofrimento real e em nirvana como o estado de paz e tranquilidade.

Não há um espírito solto, vagando. O que vaga é a nossa mente. Mas o que é a mente? Buda ensinava sobre os vários níveis de consciência: os cinco órgãos dos sentidos e suas funções - a visão, a audição, o olfato, o paladar, o tato e o sexto sentido, a consciência -, bem como as funções mentais, que gerenciam os processos. Há ainda a sétima consciência, que faz a ligação do que acontece conosco agora com a oitava consciência, a que armazena todas as memórias, chamada *alaya shiki*. No *alaya shiki* também estão armazenados emoções, sensações, sentimentos. Quando vemos uma árvore, por exemplo, a mensagem reconhecida é levada pela sétima consciência até a oitava. Se houver alguma experiência positiva anterior com árvores, ela mandará de volta uma mensagem positiva e nos sentiremos bem, mas se houver a memória de uma experiência negativa, nos sentiremos mal. Buda se interessava em conhecer a mente humana, em penetrar os primais da mente, a essência, que é tão importante porque une todo o resto. Essa essência não existe sozinha.

Alaya shiki é como um repositório de todas as experiências da vida, assim como o DNA, que armazena toda vida do cosmos. Então, tudo que fazemos fica gravado e, quando acionado, vem à tona: emoções, sensações, traumas. A sétima consciência é chamada de transportadora - leva informações da consciência para o *alaya shiki* e deste de volta para a consciência. Alguns dizem que as delusões, distorções da realidade, pensamento de eu fixo e eterno são resultado de comunicação falha ou interpretação errônea dessa sétima consciência, pois pode parecer que o *alaya shiki* é alguma alma eterna.

Por meio dessa compreensão, iniciamos a prática na vida diária. De que maneira eu lido com aquilo que é meu, que sou eu? O fantasma no quarto sou eu. Que faço? Posso pedir ajuda a budas e bodisatvas. Mas quem são os budas e bodisatvas senão aspectos de mim mesmo? Tudo que está acontecendo conosco são aspectos de nós mesmos, seres humanos, DNA vivo, *alaya shiki*, grande e imensa vida cósmica.

Há um nível de consciência, este, que nos permite conversar aqui e agora. Contudo, o *alaya shiki* é um outro nível, no qual tudo está armazenado, a vida do universo – ou multiverso – e a nossa vida também. Tudo que fazemos, falamos, pensamos, vemos, sentimos, tudo gravamos e lá fica impresso.

Buda dizia que a sétima consciência, a intermediadora entre esta consciência (do aqui e agora) e a armazenadora, geralmente é a fonte de nossos problemas. Algumas vezes, assume ser a principal, a "dona do pedaço", quando não é. Sua função é a de intermediar, mas às vezes interpreta as informações e acredita que a consciência armazenadora, o *alaya shiki*, é a alma imortal. Buda alertava sobre esse perigo.

Há uma memória ancestral. Essa memória não se refere apenas aos nossos ancestrais conhecidos, tais como pai, mãe, avós, bisavós, nem mesmo à memória de uma vida ou de dez vidas. É a memória da vida do cosmos. Temos essa memória em nós e podemos acessá-la. Melhor dizendo, somos essa memória. Entretanto, nem sempre a acessamos.

Tudo está em nós. Às vezes, aspectos desconhecidos, outros conhecidos e alguns conhecidos mas congelados emergem. Há sempre uma causa, um fator de provocação que faz com que essa emoção, essa memória, essa sensação, entre pela porta principal e se aloje na sala de visitas. É como se tivesse vindo do porão. Muitas vezes temos de guardá-la novamente no porão ou no congelador. Outras vezes, não. O que é positivo nós estimulamos, o que não é positivo podemos desestimular, reconhecer e deixar voltar para o lugar de onde veio.

O que é o espírito?

A palavra "espírito" vem de inspiração e expiração: ar. Qual é a chave do nosso corpo? O que é que transforma nossas emoções? Quando sentimos raiva, o que acontece com a nossa respiração? Quem é que colocou esse sentimento em nós? O espírito? O sopro da vida? Então, vale pensar um pouquinho sobre isso?

O interessante é que o zen-budismo não fala de espírito. Reza-se para os espíritos. Não é maravilhoso? Não se fala de espírito, mas se reza para os espíritos.

Há uma história de que eu gosto muito. Voltemos lá para a Índia, 2.600 anos atrás. Buda tinha um discípulo com poderes paranormais. Note-se que Buda não mencionava seus próprios poderes paranormais, pois não considerava importante desenvolver poderes paranormais nem dizia a seus discípulos que os desenvolvessem.

Mas lá estava o seu discípulo com poderes paranormais, e um dia ele chegou a Buda e disse: "Mestre, minha mãe morreu e está passando muitas necessidades. Eu a vejo com fome e com sede, desesperada. Daí, eu faço preces e ofertas de flores, de alimentos, mas, cada vez que ela vai pegar um copo de água que lhe ofereço, este se transforma numa coisa repugnante. O alimento que ofereço a ela também se transforma em coisas repugnantes. E a minha mãe está sofrendo muito com isso. O que eu faço?"

E Buda respondeu-lhe: "Vamos fazer o seguinte: durante a época das chuvas, nas monções, vamos ficar três meses praticando intensamente em um lugar fechado. Não devemos sair para não matar os bichinhos, para não matar as novas formas de vida que estão surgindo na terra. E, quando terminar esse período de práticas, vamos fazer uma grande prece, uma grande cerimônia. Montaremos uma mesa repleta de alimentos e vamos invocar todos os espíritos, de todos os níveis, de todos os lugares, para que se aproximem e sejam capazes de servir-se e ficar completamente satisfeitos".

Assim foi feito. Foram três meses de práticas meditativas intensivas, estudos e reflexões sobre os ensinamentos e de realização das cerimônias de arrependimento nas luas cheia e nova, nas quais se entoa o seguinte poema:

> "Todo carma prejudicial alguma vez cometido por mim,
> Devido a minha ganância, raiva, ignorância,
> Produzido por meu corpo, boca e mente,
> Agora de tudo me arrependo".

Chegou o dia da cerimônia de encerramento. Buda invocou todos os espíritos, desde aqueles que sofrem, aqueles que não encontram tranquilidade e sossego, até os que vivem em planos celestiais. As pessoas, em geral, só querem invocar os espíritos de luz, os anjinhos. Buda, não. Buda queria chamar a todos, para que todos ficassem satisfeitos. Na mesa de Buda, todos comem e bebem. Buda os invoca e cria condições para que possam libertar-se de suas dores e sofrimentos.

Há palavras especiais e gestos raros, purificando todos os alimentos, convidando todos os espíritos para que se aproximem, se sirvam e se satisfaçam. Terminada a cerimônia, Buda perguntou a seu aluno: "Como está sua mãe agora?" E o aluno respondeu: "Ela está sorrindo".

Isso ficou na tradição. Atualmente, monges e monjas fazem preces e meditações a fim de abrir gargantas, mentes, olhos, para que as pessoas sejam capazes de ver, sentir e cuidar. Como é que invocamos e acolhemos todos os espíritos e os deixamos satisfeitos para que se elevem a planos superiores de consciência? Isso é o trabalho que monges e monjas budistas fazem.

Temos uma representação chamada Jizo Bodisatva. É o protetor da terra. Da terra, do planeta Terra e da terra, chão. Ele é protetor das crianças e dos fracos. No Japão, essa imagem aparece nas estradas, em locais perigosos onde houve algum acidente, assim como aqui no Brasil coloca-se uma cruz.

Por que fazemos isso? Em homenagem e respeito a quem faleceu ou se machucou e também para purificar o local, abençoá-lo na esperança de que o símbolo faça com que outras pessoas fiquem mais atentas e que não ocorram outros acidentes naquele local. Então, com quem estamos falando? Com o Departamento Estadual de Trânsito, com os vivos ou com os mortos? Na verdade, estamos nos comunicando com todos. Também precisamos ver como é que se fez a curva nesse local perigoso, se a sinalização está correta, a velocidade e outros detalhes. Por outro lado, há pessoas que acreditam que o acidente ou acidentes recorrentes num mesmo local possam ter criado uma marca invisível no local, uma impressão invisível aos olhos comuns, que precisa ser transformada. Portanto, nós também trabalhamos com algumas coisas invisíveis.

Essa cerimônia de invocar todos os espíritos e lhes oferecer alimentos é celebrada no Japão durante o verão – julho e agosto. É a época do ano em que as famílias se reúnem por três dias consecutivos e homenageiam os ancestrais e todos os mortos. Chama-se Obon ou Urabon. No primeiro dia, vão ao cemitério e acendem uma pequena tocha em frente ao túmulo. Essa tocha, em japonês, chama-se *mucae bi*, que significa fogo de ir buscar, de receber (os mortos). Os espíritos ancestrais e dos falecidos são convidados a passar três dias com seus familiares vivos.

A reunião é na casa do irmão mais velho. Os *ihais* (tabletes memoriais) são retirados do altar de Buda e colocados sobre uma mesa especial. Nesse local, fazem ofertas de alimentos três vezes ao dia, de coisas da estação de verão no Japão. Os espíritos são invocados para a grande reunião familiar. Sem lamentações, a não ser, claro, no primeiro ano do falecimento de alguém muito querido. Caso contrário, há a alegria do reencontro. Ao término dos três dias, os mortos são convidados a voltar a seus túmulos, e os parentes que vieram de longe voltam a suas casas. O convite aos mortos para que voltem aos cemitérios é feito com outra tocha pequena, chamada *okure bi*, que significa fogo de acompanhar, de levar embora.

A grande maioria da população japonesa segue esse ritual. Não é interessante, para uma religião que não acredita em nada fixo ou permanente? Religião que nega o chamado *atman* do hinduísmo e prega o *anatman* – não alma fixa? Não é maravilhoso?

Falamos de corpo e mente. Há inúmeros níveis de compreensão e muitas interpretações.

Há um fato curioso. No verão, os japoneses têm o hábito de contar histórias de fantasmas, para ficar com medo, ter um arrepio, refrescar-se. No Japão, fantasmas, espíritos desencarnados, podem ser reconhecidos porque não têm pé – flutuam ao mover-se.

Vi na televisão japonesa uma religiosa especialista em curas espirituais. Certa vez assisti a um programa no qual ela visitava uma adolescente que vivia trancada no quarto, não se banhava, não queria comer, não falava e tinha surtos de cólera. Segundo a interpretação da religiosa, ali havia um espírito insatisfeito. Seu trabalho era purificar a casa e a pessoa. Foram feitas várias visitas, várias conversas, até que a menina se recuperou.

A pergunta que fica é: o que acontecia naquela casa? O que estava se passando com a adolescente? Que tipo de surto ela tinha? Pareceu-me que a religiosa, ao tratar o surto através dessa purificação do espírito, pacificou esse espírito infeliz, sofredor, insatisfeito. Ela não o manda embora, ela o pacifica. Essa pacificação de algo invisível, porém presente, é a condição da saúde mental e física de alguém. Porque a pessoa em surto psicótico está com problemas físicos também. O problema não é só mental. Mente e corpo estão integrados, inter-relacionados. Um é o outro.

Esse é um aspecto curioso do budismo e também de muitas outras tradições espirituais. Há uma grande diversidade de ordens, orientações, mestres e mestras, linhagens.

O contato com os espíritos continua seduzindo a mente humana. Uma senhora leiga auxilia a polícia japonesa a desvendar crimes usando sua paranormalidade. Se isso parece ser uma novidade hoje em dia, devemos nos lembrar das mulheres-oráculo que habitavam o monte Fuji, no Japão.

Para muitas pessoas, o monte Fuji é uma montanha sagrada, local de peregrinações. Durante o verão, há multidões em procissão, subindo e descendo a montanha. Não é local de atividade esportiva, embora, claro, possa haver esportistas por lá. É local de espiritualidade e de cura. No passado, quem habitava essa montanha eram oráculos, em sua maioria mulheres. Pessoas com problemas os consultavam. Mas oráculos falam por enigmas, nunca afirmam "vai acontecer isso". Oráculos apontavam direções e possibilidades. Cada escolha traz seus riscos e seus resultados.

Importante tem sido fazer com que a pessoa perceba aquilo que ela mesma está procurando. O que ela quer? Ela não consegue ver o que quer? Então, peço que venha falar comigo, que eu a ajudo a ver a si mesma. Porque ela não está se vendo. E, se não está se vendo, está se maltratando. Se estiver se maltratando, não estará atendendo suas necessidades verdadeiras. Se não atendê-las, entrará em desequilíbrio. E esse desequilíbrio poderá levar a uma doença. Doença física, mental, espiritual. Para voltar ao equilíbrio, à saúde física, mental, social, precisamos ouvir e compreender nosso corpo-mente individual e o corpo-mente coletivo – a vida da Terra e de todos os seres. Estamos atendendo as nossas necessidades verdadeiras ou somos puxados e empurrados por apegos e aversões? Pela publicidade, pela mídia ou por valores superficiais de fama, fortuna e/ou padrões fantasiosos de felicidade?

O que queremos de verdade?

Nós nos envergonhamos de ser quem somos e de sentir o que sentimos?

O que é a mente?

A pequena mente individual, egoica, e a grande mente, como as reconhecemos?

A mente é a nossa própria mente. Nós somos a mente. Mas não a conhecemos.

A ciência tem procurado conhecer a mente sob vários aspectos. Um dos estudos interessantes é sobre as sinapses neurais.

Há cerca de um ano ou dois, assisti a uma palestra de Leonardo Boff, na qual ele comentava sobre as sinapses. Ele disse algo como: "Não é só porque nosso lobo direito ou esquerdo fica ativado quando estamos orando, que Deus esteja aí apenas. Não está só aí".

Durante o processo de meditar, o que acontece com as nossas sinapses neurais e com os nossos neurônios? Poderíamos dizer que estamos fazendo musculação de neurônios, pois estamos a fortalecer aquilo que escolhemos fortalecer.

Meditar nos permite estar conscientes de nossa própria mente, de quem somos, do que somos, do que é a mente. Percebemos que podemos fazer escolhas sobre o que fazer e o que pensar. As pessoas, em geral, acreditam que não é possível exercer controle sobre os pensamentos. Temos controle sobre nossos pensamentos. Podemos fazer escolhas sobre o que pensar e como pensar.

A meditação é um processo de conhecer a si mesmo, de ver e rever sua própria vida. Digo que é direito e dever de nascença acessar a mente e compreendê-la. Não é para alguns, é para todos.

Buda dizia que apenas algumas pessoas não conseguiriam compreender seus ensinamentos: aquelas com grandes deficiências mentais, aquelas sem condições de ouvir, as não capazes de compreender, as não capazes de praticar. Todas as outras pessoas têm condições de acessar a mesma sabedoria, a mesma iluminação de Buda. Mas com orientação; não é sentarmos a sós e imaginar que se estamos meditando. Fazendo isso, corremos o risco de sair pela tangente.

A mente, Buda dizia, deve ser mais temida do que cobras venenosas e assaltantes vingadores. Ela nos ludibria, nos engana, faz o que quer se não estivermos atentos. Aquilo que os beneditinos falam, olhai e vigiai, é o mesmo que o budismo ensina, com outras palavras: medite e esteja em plena atenção. Atento aos movimentos da mente. Atento àquelas coisas enganosas que possam surgir.

Buda era chamado de rei da medicina, o senhor da cura. Buda cura as mentes perturbadas por fantasias de dicotomia e separação. Seus ensinamentos nos fazem perceber a unicidade do que é assim como é.

Essa unidade, essa completude, não se limita a cada um de nós, ao nosso corpo, mas abrange o organismo vivo que é o planeta, o sistema solar, a via láctea, o universo – hoje chamado de multiverso.

Nós somos o multiverso. Não somos apenas um pedaço, uma parte do todo. Cada "multi-nós" manifesta o todo, a pluralidade. Somos o todo se manifestando de inúmeras formas diferentes. Isso é uma mudança de percepção e da maneira de lidar com o mundo.

A maneira antiga dizia: eu sou um pedaço do todo. A nova maneira: eu sou o todo que se manifesta de inúmeras formas. E eu me percebo nesse todo, mas não me perco nele. Mantenho a minha individualidade sem perder o infinito.

A realidade é não dual. A visão dualista é falsa. Isso é um ensinamento de Buda. A realidade é que estamos todos interconectados com tudo que existe. O que Carl Gustav Jung chama de inconsciente coletivo talvez seja o que Buda disse com outras palavras. Nós nos comunicamos uns com os outros em vários níveis.

Todavia é preciso cuidado, atenção e orientação. Há perigos, armadilhas no caminho. Não só no caminho de Buda, mas também em todas as tradições religiosas, espirituais, em qualquer procura de autoconhecimento.

A importância dos mestres

Por isso seguimos mestres, professores, guias. Não devemos seguir sozinhos nessa caminhada. É como alguém que sozinho escala uma montanha pela primeira vez ou que se embrenha numa mata que não conhece – o risco de se perder é grande. Para evitar esse risco, servem os guias, pessoas com experiência.

É preciso ter algum cuidado ao interpretar os ensinamentos. Muitos textos e muitos mestres usaram a expressão "matar o ego". Ora, não podemos viver sem o ego, sem a nossa identidade particular. Nosso ego, nosso eu, é importante, necessário. Não devemos exterminá-lo. Mas qual é sua função e seu lugar em nossas vidas?

Há alguns meses, um jovem praticante de Florianópolis entrou num processo obsessivo: precisava matar o ego, mas não conseguia matá-lo. Primeiro, não sabia o que era o ego. Ele não conseguia matar essa coisa que diziam que ele tinha de matar. Porque havia lido em algum lugar e ficado muito entusiasmado com a ideia de tornar-se iluminado matando o ego. Depois de alguns meses de práticas severas, jejuns, noites sem dormir e coisas assim, acabou pulando de uma janela para matar o ego. Talvez seja a única maneira de matar o ego – o jovem morreu.

No caminho do zen-budismo, o processo meditativo não é para matar coisa nenhuma, é exatamente o contrário. O primeiro preceito diz "não matar". O oposto de não matar é dar vida. Então, como damos vida, em vida, à nossa vida?

Questione-se: "Há Buda na minha vida? Há ser iluminado na minha vida? Há sabedoria superior na minha vida?" É preciso manter clara a capacidade de julgamento e a capacidade de avaliação isenta de preconceitos. Não é fácil. A mente do especialista pode ficar limitada. A mente do principiante é mais livre, aberta. E quando estamos muito fechados, dizendo que só existe um caminho – o nosso –, estamos nos limitando.

Buda é o principiante especializado em libertar pessoas de suas próprias amarras. Muita gente chegava até Buda carregando o fardo pesado de ideias preconcebidas, conceitos e soluções prontas para resolver conflitos. Buda os aliviava de sua carga. Desnudava-os de suas fantasias.

Contam os textos sagrados que certa vez uma pessoa foi a Buda e disse-lhe: "Eu vim discutir a verdade com o senhor". E Buda respondeu: "Então não haverá discussão, pois estaremos falando a verdade". Como poderia alguém discutir a verdade? Ela é indiscutível. É o que é. As coisas são como são.

Como trabalhar com as emoções

No zen trabalhamos com as emoções. A raiva, por exemplo, é uma emoção nossa, do ser humano. Faz parte da nossa memória ancestral, do nosso DNA, dessa consciência armazenadora e da nossa consciência comum. Alguma situação, alguma pessoa aperta nosso botão da raiva, e ela emerge. Reconhecemos como uma emoção nossa e reconhecemos que a outra pessoa ou situação foi apenas uma circunstância de apertar o nosso botão da raiva.

O que fazer com a raiva? Primeiro, vamos reconhecê-la e depois dar colo a ela. Afinal, a raiva é nossa. Nós, seres humanos, estamos sentindo raiva, e isso é natural. Faz parte da natureza humana.

Observamos, então, o que acontece com o nosso corpo, como está a nossa respiração, a nossa musculatura, os nossos batimentos cardíacos. Experimente fazer isso quando sentir raiva, indignação. Há uma razão para esse sentimento existir, mas há também uma maneira de se lidar com ele.

Devemos também observar, sentir e ver quem está na posição de controle: a raiva ou nós? É preciso assumir novamente o controle. Durante a observação, tudo continua acontecendo. Não deixamos de sentir o que sentimos, mas ao mesmo tempo observamos o que estamos sentindo e conseguimos nos ver em duas posições simultâneas para escolher qual estimular.

Podemos deixar de ser a pessoa que apenas reage ao mundo, para nos tornar alguém que age no mundo. E isso só acontece quando percebemos o que estamos sentindo, sem julgar, sem mascarar.

No momento em que percebemos: "isto é raiva", a mudança pode ocorrer. A pessoa que pratica pode escolher entre, por exemplo, bater a porta e sair berrando, ou refletir: "Estou com raiva, minha respiração está alterada, meus batimentos cardíacos estão alterados, minha musculatura está tensa, respiro conscientemente e pouco a pouco passa".

Tudo o que começa termina. Todos sabem disso, tudo tem começo, meio e fim. Esse momento da raiva se vai, e, agora, o que fazemos?

Precisamos cultivar ações efetivas, adequadas e amorosas de transformação.

Aquela ideia de socar o travesseiro porque estamos com raiva, não me parece ser o caminho. Não é necessário colocar a raiva para fora. É preciso senti-la, reconhecê-la e acalmá-la com ternura. Sua própria ternura por sua própria vida e inquietação.

Não podemos escolher o que sentir, mas podemos escolher o que fazer com o sentimento. No momento em que estamos presentes na emoção, já estamos alterando a maneira de agir. Podemos procurar meios de minimizar conflitos e situações desagradáveis porque percebemos como são ruins.

Se a pessoa ou a situação somente nos faz mal, precisamos mantê-la ou nos manter nessa situação? É importante tratar isso com um pouco de lógica. Buda dizia uma coisa de que gosto muito: "Se vocês acharem boas as coisas que eu falo, então usem-nas. Se não acharem, joguem-nas fora".

É diferente de dizer: "Este é o dogma, vocês devem acreditar no que digo". A história de Buda não é sobrenatural. Ela mais parece um conto de fadas. Um príncipe foge de seu castelo, passa por vários processos de ioga, de curas espirituais, jejuns. Certo dia, depois de anos de práticas, resolve sentar-se em zazen até compreender o sentido da vida e da morte, do sofrimento e da alegria.

Nesse processo meditativo, Buda atravessa as inúmeras tentações dos sentidos, de só querer o que é agradável, como sexo, comida, cama macia. Mas Buda não é seduzido, nem fica limitado pelos prazeres dos sentidos. Isso não é suficiente. O conforto físico não é suficiente. Sua procura é maior. Então, surgem as perturbações mentais, como bolas de energia querendo demovê-lo de sua procura. Pensamentos que surgem para testá-lo. Mas Buda não desiste. É como se dissesse a si mesmo: "Existe alguma coisa que eu preciso conhecer e que está além disso tudo".

Estamos ainda na dualidade entre o eu e o conhecer alguma coisa. E a provocação final do diabo, do dual, é fazer surgir o pensamento do orgulho: considerar-se melhor que as outras pessoas, que os outros seres. Esse sentimento é a própria dualidade, a separação. Eu e os outros. Foi nesse momento que Buda colocou uma de suas mãos sobre a terra e exclamou: "A terra é minha testemunha". Há o nós. Não há melhor, pior nem igual. Cada ser é único e ao mesmo tempo interconectado com todos.

Maravilhosa foi sua expressão ao obter a sabedoria suprema: "Eu, a grande Terra e todos os seres, juntos, nos tornamos o caminho". Essa percepção de que tudo e todos estão vivendo conosco e juntos somos o caminho iluminado. Quem percebe o que Buda percebeu se liberta. Não dramatiza os problemas, as dificuldades, os chamados obstáculos, pois cada obstáculo se torna um portal. Os traumas e os problemas, em vez de serem sofrimentos, são, na verdade, uma entrada para um conhecimento mais profundo.

Quando passamos por dificuldades, podemos ajudar outras pessoas a atravessar essas áreas, a transpor os obstáculos. Não é necessário carregar os dramas, os rancores, as tristezas pelo resto da vida. As experiências boas e más passam por nós e nós por elas.

O relativo e o absoluto

Nada de carregar mortos nas costas. É preciso enterrá-los, deixá-los e seguir adiante. As experiências passam por nós e nós passamos por elas. E aqui estamos. Renovados. A cada instante, a vida está se renovando em nós.

Isso não tem nada a ver com a ideia de ficar preso no absoluto ou no relativo. O relativo e o absoluto se integram como uma caixa e sua tampa. O tempo todo o relativo e o absoluto se manifestam. Quando uma pessoa fica no absoluto, mostramos o relativo. E vice-versa. Temos de buscar o equilíbrio. O equilíbrio na nossa vida é este, relativo e absoluto. *Yin* e *yang*.

Equilíbrio da vida, masculino e feminino. É o que existe. Temos de caminhar nos equilibrando. Como nos equilibramos? Desequilibrando. Ao desequilibrar, percebemos o prumo, o centro, um eixo e um referencial. Se o perdemos, o reencontramos ou reinventamos. É fascinante.

No zen, esse referencial é o próprio corpo. É importante o referencial de equilíbrios quando meditamos. O eixo, a espinha dorsal. Na ioga, ensinam que a coluna vertebral é a fonte da vida. Por ela passa nosso sistema nervoso. É importante estimular o corpo para que esteja saudável, com circulação de energia, de oxigênio.

A ioga fala sobre o prana – energia vital. Podemos falar de vida, energia, oxigênio. Nada está independente de nada. Quando observamos um aspecto da mente, observamos e somos observados.

Como se faz isso? Com treinamento. Quando aprendemos a ler, passamos a ler tudo que vem à frente: nomes de rua, publicidade, palavrões, tudo. Aos poucos vamos compreendendo o que lemos e selecionando. Tudo se torna claro, transparente. Aprendemos a "ler" outros seres humanos e também animais, plantas, as águas, o solo, o ar, tudo que existe. Tudo está nos dizendo de suas necessidades, suas expectativas, seja pelo cheiro, seja pelo gesto, seja pelo movimento, seja pelo olhar, seja pela fala, seja pela energia vital.

Nos últimos dias, tive uma experiência maravilhosa quando minha dentista me alertou de estar escovando os dentes com muita força. Tenho 61 anos de idade e provavelmente há 55 anos, desde que eu escovo os dentes sozinha, os escovo assim. Então é um esforço danado mudar. Mas, depois que ela me falou isso, tenho prestado grande atenção ao escová-los.

A dentista me sugeriu que pegasse na escova com delicadeza, como se segurasse uma caneta. E, ao me lembrar disso, seguro de leve a escova, escovando devagarzinho, o que é mais agradável. Em minha pressa de querer fazer tudo rapidamente, nem notava que estragava meus dentes com a intenção de torná-los limpos. Quantas vezes em nossas vidas não fazemos coisas semelhantes?

Para mudar, é preciso esforço e alguém que nos oriente, que nos faça perceber, para podermos transformar a nós e ao mundo. Esforço contínuo, diligente, amoroso, uma vez que temos hábitos antigos, já arraigados, difíceis de mudar. Esse exemplo simples de escovar os dentes pode se aplicar ao nosso relacionamento com as pessoas, com o nosso corpo, com as doenças, com o mundo, com todo o meio ambiente, com tudo.

Apreciar a vida

Meu mestre de ordenação monástica nos Estados Unidos, Maezumi Roshi, insistia para que apreciássemos nossas vidas. Apreciar a vida assim como ela é. Perceber que é um processo contínuo de transformação e que podemos indicar o rumo dessa transformação. Apreciar o instante, sem reclamar tanto, sem cultivar rancores, raivas, desesperanças.

Se o mundo não está bom, o que fazemos? Nós somos o mundo, não estamos fora do mundo. Não está bom, o que fazemos para melhorar? Associações de bairro, ONGs, ações governamentais, em nosso trabalho – participe, não se omita. Não reclame apenas. Aja!

Nos Estados Unidos foi criada a Zen Peacemaker Order, entidade social zen-budista que iniciou seu trabalho cuidando de moradores de rua, da recuperação de pessoas drogadas em Nova York, a maioria mulheres, grávidas ou com crianças pequenas. Como se recupera uma pessoa? Formou-se uma mandala, uma rede de psicólogos, psiquiatras, assistentes sociais, médicos, dentistas, monásticos, administradores, consultores, governo municipal e estadual que funciona.

Uma das monjas desse grupo veio ao Fórum Social Mundial de Porto Alegre. Antes de nosso evento, caminhávamos por uma praça e fomos reconhecidas por algumas pessoas que descansavam de sua atividade matinal. Então, essas pessoas passaram a reclamar dos moradores de rua, das crianças abandonadas. A monja de Nova York, depois de ouvi-las, perguntou o que faziam a respeito daquilo que as incomodava. Ficaram caladas.

Ela deu o exemplo de uma senhora em Paris, que hoje alimenta mais de trezentas pessoas, porque um dia um morador de rua pediu dinheiro a ela. Assim, é preciso começar a fazer. Parar de reclamar do mundo, da vida e das coisas e a ter ações efetivas de transformação, ações amorosas.

O primeiro passo é ver a realidade como é – testemunhar. O segundo é procurar meios de transformar, juntar pessoas, grupos e fazer o bem. Se há um fogo perigoso, temos de apagá-lo. Chamar os bombeiros, cuidar para que ninguém seja ferido. Não é apenas rezar, meditar e esperar que alguma força superior transforme nossa vida ou a vida da Terra.

Os cinco preceitos de Buda

No budismo não há conceito de Deus. Buda dizia que tudo no universo é uma teia de causas, condições e efeitos, sem começo nem fim. Quando lhe perguntavam sobre a causa primeira, Buda silenciava. Buda nunca fez nenhum movimento para provar que Deus não existe ou que existe. "Silêncio, a mente humana é limitada" – isso é tudo que disse.

Há uma analogia nos textos sagrados sobre alguém que recebe uma flechada. De que adiantaria discutir a origem da madeira da flecha? O importante é curar a ferida. Assim, Buda evitava discussões e especulações sobre a origem da vida, do mundo, do universo. O que importa é o agora.

Cada tradição tem os seus referenciais. A tradição que eu sigo se baseia nos ensinamentos de Buda, cujos cinco preceitos são: não matar, não roubar, não abusar da sexualidade, não mentir e não se intoxicar. Em outras palavras: viver de forma ética.

Temos de nos perguntar: a minha vida é ética? Eu tenho memória correta, eu me lembro de quem eu sou e do que é a vida? Esse é o primeiro passo. O segundo passo é perguntar: a minha fala é correta? O que eu falo está levando maior número de pessoas a encontrar a verdade e o caminho, ou está afastando-as disso? O meu meio de vida é correto? O meu meio de vida está explorando alguém, está causando mal a alguém?

Existem oito aspectos do caminho iluminado, que, por uma questão de espaço, não serão detalhados neste texto. Citarei apenas uma das versões existentes, em que cada aspecto deve ser realizado de forma correta. Eles são compreensão, pensamento, plena atenção, fala, ação, esforço, concentração, meio de vida. Vamos dar o exemplo da capacidade de concentrar-se corretamente. Se a pessoa não consegue se concentrar, que expediente podemos usar? Para uma criança que não fica quieta, por exemplo, podemos propor: quantos risquinhos tem o céu da boca? Desse modo, estamos criando condições para que ela possa aquietar-se. E, nesse aquietar-se, nesse sentar e aquietar-se, alguma coisa está acontecendo. A meditação correta. Como sei se é certa ou errada? É preciso procurar um professor, alguém que possa autenticar a prática.

O aqui e agora

Uma senhora veio meditar pela primeira vez e depois de alguns minutos disse-me: "Que maravilha! Eu vi tantos monges com mantos coloridos". Eu disse a ela: "Que bonito, é sua imaginação". Porque a meditação não é para nos levar a um outro lugar, é para nos trazer para o aqui e agora. Para o presente absoluto. Para conhecermos nossa mente e percebermos: isso é uma fantasia. Então, vamos continuar sonhando?

É preciso ouvir os sons como são. Sem medo, sem aversão, sem apego. Ouço uma música agradável e não quero que termine, por exemplo. Mas isso está errado. A música tem começo, meio e fim, ela cessa. Enquanto estou ouvindo, eu a aprecio e, quando cessa, aprecio o silêncio, sem me lamentar pelo que passou, sem ficar ansiosa pelo que será.

É trazer as pessoas de volta para o instante, o agora. Neste agora está todo o passado e todo o futuro. O agora que é importante. Porque neste agora, em vez de nos lamentarmos do passado, vamos lembrar como chegamos até aqui, como foi construído o presente.

Poderemos até mesmo agradecer os nossos traumas, por exemplo. Agradecer até aqueles maus-tratos lá da infância e talvez aquela nossa mãe que achávamos perversa. Seremos capazes de compreender que ela foi o que podia ser. Não o nosso ideal. E, assim, vamos parar com o ideal de pai e mãe e nos lembrar de que eles são apenas seres humanos. E vamos começar a ver os outros seres humanos como sendo tão humanos quanto nós. Com todas as falhas, as insuficiências e também as coisas boas. E vamos ser capazes de apreciar o outro e não depreciar, porque essa é a nossa tendência. Então, é preciso retornar a esse olhar capaz de apreciar esta coisa transitória, brevíssima, que é a vida humana e que ao mesmo tempo está conectada com toda a vida.

Há um livro chamado *A vida íntima de uma esquizofrênica*, de Barbara O'Brien, que achei maravilhoso. A personagem principal, uma mulher, começa a ouvir vozes. Ela passa por vários especialistas até encontrar um terapeuta que a aconselha a ir adiante, a ouvir as vozes e entender o que está ocorrendo, que tudo está passando e que ela iniciara uma viagem interior, de autoconhecimento. O terapeuta pede a ela que não tenha medo, nem queira voltar a ser o que era, pois não há volta. Que vá em frente.

Ela percebe o mundo como uma série de ganchos nos quais as pessoas prendem umas às outras e prendem a si mesmas. Ela sente as pessoas controlando umas às outras. No seu local de trabalho, ela percebe esses ganchos e considera esse tipo de relacionamento insuportável. Suas vozes interiores dizem a ela para pedir demissão, ir para a floresta. E ela o faz. Essas mesmas vozes a protegem e orientam na mata. Que vozes seriam essas?

No final, ela se cura e não volta a ser o que era antes de iniciar essa viagem, mas se torna quem é no agora após penetrar e avançar, vencendo os medos e as dúvidas.

O caminho do zen se assemelha ao aconselhamento do terapeuta dessa história: não voltar a ser o que era antes, porque é impossível. Nada volta a ser o que era. Só temos um caminho na vida: ir para frente. Ninguém vai para trás. Temos de penetrar e atravessar a mente, até o absoluto. Porém não permanecemos no absoluto.

Quando uma pessoa sobe num poste altíssimo e chega ao topo, o que faz? Fica lá? Não. A certo momento, será preciso descer. O caminho da subida da montanha é o caminho da descida da montanha. O caminho de penetrar a essência do ser e perceber-se a vida do universo não é o de perder a si mesmo, mas o de se encontrar. O que fazemos quando as pessoas ficam perturbadas? Como ajudá-las? Que meios ou expedientes podemos utilizar para que percebam o mais simples?

Aprecie sua vida, seja uma pessoa comum. Na hora da fome, coma; na hora do sono, durma. Se houver comida, se houver onde dormir. É preciso também criar condições para que todos tenham o que comer e onde se deitar.

Entretanto, se dissermos a uma pessoa despreparada que apenas coma e durma, ela poderá interpretar isso de forma errônea e deixar de cumprir seus compromissos alegando que está seguindo os ensinamentos do zen. Não é nada disso.

Precisamos entender qual é a nossa necessidade verdadeira, pois a mente é capaz de artimanhas incríveis. E devemos ter a sensibilidade de entender também qual é a necessidade verdadeira das outras pessoas e de todos os seres. Tornar-se o outro. Compreender em profundidade – isso é compaixão.

Compaixão e conflitos

No budismo, além da sabedoria iluminada, é preciso cultivar a compaixão. A palavra já se autodefine: "com" significa juntos, simultaneamente, eu e o outro, unidos na mesma "paixão" – paixão que pode ser dor, sofrimento, problemas ou alegrias e sucessos. Entretanto, muitas vezes criamos uma fantasia sobre a compaixão, tal como a história antes mencionada do monge norte-americano que havia formado um conceito de compaixão. Ele precisava ser bom e compassivo, precisava falar delicadamente com seus alunos. Isso o aprisionava e o fazia doente.

A compaixão pode parecer áspera, às vezes. Se uma criança vai colocar o dedo na tomada, o pai ou a mãe podem dar um grito para que ela não conclua a ação. Isso não é fúria, braveza. É amor e cuidado. É compaixão. O zen insiste para não ficarmos apegados às palavras, aos nomes e às formas, e sim para estarmos em adequação com as circunstâncias, agindo, pensando e falando para o bem de todos os seres.

Quando comecei a praticar, também queria ser boazinha. Certo dia, em Los Angeles, na Califórnia, onde eu morava, vi uma senhora idosa e cadeirante esperando o semáforo abrir para atravessar a rua. Pensei comigo que aquela era a oportunidade de demonstrar meu estado búdico de compaixão e tentei ajudá-la empurrando sua cadeira de rodas. Ela ficou muito brava, recusou minha ajuda dizendo que podia muito bem atravessar sozinha. Há muitas pessoas nessa fase da prática espiritual, os bonzinhos querendo ganhar pontos, procurando por méritos, querendo cuidar de alguém, de alguma coisa, de algum ser vivo ou alguma situação. Na verdade, estão cuidando apenas de si mesmos.

Como professora dos ensinamentos zen, muitas vezes descubro que aprendo mais do que tenho a ensinar. Numa aula, por exemplo, os alunos me ensinam. Suas perguntas me ensinam a pensar e a formular aquilo em que acredito, aquilo ao qual dedico minha vida. Dedico minha vida porque acho bom, se eu não achasse bom, não teria me tornado monja.

Fui fazer um curso de meditação em Los Angeles. Naquela época, eu vivia um casamento tumultuado pela paixão, pelas brigas e pelas crises de ciúme. Recentemente, uma jovem me perguntou o que fazer a respeito do ciúme que ela sente. Lembrei-me do que outras pessoas me disseram naquela época em que vivenciei um relacionamento assim e pude dizer-lhe com tranquilidade: "Seria isso paixão e não amor? Observe como é forte esse apego e observe seu medo de perder e ao mesmo tempo sua vontade de terminar. Porque é cansativo. Cultivar amor é diferente de cultivar sexo, paixão. Observe e perceba que mesmo o ciúme tem começo, meio e fim. Não aja, não fale, nem pense. Sinta a emoção e pense logicamente. Faça escolhas. É difícil. Faça *gassho* ao seu ciúme. Mãos, palma com palma. Assim você se torna responsável por si mesma e por suas emoções. Observe, compreenda e escolha".

No meu casamento, quando percebia que íamos ter uma cena, uma crise de discussões e brigas, lembrava-me das palavras de Charlotte Joko Beck, minha instrutora no Zen Center of Los Angeles: "Faça *gassho* a quem lhe provoca uma emoção. Coloque as mãos palma com palma. Em situação de briga, não o faça externamente, mas interiormente. Essa pessoa é o seu mestre. Agradeça. Porque ela está mostrando a você como funcionam as suas próprias emoções. É como se ela tocasse os seus botões de controle. Aproveite para se conhecer melhor".

Assim, dei início à prática em minha vida. Notei que colocar as mãos palma com palma, em *gassho*, permitia um distanciamento capaz de sair do círculo vicioso em que havíamos entrado, eu e meu marido. Acabamos por nos separar de forma muito agradável e tranquila. Tornamo-nos amigos. A diferença foi que dessa vez pude observar e aprender. Aprender a lidar comigo, e isso não é exatamente querer mudar o outro, controlar ou manipular ninguém.

Do mesmo modo, nos processos de orientação espiritual não devemos pensar que estamos controlando ou manipulando. Estamos abrindo possibilidades para que cada pessoa conheça a si mesma. Isso inclui a mim e a quem trabalha com a cura. Estamos todos juntos – quem precisa ser curado, quem se propõe a curar e a cura em si. Não são três. Apenas um.

Gassho é um agradecimento, um cumprimento, uma reverência, é estar inteiro, presente no instante. É ser capaz de agradecer e reverenciar até mesmo um problema que chegue a nós. Reverenciar o insulto que recebemos. Os cristãos falam em dar a outra face. Dar a outra face, para aqueles que não sabem, não quer dizer "bata mais que eu gosto". Significa que vou agir de forma diferente, e não apenas reagir. A pessoa me ofende, e eu vou procurar entender por que ela está me ofendendo.

Mas isso também pode se tornar uma armadilha e uma trava. Tive uma aluna psicóloga que a tudo e todos analisava e compreendia. Ela aceitava abusos, traições de amigas e companheiros, pois procurava pelas causas de seus comportamentos e os compreendia. Mas ao mesmo tempo sofria muito.

O erro é aceitar o inaceitável. Não podemos aceitar violência familiar nem abusos contra pessoas vulneráveis, quer sejam crianças, quer sejam mulheres, quer sejam pessoas idosas, adoentadas, debilitadas. Não se pode admitir a violência física nem a violência mental. Nenhuma violência pode ser admitida, nenhuma discriminação preconceituosa pode ser aceita.

Felicidade, samsara, nirvana

Felicidade. Todos queremos ser felizes. Ficamos felizes quando há resultados positivos, quando o que fazemos, planejamos dá bons frutos. Criou-se uma fantasia de que a felicidade depende de coisas externas, de acúmulo de riquezas ou fama. Mas nem sempre é assim, embora eu acredite que ter também signifique ser. Cuidado – ter e ser não se opõem, se completam.

Somos a mente, o corpo, a inteligência e o contentamento que temos. Somos as nossas opções, o nosso estilo de vida. Somos o que fazemos, produzimos. A mãe que amamenta fica extremamente feliz, mesmo que a amamentação machuque a mama. A mulher se sente realizada dando de seu corpo, de seu leite para uma nova vida.

É o oposto de quem apenas quer receber, o tempo todo cobrando, reclamando, exigindo, como um saco sem fundo. No Japão, no budismo, são chamados de espíritos famintos, insatisfeitos. Por mais que tenham, jamais alcançam a satisfação, sempre falta alguma coisa.

Nos Estados Unidos, fizeram uma representação teatral de uma prece para satisfazer os espíritos famintos. Foi muito interessante. Havia uma pessoa mamando numa mamadeira e com mil chupetas pelo corpo todo. Uma outra tinha um casaco cheio de drogas por dentro.

Essa insatisfação permanente também é um aspecto nosso, da nossa psique. Buda fala de seis mundos. Todos são aspectos nossos. Não são coisas de fora, são nossos. Há momentos na vida em que nos sentimos no inferno. Tudo parece ser apenas sofrimento, nada funciona direito.

Em outro momento, a insatisfação que mencionei antes: nos alimentamos muito bem, mas continuamos com fome. Mantemos relações sexuais e continuamos querendo mais, e assim por diante. Até mesmo com a espiritualidade: queremos mais êxtases místicos, ou queremos ser o mais humilde, o mais pobre entre os pobres. Em um dia, passamos várias vezes por isto: pelo inferno (o primeiro mundo), pelo insatisfeito (o segundo mundo), depois pelo estado bruto animalesco (o terceiro mundo), em que somos um bicho – "Não fale comigo que eu viro um bicho". Só nosso instinto é que conta. Quando nossas necessidades instintivas são satisfeitas, adormecemos. Não praticamos, não procuramos a verdade, não questionamos a vida.

Há o universo dos seres humanos, o quarto mundo. Nossas características de sensibilidade, inteligência, percepção e iluminação. Diferente das outras espécies, porém não melhor, pois dependemos de todas as outras para sermos. Como seres humanos, temos a condição de praticar, de questionar e de despertar para a verdade e o caminho.

Existe também o mundo dos guerreiros, dos briguentos, chamados *asuras*, o quinto mundo. Sempre prontos a causar uma briga, uma discussão, um confronto. Ficam tão ocupados com a violência que não têm tempo para praticar.

O sexto mundo é o dos devas, seres celestiais. Nesse universo tudo está perfeito e maravilhoso, há fartura, abundância, bem-aventurança. Nele também não praticamos, não questionamos coisa alguma.

O que acabei de descrever chama-se a roda de samsara. Na verdade, em uma hora podemos rodar várias vezes. Brigas, litígios, insatisfações, compreensão, desejos sensoriais, prazer celestial. Algumas pessoas querem sair dessa roda de samsara. Na verdade, só há uma saída: reconhecer onde estamos e lembrar que tudo é passageiro, praticar os ensinamentos sagrados, meditar e acessar o estado de nirvana. Mestre Dogen Zenji Sama, fundador da tradição Soto Shu no Japão, no século XIII, dizia que samsara é nirvana.

Nirvana é um estado de paz, de tranquilidade. Onde quer que estejamos é o caminho se manifestando e a oportunidade de prática, crescimento, aprendizado e aprofundamento na verdade. Sempre apreciando a vida em sua diversidade de momentos e situações.

Quero terminar dizendo de minha esperança. Esperança infinita na espécie humana e no instinto de sobrevivência. Para sobreviver, temos de cuidar da Terra e de suas vidas. Temos de cuidar de tudo com respeito e cuidado para recebermos de volta o cuidado e o respeito que queremos.

Caminhemos.
A vida não para nem por um instante.
Nós somos a vida.

(Mãos em prece.)

Perspectivas judaicas de saúde e enfermidade: *healing* e espiritualidade

Rabino Adrián Gottfried

O que é *healing*

No momento em que o bem-estar nos escapa...

No momento em que a dor e o sofrimento se tornam agonizantes realidades...

É precisamente nesses momentos que podemos nos abrir para o *healing* e para a cura.

Muito temos que fazer por nós mesmos e muito do que nos é dado fazer deve ser feito. Não menos que a doença, a cura tem um elemento essencial de participação. Mesmo quando fazemos tudo o que podemos fazer, ainda há, muitas vezes, muita coisa a ser feita...

Podemos nos voltar para aqueles que nos curam, buscando sua habilidade e seu apoio em nossa luta pelo bem-estar. Mas, apesar de fazerem tudo o que sabem, ainda há, muitas vezes, muita coisa a ser feita...

Podemos nos voltar para a vida, para o vasto poder do Ser que anima o universo, buscando superar aquilo que bloqueia a nossa cura.

Os recursos espirituais da tradição judaica ajudam aqueles cuja vida está presa às garras do sofrimento a se abrir à maravilha da vida, a superar o sofrimento para chegar ao verdadeiro Eu além da dor, que é o bloco intacto de nossa unidade com a santidade.

A tradição judaica nos oferece orientação para encontrar através da dor a força de viver com graça e humor, descobrindo que da dúvida e da angústia pode emergir a força de caminhar para a cura, o que nos levará a viver com dignidade e santidade.

É natural sentirmos medo quando adoecemos, pois nos sentimos vulneráveis. Às vezes, nos sentimos sozinhos, mesmo quando nossos entes amados estão ao nosso lado. A prece judaica tem o poder de transformar nosso medo em fé. Faz-nos recordar que nunca estamos sozinhos.

É verdade que a doença leva ao medo. Mas a doença também leva à fé. Quando rezamos, nós nos conectamos com o poder de Deus. Talvez não seja um poder suficiente para curar todas as enfermidades, mas é um poder suficiente para nos ajudar a lutar por nossas vidas, pois nos leva a reconhecer a força que repousa dentro de nós, a coragem para lutar, a determinação para vencer mesmo com ínfimas probabilidades.

Quem já se deparou com a doença de um ente querido e se sentiu induzido a fazer uma prece de *healing*?

Quem, como eu, já chorou incontrolavelmente no silêncio solitário de um hospital, rezando pela saúde de alguém que estivesse lutando por sua vida?

Nessas situações, mesmo sem compreender totalmente o impacto de nossas preces, fazemos o que podemos para ajudar. Mergulhamos no fundo de nós mesmos e pedimos a Deus que exercite Seus poderes de *healing* para que alcancem o nosso ente querido e o curem.

Nesse ato solitário, colocamos toda a nossa teologia e racionalismo de lado e, do nosso modo, pedimos a Deus pela cura. De alguma forma e em algum lugar, sabemos que essa cura é possível. Reformulamos a súplica de Moisés para restaurar a saúde de Miriam, e, assim, a primeira prece pela recuperação de um doente registrada pela Bíblia recebe um novo significado:

El na, refa na la (Deus, por favor, cure-a, por favor).[1]

1 Números 12:13. Números (Bamidbar, em hebraico) é o quarto dos cinco livros da Torá, ou Pentateuco, o texto sagrado da religião judaica. Os outros são, pela ordem: Gênesis (Bereshit), Êxodo (Shemot), Levítico (Vayikrá) e Deuteronômio (Devarim).

Nessa curta sentença de apenas cinco palavras, reconhecemos que o poder da cura está na capacidade de estar em sintonia com o espírito divino. Mesmo que seja impossível compreender completamente a poderosa conexão entre o humano e o divino, em um nível pessoal, reproduzimos a prece de Moisés. A súplica específica de Moisés por sua irmã é uma viagem do espírito que nós também empreendemos.

O mundo da ciência é conhecido pelo seu enfoque racional. No entanto, a pesquisa científica está se abrindo para as possibilidades existentes na medicina complementar e alternativa.

Os rabinos já conheciam há muito tempo essas possibilidades de cura e de transformação. A literatura sagrada judaica é plena de exemplos de vida. Mesmo tendo maior familiaridade com as preces de nosso povo, a dor e o sofrimento dos rabinos são reais - e seu desejo em trazer *healing* para a sua comunidade é urgente.

De acordo com o rabino Eliezer,[2] a doce prece de Moisés em favor de Miriam deveria ser um modelo para todas as nossas preces de súplica.[3]

A verdadeira prece não precisa de eloquência ou de patrono. As preces que marcam a nossa tradição têm o seu lugar e dão suporte ao nosso povo, mas é a expressão pessoal de nossas preces que constitui uma afirmação de fé, uma crença em nossa habilidade particular de clamar pelo poder de Deus para a cura.

O que é judaísmo

Judaísmo é o nome dado à religião do povo judeu, a mais antiga das três principais religiões monoteístas, que incluem o cristianismo e o islamismo. Surgido da religião mosaica, o judaísmo, apesar de suas ramificações, defende um conjunto de doutrinas que o distingue de outras religiões: a crença monoteísta ética.

Na visão judaica do mundo, Deus é um Criador ativo no universo e que influencia a sociedade humana, na qual o judeu é aquele que pertence a uma linhagem que firmou um pacto eterno com esse Deus.

---

2 Trata-se do rabino Eliezer ben Hyrcanus, que viveu entre os séculos I e II na Europa Central.

3 Berachot 34ª Berachot é um tratado do Talmude, conjunto de textos da tradição oral rabínica.

A doutrina judaica coloca o ser humano como parceiro de Deus na Terra. O judaísmo não pode ser definido apenas pelas categorias ocidentais de religião, já que também é uma filosofia de vida, uma cultura, uma civilização religiosa, um povo, etc.

Encontrando uma teologia de *healing*

A tentativa de encontrar uma teologia de *healing* que faça sentido no mundo pós-moderno nos coloca diante de um paradoxo. Enquanto a ciência informa muito de como navegamos o mundo, nós começamos a compreender suas falhas. Hoje, aprendemos que a religião é mais útil para desvendar os mistérios do mundo.

Entre outras coisas, aprendemos que as perguntas que fazemos são com frequência mais importantes do que as respostas que a ciência provê. Parece fazer parte da condição humana ser ao mesmo tempo racional e metarracional. Desse modo, nossas crenças sobre Deus e *healing* deveriam ser construídas ao longo de um *continuum*, que reflete os vários estágios de nosso sofrimento e de nossa fé.

Experimentamos diferentes facetas de Deus enquanto seguimos em nossas vidas, e nossa crença em Deus muda enquanto progredimos através dessas experiências. De forma similar, lidamos com aspectos diferentes de Deus como Curador enquanto seguimos nosso caminho através da cura. Assim, nossa teologia de *healing* também muda.

Nossa jornada é dinâmica. Em consequência, nossa teologia também é dinâmica. Há ocasiões em que sentimos sutilmente o poder da presença da cura de Deus. Ele pode nos subjugar, preencher-nos com temor e medo. Em outras ocasiões, Deus nos parece distante e remoto, como se estivesse desinteressado do mundo, desconectado de nossas vidas humanas individuais. Em parte, esse sentimento de alienação e estranhamento é o preço que pagamos por viver nessa conjuntura histórica.

Martin Buber, filósofo, escritor e pedagogo do século XX, argumentava que o mal deve ser definido como a ausência de relacionamento e direção em nossas vidas.

Uma vez que o modelo para todos os relacionamentos deveria refletir aquele que estabelecemos com Deus, poderíamos potencialmente combater o mal do sofrimento desenvolvendo relações com cada um e com Deus. Tal processo nos ajudaria a reconhecer que nunca estamos sós: Deus sempre está ao nosso lado aonde quer que vamos, não importa o que sejamos forçados a enfrentar em nossas vidas. Isso trará a presença curativa de Deus para nosso meio, resultando em cura para o corpo através da alma.

O significado da enfermidade e da cura na tradição

Como o judaísmo é mais uma religião deste mundo do que uma religião do próximo mundo, a espiritualidade judaica diz respeito tanto ao mundano quanto ao transcendente. Assim, não é surpreendente descobrir que nós judeus olhamos para a enfermidade como uma mestra espiritual, e não apenas como um desafio exclusivo do corpo a ser subjugado e vencido.

O judaísmo nos ensina que deveríamos enfrentar a doença como parte do que somos, uma vez que ela é parte integral do mundo em que vivemos. Também nos ensina que sofremos espiritualmente com a enfermidade somente quando não conseguimos encontrar um significado nela.

Quando encontramos significado em nossa enfermidade, o sofrimento tem sua intensidade diminuída, e estamos em melhor condição de encontrar *healing* espiritual nessa hora.

A dimensão humana

Para mim, a experiência atual de doença é mais importante que qualquer construção teórica no judaísmo. É a experiência humana, e não as construções teológicas, que importa e que deve ser encontrada nas aulas de teologia judaica. No entanto, como rabino, sinto-me compelido a confrontar Deus como fonte de sofrimento com uma estrutura teórica de um sistema teológico.

Por outro lado, se reconheço Deus como fonte de toda vida, estou mais inclinado a considerá-Lo um Curador. O que é mais importante é como o judaísmo considera o indivíduo que está doente e, então, o ajuda a galvanizar os recursos pessoais, a fim de diminuir o sofrimento.

O espírito é a ponte entre a mente e o corpo que nos torna humanos. Devido ao pesado fardo que uma doença séria nos impõe, podemos não desejar ou não ser capazes de nos colocar de pé para exaltar a Deus, e podemos resistir a rezar a Deus mesmo quando somos capazes de fazê-lo.

A recitação diária dessas preces ajuda a pavimentar o caminho para a cura. Elas nos oferecem um prisma pelo qual vemos cada dia nosso e nos forçam a assumir uma postura que, de outro modo, poderia ser negligenciada em nossa busca por cura: a aliança entre o corpo e a alma. Considero os momentos pela manhã, quando fico a sós com Deus para dizer minhas preces, os mais poderosos de todo o dia, muito mais significantes do que o serviço da tarde ou da noite, ou mesmo a recitação do Shemá,[4] antes de me deitar.

Doença espiritual

A enfermidade representa um estado em que a falta de espiritualidade impacta negativamente o bem-estar físico do indivíduo. A doença pode acontecer quando o lado não sagrado da vida da pessoa domina e sufoca o outro lado, cortando a conexão do indivíduo com Deus.

O autor de Provérbios pergunta: "O espírito da pessoa a fortalece na doença, mas quem erguerá um espírito partido?"[5]

O Malbim[6] fornece uma resposta: "É o espírito que sustenta o corpo. E, mesmo havendo enfermidade no corpo, o espírito tem força suficiente para suportar a doença, dando-lhe força para aguentar [a enfermidade] e renovar sua coragem".[7]

No entanto, se o espírito estiver partido (referindo-se à doença espiritual), quem o erguerá? Porque, então, a doença afetará também o corpo, como está escrito: "Um espírito deprimido seca os ossos".[8] Metsudat David[9] acrescenta:

---

4 Shemá Israel: uma das principais preces do judaísmo, base do monoteísmo ético, recitada duas vezes por dia (Deuteronômio 6:4-9).

5 Provérbios 18:14.

6 Malbim: acrônimo do rabino e exegeta bíblico Meir Leibush ben Yechiel Michel (1809-1879).

7 Comentário de Malbim ao livro de Provérbios (Mishlei). Malbim, *Mishlei im Perushim* (Jerusalém: Hadar, 1978), p. 556.

8 Provérbios 17:22.

9 Trata-se do rabino David Altschuler, que viveu em Javorov, na Galícia (sul da Polônia), no século XVIII.

"Mas, quando o espírito está partido pela tristeza e depressão, quem o erguerá? Porque o corpo não o ergue para fortalecê-lo; ao contrário, é o espírito que sustenta o corpo".[10]

Como abrir as portas para o *healing* judaico

Aproximar-se de Deus envolve quatro elementos que são particularmente importantes para aqueles que não aproveitaram a oportunidade de alimentar esse tipo de relacionamento antes da doença. Pode ser que esses elementos sejam difíceis de ser estabelecidos quando se está doente, mas constituem a chave para a integridade espiritual e para a possibilidade de nos conduzir à cura.

O primeiro elemento: o estudo

A luz divina está refletida no estudo da Torá; ela ilumina os cantos escuros de nossas almas e afasta as sombras. Se cremos que "a Torá é a cura para toda a existência",[11] então temos de nos prover de ferramentas para poder explorar e sondar suas profundezas em busca de significado, para que nela possamos encontrar um ritmo para as nossas próprias vidas.

Não estudamos a Torá simplesmente para aprendermos mais sobre o texto, e sim para nos ajudar a aprender mais sobre nós mesmos.

O segundo elemento: o ritual

O ritual traz a ordem às nossas vidas, ancorando-nos enquanto navegamos de um lado para o outro na jornada da vida. O judaísmo cria força espiritual através do cumprimento das *mitzvoth*: as pautas de comportamento judaico, que nos conectam com a ação.

Os rituais são as vias através das quais vamos ao encontro de um contato com o Divino. Com a observância dos rituais do Shabat,[12] por exemplo, a luz divina é trazida do reino espiritual para o reino físico. O Shabat chega sema-

---

10 Comentário bíblico de Metzudat David.

11 (Provérbios) 4:22.

12 No judaísmo, nome dado ao dia de descanso semanal. De acordo com a tradição judaica, o dia do Shabat foi ordenado por Deus como um dia de descanso após a criação.

nalmente, e sua observância é considerada igual a todas as outras *mitzvot*. Do Shabat vêm ideias especiais, como Oneg Shabat (alegria do Shabat), porque com a alegria vem o *healing*.

O terceiro elemento: a prece

A prece é a nossa maneira de nos comunicarmos com Deus e de pedir-Lhe por *healing*. O estabelecimento de uma vida pautada pela prece ajuda a nutrir o relacionamento com Deus.

Contudo, primeiro temos de ajudar as pessoas a rezar, a aprender a rezar, para depois explorarmos a liturgia. Estabelecido o hábito de rezar, devemos então ensinar as palavras da oração e explorar o seu significado. É nesse ponto que as palavras podem ser aplicadas às situações da vida real, seja em Mi Sheberach[13] durante o serviço da Torá, seja na recitação diária de uma prece de *healing* na Amidá.[14]

O quarto elemento: a presença

O quarto elemento é aquele que combina os demais: presença – a de Deus e a dos outros – na forma de comunidade.

A presença das pessoas e de Deus é o que a tradição judaica descreve como *bikur cholim*, visita ao enfermo. É a visita que faz uma diferença considerável no *healing* de uma pessoa. A ideia de uma rede social soa simples, quase óbvia, mas muitas pessoas são deixadas sozinhas para suportar suas enfermidades. Esses quatro elementos – estudo, ritual, prece e presença – são os componentes cruciais para desenvolver o nosso espírito e aproximá-lo de Deus.

Por vezes, a via mais direta para o *healing* nos leva a um longo caminho. O *healing* não acontece do dia para a noite, mesmo quando nossos males estão sob controle e a vida não está mais ameaçada.

A jornada do nosso povo no deserto nos ensinou como suportar o deserto na vida por um longo período de tempo. É como um DNA espiritual. Como as tábuas do Pacto[15] que deveriam ser escritas com fogo branco e com fogo preto,

---

13 Prece pela recuperação da saúde durante o serviço religioso de leitura pública da Torá ou na recitação diária de uma prece de *healing* na Amidá.

14 Amidá é a prece que se recita de forma silenciosa e individual durante o serviço religioso judaico.

15 Também chamadas tábuas de pedra, dadas por Deus a Moisés quando este subiu ao monte Sinai.

a viagem do nosso povo está escrita com o fogo espiritual em nossos genes. É parte da psique religiosa judaica. Ajuda a abastecer a memória histórica do povo judeu. Agora podemos acrescentar nossa jornada pessoal à jornada coletiva do nosso povo.

Lembrando-se de Deus

Em meio à doença, pode ser difícil nos lembrar de como nos sentíamos antes, quando gozávamos de saúde. O doutor Herbert Benson, uma conhecida autoridade em medicina complementar ou alternativa, sugere que a chave para a cura é fazer com que o corpo e o espírito se "lembrem de seu bem-estar". Ele trabalha com seus pacientes a fim de que alcancem isso. O doutor Benson argumenta que, se podemos nos recordar de como era sentirmo-nos saudáveis antes de ficarmos doentes, seremos capazes de nos mover em direção ao lugar em que a cura acontece. Ao mesmo tempo, temos de bloquear tudo o que possa nos impedir de agir assim. Nenhuma negatividade, nenhum pessimismo são permitidos, somente pensamentos positivos. Enquanto essa ideia ainda é controversa na comunidade médica, permanece como ideia principal na área de *healing* médico. Mas e o lado espiritual desse "bem-estar relembrado"?

A chave para o bem-estar relembrado, de acordo com o doutor Benson, é recordar a relação original com Deus.

E como é recordar essa relação com Deus? O rabino David Wolpe explica que, "repentinamente, Deus parece mais próximo de nós porque estamos despertos",[16] ou seja, estamos acordados e sensíveis para a Sua presença e para a nossa doença. Independentemente de nosso estado mental ou físico, todos nós precisamos de *healing*. E, para alcançarmos o *healing*, temos de nos aproximar de Deus.

Um Deus da cura

Como a maioria dos rabinos, tenho muitas dúvidas e uma grande quantidade de questões em relação a Deus, particularmente nos momentos de dificul-

16 *Rabbi* David Wolpe, *Making Loss Matter: Creating Meaning in Difficult Times* (Nova York: Riverhead, 1999), p. 125.

dade e doença (como parte de uma análise de Deus como Curador, também temos de considerar a questão de por que o justo sofre). No entanto, a crença em Deus diz o que eu posso afirmar sobre o Seu papel na cura. É essa luta que tem guiado minha exploração como rabino, professor e aluno do que pode ser chamado de teologia de *healing*.

Em última análise, independentemente das dimensões específicas da crença de cada um, a fé em Deus é indispensável para o *healing*.

Recompensa e punição

Muitos de nós crescemos com um conceito muito tradicional de recompensa e punição. Essa ideia era enfatizada constantemente por vários dos meus professores. É citado, de uma forma ou de outra, na literatura bíblica por diversos personagens.

Isaías falava disso de maneira mais efetiva quando escreveu: "Digam aos justos que tudo estará bem com eles, porque comerão o fruto de seus atos. Aflição aos ímpios, ela estará com eles, porque o que suas mãos fizeram será feito a eles".[17]

Não há dúvida de que Isaías acreditava que todo o Israel seria recompensado pelo comportamento de seus justos e punido pelos atos de seus ímpios. Em consequência, isso se tornou um ingrediente essencial de sua mensagem para o povo.

Estou convencido de que a maioria de nós estaria satisfeita com a parte em que o ímpio é punido e o justo recompensado desse modo direto, porque presumivelmente acreditamos que estaremos entre os chamados justos. De fato, mesmo aqueles entre nós que têm dúvidas sobre esse enfoque ainda tentarão aplicá-lo ao mundo que conhecemos.

Quantas vezes ouvimos falar de um colega ou conhecido que parece ser continuamente punido de maneira injusta? Muitos de nós sabemos de pessoas em nossa comunidade que passaram por um período ruim (perda de emprego, divórcio, morte trágica de um ente querido) e que mais tarde se encontraram em meio a uma luta com uma doença séria.

---

17 Isaías 3:10.

Uns poderiam chamar isso de azar; outros tentariam racionalizar, buscando compreender os motivos por trás disso. Alguns, porém, farão a pergunta profunda: "O que a pessoa fez para merecer tudo isso?"

Os rabinos do Talmude se fizeram a mesma pergunta, e aconselhavam: "Quando alguém vê o sofrimento ocorrer a ele/ela, deveria examinar seus caminhos".[18]

Poderemos nunca descobrir uma razão para o sofrimento de alguém, mas não devemos ter receio de procurá-la, mesmo fora dos parâmetros tradicionais.

A doença pode ensinar lições profundas sobre a vida e o nosso relacionamento com os outros, se desejarmos "ouvir a doença".

Esse enfoque não satisfará a todos. Talvez seja por isso que os rabinos foram adiante e modificaram a equação de recompensa e punição conforme sugerido pela Bíblia especificamente. Eles buscavam uma explicação para o que experimentavam em suas próprias vidas.

Ao introduzirem a noção de "mundo vindouro" (vida após a morte), esses antigos rabinos sugeriram que a recompensa e a punição não estariam restritas a este mundo. Segundo eles, ao considerarmos o balanço de bem e mal no mundo, devemos olhar para este mundo e para o próximo. Assim, alguns rabinos contemporâneos têm buscado focalizar os assuntos que eles julgam respondidos de forma insatisfatória por seus predecessores, porquanto ainda perseguem o papel de Deus como Curador.

Quando criança, eu pensava, como muitos outros, que Deus era capaz de fazer qualquer coisa. Isso foi o que meus pais me ensinaram, e essa ideia foi reforçada por meus professores, que tentaram dirigir minha educação religiosa inicial. Depois, eles ensinavam que Deus criou o mundo e tudo o que há nele. A cada ano reaprendíamos a história de Noé na escola. Quando líamos o Gênesis, nos era ensinado que o mundo se move do paraíso para a corrupção, tudo em resultado das ações humanas.

Parece que Deus não tinha nenhuma escolha a não ser destruir o mundo e tudo e todos dentro dele. Ainda aluno, pensei: "Se Deus pode destruir o mundo todo, Deus poderia facilmente livrar-se de mim". Essa noção era fácil de ser aceita enquanto eu era jovem; porém tornou-se cada vez mais difícil de

---

18 Berachot 5ª.

ser afirmada à medida que me tornava um adolescente rebelde e caminhava para a idade adulta.

Um Deus limitado

Em seu *best-seller*, *Quando coisas ruins acontecem às pessoas boas*,[19] o rabino Harold Kushner nos traz a ideia de um Deus limitado como resposta à questão da causa da doença e do sofrimento que dela decorre.

A experiência pessoal de Kushner o ajudara a compreender o que Deus seria ou não capaz de fazer, independentemente do que fosse pedido ao Divino. Em sua leitura da história judaica, a intervenção divina não é o paradigma que tem sido sugerido pela experiência de nossos antepassados.

Ao contrário, Kushner sugere que *Deus somente é capaz de sofrer conosco* (o que Ele tem feito junto com o povo judeu através da história) e conclui que Ele não pode fazer nada para mudar os eventos naturais no mundo cotidiano. Ele nos permite acreditar em um Deus compassivo e benevolente, que pode não ser capaz de curar o doente de forma direta, mas nos "cura" apesar disso.

Deus separado da natureza

O rabino Harold Schulweis parte da mesma pergunta de Kushner sobre as razões da doença, mas chega a uma conclusão diferente. Schulweis crê que Deus e a natureza não são o mesmo. Ele sustenta que nossa única opção é classificar a natureza, e suas implicações, como secular (*chol*) e moralmente neutra, separada de Deus. Essa visão nos livra da inclinação de alegar intervenção de Deus como justificativa para cada desastre ou doença pessoal. Segundo esse enfoque, não há limites em Deus, e a natureza não é nem hostil nem inimiga do universo moral, mas, antes, é totalmente irrelevante para ele. Schulweis repete as palavras dos rabinos: "O universo segue seu curso natural e as sementes roubadas germinam tão luxuriantes quanto as sementes compradas honestamente".[20]

---

19 Harold S. Kushner, *Quando coisas ruins acontecem às pessoas boas* (São Paulo: Nobel, 1988).

20 Avodah Zara 54b. Avodah Zara é um tratado do Talmude.

A média dourada

Na tentativa de dominar uma teologia de *healing*, a rabina Nancy Flam usa a noção de uma média dourada - um ponto intermediário entre dois extremos - como forma de encontrar um equilíbrio na vida. Do alto de seus anos de experiência trabalhando na comunidade de *healing*, ela viu com frequência a manifestação direta da teologia de Schulweis. Conhecendo os dois atributos opostos de Deus, tipicamente rotulados de *din* (comumente traduzido como "justiça") e *rachamim* (geralmente traduzido como "misericórdia" ou "compaixão"), Flam sugere que a ideia de *din* como uma porção do julgamento divino é mal compreendida.

Em vez de considerar *din* a imposição severa de justiça - o que os rabinos dizem refletir a natureza de compensação e punição -, Flam entende *din* como uma imposição de limites que não conhecem fronteiras morais. Como a natureza, os limites não têm nenhuma relação com moral. A doença emerge dentro dos limites do mundo físico. Uma vez que o mundo físico (e seus limites naturais) foi criado por Deus, a doença está de fato ligada a Ele como sua fonte, mas não é o resultado de punição pelos atos de uma pessoa.

Enquanto a doença é uma expressão de *midat hadin*, de acordo com Flam, a cura é seu oposto e o mantém em equilíbrio. *Healing* é uma expressão do *midat harachamim*, também criação de Deus (notem que *rachamim* deriva de *rechem*, "útero", também para enfatizar sua relação com um Deus Criador). Esse *rachamim* torna possível vivermos imersos na realidade do *din*. É o impulso judaico de adicionar *rachamim* para que sobrevenha *din*, seja através da prece pessoal, seja através de uma cobrança com o cuidado físico do corpo. Ao notarmos o equilíbrio potencial do *din* e de *rachamim* em nossas vidas, podemos ser mais capazes de reconhecer Deus em todas as ocasiões, especialmente no contexto de nossa enfermidade.

Metáforas de Deus

Hametzave - Deus como Legislador

Talvez a imagem de Deus mais bem conhecida seja a do Legislador, Aquele que estipula as regras e as expectativas, Aquele que nos mostra o caminho que devemos trilhar ao longo da vida.

Deus como Juiz

Como Criador, Deus julgou o mundo. Como Aquele que ordena, Deus julga o mundo. A Torá nos conta que Deus julgou Adão e Eva, a geração de Noé, o povo de Sodoma e Gomorra. "Abraão" foi surpreendido por Deus como Juiz. Ele somente foi surpreendido pela maneira como Deus julgava: "O Juiz de toda a Terra não trata de forma justa?"[21]

Deus como pessoa

Na tradição judaica, Deus é dotado de personalidade. Em nossas histórias e em nossas preces, Deus é chamado de Pai, Rei, Juiz, Guerreiro, Salvador, e assim por diante. Mas Deus, é claro, não é nada disso. Deus não é uma pessoa e não possui atributos humanos. Na verdade, Deus excede os limites de nossa linguagem. "Os céus e os céus dos céus não podem contê-Lo, Deus" –[22] declarou o rei Salomão quando dedicou o Templo Sagrado –, "quanto menos a casa que construí".[23] Quanto menos, poderíamos acrescentar, o idioma que falamos.

Falar de Deus como personalidade, portanto, é refletir, através Dele, a noção de que fomos feitos à Sua imagem. Se somos um reflexo da imagem de Deus, a lógica humana nos força a pensar que Deus é um reflexo de nossa imagem. Isso gera profundas cobranças em nós mesmos.

A maneira como Deus age é, de alguma forma, a maneira como deveríamos agir. Isso é o que os rabinos nos ensinam, ou seja: "Trilhar todos os caminhos de Deus".[24]

E estes são os caminhos do Santo: compassivo e benévolo, paciente abundante em bondade e fidelidade, assegurando amor para milhares de gerações, perdoando iniquidade, transgressão e pecado e garantindo perdão.[25]

Isso significa que, assim como Deus é bondoso e compassivo, também devemos ser bondosos e compassivos: "O Senhor é correto em todos os Seus caminhos e amoroso em todos os Seus atos".[26] Assim como o Santo é correto,

21 Gênesis 18:25.
22 2 Crônicas 2:6.
23 2 Crônicas 6:18.
24 Deuteronômio 11:22.
25 Êxodo 34:6.
26 Salmos 145:17.

também devemos ser corretos. Assim como o Santo é amoroso, também devemos ser amorosos.[27]

Deus como Parceiro

A tradição judaica nos dá ricas imagens de nosso relacionamento com Deus. Um exemplo encontra-se na liturgia das Grandes Festas: "Nós somos Seus filhos e Você é nosso Pai; nós somos Seu rebanho e Você é nosso Pastor; nós somos Sua criação e Você é nosso Criador; nós somos os que O amam e Você é nosso Amado; nós O escolhemos e Você nos escolheu".

Todos esses relacionamentos têm uma coisa em comum: um compromisso contratual entre o povo judeu e Deus. Esse compromisso é o que torna cada parceiro ligado ao outro pelo amor, pela obrigação e pelo benefício mútuo. Significa que cada lado tem seu papel e sabe como representá-lo.

É o aspecto de personalidade que nos permite fazer de Deus nosso Parceiro e consequentemente um Parceiro em nossa identidade. Deus nos completa. Quando nos conhecemos como criação, sentimo-nos unidos ao nosso Criador. Quando somos filhos, Deus é nosso Pai. Quando somos esposa, Deus é o Marido. Com tais metáforas, nossa identidade é moldada e completada por Deus.

Deus como Amante

Shir HaShirim (Cântico dos cânticos) era visto pelos rabinos como a expressão máxima do relacionamento passional, e muitas vezes tempestuoso, entre os amantes Deus e seu povo, Israel. Eles se desejavam profundamente um ao outro. Ela diz: "À noite em meu leito eu busco aquele a quem minha alma ama". Ele diz: "Entre no meu jardim, minha irmã, minha noiva [...] Beba abundantemente, minha amada". E ainda algumas vezes eles se agridem e ferem um ao outro: "Meu amado foi embora; e partiu [...] eu o busquei mas não o pude encontrar, chamei mas ele não respondeu".[28]

Para o profeta Oseias, Deus e Israel são mais do que amantes. Ele se refere a Israel como esposa de Deus, imaginando-a infiel. Sua profecia é cheia de ruídos de dor, raiva e tristeza com a perda do amor e da fidelidade. Mas

27 Sifre Devarim, Ekev (Deuteronômio).

28 Cântico dos cânticos 5:6.

a esperança que permanece é que marido e esposa irão reconciliar-se, e seu relacionamento se transformará em uma parceria verdadeira. "E será nesse dia", diz Deus, "que você me chamará de Ishi (meu marido), e não Baali (meu senhor)".[29] E eles renovarão seus votos dizendo, como fazemos todas as manhãs quando prendemos o *tefilin*[30] em volta de nosso dedo: "Eu unirei você a mim em honradez e justiça; eu unirei você a mim em compaixão e benevolência; eu unirei você a mim em fidelidade e você conhecerá o Senhor".[31]

O *Ein Sof*

Nosso esforço em mesclar o dizível e o indizível é encontrado na teologia da cabala. Há muitos lados no pensamento cabalístico, cada um diferindo de alguma forma dos demais, mas a visão de Deus mais sistemática, influente e tolerante é aquela articulada por Issac Luria.

Antes da Criação, havia somente o *Ein Sof*, Deus como Infinito (o Deus inexplicável, de Quem não podemos falar). Mas, se *Ein Sof* ocupava todos os espaços, como poderia haver lugar para qualquer coisa além de Deus? Como o processo divino de emanação poderia ter começado? Ponderando sobre tais questões na cidade de Safed, na Galileia, no século XVI, o cabalista Isaac Luria concluiu que o primeiro ato da Criação não foi a emanação, mas o afastamento.

Antes da criação do universo, o *Ein Sof* recuou para Sua essência, Dele para Ele dentro Dele mesmo. Dentro de Sua essência, deixou um espaço vazio no qual pôde emanar e criar. Quando o *Ein Sof* apartou sua presença de tudo em todas as direções, deixou um vácuo no meio, cercado por todos os lados pela luz do *Ein Sof*, vazio precisamente no meio.[32]

Esse afastamento é o *tsimtsum*, literalmente "contração", mas aqui implicando afastamento pelo qual Deus criou espaço para algo além Dele. O vácuo primordial esculpido pelo *tsimtsum* foi um vazio prenhe, o local da Criação: não mais do que um ponto infinitesimal se comparado com o *Ein Sof*, mas

29 Oseias 2:16.

30 Os *tefilin*, também conhecidos como filactérios, contêm pergaminhos nos quais estão inscritos quatro trechos da Torá que enfatizam a recordação dos mandamentos e da obediência a Deus.

31 Oseias 3:21-22.

32 Adaptado de Gershom Scholem, *A cabala e seu simbolismo* (3ª reimpr. São Paulo: Perspectiva, 2009.

espaçoso o suficiente para conter o cosmos. Contudo, o vácuo não estava realmente vazio. Ele retinha um traço, um resíduo da luz de *Ein Sof.*

Como o *Ein Sof* começou a revelar-se, um raio de luz foi canalizado para o vácuo através de receptáculos. Tudo chegou simultaneamente e uniformemente, mas alguns receptáculos menos espaçosos e menos transparentes não puderam resistir ao poder da luz e se despedaçaram. A maior parte da luz retornou à sua fonte infinita, "ao útero materno". O restante, caindo como faíscas junto com cacos dos vasos partidos, foi eventualmente laçado para a existência material. Nossa tarefa é liberar esses cacos e restituí-los à divindade... Vivendo de forma ética e espiritual, elevamos os cacos e, dessa forma, chegamos ao *tikkun*: o "reparar" ou "consertar" o cosmos.

O *Ein Sof* está além da linguagem e além do pensamento. Viver somente com a crença em Deus que é o *Ein Sof* é viver em isolamento espiritual.

O Shechiná

Os cabalistas criaram uma estrutura mediana entre o *Ein Sof* e o mundo material. Tal estrutura é composta das Dez *Sefirot* ou esferas que representam o fluxo da vida viajando do *Ein Sof* ao Shechiná, a manifestação de Deus encontrada no mundo material. Mais do que um mediador, esse modelo nos permite dotar cada um de nossos atos de significado cósmico.

O Shechiná está apartado do *Ein Sof,* mesmo quando os judeus estavam no exílio de seu lar e no exílio de um mundo de paz, um mundo reparado. Cada *mitzvah* feita com a intenção correta pode reparar um pedaço do mundo partido. Não somente os feitos de Deus nos confortam. De acordo com os cabalistas, nossos feitos também podem confortar Deus.

Os cabalistas foram responsáveis pela volta da ideia de Shechiná para os judeus comuns. Nos primórdios do pensamento rabínico, Shechiná era o nome dado à presença de Deus entre nós. É o sentimento do conforto de Deus quando estamos sós ou com dor, a alegria de Deus quando estamos felizes, a compaixão e o apoio de Deus quando voltamos nossas vidas para os atos de santidade. Que atos são esses? Mishna 3:7, no Pirkei Avot (capítulo da ética dos pais), nos conta quando o Shechiná se juntou a nós.

O rabino ben Dosa Chalafta, de Kefar Chanania, ensinava que quando dez pessoas sentam juntas e estudam a Torá, o Shechiná paira sobre elas, como está escrito: "Deus está presente na assembleia divina".[33]

Deus como o pleno de vida, segundo Kaplan

Uma visão de Deus foi articulada pelo fundador do movimento reconstrucionista no início do século XX, rabino Mordecai Kaplan. Para ele, Deus não é um Criador sobrenatural, independente e separado do mundo:

> É somente como a soma de tudo no mundo que torna a vida significante - ou sagrada - que Deus pode ser adorado pelo homem. Divindade pode não ter significado para nós separado dos ideais humanos de verdade, divindade e beleza, entrelaçado com um padrão de santidade. Acreditar em Deus é ajustar-se às forças criativas de vida, tendências e potencialidades de modo a formar uma unidade orgânica e dar significado à vida pela virtude desta unidade. A vida, para nós, tem significado quando tira de nós o melhor do que somos capazes e fortifica-nos contra o pior que possa nos acontecer [...] Dessa forma, em cada processo de autorrealização, em cada esforço para alcançar a salvação, nos identificamos com Deus e Deus age em nós.[34]

Como toda boa teologia, essa também faz certas reivindicações aos seus adeptos. Ela responde à questão: "Agora que eu sei que creio dessa forma, o que devo fazer?"

> Devemos nos acostumar a encontrar Deus na complexidade de nossa experiência e comportamento. "Procure-me e viva" (Amós 5:4). Procurar Deus, buscá-Lo, tentar discernir Sua realidade é religião em ação. A busca ardente e extenuante por Deus em tudo que conhecemos, sentimos e fazemos é a verdade equivalente ao "Amarás o Senhor seu Deus com todo

33 Salmos 82:1.
34 Mordecai M. Kaplan, *Judaism as a Civilization: Toward a Reconstruction of American-Jewish Life* Nova York: Jewish Publication Society, 1934), p. 304.

seu coração, com toda sua alma e com toda sua força". Somente com esta forma de participação em assuntos humanos podemos buscar Deus.[35]

Para Kaplan, tornamo-nos mais religiosos quando agimos de forma mais humana.

Deus como o que inspira uma resposta, segundo Heschel

Abraham Joshua Heschel segue um caminho diferente para Deus. Ele não está tão interessado em descrever a maneira pela qual entendemos Deus, mas sim a maneira pela qual respondemos a Deus.

Segundo Heschel, "O tema de teologia é o conteúdo da crença. O tema do presente estudo é o ato de crer".[36]

Para Heschel, crer é aprofundar o relacionamento, da mesma forma que dois sócios agem na presença um do outro. É nessa noção de relacionamento, na consciência de que a humanidade pode buscar Deus, que a mágica acontece. "A grande premissa da religião é que o homem é capaz de suplantar a si mesmo; que o homem que é parte deste mundo pode entrar em relacionamento com Ele que é maior do que o mundo."[37]

Sim, há um Deus transcendente para Heschel, mas é a iminente e palpável presença de Deus em nossas vidas que conta. E, para Heschel, a presença divina não é oculta. Pode ser vista na face de cada uma e de todas as pessoas no mundo, uma vez que todos fomos feitos à imagem de Deus.

Um Deus além de nossa compreensão

Há muitas coisas que não podemos compreender acerca de Deus ou dos planos que Ele tem para todos nós. Alguns estudiosos creem que Deus está além

35 *Ibid.*, p. 309.
36 Abraham J. Heschel, *O último dos profetas: uma introdução aos pensamentos do rabino Abraham Joshua Heschel* (São Paulo: Manole/Comunidade Shalom, 2001), p. 59.
37 *Ibid.*, pp. 61-62.

da compreensão humana, e, assim sendo, qualquer tentativa de entendê-Lo ou mesmo alcançá-Lo é presunçosa.

Deus foi tão inescrutável para os personagens que lutaram com o Divino na Bíblia quanto continua a sê-Lo para nós. A história clássica do sofrimento de Jó ilustra o paradoxo teológico de sofrimento inexplicável, com um detalhe a mais: aprendemos já no início da narrativa que Jó é uma boa pessoa e não merece punição.

Sabemos que os amigos de Jó estão errados quando sugerem que ele deve realmente merecer sua punição. Se tivessem assumido uma posição alternativa, teriam tido a de argumentar que Deus é malévolo, uma vez que o Livro de Jó pressupõe que Deus é todo-poderoso. Jó simplesmente se resigna a viver em um mundo injusto, uma vez que não existe mediação com Deus. Ele acredita que, ao contrário de ser malévolo, Deus está além da compreensão.

Muitos de nós optamos por nos resignar a essa posição também. Assim, a ideia de prece ou de contrição como mecanismo que pode influenciar a decisão divina sugere que o alívio com referência a Deus é de fato possível. Contudo, a mensagem que surge da clássica história de Jó é confirmada em nossa vida diária. Deus é impenetrável e está acima de nossa capacidade humana de compreender.

Bibliografia

CUTTER, William (org.). *Healing and the Jewish Imagination: Spiritual and Practical Perspectives on Judaism and Health.* Woodstock: Jewish Lights, 2007.

GOTTFRIED, rabino Adrián. *A força espiritual cura: como visitar alguém doente.* São Paulo: Comunidade Shalom, 2007.

GROLLMAN, *rabbi* Earl A. *Living with Loss, Healing with Hope.* Boston: Houghton Mifflin, 2001.

HESCHEL, Abraham J. *O último dos profetas: uma introdução aos pensamentos do rabino Abraham Joshua Heschel.* São Paulo: Manole/Comunidade Shalom, 2001.

KAPLAN, Mordecai M. *Judaism as a Civilization: Toward a Reconstruction of American-Jewish Life.* Nova York: Jewish Publication Society, 1934.

KUSHNER, Harold S. *Quando coisas ruins acontecem às pessoas boas.* 2ª ed. São Paulo: Nobel, 1988.

MALBIM. *Mishlei im Perushim.* Jerusalém: Hadar, 1978.

OLITZKY, *rabbi* Kerry M. & FRIEDMAN, Debbie. *Jewish Paths toward Healing and Wholeness: a Personal Guide to Dealing with Suffering*. Woodstock: Jewish Lights, 2000.

PERSON, *rabbi* Hara E. (org.). *The Mitzvah of Healing: an Anthology of Jewish Texts, Meditations, Essays, Personal Stories, and Rituals*. Nova York: URJ, 2003.

SCHOLEM, Gershom. *A cabala e seu simbolismo*. 3ª reimpr. São Paulo: Perspectiva, 2009.

WEINTRAUB, *rabbi* Simkha Y. (org.). *Healing of Soul, Healing of Body: Spiritual Leaders Unfold the Strength & Solace in Psalms*. Woodstock: Jewish Lights, 1994.

WOLPE, *rabbi* David. *Making Loss Matter: Creating Meaning in Difficult Times*. Nova York: Riverhead, 1999.

Saúde espiritual na tradição católica

Afonso Maria Ligorio Soares

Terminologia e conceitos

Mesmas questões, diferentes tradições

Como não poderia deixar de ser, é bastante delicado e desafiador encarar o tema que nos foi proposto. Se já não bastasse a pluralidade de tradições filosóficas e religiosas que se foram construindo em busca de respostas e estratégias de conduta em torno do objeto que aqui nos ocupa – haja vista as diferentes compreensões do que seja espírito, corpo e espiritualidade, mente-cérebro-espírito, doença e cura, terapias e tratamento espiritual –, também *ad intra* a variedade de correntes espirituais é espantosa. Acrescente-se a isso a seguinte advertência do filósofo polonês Leszek Kolakóvski:

> Religião não é um conjunto de proposições, é o domínio do culto em que entendimento, conhecimento, sentimento de participação na realidade suprema e compromisso moral aparecem [todos] como um ato singular, cuja segregação subsequente em classes separadas de asserções metafísicas, morais e outras poderia ser útil, mas está destinada a distorcer o sentido do ato original do culto.[1]

1 Leszek Kolakóvski *apud* John Cottingham, *A dimensão espiritual: religião, filosofia e valores humanos* (São Paulo: Loyola, 2008), p. 18.

O presente capítulo é, inevitavelmente, um distanciamento desse "domínio do culto", mas não quer ser uma distorção dele. Diante disso, aceitar a encomenda de uma sucinta apresentação da noção de saúde espiritual no catolicismo é algo que só pode ser levado a bom termo de forma muito preliminar, genérica, mais à guisa de convite para que o leitor retorne à questão em leituras (e práticas) ulteriores de aprofundamento.

O catolicismo pode parecer jovem se comparado ao judaísmo, ao budismo e ao conjunto de tradições que o Ocidente apelidou de hinduísmo, mas mesmo assim são 2 mil anos de história, com um acervo literário e experiencial tão abundante que desconcerta o mais meticuloso especialista. Para não entrar agora numa infindável subdivisão de tendências teológicas e espirituais (somente a consideração das duas principais escolas teológicas cristãs, a antioquena e a alexandrina, já exigiriam um volume à parte), eu diria que o catolicismo soube conservar, numa difícil e tensa interação, um fio condutor suficientemente coerente para distingui-lo, por exemplo, do protestantismo e de outras tradições religiosas, enquanto assimilava nas entranhas dois ramos onipresentes em qualquer instituição religiosa, por fazerem parte da experiência humana mais radical: a mística e a religião popular. Talvez possamos afirmar que uma determinada religião resulta da síntese que se foi construindo entre a experiência mística das pessoas (o modo próprio de entrar em comunhão profunda com seu íntimo e com a divindade) e a satisfação das necessidades cotidianas (tirar dores, afastar mau-olhado, arrumar casamento, fazer chover ou parar a chuva), tudo isso cimentado com algumas resoluções dogmáticas que se presumem terem vindo diretamente da divindade.

Esse último elemento faz a diferença nas grandes tradições religiosas. Não é a mesma coisa, por exemplo, afirmar que ressuscitaremos em Cristo ou pelo poder de Alá e, por outro lado, que reencarnaremos enquanto for preciso. São duas afirmações dogmáticas distintas. A primeira garante que ter um corpo e sermos corpóreos é tão importante que, até quando tudo indica que o corpo acabou definitivamente, voltaremos a ter um corpo mais sutil e imperecível; a segunda diz o contrário: o corpo só atrapalha e, pouco a pouco, vamos conseguir nos libertar dele até chegarmos àquele degrau em que não precisaremos mais de um corpo, por toda a eternidade.

Parece difícil imaginar duas posições tão antagônicas acerca desta vida e do além-túmulo. Inconciliáveis, para dizer o mínimo. E, no entanto, milhões de católicos brasileiros acreditam em reencarnação. E muitos que não acreditam o fazem conforme aquele dito popular: "Yo no creo en brujas, pero...!". Como é possível? Simples: entram em cena os dois fatores que permeiam todas as religiões: mística e magia. Há muito diálogo e interação aí. A lógica que faz uma família nipo-brasileira reservar uma parte da comida a seu *kami* doméstico é a mesma que leva o iniciado a alimentar seu orixá ou o devoto católico a pendurar santo Antônio de cabeça para baixo. Todos eles querem muita paz espiritual e, um dia, mergulharem profunda e definitivamente na morada divina. Mas, enquanto isso, se der para ir enfrentando a lida do lado de cá com saúde, amor e dinheiro no bolso, melhor ainda!

Algumas características da matriz espiritual católica

Tomadas as devidas precauções na seção anterior, podemos considerar, em grandes linhas, alguns elementos da matriz espiritual católica. Em primeiro lugar, há que destacar a ênfase católica na unidade da diversidade. Na maior parte do tempo, a Igreja Católica soube fazer isso com grande habilidade. Toda vez que um pensamento original ameaçava fazer ruir o equilíbrio, tentava-se "fagocitar" o diferente ou assumi-lo com restrições. As antigas ordens religiosas são uma amostra dessa criatividade. Por exemplo, alguém intuía que ser cristão era viver como mendigo pelas ruas; muito bem, daquele momento em diante, estavam criadas as ordens mendicantes: quem achasse que, para ser cristão, deveria viver assim, bastava ingressar numa dessas ordens e permanecer unido à Igreja. Outro decidia que só seria cristão quem visitasse e cuidasse dos enfermos; fácil: criava-se uma ordem ou congregação religiosa especializada no serviço aos doentes. É claro que também houve exageros. Chegaram a existir instituições religiosas católicas cujas virgens consagradas tinham a missão de fabricar partículas e hóstias para consumo nas missas. Um despautério, aos olhos dos próprios hierarcas do século passado, que decidiram revogar muitas dessas agremiações religiosas no início da década de 1960.[2]

Essa ênfase numa unidade pluriforme, embora tenha sofrido tremendos percalços ao longo da história do cristianismo (surtos de uniformização que geraram cismas e até guerras sangrentas), foi uma meta constante. O catolicis-

2 Foi o Concílio Vaticano II (1962-1965) que iniciou um processo duplo na Igreja Católica: de um lado, uma volta às origens cristãs; de outro, o aprimoramento do diálogo com o mundo moderno e com as outras religiões.

mo passou os séculos e milênios equilibrando-se entre uma visão monista da realidade (só existe a matéria ou só existe o mundo das ideias platônico) e outra dualista (deus do bem *versus* deus do mal; corpo *versus* alma, etc.). Algum equilíbrio teórico foi estabelecido por santo Tomás de Aquino (1225-1274) no século XIII.[3] Esse teólogo propõe o ser humano como alguém autônomo, livre; seu corpo é próprio de sua condição humana e não um acidente, ou um desastre, como na teoria platônica da decadência dos espíritos, aprisionados na matéria e no corpo. Assim, nossa condição corpórea é sinal da *Imago Dei* (somos imagens de Deus) na medida em que somos princípio das próprias obras, assim como Deus o é das Suas.

À luz da precisão terminológica de santo Tomás, não é correto afirmar, do ponto de vista cristão, que temos um corpo *e* uma alma, como se fossem dois elementos previamente distintos e separados que, a certa altura, se unem e assim ficam por algum tempo, o tempo de nossa existência terrenal. O ser humano seria, nessa hipótese, o resultado da soma de alma e corpo. À parte o uso costumeiro e popular dos termos, é melhor dizer que a alma está para o corpo assim como a forma está para a matéria, ou seja, a alma é a forma do corpo humano. Alma e corpo são dois termos diferentes para falar da mesma realidade: o ser humano. Para santo Tomás, nós humanos somos seres desta terra; para dizê-lo num neologismo, somos *carnespírito*. Só carne, é cadáver; só espírito (se não for fantasma), são os anjos e Deus. O ser humano é, e será sempre, *carnespírito*. Se queremos acentuar mais nossa dimensão física, dizemos "corpo"; se, em vez disso, pretendemos destacar nossa origem ou dimensão espiritual, dizemos "alma". Alma é, segundo o catolicismo, espírito encarnado; corpo é carne/matéria espiritual (espiritualizada). Espírito não encarnado é anjo; corpo sem espírito é cadáver.

Todavia, mesmo para um teólogo refinado como santo Tomás, não é fácil explicar essa equação. Ele pondera que a alma "não subsiste sem o corpo", dando a entender que ela não é imortal (como pensavam os gregos), e portanto não preexiste ao nascimento nem permanece existindo sem corpo após a morte. O que continua a existir então? Difícil explicá-lo em categorias físico-temporais. A resposta cristã é antiga e vem do apóstolo são Paulo, nas primeiras décadas após a morte de Jesus Cristo. Ele diz nas Epístolas aos Coríntios

3 Para os próximos parágrafos desta seção, ver Ghislain Lafont, *História teológica da Igreja Católica* (São Paulo: Paulinas, 2000).

que ressuscitaremos, ou seja, única e exclusivamente pelo desejo e poder de Deus, nossos corpos se tornarão mais sutis, se transfigurarão. Por isso santo Tomás afirma, treze séculos mais tarde, que a visão beatífica que teremos no paraíso (visão de Deus) será um ato humano suportado por nossa vontade de ver Deus. Em outros termos, ou chego inteiro ao paraíso, ou nunca chegarei.[4]

O que expliquei até aqui pode causar estranheza, porque nem sempre foi a visão mais divulgada no cristianismo. Há uma tensão permanente entre cristãos e mesmo entre católicos, que ora privilegia mais as fontes semitas (bíblicas) do cristianismo, ora as fontes gregas (principalmente as filosofias mais afinadas com o platonismo). O cristianismo surgiu com a pretensão de ser uma grandiosa síntese entre estes dois mundos, judeu e grego, e paga até hoje o preço da imensidão do desafio.

Espiritualidade cristã

O termo "espiritualidade" caiu no gosto popular (fala-se até de QS, ou quociente de espiritualidade) e tem quebrado muitas resistências, quer nos meios científicos mais ortodoxos, quer nas elites mais agnósticas ou até anticlericais, sempre reticentes quando o assunto vai além de meras avaliações noéticas de proposições. Mesmo um filósofo ateu como o francês André Comte-Sponville defende o direito de se viver uma "espiritualidade sem Deus".[5] Para ele, espiritualidade é a vida do espírito; o espírito é nossa abertura, como seres finitos e relativos, para o infinito e absoluto (que, para um ateu, não precisa ser transcendente nem divino). Já o filósofo inglês John Cottingham afirma

---

4 O franciscano são Boaventura, contemporâneo e amigo do dominicano santo Tomás, dizia algo diferente em seu livro *Itinerarium mentis in Deum* (1259): nossa peregrinação nesta terra é uma trilha de despojamento do que é supérfluo, de tudo o que é material, até que, finalmente, chegamos diante de Deus com o essencial: a *mens*. O pressuposto para o conhecimento da verdade é o encontro da alma com o Exemplar Divino, o Verbo interior, Cristo, um encontro que "se dá na *mens*, parte superior do espírito, onde ocorre a adequação, mediante o intelecto, desta [a *mens*] com as razões eternas", que estão em Deus e são alcançadas por iluminação divina. Ricardo José Bellei, *A questão da interioridade no Itinerarium Mentis in Deum de são Boaventura*, dissertação de mestrado (Porto Alegre: PUC, 2006), pp. 20, 55 e 76; disponível em http://tede.pucrs.br/tde_busca/arquivo.php?codArquivo=184.

5 Para Comte-Sponville, o mais importante "não é Deus [...] nem a religião, nem o ateísmo, mas a vida espiritual". E explica: "O fato de eu não crer em Deus não me impede de ter um espírito, nem me dispensa de utilizá-lo". Ver André Comte-Sponville, *O espírito do ateísmo: introdução a uma espiritualidade sem Deus* (São Paulo: WMF Martins Fontes, 2007), p. 127. Para as objeções a esse tipo de proposta, ver também Kerry Walters, *Atheism: a Guide for the Perplexed* (Nova York: Continuum, 2010), pp. 157-177.

que "o conhecimento de Deus [ou de seus equivalentes nas várias religiões] [...] é a meta da vida humana"; ele é "encontrado por meio da senda da práxis espiritual – práxis que produz uma transformação interior, uma receptividade que são a precondição essencial para a operação da graça".[6]

Um cristão afirmará, por sua vez, que espiritualidade, mais que vida do espírito, é vida no Espírito, ou seja, é viver em Deus (que é mais do que viver para Deus ou com Ele). Segundo o místico e teólogo católico Raimon Panikkar (1918-2010), Deus não é uma "coisa em si", senão "em nós" e para nossa mente. "Este mistério que chamamos 'Deus' não tem 'em si'. É pura relacionalidade, como dirá a concepção trinitária da Divindade."[7] Nesse ponto, a posição católica é nitidamente uma herança judaica. De acordo com Pinchas Lapide:

> Se existisse um Deus que não fosse comunicável, ele não seria um Deus judeu [nem cristão], pois nós judeus vemos este mundo somente de modo teocêntrico, mas nosso Deus, nós o experimentamos somente de modo antropocêntrico. Não conhecemos nenhum deus-em-si, ou seja, um deus dos filósofos gregos. Nós apenas podemos experimentar um Deus que se nos dá a conhecer de modo antropocêntrico. Por tal motivo, todos os atributos judaicos de Deus estão orientados para o ser humano. Que outra coisa são bondade, graça, misericórdia e amor senão atributos antropocêntricos? Assim, e somente assim, podemos experimentar a Deus, sem pretender esgotar, Deus nos livre!, sua essência. Seria uma blasfêmia! Mas somente assim podemos experimentá-lo, através de seus modos de revelação, como, por exemplo, a bondade, a misericórdia e o amor.[8]

Para a teologia cristã, a espiritualidade é vivida no contexto da fé trinitária, a saber, na fé em um Deus Trino, simbolicamente invocado como Pai, Filho e Espírito Santo. Santo Ireneu chamava o Filho e o Espírito Santo de "as duas mãos do Pai". O Espírito é compreendido como Senhor e vivificador. É Senhor no sentido radical da palavra, como *Kyrios*, tanto quanto o Pai e Jesus Cristo. A palavra *Kyrios*/Senhor significa aquele que existe por si próprio, sustentando com poder a existência de todas as demais realidades. A reivin-

---

6 John Cottingham, *A dimensão espiritual*, cit., p. 31.

7 Raimon Panikkar, *Ícones do mistério: a experiência de Deus* (São Paulo: Paulinas, 2007), p. 243.

8 Pinchas Lapide, *Monoteismo ebraico: dottrina trinitaria cristiana* (Brescia: Queriniana, 1980), pp. 54-55.

dicação cristã sempre foi a de que esse senhorio não pertence a um Deus isolado, mas ao Pai com o Filho no Espírito.

O Espírito, sendo Senhor, é doador de vida (*zoopoion*). As escolas paulina e joânica já haviam afirmado que a letra mata, enquanto o Espírito vivifica/ *zoopoiei*,[9] ou ainda, que o Espírito é que dá a vida, a carne não serve para nada.[10] Em sentido estrito, vivificar significa ressuscitar, como sugerem vários textos neotestamentários,[11] que representam o Espírito de Deus como poder de vida, que ressuscita os mortos em e com Cristo.

Contudo, a linguagem do Espírito transborda o nível discursivo e racional: mais do que definir, importa venerar esse transbordamento de alegria e de mistério. Se arriscamos falar um pouco mais, é por pura teimosia. Em primeiro lugar, o Espírito é, simplesmente, o amor intradivino. Deus se apresenta como um processo vital em dois momentos: um de conhecimento, outro de amor. Ao se conhecer, Deus Pai gera em si o conhecido (Logos-Filho) e, ao se amar, suscita em si o amado (Amor-Espírito). O Espírito é amor personificado ou, talvez, amor pessoal: Deus culmina seu processo intradivino de autoconhecimento (no Filho) quando se expressa totalmente como amor (o Espírito).

Outra tentativa é apresentar o Espírito como amor dual. Não é amor do Pai para si, é o amor mútuo do Pai ao Filho e do Filho ao Pai. Daí ser "espaço de encontro", comunhão intradivina. Distingue-se claramente: Filho e Pai são pessoas contrapostas; o Espírito, em compensação, aparece como amor mútuo; ele é o "nós" de Deus.

Por fim, o Espírito é fruto do amor comum. O Espírito não é apenas amor mútuo, é coamado, aquele a quem o Pai e o Filho suscitam com seu amor como terceiro do mistério trinitário. O Pai que ama o Filho e o Filho que ama o Pai fazem surgir, nesse encontro, o Espírito Santo, isto é, a pessoa em que culmina todo o amor. Mais do que isso os discursos racionais não podem dizer.

---

9 2 Coríntios 3,6.

10 João 6,63.

11 João 5,21; Romanos 4,17 e 8,11; 1 Coríntios 15,22.36.45; 1 Pedro 3,18.

A surpresa de Deus

Para o teólogo jesuíta uruguaio Juan Luis Segundo,[12] é surpreendente o pouco que sabemos da Trindade. E tão somente da Trindade econômica (revelada), uma vez que, da Trindade imanente (Deus-para-dentro-de-si), Deus jamais "mencionou" alguma informação.[13] Pois bem, dizendo-o "economicamente", Deus se ocupou de nós e conosco de três maneiras diferentes: Deus "antes de nós", como Criador e Pai; Deus "conosco", que se fez humano dentro dos limites e condicionamentos da história; Deus "para nós", que continua a revelação do Filho, desdobrando novos significados – é o Espírito.

Uma profunda unidade enlaça tais maneiras de Deus agir: cada uma dessas funções, afirma Segundo, pode ser atribuída à outra. Não são forças diferentes, têm o mesmo valor. A mesma decisão do Pai toma o Filho, só que em diferentes condições.

Estamos nas bordas do mistério. E a categoria-chave para demarcá-lo é justamente a de pessoa. Se prestarmos atenção às narrações bíblicas, veremos que as três formas econômicas (históricas) mencionadas entram em diálogo com pronomes diferentes (Eu, Tu, Ele). O Novo Testamento sugere um acordo entre Jesus e o Pai ("Faça-se a tua vontade"). Os pronomes expressam relação entre pessoas. Um dos vocábulos gregos para pessoa, *prosopon* (que equivale ao *persona* do latim), indica a habilidade que alguém possui de dar sentido às coisas. Pessoa não é uma coisa (*res*) ou substância, mas uma qualidade ativa.[14]

Ao considerar, portanto, a pessoa de Jesus, a teologia infere que não é cabível perguntar se ele é uma pessoa divina ou humana. Isso é perguntar-se pela

---

12 Para o que segue nesta seção, ver Juan Luis Segundo, *Teologia aberta para o leigo adulto: a nossa ideia de Deus* (São Paulo: Loyola, 1976). Ver também Afonso Maria L. Soares, *Dialogando com Juan Luis Segundo* (São Paulo: Paulinas, 2005).

13 É uma distinção clássica na teologia cristã: Trindade imanente equivale ao mistério incompreensível da vida intradivina e da inter-relação entre as pessoas divinas (pericórese trinitária); Trindade econômica corresponde àquilo que de Deus podemos saber, através da revelação (Bíblia), e, de certa forma, compreender por meio da linguagem analógica.

14 Na verdade, os cristãos sacaram a palavra "pessoa" de seu contexto grego original e dela se serviram para explicar uma qualidade única de seu Deus: sua infinita liberdade. Por ser totalmente livre, Deus pode até contradizer sua própria natureza (divina): embora infinito, eterno, imutável, felicíssimo de si e para si (como sabiam os gregos), Deus pode também nascer, sofrer, ignorar coisas, amar, morrer e ressuscitar (é a fé cristã na encarnação divina). Sendo Deus, ele pode "livremente" (pessoalmente) fazer o que a antiga metafísica grega deduzia que ele não poderia fazer. Séculos mais tarde, graças principalmente a santo Agostinho, a palavra passou a ser usada no sentido em que é entendida até hoje, para se referir a nós, humanos.

natureza (a *fisis*, dos gregos)! A pessoa, em vez, é sempre a mesma. A mesma liberdade tomando a mesma decisão em dois planos, divino e humano.

O que significa falar de "pessoa" na Trindade e, de modo especial, em Jesus? Aplicada a Jesus, a categoria pessoa serve para indicar que Deus está experimentando os seus valores na condição humana. Quanto ao que se "passa" no interior da Trindade, o que dizer da relação entre as "três" pessoas? Deus nada nos falou disso, responde Juan Luis Segundo. O único expediente que pode nos ajudar é pensar que não se deve aplicar o número três a Deus. Deus é uno. Falar de pessoas nele é falar do salto máximo de uma síntese de centros: não há um ser à parte para cada centro pessoal. É a Comunidade perfeita, na total unidade que brota de um amor pleno.

É claro que, para muitos cristãos, aí incluído um amplo espectro de filósofos, de Kant a Hegel, e de teólogos como González Faus e Schillebeeckx, entre outros, permanece a singela dificuldade: três pessoas é igual a três deuses. Talvez a única (e humilde) saída seja aquela soprada por González Faus: a pressuposição de que "três pessoas equivalham a três deuses" vale somente *para nós*, humanos (três pessoas é igual a três seres humanos), mas *não vale absolutamente para Deus.*[15] No fundo, admite-o o próprio Faus, a palavra "pessoa" é sempre analógica quando aplicada aos modos de ser de Deus.

Por fim, e para voltarmos a Segundo, o que muda em nossa vida é a consciência de que Deus é Aquele a quem nunca chegamos com nosso amor limitado. Nós só podemos adorar o Amor. Falar de Trindade imanente é falar de algo fora da história. Só se pode mencioná-la com a função de dar sentido último ao Ágape (o amor oblativo entre os seres humanos). Por isso, não é estritamente apropriada uma "teologia" do Espírito Santo, porque ele é, por essência, o Deus misterioso que, na história, surpreende sempre, agindo em qualquer pessoa, época ou lugar. Para que, então, teologizar (isto é, prever) a surpresa?

E quanto a orar ao Espírito Santo? Nem mesmo Jesus pediu-nos orações para si. Se o quisermos, rezemos diretamente ao Pai. Na verdade, um cristão compreende que Deus é sóbrio ao falar-nos de si mesmo. Apenas percebemos que os textos bíblicos falam de Eu-Tu-Ele. Nossa preocupação não deve ser com os três. Nem invocar os três. Nem uma teologia para cada um dos três.

15 Ou seja, como Deus não é uma coisa (*res*), esse "três" não é um numeral; é um símbolo. Ver José I. González Faus, *Las siete palabras de José Ignacio González Faus* (Madri: PPC, 1997), pp. 45-46.

O que nos interessa é o Deus-para-nós, que nos impele a enfrentar os desafios da história. Seria inútil que Deus se pusesse a discorrer conosco acerca do seu "de-dentro". Para dizê-lo com são Bernardo: "Sei bem o que Deus é para mim; quanto ao que ele é para si, somente ele o sabe".[16]

Já o filósofo russo Nikolái Berdiäeff insistia que a teologia apofática (que vê Deus como Mistério) devia ser estendida a tudo quanto fosse pessoal: antropologia, ética, sociologia. E isso porque o Mistério de Deus não decorre de que seja ele infinito, mas, antes, de sua qualidade pessoal. Qualidade, aliás, que qualquer um de nós possui.

Em suma, para enfatizar a criatividade, o acaso na criação e na evolução, e sua novidade, é suficiente que falemos do Pai Criador e do projeto de Jesus. Para um cristão, falar de Deus implica falar daquele lugar onde Deus se revelou: a pessoa e a história de Jesus. Implica se referir à palavra, exigência de vida e esperança, que Jesus oferece ao mundo, isto é, seu Espírito. Ou ainda, na expressão de González Faus, "o Espírito é a novidade do passado de Jesus".[17]

A experiência e o discernimento do Espírito é a resposta àquela milenar questão: Deus ainda se encontra no meio de nós? O cristão sabe que Deus está conosco em Jesus, na força que provém do Senhor ressuscitado, e que nos leva ao encontro com o Pai. Esse movimento, para nós inapelavelmente histórico, só o fazemos no Espírito-Sopro-Vento. A *ruah* (ou o Espírito) pode se definir, portanto, como graça, isto é, aquele encontro em que Deus e o ser humano se unem.

Doença e cura, saúde e tratamento espiritual

O espaço que dedicamos a explicar o conceito de espírito e espiritualidade para o cristianismo, e de modo especial para o catolicismo, já antecipa a visão cristã de doença e tratamento espiritual, bem como as características de um indivíduo espiritualmente saudável (ou a pessoa santa).

A conhecida teologia da libertação foi definida por um de seus primeiros formuladores, Hugo Assmann, como um grande movimento espiritual. De fato, ela traduziu uma experiência muito forte de vários grupos cristãos

---

16 São Bernardo, *De Consideratione* V, 11.24, *apud* Luiz E. dos Santos Nogueira, *O Espírito e o Verbo: as duas mãos do Pai* (São Paulo: Paulinas, 1995), p. 28.

17 José I. González Faus, *Las siete palabras*, cit., p. 46.

latino-americanos: para eles, a santidade cristã se mostra nas ações de solidariedade, nas lutas por justiça social, na defesa dos direitos humanos, na opção pelos empobrecidos e excluídos do sistema vigente.

Entretanto, sempre é bom não esquecer a origem da palavra "santo". "Santo" (em latim, *sanctus*) é parente de outro vocábulo: "sacro", "sagrado" (em latim, *sacer*). Ambos os termos trazem a ideia de separação (estar separado de). Essa etimologia levou muita gente a simplificar demais as coisas e achar que bastava retirar-se em um lugar tranquilo, longe de tudo e de todos, para encontrar a felicidade (ou Deus).

Nada mais equívoco para um católico. Ser santo não é "cair fora", em uma espécie de "salve-se quem puder". O santo está no mundo sem ser deste mundo. Melhor: o santo é aquele que sonha com um mundo melhor e que sabe, pela fé, que podemos tornar este mundo bem diferente do que é, construindo uma sociedade "em que todos caibam". Mas, para isso, ele precisa estar no mundo, sem render-se ao ativismo e ao materialismo aí presentes.

A santidade não é uma qualidade acessível a poucos privilegiados reconhecidos oficialmente pela Igreja Católica. Ser santo é construir, dia a dia, uma vida de encanto (pelas maravilhas que Deus já fez) e de compromisso (com as maravilhas que os filhos e as filhas de Deus ainda poderão fazer). Para tanto, nada de ser papa-hóstias ou ceder a ingenuidades. O santo é simples como a pomba, mas astuto como a serpente. Sabe falar, mas sabe a hora de calar. Age quando é preciso, mas nunca se esquece das retiradas estratégicas para o silêncio e a meditação.

Nesse sentido, almejar a saúde espiritual não equivale simplesmente a evitar doenças ou driblar dores e sofrimentos. Certamente, é salutar para a alma (ou seja, para todo o nosso ser, em sua consistência *carnespiritual*) o cultivo da fé, que nos dá razão para viver e motivação nas horas difíceis; é importante nos pautarmos por princípios éticos, e é decisivo dar muito de nosso tempo, a fim de nos reunirmos com os amigos pelo simples prazer de estar juntos e celebrar a vida.

Portanto, doença e cura precisam ser consideradas numa perspectiva mais ampla, que, felizmente, já vem chamando a atenção dos profissionais da saúde. Curar é viver e fazer viver. O hebraico antigo usa os termos *râfâ'* (curar) e *rôfé'* (médico). O nome do arcanjo Rafael (que aparece no livro bíblico de Tobias) significa "Deus cura".

Aqui precisamos abrir um parêntese para a distinção ocidental entre o sentido próprio de "curar" (de um mal físico) e seu sentido figurado (mal moral, mitigação de uma dor). A Bíblia enreda os dois sentidos: doença e pecado; não se pode tratar do corpo humano adequadamente senão no encontro dos dois planos. Há, portanto, uma interligação entre os conceitos de cura, salvação e purificação que o catolicismo acaba assumindo e levando adiante.

Na Bíblia hebraica, as curas são obtidas pela prece de um homem de Deus ou por seus gestos. Por exemplo, no deserto, o povo era curado da picada das serpentes quando olhava a serpente de bronze que Moisés fizera esculpir.[18] Nos Evangelhos cristãos, Jesus cura quando ensina e ensina ao curar os doentes. Se olharmos com atenção as narrativas dos milagres jesuanos, todos eles são terapêuticos e pedagógicos. A cura resulta de uma relação particular com o corpo de Jesus (seu sopro, sua saliva, seu toque ou imposição de mãos), mas também depende de uma atitude livre do enfermo. Para os cristãos, em Jesus é o próprio Deus que age, como outrora. "Eu sou Javé que te cura",[19] o Servidor.[20] Mas o processo só é completo quando termina em adesão a Cristo: "Vai em paz; tua fé te salvou/curou".[21] A cura da doença física é sinal da verdadeira cura a ser almejada, a de nossos espíritos mesquinhos e adoecidos de egoísmo.

Episódio paradigmático a esse respeito é o relato de duas curas operadas por Jesus.[22] Jairo, um dos chefes da sinagoga, pede a Jesus que cure sua filha de 12 anos, que está nas últimas. A caminho da casa de Jairo, Jesus é retido por uma mulher que há doze anos padecia de um fluxo de sangue (portanto, era uma mulher impura, segundo a lei ritual de então, e não devia estar ali, misturada à multidão). Ela crê que, se apenas tocar em seu manto, será curada. Jesus nota o toque e pede que a mulher se explique em público. Ela o faz e Jesus confirma a sua cura. Só depois segue para a casa de Jairo, embora tenha sido avisado de que a menina já morrera. Ele insiste que ela está apenas "paralisada", vai até ela e a faz voltar a andar.

O episódio é simbolicamente muito rico e sua chave está no número doze (as doze tribos de Israel; o povo judeu oprimido; os doze apóstolos, etc.). Um

18 Números 21,6-9
19 Êxodo 15,26.
20 Isaías 52,13.
21 Marcos 5,34; 10,52; Lucas 7,50; 17,19.
22 Marcos 5,21-42.

sistema ideológico (religioso ou não) pode oprimir e adoecer quem está excluído dele (a mulher que sangra perde a vida há 12 anos) e até quem se beneficia dele (a filha de 12 anos de um chefe do sistema: a lei injusta paralisa). A proposta e a possibilidade de mudança de vida são oferecidas por Jesus a ambas as partes. Este é o roteiro da cura duradoura.

Por outro lado, méritos espirituais não resultam automaticamente em bem-estar físico. Merece destaque, nesse sentido, o alerta de autores como William Ryan, que, ao falar da relação que normalmente se estabelece entre a doença mental e a prática da oração contemplativa e a experiência transformativa decorrente dessa última, afirma clara e inequivocamente que "não há relação causal entre doença mental e desenvolvimento espiritual ou por falta dele"; ou seja, "essas doenças", diz Ryan, "ocorrem independentemente de nossa prática e desenvolvimento espiritual". E conclui o autor que "a vida espiritual pode ajudar uma pessoa a enfrentar ou suportar com mais coragem e liberdade um distúrbio mental, tanto quanto ajudaria em qualquer outra forma de doença física, mas a aparência do transtorno tem sua etiologia em nossa disposição genética, nossa bioquímica, e não [em] nossa vida espiritual".[23]

Em suma, uma pessoa espiritualmente saudável pode ter um distúrbio, mas ela não é um distúrbio. Não temos escolha quanto ao sofrimento que a vida nos traz. É claro que ajuda muito dormir bem, alimentar-se bem e fugir do sedentarismo. Também ajuda aproveitar os recursos da medicina preventiva. Mas, se a doença bater e nos fustigar a carne, temos a escolha de responder com desespero e aflição, ou, como nos convida Ryan, vermos "nossas aflições e vulnerabilidades como meios para uma busca de maior refúgio no amor indestrutível e infalível da vida de Cristo em nós".[24]

---

23 William Ryan, *Saúde mental, direção espiritual e oração contemplativa*, disponível em http://www.oracaocentrante.org/saudem.htm. Garante-nos Ryan que "se uma pessoa que pratica oração contemplativa, oração centrante, oração do coração, como sua principal prática, tiver também uma doença mental tal como o transtorno bipolar ou a depressão profunda, a coisa mais importante a fazer é seguir fielmente a prescrição médica psiquiátrica e outras intervenções psicoterapêuticas, para controlar os sintomas da desordem, do mesmo modo que um diabético faz uso da insulina e outros medicamentos para tratar sua desordem física" (*ibidem*).

24 William Ryan, *Saúde mental, direção espiritual e oração contemplativa*, cit.

Exemplos da prática ritual

Símbolos e sinais como expressão da fé cristã

O monoteísmo cristão distingue-se do judaísmo e do islamismo por uma particularidade radical: todo cristão reconhece em Jesus de Nazaré a encarnação e a visibilização do mistério divino. Essa novidade provoca um estremecimento tão grande no monoteísmo tradicional que será preciso tomar emprestada a palavra grega *prosopon* (*persona,* em latim) para dar conta conceitualmente dessa convicção (uma "revelação", no jargão teológico): Deus, sem deixar de ser uno, é trino. E Jesus identifica-se com a segunda pessoa da Trindade. Para a espiritualidade cristã, isso significa que, para atingirmos o máximo de nossa plenitude existencial, o método é seguir Jesus (*sequela Christi*): Jesus é o Caminho, a Verdade e a Vida.[25] Ou seja, só Jesus é o Caminho para a Verdade que é a Vida. Esse caminho espiritual garante-nos a saúde integral, a saber, a santidade, apesar de nossas inevitáveis imperfeições e limites, sem os quais, aliás, nem humanos seríamos.

Portanto, a espiritualidade cristã não é uma espiritualidade de desprezo do mundo, do corpo, da matéria, como poderia ser uma espiritualidade de sabor mais platônico ou oriunda de algumas correntes helênicas (estoicismo, orfismo, etc.). Nem, ao contrário, estamos aqui num materialismo ou sensualismo radical de busca do bem-estar individual a todo custo. Entre um extremo e outro, o critério é o seguimento de Jesus e, para tanto, é preciso conhecer muito bem como Jesus vivia, quem eram seus amigos e seus adversários, o que ele condenava, o que combatia, porque foi condenado à morte e porque assumiu pagar com a própria vida o preço de sua pregação.

Aí temos o norte da espiritualidade cristã, o cerne da mística católica. As orações, liturgias, sacramentos e demais práticas de piedade só fazem sentido enquanto giram em torno desse eixo cristológico. Se o perdem de vista, são apenas fideísmo, beatice, rubricismo, simonia e até mesmo charlatanismo. O cerne da espiritualidade católica é a Eucaristia. Essa palavra, de origem grega, esconde duas ideias e palavras nossas: dar graças, agradecer (*eu-caristein*), e caridade (no melhor sentido da *charitas*: dar de graça o que de graça recebemos – o supremo dom da vida).

---

25 João 14,6.

Isso posto, o catolicismo não inventa nada do vazio. Sua tradição espiritual é fruto de um indisfarçável diálogo com tradições ancestrais e com os povos com os quais, aos poucos, foi fazendo contato. Já se disse no passado que o cristianismo é um fabuloso sincretismo.[26] Portanto, em diálogo com símbolos (arquétipos) e sinais facilmente reconhecíveis pelas pessoas, ele foi procurando traduzir e celebrar suas mais profundas convicções de fé. Como no ritmo da respiração, agimos e celebramos, celebramos e agimos, práxis e festa, liturgia e caridade, *ora et labora*.

Há aí um plano de evangelização (anúncio da Boa Notícia a todos) e de catequese (ensinar, com tempo e paciência, a quem quiser conhecer melhor a fé cristã). O próprio ritmo é uma pedagogia.[27] A própria vivência da espiritualidade, aliada a uma paulatina catequese, é Mistagogia (arte de iniciar alguém nos mistérios da fé). No entanto, o mistagogo não faz distinção de pessoas; qualquer um pode, se quiser, conhecer esse mistério. Por isso, o catolicismo é uma variável religiosa exotérica (para fora), e não esotérica (para dentro). Seus ritos nada têm de secretos; são públicos, comunitários e de eficácia comunitária (não beneficiam uns poucos iluminados). O principal deles é a Missa Católica.

Os sete sacramentos católicos: Deus-conosco nas situações mais marcantes da vida

A Santa Missa tem seu eixo na Eucaristia, e esta é um dos sete sacramentos do catolicismo. Por isso, para entendermos sua relação com os demais sacramentos e com o chamado Mistério Pascal, temos de explicar primeira-

---

26 Não uso o termo "sincretismo" em sentido pejorativo. Outros termos ou metáforas são sugeridos por diversos autores, tais como: síntese, inculturação, inreligionação, *melting pot*, tradução, hibridismo, enxerto, osmose, etc. Para mim, o que interessa afirmar é a constante inter-relação entre as diversas culturas e religiões, no ritmo e na dosagem que as comunidades podem ou querem seguir. Ver, a esse respeito, Afonso Maria L. Soares, *Interfaces da revelação: pressupostos para uma teologia do sincretismo religioso* (São Paulo: Paulinas, 2003); *No espírito do Abbá: fé, revelação e vivências plurais*. (São Paulo: Paulinas, 2008).

27 Um importante documento aprovado em 1965 durante o Concílio Vaticano II, conhecido como *Dei Verbum* (*Constituição dogmática sobre a revelação divina*), menciona, em seu § 15, que Deus se serviu de uma pedagogia divina ao decidir se comunicar conosco. Ver *Constituição dogmática Dei Verbum sobre a revelação divina*, promulgada no Concílio Vaticano II, Roma, 18-11-1965, disponível em http://www.vatican.va/archive/hist_councils/ii_vatican_council/documents/vat-ii_const_19651118_dei-verbum_po.html.

mente a noção católica de sacramento. Comecemos por abordar os símbolos relacionados com essa noção.

Símbolos e poesia: porque a palavra é pequena!

Nós, seres humanos, somos criaturas extraordinárias. Graças ao nosso cérebro fabuloso, estamos sempre vendo e registrando o mundo em duas versões diferentes, porém simultâneas: uma racional-analítica; outra intuitivo-afetiva. Com uma, queremos saber o que as coisas são; com a outra, nos perguntamos que valor elas têm para nós. Parece ser esta segunda a que faz surgir os símbolos, a linguagem simbólica. Precisamos desesperadamente dessa linguagem porque ela nos ajuda a falar daquelas coisas que são realmente importantes para nós. E é aí que ocorre algo até engraçado: quanto mais uma coisa, um objeto, um fato, uma pessoa é importante para nós, mais difícil é a tarefa de contar isso para alguém ou explicar o que se passa conosco. Por isso dizemos que, para as coisas do coração e do afeto, a palavra fica pequena. Ninguém nunca experimentou essa sensação estranha, às vezes tão doída, de não conseguir expressar direito seus sentimentos? Qual a melhor palavra para dizer de nosso amor?

Tantas vezes já ouvimos que as palavras convencem, os exemplos arrastam, não é mesmo? Ou ainda, que há gestos que valem por mil palavras. Esses ditados têm muita razão. Os gestos, as cores, as artes, o jeito de se expressar, tudo isso fala muito mais que a mera palavra. Outra coisa: cedo ou tarde, nossos gestos sempre acabam traindo nossas palavras. Imagine a cena: uma visita chega a sua casa sem prévio aviso, você diz que está agradavelmente surpreso, dá-lhe as boas-vindas, pede que ela se sente no sofá, e continua assistindo ao seu programinha pela TV. Onde estará a verdade, no que você verbalizou ou na sua atitude?

Ernst Cassirer, filósofo judeu-alemão, já dizia que somos animais simbólicos, e estava certo. Toda vez que precisamos comunicar a alguém a verdade que toca nosso coração, usamos de símbolos. É por isso que nos agrada dar presentes a pessoas que amamos, ou nos faz tão bem aquele abraço apertado que chega na hora certa. Partilhar os bens com alguém que passa por necessidades cala mais fundo que uma "aula" ou sermão sobre a caridade cristã. Um cristão que faça o sinal da cruz antes de alguma ação está dizendo (sem precisar explicar) que sente a companhia de Deus naquele momento. Aliás, há um tipo especial de palavra que também é símbolo: é a palavra "poética". A poesia é a palavra densa, que diz tudo sem explicar nada. A poesia tem parte com o divino, está muito próxima das palavras que lemos e relemos na Bíblia, pois ambas são palavras que seduzem. Tudo isso nos mostra o quanto os símbolos estão presentes em nossa vida.

Símbolos e sacramentos

Por que não nos livramos daquele velho cuco enferrujado, pendurado no quartinho de bugigangas? E quanto àquele anel de tucum, há anos partido, que nunca tivemos coragem de jogar fora? Por que guardar na carteira um papel de bala todo amassado, ou esconder num cantinho da cômoda uma bituca de cigarro de palha? Todos esses objetos não passam de coisa velha, sem serventia, destinadas ao lixo. E é para lá que teriam ido se não significassem algo mais para nós. É uma relíquia de quem, aquele cuco? Que compromisso selamos quando nos puseram aquele anel? Que lindo beijo não nos demos depois de ganhar aquela bala? Que serena não foi aquela morte, deixando pela metade aquele cigarrinho? Pois é, essas coisas deixaram de ser coisas. Para o teólogo Leonardo Boff, elas ficaram gente. Até falam.[28]

Quando as coisas são mais do que coisas, quando elas nos fazem lembrar e despertam nossa saudade, dizemos que são sacramentos. O poeta Rubem Alves costuma repetir que sacramento é tudo aquilo que "desperta saudades e faz brotar, no coração, a memória do amor e o desejo da volta".[29] Quem ama precisa de sacramentos. O sacramento apazigua a alma e arma o braço. E foi justamente isso que Jesus fez naquela "última ceia". Sentiu que o momento da partida se aproximava e veio-lhe no coração um misto de alegria e dor. Seus amigos, aquele grupinho de mulheres e homens que haviam entendido sua pregação e achavam que valia a pena dar a vida por aquelas coisas, também temiam que tudo se acabasse ali. Jesus tomou, então, do pão e do vinho, disse aquelas palavras que só ele mesmo dizia tão bem, fez com que todos provassem da refeição e depois ensinou o segredo: "Isto é sacramento! Toda vez que vocês fizerem isto que eu estou fazendo, toda vez que partilharem algo com as pessoas, eu mesmo estarei com vocês naquele gesto. E o mundo inteiro saberá que meu amor por vocês é eterno".

---

28 Leonardo Boff, *Os sacramentos da vida e a vida dos sacramentos* (Petrópolis: Vozes, 1976).

29 Rubem Alves, *Creio na ressurreição do corpo: meditações* (2ª ed. São Paulo: Sagarana, 1984), pp. 7-9.

Por que a denominação "sacramento"?

"Sacramento" e "mistério". Duas palavras para falar da mesma realidade. Vinda do antigo sânscrito, passando pelo grego, *mysterion* significava, ao pé da letra, "olhos e boca fechados". A ideia era a seguinte: algo tão real e profundo que vai além do que podemos ver e tocar, e que não se esgota em nenhuma palavra conhecida. Foi por isso que os primeiros cristãos passaram a chamar de "mistério pascal" a revelação-encontro de Jesus de Nazaré em suas vidas.

Mais tarde, o teólogo Tertuliano (século II) tomou emprestado de uma cerimônia militar romana o termo *sacramentum* – uma espécie de bastão recebido pelo soldado como símbolo de seu juramento de sagrada fidelidade a César. Apesar de associar algo tão rico como o "plano-de-Deus-para-nós" com a linguagem militar de "leis e obrigações", o que Tertuliano queria indicar era que sacramento é coisa séria. Tomar o partido de Cristo exige consciência e compromisso responsável em todos os momentos da vida.

Sete sacramentos em sete situações decisivas da vida

Na verdade, a comunidade cristã inteira é um sinal. Sua "convivência" é o grande sinal-testemunho que ela pode dar ao mundo. Ao longo da história, duas experiências serviram de base para a Igreja Católica melhor sinalizar o sonho de Deus para o ser humano: de um lado, a memória das ações libertadoras de Jesus; de outro, aquelas situações mais críticas pelas quais todos passamos e que põem em jogo nossa felicidade. O Concílio de Trento, no século XVI, fixou em sete estes momentos-chave, ou "sacramentos": batismo, confirmação (crisma), eucaristia, reconciliação, unção dos enfermos, ordem e matrimônio.

O primeiro é justamente o instante do nascimento. Num momento cercado de tanta apreensão, esperança e fragilidade, é muito bom sentir a acolhida amorosa, segura e feliz da comunidade dos que "sonham os mesmos sonhos de Jesus" (batismo). Em seguida, vem a dolorosa emergência da liberdade na adolescência. Adeus cumprimento mecânico de regras e estruturas. O que importa é assumir o significado mais profundo da mensagem de Jesus, inventando novos jeitos de traduzi-la hoje (crisma – confirmação). Para falar do grande desafio da vida comunitária e de como evitar a rotina e o individualismo, os cristãos foram buscar, como sinal da incessante ressurreição do amor que liga a comunidade, o símbolo da mesa familiar. O alimentar-se em comum simboliza-realiza-potencializa nossa identidade humana (eucaristia).

O contrário da eucaristia é justamente a ruptura com a comunidade. Querendo ou não, cedo ou tarde deparamo-nos com o fracasso, o limite, a ofensa. As forças de desunião podem ser lentas e até imperceptíveis, mas estão sempre às voltas. A Igreja Católica quer ser sinal de que não existe amor que avance sem morte e ressurreição, nem sem pecado e reintegração (reconciliação).

A doença é o momento ou situação que talvez deixe mais clara nossa fragilidade humana. Além do risco de morte, uma pergunta que machuca é: que valor tenho eu, agora que não estou mais produzindo para a comunidade? A resposta católica nos diz que mesmo a dor e a morte não pretendidas podem ser ocasião de autêntico amor, isto é, podem nos tornar mais pessoas na medida em que nos sintonizam com "as coisas que não passam" (unção dos enfermos).

Finalmente, a experiência humana do amor tem sua expressão em duas possibilidades de testemunho radical no mundo. O ágape (dom de si) pode ser celebrado tanto na especial convivência homem-mulher (matrimônio) quanto na dedicação a tempo pleno pela comunidade (ordem: diáconos, presbíteros e bispos).

E, assim, a comunidade católica pretende se fazer presente no inteiro arco da vida de seus adeptos, mostrando que, desde o início, Deus os amou até o fim.

Saúde e salvação no batismo

O católico contempla esse mundo com um olhar místico, de fé, e dá-se conta de que o mundo todo é, na verdade, sacramento de Deus. Daí a responsabilidade da "convivência eclesial" católica como grande sinal-testemunho a ser dado ao mundo. Por que, então, o gesto-sinal do batismo foi arrolado entre os sete sinais sacramentais do cristão – neste caso, do católico? Já vimos a importância antropológica deste sinal que hoje se coloca o mais próximo possível do instante do nascimento. A criança, numa hora de delicada fragilidade, sente a acolhida amorosa, segura e feliz da comunidade dos fiéis.

Então, por que foi escolhido esse gesto do mergulho na água para significar essa nova realidade? De fato, já havia práticas semelhantes em outras religiões, ligadas a rituais de purificação. Entretanto, há um dado bíblico relevante para a escolha dos primeiros cristãos: o batismo de Jesus. O sentido mais profundo do rito cristão do batismo deve ser buscado num gesto muito significativo na vida de Jesus, tão importante que foi recordado pelos quatro evangelistas: Jesus quis ser batizado.[30] Todos os relatos afirmam que João Batista o batizou no Jordão. O que estaria por trás desse destaque todo especial dado nos Evangelhos?

João Batista pregava o Dia da Ira do Senhor. Ao contrário, a pregação de Jesus não é a ira, mas a presença justa e misericordiosa do Reino e do Reinado de Deus entre nós. Assim, no batismo de Jesus, o católico (cristão) recolhe algumas pistas muito importantes para o seu próprio discernimento espiritual e para a sua saúde integral:

- Ao aceitar o batismo de João, uma cerimônia marginal feita em pleno deserto, Jesus rejeita explicitamente a religião oficial, sempre mancomunada com o poder opressor.
- Ele chama a atenção do povo para a luta decisiva pela justiça.
- Os evangelistas viram também no batismo de Jesus uma prefiguração de sua morte e ressurreição; ou seja, ser batizado significou para Jesus assumir responsavelmente o caminho da plenificação.
- O Espírito que se manifestou como uma pomba ensina que o Pai aceitou de bom grado a livre decisão de seu Filho.

Igreja: a comunidade-família dos batizados é sacramento de Cristo

Quem contempla e aprende de Jesus está, na verdade, entrando em contato (de uma forma misteriosa, é verdade) com o próprio Deus. "Quem me vê, vê também o Pai".[31] O batismo de Jesus é um aperitivo do que será toda a sua vida terrena: Jesus é, de fato, sacramento de Deus. O católico sabe pelos Evangelhos que Deus é amor, é perdão, não nutre por nós desejo de vingança, fica feliz quando usamos de nossa liberdade, é solidário de nossas lutas por mais vida e maior dignidade, vibra com nossas vitórias, festeja conosco o encontro da pessoa amada, chora quando a perdemos.

A essência da mensagem de Jesus de Nazaré não se perdeu: o segredo da divindade está dentro de nós mesmos. Ser humano é divino. Aqueles que captaram essa mensagem e que sonharam os mesmos sonhos de Jesus de Nazaré formaram comunidades de amor e partilha que, com o tempo, foram chamadas de Igreja. Se quem vê Cristo vê o Pai, quem vê a Igreja deveria ver Cristo. Porque essa é a missão da Igreja: ser sacramento de Cristo para todos.

30 Mateus 3,1-17; Marcos 1,1-11; Lucas 3,1-22; João 1,19-34.
31 João 14,9.

E como alguém pode tornar-se Igreja? O Catecismo da Igreja Católica afirma que "o santo batismo é o fundamento de toda a vida cristã, [pois] [...] pelo batismo somos libertados do pecado e regenerados como filhos de Deus, tornamo-nos membros de Cristo, e somos incorporados à Igreja e feitos participantes de sua missão".[32] Portanto, a Igreja é a comunidade dos batizados.

Batismo de sangue e batismo com água

O batismo é o primeiro sacramento, e a Igreja Católica sempre o entendeu como um dos atos do Cristo, um dos gestos através dos quais o Cristo morto e ressuscitado reúne todo ser humano em seu Corpo.[33] Os gestos do Cristo na Igreja não são diferentes daqueles que Jesus realizava durante sua vida terrena. Conforme o Catecismo, "o 'mergulho' na água simboliza o sepultamento do catecúmeno na morte de Cristo, da qual com Ele ressuscita, como 'nova criatura' [...]",[34] pois "é um banho de água no qual 'a semente incorruptível' da Palavra de Deus produz o seu efeito vivificante".[35]

A mesma carga simbólica estava no ato de testemunhar Cristo até a morte. Por isso, nos primórdios da fé cristã, os catecúmenos martirizados eram reconhecidos como plenamente cristãos, pois haviam recebido o batismo de sangue. E mais, quando alguns deles sobreviviam à pena capital (degola, crucifixão, arena dos leões), eram imediatamente conduzidos ao grau máximo do episcopado. Quem passava pela *martyria* (testemunho radical da mensagem de Jesus) atingia a plenitude da vida sacramental!

A água da vida e o sal da terra[36]

Estamos aprofundando mais o significado do batismo porque ele compõe, juntamente com crisma e eucaristia, os sacramentos da iniciação cristã. Um rito iniciático é um rito de passagem, visa a uma mudança radical na vida do

---

32 Catecismo da Igreja Católica, "O sacramento do batismo", § 1213, disponível em http://angelgireh.tripod.com/sp03.html.

33 *Constituição dogmática Lumen Gentium sobre a Igreja*, promulgada no Concílio Vaticano II, capítulo 1, artigo 7: A Igreja, Corpo místico de Cristo, Roma, 21-11-1964, disponível em http://www.vatican.va/archive/hist_councils/ii_vatican_council/documents/vat-ii_const_19641121_lumen-gentium_po.html.

34 Catecismo da Igreja Católica, "O sacramento do batismo", § 1214, cit.

35 *Ibid.*, § 1228.

36 Esta seção e a seguinte têm por base o livro de Evaristo E. de Miranda, *Água, sopro e luz: alquimia do batismo.* (2ª ed. São Paulo: Loyola, 1998). Ao leitor interessado em aprofundar-se em nosso tema, recomendamos vivamente a leitura dessa obra.

iniciado. O batismo é o primeiro dos sete sacramentos. É a porta de entrada, é a raiz ou o alicerce de toda a vida cristã.

O atual rito católico recolhe uma longa tradição – raramente conhecida pelos próprios católicos –, servindo-se de muitos elementos simbólicos anteriores à própria fé cristã. Por exemplo, os chamados quatro elementos cosmológicos fundamentais – terra, água, ar e fogo.

Conforme a didática explicação de Evaristo de Miranda, a terra, elemento sólido formador, chão firme e doadora de alimentos, está representada na simbologia do sal no rito católico do batismo. Todos somos convocados a ser sal da terra. O sal é a consistência que dá sabor: uma pitada de tempero e tudo se transforma, alimentando com prazer. O sal na língua fala do gosto, do paladar. A verdade cristã não é um simples saber intelectual, ela deve ser saboreada, "curtida"; não pode simplesmente ser levada ou suportada. O sal na língua fala do tempero desta nossa poderosa "arma verbal": a palavra. O uso da palavra pode gerar vida ou... morte. Há que ter temperança no falar e no agir! O sal fala ainda de conservação. Antes de nossas geladeiras e *freezers*, ele já preservava a vitalidade dos alimentos. O desafio cotidiano do cristão é não perder sua identidade em meio aos inúmeros apelos idolátricos da sociedade moderna. Ele não é chamado a ser um super-homem ou um sabe-tudo. É tão somente sal da terra. Presença saborosa, presença que dá gosto!

A água é a força simbólica mais óbvia. Todos os seres vivos precisamos inevitavelmente de água. Mais do que um símbolo de vida, a água gera vida. Além disso, a ela se associa a ideia de purificação, limpeza e, consequentemente, de higiene e saúde. Os textos bíblicos evocam, através da simbologia da água, a imagem da passagem, da mudança de estado ou de condição. É o caso da travessia do mar dos Juncos, no êxodo mosaico, e do dilúvio universal de Gênesis 6.

No Novo Testamento, temos a sugestiva cena de Caná da Galileia, aonde Jesus fora com os discípulos para participar de uma festa de casamento. Durante a festa, o vinho acaba, e a mãe de Jesus insiste para que ele faça alguma coisa. E Jesus faz com que a água (contida em algumas talhas) seja transformada em vinho. Esse sinal sugere-nos o encontro de nossa condição humana com aquele quê divino, sobrenatural, gratuito, que brota – sabe-se lá como – de nossa própria natureza. O vinho não surge do nada; ele pressupõe a água nova transbordando das talhas. O vinho somos nós, é tudo aquilo que somos humanamente (a água), embora de forma transformada (o ser humano novo). Daí, a força do mergulho batismal para o reerguer-se da nova criatura, transmutada interiormente, com os poros espirituais desobstruídos. Ou, como diriam nossos irmãos hinduístas, com os chacras abertos.

Para o católico, ser apresentado ao batismo é ser banhado nessa fonte de água viva na esperança de que descubra, aos poucos, o sabor de se saber eternamente amado por Deus.

Espírito e vida: o vento que alastra o fogo

Miranda prossegue descrevendo o elemento ar como aquele que diz respeito à dimensão pneumático-espiritual do rito batismal. Tanto *spiritus* (latim) quanto *pneuma* (grego) e *ruah* (hebraico) evocam a imagem de ar, vento, sopro, respiro, espirro. Tais figuras sempre foram uma metáfora apropriada para se falar daquela realidade invisível, presença que não se vê nem se registra por instrumentos, mas que, de algum modo, é sentida. Eu não vejo o vento, vejo as coisas em movimento. Daí a associação metafórica com o Espírito Santo de Deus, de que já falamos. O Espírito faz-se visível nas pessoas e na natureza. Será nossa "movimentação" a falar (ou não) de Deus às demais pessoas. O Espírito é esse vento fecundante que nos engravida de Deus e, através de nós, entusiasma as pessoas às quais nos dirigimos.

No rito do batismo, o elemento ar fica evidente no sopro (opcional) do celebrante sobre o rosto da criança e na consequente unção pré-batismal feita em seu peito, sobre os pulmões – a bomba de ar de nosso organismo. A ciência moderna tem explicado cada vez melhor o funcionamento do corpo humano, contudo, um elo da cadeia ainda persiste envolto no mistério. A pessoa de fé vai além do que a ciência já pode afirmar porque sabe que é o hálito divino o responsável pelo início da vida, elevando-a à verdadeira estatura humana, "pouco inferior a Deus".[37]

É desse ar, explica Miranda, que fala o celebrante na unção dos catecúmenos, quando unge a criança (podendo, se quiser, soprar levemente sobre seu rosto): "O Cristo Salvador vos dê sua força. Que ela penetre em vossas vidas como este óleo em vosso peito". A unção é feita no centro do sistema cardiorrespiratório, desde a Antiguidade entendido como fonte de energia e calor. Daí a associação do coração como centro da atividade orgânica e espiritual.

37 Salmo 8.

Essa ideia-força retorna em um dos ritos complementares do batismo: o éfeta.[38] Aí o ministro toca os ouvidos e a boca da criança e diz: "O Senhor Jesus que fez os surdos ouvir e os mudos falar, te conceda que possas logo ouvir a sua palavra e professar a fé para louvor e glória de Deus Pai". O ministro invoca a Deus em favor da criança para que tenha ar, audição, obediência. Obedecer (*ob-audire*) é dar ouvidos às vibrações divinas para depois deixar que saiam, moduladas, através de nossas cordas vocais. E que o Verbo seja pronunciado e testemunhado por nosso intermédio.

O quarto elemento é o fogo. O Círio Pascal, imagem da aurora da ressurreição, entrelaça duas dádivas da vida: luz e calor. Somos filhos da Luz. Dela vem a possibilidade da Visão. Visão não da luz, mas das coisas que ela nos permite contemplar. O olho, afinal, é a lâmpada do corpo.[39] "Eu sou a luz do mundo, diz o Senhor, e quem me segue terá a luz da vida".[40] Diante da Luz Divina todo o restante possui sombras. Que não são necessariamente coisas ruins, moralmente más. Nossas sombras são nossos contornos, nossos limites. Não adianta fingir que não existem ou abominar nossa condição humana por causa delas. Cabe-nos agradecer à Luz que nos permite detectá-las e caminhar pela estrada sem incorrer em tropeços.

A entrega aos pais e padrinhos da vela acesa no Círio Pascal fala-nos da participação, no Espírito, desse Fogo abrasador que é o Amor do Filho pelo Pai e de Deus por nós. É esse fogo que nos faz arder o coração, que nos depura do que é fugaz e instaura em nós uma nova Vida.

Muito perspicaz a seguinte observação de Miranda, que mostra como se unem de maneira interessante as imagens da água e do fogo. Na expressão "água pura", "pura" vem do grego *pyros* (fogo); portanto, essa é uma água (que é) fogo. Aliás, já no famoso episódio da libertação do Egito, o Êxodo-Páscoa acontece na travessia do mar dos Juncos, sob a proteção de colunas de fogo varando colunas de água.[41] O junco, aliás, é uma planta que cresce no limite do seco e do úmido, informa Miranda.

Enfim, a sugestão batismal do relato é muito forte. Êxodo, Páscoa e Batismo são momentos decisivos de passagem, de superação de limites. O ba-

38 Outros ritos complementares são a unção do crisma, a veste branca e a entrega da vela acesa.
39 Mateus 6,22.
40 João 8,12.
41 Êxodo 14,24.

tismo é um novo nascimento, a chegada a uma nova estatura. É o mergulho na "água pura", água que queima - lava e extingue - tudo o que, em nós, for palha.[42] O "homem velho" sai renovado das profundezas da água para a luz da vida. Dar à luz é justamente tirar da umidade, das trevas, do inconsciente, das sombras. Dar à luz é tirar da bolsa uterina, da proteção infantil, para pôr a seco, no caminho da maturidade. O difícil salto qualitativo do útero à luz é propício e necessário para nosso crescimento. Fazer o caminho inverso, da luz para o útero, é fuga, regressão, infantilismo.

Mantermo-nos no caminho da luz é o que evoca a unção após o batismo. Conforme Miranda, ao ser feita na cabeça com o óleo da crisma, ela sugere a estimulação do sistema cerebral, identificado por antigas tradições religiosas como ponto de entrada da iluminação divina. Como os profetas, reis e sacerdotes de outrora, também essa criança é ungida no Espírito. Seus pais e padrinhos a trouxeram para que fizesse parte da mesma missão que um dia foi assumida por Jesus de Nazaré. Seria desejável que esse óleo perfumasse de verdade o ambiente da celebração, pois é sinal da incontida alegria de acolher na comunidade uma nova vida.

Enfim, a Eucaristia[43]

A eucaristia é um dos sete sacramentos católicos. Entretanto, todos os sacramentos são eucarísticos, pois tendem para a comunhão e a ação de graças. Se o batismo é o sacramento primordial, a pedra fundamental de toda a construção da vida cristã, também ele sinaliza o que é mais característico da vida eclesial: o compromisso de viver em comunhão, ou seja, a Eucaristia. Por isso, a doutrina católica vê no batismo a base da vida cristã e na Eucaristia, sua plenitude.

A celebração da Eucaristia é a Santa Missa ou Ação de Graças Eucarística. O que chamamos de Missa Católica é uma liturgia (ritual comunitário em que o povo fiel, reunido fraternalmente no Espírito Santo, se coloca em adoração ao mesmo Pai, por intermédio de Jesus Cristo). O sinal da cruz abre e encerra

---

42 Há uma alusão aqui à purificação final, escatológica, de que fala são Paulo. No Juízo Final, nós passaremos pelo fogo. Sairemos ilesos, mas a nossa obra será queimada. O que for palha não entrará na vida eterna; só aquilo de sólido e nobre (ouro, prata) que tivermos construído em nossa existência terrena (1 Coríntios 3,12-15).

43 Esta seção baseia-se principalmente na obra de Antonio Gentili, *As razões do corpo: os centros de energia vital na experiência mística cristã* (São Paulo: Paulinas, 2001).

essa e qualquer outra ação/oração do católico. Mas o que há por trás desse simples gesto, quase corriqueiro?

Vejamos. O próprio sinal da cruz é uma catequese resumida. Ele é um caminho de iniciação ao mistério. Quando o católico repete esse sinal, está se comprometendo a fazer tudo em nome de Deus, ou seja: em nome do Pai, pelo Filho, no Espírito Santo. Ao pronunciar o Pai, o fiel católico toca sua própria fronte (o lugar do terceiro olho, o olho espiritual). A leve pressão sobre a fronte é um despertador, uma chacoalhada para que fiquemos alerta.

Ao invocar o Filho, o fiel bate no peito (somos filhos no Filho) e abre o chacra cardíaco. O coração é o centro da pessoa na Bíblia; ele preside a emoção, o afeto e o amor oblativo. Diz o livro de Provérbios que "o coração do homem planeja o seu caminho".[44] E a autêntica cura espiritual começa do coração. O rito penitencial do início da Missa Católica reafirma a necessidade da cura do coração: o fiel bate no peito três vezes enquanto intercede: "Senhor, tende piedade nós".[45]

Finalmente, o fiel conclui o sinal da cruz invocando o Espírito Santo com um movimento delicado: toca levemente a mão sobre o ombro esquerdo e a conduz até o ombro direito, passando sobre a cabeça com um gesto que simula o de alguém se cobrindo com um véu. É a sombra luminosa do Espírito a nos envolver ("o Espírito Santo desceu sobre eles..."[46] "Cubra-nos com teu Espírito"). Que o Espírito nos proteja e nos acompanhe em todos os momentos desta ação que se inicia.

Essa mesma lógica simbólico-curativa atravessa toda a celebração da Missa Católica. Após os ritos iniciais, a Liturgia da Palavra é o momento em que todos ouvem trechos da Bíblia, do chamado Antigo Testamento e do Novo Testamento. É um momento importante em que o fiel se sente cuidado e protegido por Deus, mas também convocado a fazer a diferença no dia a dia. Deus vem pelo ouvido (*audire*, audição) e o povo responde, obedecendo (*ob-audire*, obediência).

---

44 Provérbios 16,9. A centralidade do coração e a necessidade de que a nossa cura comece pelo coração são o mote do belo e já citado livro do monge católico Antonio Gentili.

45 Bater três vezes simboliza convicção, autenticidade. "Santo, santo, santo é o Senhor Deus do universo" significa que Deus é verdadeiramente Santo. "Jesus ressuscitou no terceiro dia" quer dizer que ele ressuscitou de verdade!

46 Atos 10,44; 11,15.

Em seguida, a liturgia eucarística prepara a comunhão profunda com o Deus vivo: a procissão das oferendas leva ao altar o fruto de nosso trabalho e toda a nossa vida; o Ofertório entrega ao Pai tudo o que somos para que seja transformado no Pão que dá a vida (a cura não vem do nada, ela vem do que começamos a fazer com nossos próprios recursos, da pobreza do que temos). O momento da Comunhão é simbolicamente muito forte: o fiel recebe em seu ser Aquele que sempre esteve lá: o próprio Deus. O que mudou, então? O rito sugere que, ao longo da missa, o fiel foi abrindo seus poros espirituais entupidos (seus chacras) e foi deixando espaço para que o Espírito agisse em seu coração e em todo o seu ser. No final da celebração eucarística, o antigo rito em latim dizia: *Ite missa est*. Significa "Ide, a missa acabou", mas também: "A missa é/começa (*est*) agora!"

A lógica curativa e libertadora da Eucaristia percorre também os sete sacramentos, acionando constantemente o que alguns místicos chamam de centros interiores "sutis" (a fronte, os lábios, o peito) e os demais órgãos do corpo.[47] Eles são ativados, por exemplo, na proclamação do Evangelho durante a missa, nas unções do rito do batismo e na unção dos enfermos. Mas é particularmente instrutiva a respeito a lógica que preside o Pai Nosso, conhecido como a oração do Senhor.

Como dizia Tertuliano nos primórdios da fé cristã, o Pai Nosso é "*breviarium totius evangelii*",[48] uma apresentação sucinta do cerne do Evangelho em forma de oração. Pois bem, quando recitada pausadamente, essa prece - que a tradição sempre atribuiu a Jesus de Nazaré –, além de ser uma profunda catequese sobre o que significa ser cristão e católico (ser testemunha do Reino de Deus), consiste numa autêntica terapia de ativação de nossos centros vitais.

Vejamos como isso se dá. Recordemos por um instante o Pai Nosso e depois acompanhemos nas linhas seguintes os passos dessa oração:

- Topo da cabeça: Pai nosso, que estais no céu ["Deus fez pousar sobre a cabeça [...] a bênção" (Eclesiástico 44,25)];[49]

---

47 Ver Antonio Gentili, *As razões do corpo*, cit., pp. 10-19.

48 Tertuliano *apud* Antonio Gentili & Alberto Camici, *Padre nostro: mistagogia della preghiera del Signore* (Milão: Ancora, 1994), pp. 91-104.

49 Entre colchetes estão citações de distintas partes da Bíblia, para mostrar como essa oração dialoga com toda a trajetória espiritual judaico-cristã e a sintetiza nessas frases lapidares que funcionam como uma série progressiva de mantras. Ver Antonio Gentili, *As razões do corpo*, cit., pp. 152-155. A segunda edição italiana do livro de Gentili traz dicas muito mais pormenorizadas sobre

- Fronte (olho espiritual): Santificado seja o vosso nome ["Seu nome estará sobre suas frontes" (Apocalipse 22,4)];
- Boca/garganta: Venha a nós o vosso Reino ["É confessando com a boca que se chega à salvação" (Carta aos romanos 10,10)];
- Coração: Seja feita a vossa vontade, assim na terra como no céu ["Colocarei minha lei no seu seio e a escreverei em seu coração" (Jeremias 31,33)];
- Plexo solar: O pão nosso de cada dia nos dai hoje ["Dá-nos sempre desse pão" (João 6,34)];
- Centro visceral: Perdoai as nossas ofensas, assim como nós perdoamos a quem nos tem ofendido ["Renova em minhas vísceras um espírito firme" (Salmo 51,12-13)];
- Centro gravitacional: E não nos deixeis cair na tentação, mas livrai-nos do mal ["Se alguém não nascer de novo, não poderá ver o Reino de Deus" (João 3,3)].

O Pai Nosso é, na verdade, um aperitivo da riquíssima sabedoria católica. Ele consegue sintetizar o que há de mais erudito (o chamado magistério hierárquico) e o que há de mais popular (o tradicional *sensus fidei fidelium*, ou sentido da fé vivida pelos fiéis) na milenar tradição católica.

Tudo o que dissemos é, evidentemente, muito pouco diante do que a tradição chama de *depositum fidei* (conjunto da fé católica). Seriam necessárias muitas páginas para descrever, passo a passo, a rica simbologia do rito da missa, dos ritos sacramentais e até de algumas orações muito comuns entre os católicos. Só pudemos oferecer aqui uma amostragem. Quanto ao que faltou dizer, além de pedirmos escusas, sugerimos ao leitor interessado que continue sua busca.

Bibliografia

ALVES, Rubem. *Creio na ressurreição do corpo: meditações*. 2ª ed. São Paulo: Sagarana, 1984.

---

como fixar a oração nos centros vitais. Ver Antonio Gentili, *Le ragioni del corpo: i centri di energia vitale nell'esperienza cristiana* (2ª ed. Milão: Ancora, 2007), pp. 151-165.

BELLEI, Ricardo José. *A questão da interioridade no Itinerarium Mentis in Deum de são Boaventura*. Dissertação de mestrado. Porto Alegre: PUC, 2006. Disponível em http://tede.pucrs.br/tde_busca/arquivo.php?codArquivo=184.

BOFF, Leonardo. *Os sacramentos da vida e a vida dos sacramentos*. Petrópolis: Vozes, 1976.

COMTE-SPONVILLE, André. *O espírito do ateísmo*: *introdução a uma espiritualidade sem Deus*. São Paulo: WMF Martins Fontes, 2007.

CONSTITUICÃO DOGMÁTICA DEI VERBUM sobre a revelação divina. Promulgada no Concílio Vaticano II. Roma, 18-11-1965. Disponível em http://www.vatican.va/archive/hist_councils/ii_vatican_council/documents/vat-ii_const_19651118_dei-verbum_po.html.

CONSTITUICÃO DOGMÁTICA LUMEN GENTIUM sobre a Igreja. Promulgada no Concílio Vaticano II. Roma, 21-11-1964. Disponível em http://www.vatican.va/archive/hist_councils/ii_vatican_council/documents/vat-ii_const_19641121_lumen-gentium_po.html.

COTTINGHAM, John. *A dimensão espiritual: religião, filosofia e valores humanos*. São Paulo: Loyola, 2008.

GENTILI, Antonio. *As razões do corpo: os centros de energia vital na experiência mística cristã*. São Paulo: Paulinas, 2001. Edição italiana: *Le ragioni del corpo: i centri di energia vitale nell'esperienza cristiana*. 2ª ed. Milão: Ancora, 2007.

________ & CAMICI, Alberto. *Padre nostro: mistagogia della preghiera del Signore*. Milão: Ancora, 1994.

GONZÁLEZ FAUS, José I. *Las siete palabras de José Ignacio González Faus*. Madri: PPC, 1997.

LAFONT, Ghislain. *História teológica da Igreja Católica*. São Paulo: Paulinas, 2000.

LAPIDE, Pinchas. *Monoteismo ebraico: dottrina trinitaria cristiana*. Brescia: Queriniana, 1980.

MIRANDA, Evaristo E. de. *Água, sopro e luz*: *alquimia do batismo*. 2ª ed. São Paulo: Loyola, 1998.

NOGUEIRA, Luiz E. dos Santos. *O Espírito e o Verbo: as duas mãos do Pai*. São Paulo: Paulinas, 1995.

PANIKKAR, Raimon. *Ícones do mistério*: *a experiência de Deus*. São Paulo: Paulinas, 2007.

RYAN, William. *Saúde mental, direção espiritual e oração contemplativa*. Disponível em http://www.oracaocentrante.org/saudem.htm.

SEGUNDO, Juan Luis. *Teologia aberta para o leigo adulto: a nossa ideia de Deus*. São Paulo: Loyola, 1976.

SOARES, Afonso Maria L. *Dialogando com Juan Luis Segundo*. São Paulo: Paulinas, 2005.

________. *Interfaces da revelação: pressupostos para uma teologia do sincretismo religioso*. São Paulo: Paulinas, 2003.

________. *No espírito do Abbá: fé, revelação e vivências plurais*. São Paulo: Paulinas, 2008.

________. *Religião & educação: da ciência da religião ao ensino religioso*. São Paulo: Paulinas, 2010.

WALTERS, Kerry. *Atheism: a Guide for the Perplexed*. Nova York: Continuum, 2010.

Saúde espiritual: uma perspectiva islâmica

Hajji Sheikh Muhammad Ragip al-Jerrahi

Bilmillahir-rahmanir-rahim

Em nome de Deus,
o Beneficentíssimo,
o Misericordiosíssimo

O sufismo

Antes de iniciar o nosso tema, farei uma breve apresentação do sufismo e da ordem que represento.

A Ordem Jerrahi é uma ordem tradicional do sufismo, e suas origens remontam ao Profeta Muhammad (que a paz e as bênçãos de Deus estejam sobre ele).[1] A partir dessa origem, desenvolveram-se várias linhagens de espiritualidade islâmica. A linhagem Jerrahi, em particular, surgiu no século XVII, com o fundador de nossa ordem, Hazret Pir Muhammad Nureddin Jerrahi (*ra*).[2]

O sufismo é a espiritualidade islâmica. É a busca do conhecimento espiritual nesta vida através da religião islâmica. Muitas pessoas se confundem ao dizer que o sufismo existia antes do *Islam*. Trata-se de uma distorção de conceitos. Na

1 Neste capítulo, em lugar de "Maomé", usaremos "Muhammad", que é uma transliteração mais próxima do idioma árabe, considerando, além disso, que nomes não são passíveis de tradução.

2 *Ra* = que a Misericórdia de Deus esteja sobre ele.

verdade, a busca espiritual e mística sempre existiu desde o primeiro homem, entendendo-se como misticismo a busca da realidade espiritual nesta vida, a busca do oculto por trás das aparências manifestas do mundo material. Várias religiões têm o seu aspecto místico, espiritual. No entanto, essa busca, na religião islâmica, é feita através do sufismo, que é um corpo de conhecimentos fundamentados na visão de mundo e nos princípios do *Islam*, tendo, portanto, como fonte primordial o conhecimento revelado no Sagrado Alcorão e nas tradições do Profeta Muhammad (*saws*),[3] também conhecidas como *hadith*.

O maior mestre do sufismo foi Ibn 'Arabi (1165-1240). Nascido na região da Andaluzia, sul da península Ibérica, viajou por todo o mundo islâmico. Segundo alguns pesquisadores, é autor de mais de setecentos livros. Aos 19 anos de idade, escreveu *At-Tadbirat al-Ilahiyyah* (O divino governo do reino humano)[4] em menos de quatro dias! Nesse livro, Ibn 'Arabi faz uma analogia entre o ser humano e um reino: as funções do ser humano são comparadas com as funções de um reino, com primeiro-ministro, polícia, servos, etc. Mais adiante, trataremos desse tema ao falarmos sobre doenças espirituais, bem como de algumas passagens interessantes da vida de Ibn 'Arabi.

Outra obra importante de Ibn 'Arabi foi o monumental *Al-Futuhat al--Makkiyya* (As revelações de Meca). Com 17 mil páginas distribuídas em quarenta volumes contendo mais de quatrocentas páginas cada um, o livro discorre sobre espiritualidade e os diversos temas relativos à natureza humana, inclusive na área da psicologia.[5] Trata, por exemplo, dos mecanismos de defesa e processos internos no ser humano, da relação de alma e espírito na conduta humana, das realidades dos mundos espirituais, dos anjos, dos djins, etc.[6]

---

3 *Saws* são as iniciais da prece em árabe *SallaLLahu `aleyhi wa Salam*, que significa "a paz e as bênçãos de Deus estejam sobre ele", e que sempre acompanha toda menção ao Profeta Muhammad (*saws*).

4 Para os interessados em conhecer um pouco mais da mística islâmica, recomendo o livro *At--Tadbirat al-Ilahiyyah* (O divino governo do reino humano), escrito no século XIII por Ibn 'Arabi, considerado o mais proeminente dos mestres sufis. Há edição em inglês desse livro, *The Divine Governance of the Human Kingdom: Including What the Seeker Needs and the One Alone* (Louisville: Fons Vitae, 1997). Essa obra também foi publicada em espanhol, com o título *El divino gobierno del reino humano*: *Lo que necesita el buscador. Tratado sobre el Uno y Único* (Córdoba: Almuzara, 2004).

5 Embora não empregue o termo "arquétipo" explicitamente, Ibn 'Arabi utiliza o mesmo conceito em suas obras. Esse conceito também está implícito no Sagrado Alcorão, por exemplo, em referências à Tábua Preservada, que representa a Matriz Primordial de toda a criação.

6 O texto integral de *Al-Futuhat al-Makkiyya* só existe em árabe, língua na qual foi escrito. Há apenas traduções de dois ou três volumes em inglês.

Deve-se ainda considerar que o sufismo não se trata de corrente ou movimento separado ou distinto do islamismo, e sim uma escola vinculada indissociavelmente ao *Islam*, aprofundando, com ênfase na prática, o estudo dos aspectos mais espirituais da religião islâmica.

Segue-se uma breve apresentação do islamismo, para que se tenha uma visão de contexto para a perspectiva de espiritualidade e saúde que será apresentada adiante.

O islamismo

Islam a rigor significa "submissão voluntária à vontade de Deus", e aí temos alguns elementos importantes. A submissão é resultante de uma escolha e, portanto, voluntária. O indivíduo opta, escolhe de livre e espontânea vontade submeter-se à vontade de Deus, que se pressupõe ser uma vontade superior, com um propósito também.

Deus criou os universos com propósito. O ser humano tem um papel especial nesse propósito divino, e nisso ele é diferente de todo o restante da criação. No Sagrado Alcorão, Deus, o Altíssimo, nos diz: Criei os homens e os djins, para me servirem. Essa é a razão da existência humana, servir a Deus. Então, pergunta-se: servir a Deus para que finalidade? A resposta é encontrada numa tradição do Profeta Muhammad (*saws*), na qual Deus, o Altíssimo, diz: "Eu era um Tesouro Oculto e amei ser conhecido, então criei a criação".

Portanto, a razão da existência de todos os universos (segundo a tradição islâmica, são 18 mil universos) é o amor de Deus pelo conhecimento de Si mesmo. O coração do ser humano é o local onde se dá esse conhecimento, onde ocorre uma reflexão, como num espelho. Contudo, o coração é um espelho diferente, porque num espelho normal há um objeto e diante dele seu reflexo, sendo o objeto e o reflexo dois entes distintos. No coração, no entanto, acontece um fenômeno excepcional, em que o reflexo e o objeto se confundem em um só. Essa é a razão da existência humana. Isso só pode acontecer no ser humano, o restante da criação, na verdade constitui um palco para que esse fenômeno ocorra.

Esse conceito é muito importante para compreender o conceito de saúde na espiritualidade islâmica, uma vez que, para nós, essa é a razão para a existência do universo e do ser humano.

O *Islam*, historicamente, surgiu no século VII, na cidade de Meca, na Arábia. O Profeta Muhammad (*saws*) era iletrado, não lia e não escrevia. Numa ocasião, quando tinha 40 anos de idade, em que estava meditando numa gruta no meio do deserto, a alguns quilômetros de Meca, recebeu a presença do anjo Gabriel (*as*),[7] que começou a lhe trazer a revelação do Sagrado Alcorão. O anjo Gabriel (*as*) ditava o Alcorão para o Profeta Muhammad (*saws*), e a mensagem ficava registrada em seu coração. Depois era transcrita por seus companheiros sob a supervisão do Profeta Muhammad (*saws*). Essa revelação durou 23 anos. Para nós, o Alcorão é a projeção, no reino humano, da escritura sagrada que está no universo divino, numa região celestial chamada Lahul Mafuz, que significa Tábua Preservada. Quando Deus, o Altíssimo, decidiu criar os universos, registrou todas as leis do universo, a essência e a natureza de todos os seres criados do princípio ao fim dos tempos, nessa região celestial, que é a matriz de tudo o que existe. As leis da física, a lei da gravidade, o comportamento biológico dos seres vivos, as leis que regulam o comportamento emocional do ser humano, o movimento dos planetas, das estrelas – tudo está registrado nessa região celestial, matriz ou estrutura primordial.

O conceito de profeta no *Islam* é muito diferente do de nossa cultura, em que um religioso muito exaltado é chamado de profeta. Na tradição Islâmica, não. Até o fim dos tempos não virão mais profetas para este mundo. O último foi o Profeta Muhammad (*saws*). Profeta é um ser que nasce com coração desperto, capaz de receber projeções da Tábua Preservada, através do anjo Gabriel (*as*). Para nós, uma escritura sagrada é absolutamente misteriosa. No Alcorão é dito que, se todos os oceanos fossem tinta e se lhes acrescentassem mais sete oceanos, ainda assim não seria possível escrever com essa tinta todos os significados do Alcorão.

Para nós muçulmanos,[8] o Alcorão tem dois aspectos primordiais: um legislativo, que regula a vida humana e outro, espiritual, que diz respeito aos mistérios divinos. Na função legislativa corresponde às leis éticas, como a proibição de assassinar, roubar, praticar o adultério, e assim por diante. Não se pode dar outras conotações, exceto aquilo que a lei expressa de forma direta. Para todos, valem as determinações derivadas racionalmente dos princípios éticos revelados e que orientam a viver uma vida correta aos olhos de Deus,

---

7 *As* são as iniciais de *aleyhi salam*, que significa "a paz esteja sobre ele".

8 "Muçulmano" é o termo utilizado para designar o fiel, seguidor da religião islâmica.

o Altíssimo. A interpretação do Sagrado Alcorão para essa finalidade legal é dada por doutores em jurisprudência islâmica, que em última instância equivalem, em nosso país, aos ministros do Supremo Tribunal Federal. O segundo aspecto do Alcorão refere-se ao conhecimento sobre os mistérios divinos, os mistérios da criação, da natureza humana e de todos os seres, etc. Esses mistérios podem ser alcançados a partir do desenvolvimento espiritual do fiel, com o despertar do coração. Aqueles que despertam o coração começam a compreender essas verdades.

Depois de iniciada a revelação do Alcorão pelo anjo Gabriel (*as*), durante os treze primeiros anos, o Profeta Muhammad (*saws*) foi muito perseguido na cidade de Meca, uma vez que ele trazia princípios de justiça e equanimidade, contrariando os costumes de um povo que vivia de forma desregrada e selvagem.

Para se ter uma ideia, antes do advento do *Islam*, as mulheres de Meca eram tratadas como objeto, compradas, vendidas e descartadas. As meninas, ao nascer, eram sepultadas vivas porque o nascimento de meninas causava vergonha aos pais.[9] O Profeta Muhammad (*saws*) trouxe a ordem divina de proibição dessas práticas e também a orientação para regular questões de direitos e respeito entre as pessoas, e em particular a definição dos direitos das mulheres.

Ao trazer essas orientações, o Profeta Muhammad (*saws*) entrou em choque com os interesses da classe dominante de Meca, a qual era idólatra, adorava vários deuses. Por isso, começou a ser implacavelmente perseguido. Depois de resistir à perseguição por treze anos, saiu de Meca, para uma cidade próxima chamada Medina, onde fundou a primeira comunidade islâmica.

Durante os anos em Meca, os adeptos do Profeta Muhammad (*saws*) foram perseguidos, torturados para negar sua fé e alguns, assassinados, mas não reagiram nem lutaram em defesa própria. A mudança para Medina despertou ainda mais a ira dos idólatras, que viram nessa atitude uma autonomia inadmissível. Planejaram, então, atacá-los para destruí-los. Desse modo, surgiram

9 Deve-se observar que esse tratamento selvagem dado às mulheres, longe de ser peculiaridade exclusiva dos árabes, ocorria em outras culturas, como na Noruega, por exemplo, onde, na mesma época, um rei *viking* quando morria era sepultado em seu navio, acompanhado de mulheres virgens que eram sepultadas vivas junto com ele; ou na Índia, onde havia seitas hindus que tinham o costume de sepultar meninas vivas – prática que persiste até hoje nas regiões mais atrasadas do país.

os primeiros enfrentamentos com os muçulmanos, que passaram a lutar para defender a própria sobrevivência. Na primeira batalha, a de Badr, lutaram trezentos muçulmanos contra mil idólatras, e, apesar da grande diferença numérica, os muçulmanos venceram.

Nos dez anos seguintes, o *Islam* acabou estabelecendo-se na península Arábica e definindo, nessa região, os princípios de conduta ética e respeito a direitos, além de ter unido os árabes.

Entre os princípios revelados podemos mencionar, de forma resumida, o respeito à vida. Em uma passagem do Alcorão, Deus, o Altíssimo, diz que aquele que comete assassinato é como se tivesse assassinado toda a humanidade, e aquele que salva uma vida humana é como se salvasse toda a humanidade, mostrando assim a conexão entre todos os seres humanos e a importância de uma vida, de uma única vida humana.

Outro princípio revelado é o do respeito ao conhecimento. A primeira palavra revelada do Sagrado Alcorão pelo anjo Gabriel (*as*) foi "leia" (*iqra*). *Iqra*, em árabe, é uma ordem: leia! Daí vem a importância da leitura e do conhecimento no *Islam*. Há uma tradição do Profeta Muhammad (*saws*) que diz que, se houver um conhecimento num lugar tão distante quanto a China, é dever do muçulmano buscar esse conhecimento. Em outra tradição é dito que o conhecimento é o camelo perdido do muçulmano. Para entender isso, imaginemos estar no meio do deserto, à noite, tendo só um camelo junto a nós ao adormecermos, e, no dia seguinte, ao acordarmos, não vê-lo por perto, mas apenas areia ao redor até o horizonte. Que valor imenso o camelo não teria nessa situação? Pois bem, esse é o valor do conhecimento para o ser humano nas palavras do Profeta Muhammad (*saws*).

Quanto ao respeito à diversidade cultural, numa passagem do Alcorão, Deus, o Altíssimo, diz: "Vos criei de macho e de fêmea, e vos dividi em povos e tribos para vos reconhecerdes". Portanto, as diferenças culturais foram criadas por Deus, e é dever do ser humano reconhecer essas diferenças e respeitá-las. Povos de diferentes culturas crescem e se desenvolvem em regiões diferentes, de clima quente, frio, temperado, chuvoso ou seco, e desenvolvem talentos e habilidades também diferentes. Conhecer e respeitar as diferenças enriquece o conhecimento de toda a humanidade.

Quanto ao respeito aos direitos do ser humano, o *Islam* ensina que a única forma de ser perdoado por uma violação de direito é compensar o mal causado. Não adiantam somente atos de devoção como rezar, jejuar. Se um indivíduo causa um prejuízo a alguém, ele deve compensar o prejuízo causado, a menos que sua vítima o perdoe e o isente de responsabilidade. Se essa compensação não for feita nesta vida, será feita na outra vida, no Dia do Julgamento. A justiça é um princípio muito importante na vida islâmica.

A fé em Deus, o Altíssimo, e no Profeta Muhammad (*saws*) e a aplicação desses e outros princípios éticos uniram os árabes sob a bandeira do *Islam*.

Nessa época, a Arábia era cercada de um lado pelo Império Persa e de outro, pelo Império Bizantino, poderoso império cristão. Esses impérios viviam em constantes confrontos entre si, disputando terras e influência. Antes do *Islam*, os árabes eram um povo desunido, cujas tribos estavam em permanente conflito; portanto, um povo fraco, que não representava nenhuma ameaça. Só não era conquistado porque as terras desérticas da Arábia não ofereciam nenhum atrativo. A mentalidade expansionista e dominadora desses impérios viu uma ameaça na união dos árabes sob o *Islam*. Essa é a essência do pensamento imperialista. No entanto, o *Islam* é uma religião de paz que proíbe a agressão.

Assim, com o surgimento do *Islam*, começaram as provocações e as agressões aos muçulmanos, por exemplo, insuflando revolta entre tribos, incitando-as a atacar os adeptos do Profeta Muhammad (*saws*). Foi dessa forma que começaram os conflitos com esses impérios. No *Islam* é proibida a agressão, mas está assegurado o direito de defesa, que é um dever quando se trata da sobrevivência. Se a nação é invadida, seus habitantes devem lutar para expulsar o invasor.

Nas lutas que se seguiram, os muçulmanos derrotaram o Império Persa e o Império Bizantino, e, em pouco mais de duas décadas, o *Islam* expandiu-se da península Arábica para o norte da África e península Ibérica, a leste, até as fronteiras da China, a oeste. Essa rápida expansão se explica pela aplicação dos princípios islâmicos, pois as populações que viviam oprimidas sentiram-se libertadas pelos muçulmanos, para uma vida com mais justiça e respeito aos seus direitos.

Quando os muçulmanos conquistavam uma cidade, eles não se instalavam dentro de seus muros, para não perturbar a vida dos habitantes. Montavam acampamento do lado de fora, de onde a administravam. Aprendiam o idioma e recolhiam o conhecimento desse povo. Com o passar do tempo, esse acampamento acabava se tornando o centro administrativo, e a cidade crescia em torno dele de modo harmônico e natural, sem que fosse preciso violar ou violentar os habitantes e seu modo de vida.

A tolerância islâmica e o respeito ao conhecimento também contribuíram para um grande salto cultural da humanidade. Enquanto a Europa vivia na ignorância, os muçulmanos descobriram o número zero na Índia e desenvolveram a álgebra. A medicina teve um desenvolvimento fantástico. Houve grandes contribuições do *Islam* para as ciências em geral e para a medicina em particular. Nos séculos VIII, IX e XII, sábios, como Albucasis (El Zahrawi) e Avicena, entre outros, escreveram compêndios e enciclopédias médicas, que foram usados na Europa cristã, nas escolas de medicina, até o século XVII. Nessas obras são detalhados vários métodos cirúrgicos e outras técnicas. Nos séculos VIII e IX, as doenças mentais já eram tratadas em asilos com musicoterapia e terapia ocupacional. Há referências ao diagnóstico de distúrbios de comportamento através do método de associação de palavras. Há exemplo de um caso em que o terapeuta mediu a variação da frequência cardíaca no pulso do paciente, enquanto pronunciava palavras, diagnosticando assim a causa de um transtorno de comportamento.[10]

O *Islam* também deu uma grande contribuição para a renascença. A filosofia dos gregos foi preservada graças aos muçulmanos, que traduziram para o árabe filósofos como Sócrates, Platão e Aristóteles. Muitas obras estariam perdidas se não tivessem sido traduzidas para o árabe e, assim, preservadas. Grandes filósofos muçulmanos comentaram essas obras. Essas são apenas poucas referências da contribuição islâmica, entre muitas outras, como pano de fundo para aquilo que vamos dizer.

Corpo, alma e espírito

É importante destacar que, quando falamos em sufismo, estamos nos referindo ao *Islam*, do mesmo modo que tudo que mencionamos como *Islam*

---

10 Este tema foi abordado em artigo publicado na revista *O Mundo da Saúde*, que traz várias matérias sobre medicina do ponto de vista de diversas religiões. Ver *Hajji Sheikh* Muhammad Ragip, "O *Islam* e as ciências médicas", em *O Mundo da Saúde*, 24 (6), nov.-dez. de 2000, pp. 471-487; artigo disponível em http://www.masnavi.org/jerrahi/Artigos___Palestras/O_Islam_e_as_Ciencias_Medicas/o_islam_e_as_ciencias_medicas.html.

faz parte do sufismo. O sufismo busca aprofundar o conhecimento em certos temas, especialmente o autoconhecimento e a espiritualidade. Nem todo muçulmano estuda ou pratica o sufismo, da mesma forma que nem todo muçulmano conhece tudo sobre *o Islam*, que é um imenso e inesgotável campo de conhecimento, com diversas ciências inter-relacionadas. Portanto, insistimos, sempre que se mencionar o sufismo neste capítulo, significa que o tema também faz parte do corpo de conhecimento do *Islam*.

O ser humano, na visão islâmica, tem um aspecto visível e um aspecto invisível, oculto. O visível é externo: trata-se do corpo e de toda sua constituição física, material, obviamente incluindo os órgãos internos, que embora não visíveis externamente, são passíveis de serem vistos materialmente. O aspecto invisível, a parte oculta, corresponde ao espírito. O espírito é de uma outra realidade, de outro universo.

O universo material é condicionado e demarcado pelas três dimensões espaciais e pelo tempo – limites estruturais impostos aos corpos neste universo criado. O espírito faz parte de um universo que não está sujeito a esses limites. Há ainda o universo divino, que está ligado a Deus. A ligação do espírito ao corpo se dá através de substâncias intermediárias. A alma faz parte desse universo intermediário.

Na tradição islâmica, entende-se que a função do corpo é auxiliar o espírito na grande missão, que é servir a Deus. Isso significa servir no processo de conhecimento, de amor ao conhecimento de Deus por Si mesmo. O espírito mergulha nesse mundo material por um período de tempo e nele tem uma série de experiências, para que a finalidade de alcançar o conhecimento divino ocorra. Assim, a função do corpo nesse processo é servir ao espírito para a consecução dessa finalidade. O corpo é material e denso, tem uma vida temporária neste mundo, enquanto o espírito não tem limitação temporal.

Doenças do corpo e da alma

Os muçulmanos aprendem que há duas formas básicas de doença: as do corpo e as da alma. Primeiro, vamos abordar brevemente as doenças do corpo, com base na medicina tradicional islâmica, depois, as doenças espirituais que afetam a alma.

Doenças do corpo

O nosso corpo é formado por órgãos que se mantêm em certo equilíbrio em seu funcionamento conjunto, que pode ser alterado em determinadas circunstâncias, gerando um desconforto ou mal-estar. Os desequilíbrios gerados podem ter basicamente duas origens: uma natural e outra, não natural, causada por agentes externos ou mesmo internos.

Os desequilíbrios de ordem natural são processos que não requerem diagnósticos, como, por exemplo, fome, frio, sede, cansaço. O próprio organismo tem a sabedoria de identificá-los e buscar a sua correta satisfação.

Os desequilíbrios não naturais de origem externa podem interferir, por exemplo, na relação entre os órgãos, que em condições normais devem funcionar de maneira coordenada, auxiliando-se mutuamente nas funções de nutrir o corpo e manter a vida. Algumas interferências podem gerar um desarranjo nesses processos, causando um estado anormal, a doença, que requer um diagnóstico e um tratamento específico.

Na medicina tradicional islâmica, desenvolveram-se vários métodos de diagnóstico orientados para o tratamento desses desarranjos com base nas tradições do Profeta Muhammad (*saws*). Foi desenvolvido um corpo de conhecimentos a respeito dos humores corporais. Segundo essa visão, o corpo é composto de quatro humores: quente, frio, úmido e seco. O excesso, a falta ou o desarranjo na conjugação ou no relacionamento desses humores pode causar doenças. O tratamento também é baseado em remédios que suprem a falta ou eliminam o excesso de determinados humores.

Um conceito interessante na medicina tradicional islâmica é que nem sempre um remédio serve para todas as pessoas. Sua eficácia depende da pessoa, do momento que ela está vivendo, de como os humores estão em seu organismo e de como está o equilíbrio entre esses humores. Portanto, um dado remédio que sirva num determinado momento para um indivíduo pode não servir para um outro que apresente os mesmos sintomas.

Munido desse conhecimento, o médico especialista em medicina tradicional islâmica faz o diagnóstico examinando a situação e o estado em que se encontra o paciente e nos sintomas manifestados. A rigor, com base nos ensinamentos do Profeta Muhammad (*saws*), há um conceito de que a maior causa de doenças encontra-se no estômago, em razão da alimentação incorreta.

O Profeta Muhammad (*saws*) alimentava-se de maneira bastante frugal. Também recomendava aos muçulmanos que assim o fizessem, evitando pratos muito elaborados e buscando os alimentos mais simples. Quando sofria algum desarranjo, ele não tomava remédios compostos, ou seja, artificiais, mas sempre buscava inicialmente as soluções mais simples, prática que também recomendava a todos os seus companheiros. Esse princípio da simplicidade foi adotado pelos muçulmanos.

Na fase posterior de expansão islâmica, em seu processo de aquisição de conhecimento, os muçulmanos entraram em contato com outras culturas mais sofisticadas, como a dos persas e a dos hindus, que já possuíam algum conhecimento de medicina. Então, absorveram esses conhecimentos, o que os orientou no desenvolvimento posterior da medicina islâmica.

A orientação geral aos muçulmanos era que tivessem uma alimentação frugal, que evitassem o excesso de alimento no estômago. Em uma tradição, o Profeta Muhammad (*saws*) informa que não existe recipiente pior a ser preenchido por um ser humano do que o estômago. Em caso de sentirmos fome, devemos procurar saciá-la o suficiente para manter a coluna ereta, e, se insistirmos em comer muito, que reservemos pelo menos um terço do nosso estômago para alimento, um terço para água e um terço para o ar, deixando sempre uma reserva. Recomendava não ingerir água junto com o alimento. O Profeta Muhammad (*saws*) só tomava água pelo menos meia hora depois da alimentação.

Devem ser evitados, além do excesso de alimento, o alimento indigesto e a mistura de muitos alimentos diferentes. Uma vez ou outra, o excesso não causa problema, mas, se for um hábito, acaba gerando desarranjo dos órgãos.

Alguns alimentos têm excesso de determinados nutrientes que acabam sobrecarregando o organismo, outros têm falta de nutrientes. O cuidado com a alimentação representa um aspecto muito importante dessa medicina do corpo.

Doenças da alma

Já mencionamos que a missão do ser humano é servir a Deus. Nessa perspectiva, o corpo é um instrumento do espírito para alcançar essa finalidade. Na tradição sufi, é feita uma analogia entre a totalidade do ser humano e um reino. Nesse reino, o espírito representa um monarca, o soberano. Os membros e os órgãos do corpo representam os servos desse rei. Há um primeiro-ministro que é o intelecto, a razão. E, como todo reino precisa de recursos, esses são providos pelo coletor de impostos, que representa os apetites do corpo: sexo, alimento, prazer. Quando surge algum distúrbio, é necessária uma polícia para controlar, que representa a ira, a cólera no ser humano. Os sentidos atuam como os informantes desse reino, como se fossem espiões. Eles percorrem o universo coletando informações.

Na verdade, nessa perspectiva, temos cinco sentidos externos e cinco internos. Os cinco sentidos externos são visão, audição, paladar, tato e olfato. Os cinco sentidos internos são imaginação, pensamento, memória, capacidade de tirar conhecimento das informações armazenadas na memória e o processo de conjectura. Os dez sentidos, cinco internos e cinco externos, percorrem a porção do universo com a qual o corpo está em contato recolhendo informações para serem avaliadas pelo intelecto. A função do intelecto, que é o primeiro-ministro, é aconselhar o rei para que esse cumpra o seu propósito. A função do rei, que é o espírito, é realizar, compreender, tomar consciência, experienciar a presença divina. Porém, com o coração adormecido, não há o reconhecimento e a experiência consciente dessa realidade.

Outro termo algumas vezes utilizado para designar esse rei é "coração". Contudo, na perspectiva islâmica, do sufismo, "coração" é um termo técnico. Não é o órgão que pulsa em nosso peito. Esse é um coração material, visível, e os animais também o têm. O coração de que se fala é um coração invisível. Entretanto, não é o coração de que fala a nossa cultura, e que, no mais das vezes, está associado a sentimentos, desejos, medos, instintos. Na mística islâmica, o coração é um órgão de conhecimento, de conhecimento superior – conhecimento que está em contato direto com a realidade espiritual.

Vamos entender melhor. Temos que o conhecimento racional é obtido por processos abstratos. A razão decompõe o conhecimento pelo processo de análise, o recompõe através da síntese, avalia pelo processo de comparação, induz ou deduz, classifica. Ao raciocinar, não vemos ou experimentamos sensorialmente o raciocínio.

O coração, por outro lado, adquire conhecimento por um processo sensorial, ele vê, ele ouve, ele sente o conhecimento de uma forma direta, por processos intuitivos e visionários. Trata-se de um contato direto com a verdade, diferentemente do processamento racional abstrato.

No entanto, na maioria de nós, o coração está adormecido. Manifesta-se uma vez ou outra na vida das pessoas, geralmente em situações muito importantes, como as de perigo. Por exemplo, uma mãe que pressente que o filho que está viajando passa por um perigo.

Por que o coração está adormecido?

Está adormecido porque não está funcionando corretamente, pois o reino está em desequilíbrio. E aí está um dos conceitos de doença do ponto de vista espiritual.

Quando o reino está em desequilíbrio, o rei não cumpre sua função de governar para o propósito do reino. Suas ordens não são reconhecidas e cumpridas, os súditos se revoltam e agem em função do seu próprio interesse. Contudo, os súditos, as demais funções, não têm razão de ser por si só. Existem para servir aos propósitos do reino. E, quando os súditos assumem o controle das decisões, acabam corrompendo todo o processo. É o caso, por exemplo, dos apetites, que atuam como o coletor de impostos. Num reino, a coleta excessiva de impostos pode arruiná-lo, e a coleta deficiente impede seu funcionamento adequado; portanto, os impostos devem ser coletados na medida certa. De forma análoga, o raciocínio aplica-se aos apetites. Se privilegiarmos excessivamente os desejos, a luxúria, a busca de alimento, de sexo, todo o reino ficará voltado para esse processo, toda energia, suas funções serão desvirtuadas, comprometendo a consecução de seu propósito.

Vejamos a ira como outro exemplo. Em algumas pessoas, é a ira que assume a primazia. A agressividade, a violência, a busca por resolver seus problemas pelo ataque direto ao mundo externo também acabam corrompendo o processo. E, depois, a pessoa fica sobrecarregada com os conflitos e as consequências dos atos resultantes do comportamento irado, de forma análoga à sobrecarga que sofreria um reino controlado pela polícia. Se imaginarmos como seria distorcida a função de um Estado ou reino em que a polícia tivesse o controle de todos os poderes, teremos uma ideia de como é um ser humano controlado pela ira.

Uma das funções do intelecto, o primeiro-ministro, é reconhecer e administrar as manifestações desses dois entes, os apetites e a ira. Não é errado ter apetites, eles estão associados à sobrevivência saudável do organismo e para isso foram criados. O apetite impele à busca dos nutrientes necessários ao organismo. A ira gera a energia para a defesa e para os esforços com vistas a superar obstáculos, e não há por que mudar isso. A questão torna-se problemática quando as manifestações de apetite ou ira passam a ser um fim em si mesmos e ultrapassam os limites do equilíbrio. A função do intelecto, da razão, é reconhecer esses limites.

Qual o critério para o reconhecimento desses limites?

O critério é a ética divina, na qual os limites são estabelecidos por Deus. Quando o primeiro-ministro, a razão, está atuando corretamente, ele identifica se a polícia ou os apetites estão fugindo ao controle. Então, emite uma ordem, e os limites são respeitados. Porém, se o primeiro-ministro é fraco ou não se impõe, o reino se corrompe.

Com base nesses conceitos, a mística islâmica considera que o ser humano apresenta basicamente quatro naturezas – bestial, animal, diabólica e angelical –, as quais permitem que o ser, como um todo, cumpra as suas funções.

A natureza bestial seria representada por um porco, a natureza animal, por um cachorro, natureza diabólica, pelo demônio, a natureza angelical, pelos anjos.

O porco, deixado à solta em nosso interior, nos induz a comportamentos muito negativos, como a falta de vergonha e de pudor, a bajulação, a falta de critério, a glutonia, o sexo sem limites, além de nos roubar energia e vitalidade. Com a disciplina e o esforço de respeito à ética divina, pode haver a transformação desses comportamentos para outros, mais construtivos.

Consideremos agora o cachorro, que é caracterizado pela natureza animal, a agressividade. O cachorro defende o seu território, ataca, é grosseiro, irado e ciumento. Essa natureza em nós está relacionada com o comportamento de diminuir as outras pessoas, de escárnio, de opressão, de tirania. Quando o intelecto detecta que esse comportamento está fora de controle, traz a disciplina e o respeito à lei divina e, desse modo, estimula outros comportamentos, como a tolerância, a paciência, a capacidade de perdoar, a modéstia, a piedade, generosidade, e assim por diante.

O comportamento demoníaco, por sua natureza diabólica, estimula a discórdia entre as pessoas, a fraude, a mentira, a traição, a calúnia. O demônio interior, por vezes sedutoramente, dá força e estimula o porco ou o cachorro a se rebelar e passar dos limites. Cabe ao intelecto detectar essa influência demoníaca e conduzir ao respeito e aos limites da ética divina.

A natureza angelical é a que nos conecta com Deus. É a natureza que manifesta o intelecto superior, o amor ao conhecimento, ao divino, à ética, à estética. Permite ao ser humano apreciar todo o contexto e discernir o certo do errado. Assim, é uma influência que traz luz, que ilumina a confusão que as naturezas inferiores causam no ser, permitindo que se enxergue com clareza. Com clareza e discernimento, o rei pode então tomar decisões apropriadas.

Nesse contexto, o diagnóstico de doença espiritual seria feito em função da relação do nosso modo de vida e de nossas ações com a ética divina e com o propósito da existência humana. Na medida em que permitimos a predominância de comportamentos negativos como esses que foram aqui exemplificados, desenvolvemos uma maneira de ser no mundo que ofusca, obscurece o coração.

O coração muitas vezes é tratado, nessa forma de pensar, como um espelho. Os mencionados comportamentos negativos funcionam como fuligem, sujeira depositada sobre o espelho, bloqueando sua capacidade reflexiva. Os comportamentos positivos afastam os detritos que foram depositados sobre o espelho.

Essa metáfora está baseada numa tradição do Profeta Muhammad (*saws*), na qual nosso coração é comparado a uma chapa de ferro enferrujada, que tem o potencial de refletir, mas, na verdade, foi tornada opaca pela ferrugem. O persistente esforço de viver uma vida à luz da orientação divina vai removendo a ferrugem, e desse modo permite que esse pedaço de ferro, antes opaco, passe a refletir.

Mas refletir o quê?

Refletir as informações e a verdade do universo. Refletir principalmente o conteúdo da Tábua Preservada. A Tábua Preservada por si só já é um espelho que reflete o infinito potencial da mente divina, e o coração desperto, em razão de sua capacidade, é capaz de refletir esse conteúdo, permitindo a compreensão dos mistérios divinos.

Algumas questões formuladas pelos participantes[11]

Qual a relação entre coração e espírito?

O ser humano tem um aspecto espiritual, o espírito, que está ligado a outra realidade, de origem divina. E o espírito tem uma comunicação com este mundo, embora não pertença a ele.

O coração é visto sob diversos aspectos e significados, conforme o contexto e perspectiva em que é tratado. Uma dessas perspectivas considera que o coração apresenta vários níveis de consciência, alguns deles mais superficiais, outros mais profundos. Num nível superficial, o coração está ligado ao que chamamos de *nafs*. A palavra *nafs* é árabe e está associada ao conceito de vitalidade, aquilo que nos torna vivos e que nos dá consciência de nós mesmos em vida. De certa forma, algo próximo ao conceito de ego na psicologia ocidental, isto é, o "eu".

Os *nafs* têm uma percepção da realidade muito voltada para a autoexistência, a autopreservação, o que é um nível muito superficial do ser. Nesse nível, o ser não percebe sua conexão com todo o restante da criação, da humanidade, e com Deus. A consciência do ego ou do eu tem a própria individualidade como centro e vive em função disso.

Por outro lado, os *nafs* são como um tirano que subjuga o coração, em sua dimensão mais interior, que está ligada ao espírito. Ao assim proceder, os *nafs* monopolizam os sofisticados recursos do reino humano, para o fim exclusivo de satisfação de seus desejos e paixões. É como se o coletor de impostos (a luxúria, os apetites) e a polícia (a ira) assumissem o controle do reino (do ser) para a satisfação dos desejos associados aos contextos deste mundo material – busca de dinheiro, poder, fama, reconhecimento, prazeres sem limites e de todos os tipos –, gerando desequilíbrio.

Quando totalmente dominado pelo ego, cuja visão é limitada e tacanha, uma visão imediatista e de curto prazo, o ser é incapaz de compreender a plenitude da existência, plenitude que pressupõe a migração para outros universos. Na concepção do ego, só existe essa parcela material da vida, e, uma vez

11 Trata-se dos participantes da palestra, proferida pelo autor em 22 de outubro de 2008 no Núcleo Anthropos-Unifesp, na qual este artigo se baseia.

que ele tem medo da morte, quer preservar a vida. Desse modo, ambiciona manter a sua existência e prolongá-la o máximo e com a maior satisfação possível, sempre se defendendo e buscando para si aquilo que lhe causa prazer, e evitando o que lhe traga dor (prazer e dor associados aos diferentes estímulos que este mundo material proporciona). É uma visão muito limitada, uma distorção que transforma em fins os meios para uma existência saudável, e, portanto, geradora da doença espiritual.

A grande batalha de um muçulmano, de uma pessoa ligada ao sufismo, é chamada a "grande *jihad*". *Jihad* é uma palavra árabe que significa, em sua essência, "esforço para expulsar o invasor".

A pequena *jihad* é o esforço para expulsar o invasor de um país. A grande *jihad*, a mais importante, é o esforço para expulsar o invasor do coração. Esse invasor é o ego, os *nafs*, que assim assumem o controle de todas as funções do ser.

No entanto, o esforço espiritual da grande *jihad* não é para destruir o ego, porque o ego ou os *nafs* são indispensáveis à vida neste mundo. Se os *nafs* ou o ego forem destruídos, a pessoa morrerá. Os *nafs* têm de ser preservados para cumprir as suas funções. Para isso, precisam ser orientados e educados a fim de que as cumpram sem transgredir os limites estabelecidos pelas diretrizes divinas.

Em nossa analogia, imaginemos o que aconteceria a um país que acabasse com a coleta de impostos e com a polícia. Seria o caos. São necessários fundos para manutenção das necessidades coletivas e o controle e a defesa dos interesses coletivos. Essas funções no reino humano são cumpridas pelo ego por meio da ira e dos apetites.

Assim, o processo da *jihad* visa a expulsar o ego do território ocupado em excesso, isto é, das funções que ele tomou indevidamente, e mantê-lo no território que por direito lhe cabe. Se as decisões forem tomadas pelo rei, aconselhado pelo seu primeiro-ministro, o ser humano estará em equilíbrio e desfrutará de saúde espiritual.

Nessa perspectiva, a maioria dos seres humanos está doente; bem poucos estão saudáveis. Tornar-se saudável, nessa concepção, equivale a tornar-se verdadeiramente humano, pois uma boa parte da humanidade vive e se comporta como animal, animal em forma humana.

No Sagrado Alcorão, há referência a sete níveis de consciência. O primeiro nível – *nafs ammara*, ou eu que induz ao mal –, segundo a tradição islâmica, é onde está a maior parte da humanidade. Nesse nível, o indivíduo se considera o centro de tudo e só está interessado no próprio benefício. O conceito de certo e errado, nesse estágio, pode ser expresso pela frase "O que é bom para mim é certo, o que não é bom para mim é errado". Estar nesse nível de consciência não depende de cultura, nem de formação, nem de condição social ou econômica.

As manifestações mais grosseiras desse nível de consciência se dão por meio da agressão, da violência, do roubo, do assassinato. As menos grosseiras revelam-se por meio da mentira, da calúnia, da intriga, da fraude, da traição, apenas para obtenção da satisfação de algum desejo ou vantagem pessoal. O único princípio que norteia as ações é o benefício próprio. Não existe ética, o benefício próprio é a ética.

O segundo nível de consciência é o chamado *nafs lawwama*, ou "eu acusador", no qual a pessoa já começa a reconhecer e atribuir importância às referências éticas. Não significa que no nível anterior os indivíduos não conheçam essas referências, eles as conhecem, porém não lhes atribuem importância nem são influenciados por elas.

Em *nafs lawwama*, as regras éticas, morais, de certo e errado fazem sentido e influenciam o comportamento. A pessoa já aceita que certos atos, apesar de não trazerem benefício pessoal, podem estar certos, e que outros, mesmo trazendo vantagens pessoais, podem estar errados e devem ser evitados.

Nesse nível de consciência, o indivíduo já começa a incorporar na sua vida a necessidade de obedecer a uma regra moral. No entanto, ele nem sempre obedece a esse imperativo ético. Ainda pratica atos ilícitos visando a satisfazer desejos pessoais ou obter vantagem em detrimento de outrem. Só que agora há uma diferença importante: algumas vezes sente remorso ao perceber que seu ato fere um ditame ético. O remorso passa, então, a fazer parte de seu repertório de sentimentos. A repetição e a profundidade do remorso podem levá-lo ao estado de arrependimento, no qual cessa de praticar o ato nocivo. Podemos dizer que a grande maioria da humanidade transita entre esses dois níveis de consciência, embora a maior quantidade de seres humanos permaneça no primeiro nível, *nafs ammara*.

Muito poucos alcançam o terceiro nível de consciência, *nafs mulhima*, ou "eu inspirado", e somente o atingem após intensos esforços e um longo período de práticas espirituais e empenho na busca de uma vida ética, de acordo com a lei divina. Nesse estágio, a pessoa ainda tem seu coração sujeito ao ego, ainda não tem controle de seus *nafs*. No entanto, já começam a se manifestar com maior frequência sinais do despertar do coração. O coração já recebe mais estímulos, e a pessoa começa a ter acesso mais vezes a inspirações, sonhos reveladores, visões e experiências espirituais. Experiências que ocorriam raramente passam a ser mais frequentes. As pessoas que alcançam esse nível, em geral, são carismáticas e reconhecidas pela sua simples presença, decorrente de sua força espiritual.

Nesse nível de consciência, a pessoa, por ainda estar sujeita ao ego e não ter, portanto, se libertado totalmente de apetites e desejos, ou da força da ira, confunde impulsos do ego com mensagens do coração. Embora ainda seja um nível inferior de consciência, já sinaliza os primeiros contatos de maior profundidade com a realidade espiritual. Em casos extremos, a pessoa pode começar a se considerar muito especial, iluminada, e buscar exercer liderança espiritual sobre outras pessoas. Acaba, então, por usar os outros em benefício da satisfação das necessidades de seu ego, que variam de pessoa para pessoa: dinheiro, sexo, poder, prestígio, reconhecimento, e outras formas de corrupção.

A única possibilidade de escapar dessa patologia nesse ponto da jornada é pela manutenção de uma forte ligação a um mestre espiritual, que já passou por essa etapa e sabe reconhecer os sintomas de desvios e prescrever práticas espirituais específicas. Só com a ajuda de um mestre a pessoa será capaz de vencer suas batalhas e superar tal condição.

Depois de longos anos de esforços e disciplina, se escapar das armadilhas de seus *nafs*, a pessoa pode alcançar o quarto nível de consciência, que é chamado de "eu tranquilo". Nesse nível, o indivíduo já expulsou os *nafs* das partes indevidas do coração, ele já não é mais escravo de apetites, desejos, paixões, nem da ira, pois esses estão agora a serviço da totalidade do ser. Esse indivíduo não comete mais pecados voluntariamente, embora ainda possa errar, e, nesse caso, são erros de avaliação, de julgamento, e não intencionais.

O indivíduo nesse estágio sente-se muito tranquilo, em paz, e começa a reconhecer a harmonia de todas as coisas que acontecem. Não submete o mundo, as coisas, as pessoas a um julgamento subjetivo, pessoal, mas começa a viver um estado de paz interior, e por isso esse nível é chamado "eu tranquilo".

Sair desse nível de consciência para o seguinte depende da interferência divina, e não mais de esforço pessoal. Se a pessoa recebe a graça divina, ela pode partir para o quinto nível, que é chamado o "eu que está satisfeito com Deus". A pessoa passa a viver em estado de intensa felicidade, já começa a reconhecer a presença divina no mundo, alegra-se e vive num estado de emoções positivas muito fortes.

No *Islam*, os indivíduos desse nível são denominados "amigos de Allah"; na cultura ocidental são os santos. Um amigo de Allah não é somente a pessoa que age corretamente na vida, é muito mais do que isso. É o indivíduo que já está em uma outra dimensão de funcionamento, que já alcançou uma outra realidade, oculta e misteriosa para a maioria de nós. Alguns desses indivíduos, por exemplo, manifestam milagres, como estar em mais de um local ao mesmo tempo. São estados muito elevados, dos quais não temos a menor noção.

Depois desse nível de consciência, ele pode ir para o sexto nível, que é denominado o "eu com quem Deus está satisfeito". Nesse ponto, a consciência está completamente imersa na vontade divina, e a pessoa exerce neste mundo a função estabelecida por Deus, que é servi-Lo conscientemente.

O sétimo nível de consciência é o do ser humano perfeito, é o nível de consciência dos profetas e dos maiores santos.

Qual a relação entre o universo do ser humano, o espelho e o reflexo?

Ibn 'Arabi esclareceu essa relação de forma magistral. E, dada a importância desse grande sábio no campo do sufismo e, especialmente, suas contribuições para o tema em pauta, mencionaremos antes algumas passagens de sua vida.

Ibn 'Arabi nasceu em Múrcia, Andaluzia, na época em que os muçulmanos dominavam essa região ibérica. Foi um período conhecido sobretudo pela prática do ideal islâmico de tolerância, muito respeito entre as diversas religiões, que aí conviviam em harmonia, e muita tolerância intercultural. Seu pai, um alto funcionário da corte do sultão, proporcionou ao filho uma educação esmerada. Criança ainda, Ibn 'Arabi já havia decorado o Alcorão e depois foi instruído por mestres sufis, entre eles uma mulher, além de outros mestres.

No final da adolescência, entre 17 e 18 anos, Ibn 'Arabi fez um retiro espiritual, que é uma prática sufi. Um retiro de quarenta dias, durante o qual a pessoa permanece em uma minúscula cela de quatro metros quadrados, sem contato com o mundo exterior. Recebe alimento por uma portinha e pratica o jejum islâmico.

O jejum islâmico estende-se entre a alvorada e o pôr do sol, período no qual não se ingerem alimentos, nem água. Depois do pôr do sol, as refeições podem ser feitas normalmente. Nesse retiro, porém, a refeição é bastante frugal: só algumas frutas, comida leve e água. Durante o restante do tempo, a pessoa dedica-se a práticas meditativas, recita o Alcorão e entoa os Nomes Sagrados de Deus, além de cumprir com as orações normais a todo muçulmano.

Ibn 'Arabi, durante esses quarenta dias de retiro, mergulhou na consciência divina. Saiu dessa experiência um sábio e, embora ainda fosse um jovem, começou a falar de coisas que ninguém imaginava que ele soubesse e fosse capaz de conhecer.

Seu caso foi tão marcante que passou a ser comentário frequente na corte. O pai de Ibn 'Arabi era muito amigo de Ibn Rushd, mais conhecido como Averroes no Ocidente. Averroes era um filósofo muçulmano e um dos tradutores para o árabe das obras de Aristóteles. Ao conhecer o caso de Ibn 'Arabi, Averroes ficou encantado com a possibilidade de uma pessoa entrar ignorante numa prática espiritual e dela sair um sábio. Isso representou um desafio para ele, que buscava o conhecimento e a verdade.

Como filósofo, a razão era o instrumento de trabalho de Averroes. A razão busca o conhecimento pelos processos analíticos e racionais, pela especulação racional, que muitas vezes levam a conclusões conflitantes, isto é, a pessoa chega a uma conclusão para depois, seguindo um outro processo racional, chegar à conclusão oposta.

Como sabemos, Averroes ficou intrigado com os comentários de que Ibn 'Arabi havia saído do seu retiro conhecendo a verdade. Nessa época, Ibn 'Arabi morava em Sevilha e Averroes, em Córdoba, a capital do califado. Foi então que o pai de Ibn 'Arabi resolveu provocar um encontro entre os dois a pretexto de seu filho ir buscar uma correspondência na casa de seu amigo Averroes, em Córdoba. O encontro ocorreu, e aconteceu na forma de um diálogo muito especial.

Averroes recebeu Ibn 'Arabi com uma pergunta em mente. Ao defrontar-se com Averroes, Ibn 'Arabi compreendeu a pergunta na mente do filósofo, e respondeu: "Sim". Averroes compreendeu que era a resposta à questão que estava em sua mente, alegrou-se e sorriu. Vendo o sorriso de Averroes, Ibn 'Arabi compreendeu o que lhe passava pela mente, e respondeu: "Não". Ao ouvir o "não", Averroes compreendeu que era a resposta a sua segunda pergunta, e se entristeceu.

O diálogo entre Ibn 'Arabi e Averroes foi em linguagem simbólica, de modo que vamos "traduzi-la" a seguir, para facilitar o entendimento. A primeira questão que Averroes tinha em mente era: "A razão é instrumento válido para encontrar a verdade?" E a resposta de Ibn 'Arabi, como vimos, foi "sim". A segunda questão que Averroes tinha em mente era: "A razão é instrumento suficiente para encontrar a verdade?". E a resposta de Ibn 'Arabi foi "não".

A comunicação entre ambos foi de coração a coração. Através dessa comunicação, Ibn 'Arabi explica ao filósofo que, para encontrar a verdade, além do necessário uso da razão também é necessário despertar o coração. Essa foi a razão da tristeza de Averroes. Como filósofo, dedicou toda sua vida à especulação racional, e as práticas espirituais para despertar o coração não tiveram peso relevante em seus estudos.

Outro evento interessante relatado por Ibn 'Arabi ocorreu alguns anos depois desse episódio. Ibn 'Arabi vê, em sonho, o funeral de Averroes. Nele, o filósofo é carregado para o túmulo por um burro. De um lado do burro estava o seu caixão e do outro lado, os livros que escreveu durante a vida.

A vida de Ibn 'Arabi prosseguiu. Por inspiração, ele deixou a região andaluz e viajou pelo norte da África, entrou em contato com muitos mestres sufis, fez o Hajj, em Meca, onde teve experiências muito marcantes, e seguiu viajando sem jamais retornar a sua terra natal.

Nesse ponto, gostaria de relatar alguns eventos da vida de Ibn 'Arabi que permitirão formar uma ideia do que significa, no *Islam* e no sufismo, o conceito de amigos de Allah, o que seria equivalente aos santos.

Ao visitar Bagdá, Ibn 'Arabi foi recebido na sede da Ordem Qadirya, outra ordem sufi. Lá, ele recebeu de presente um manto que havia sido deixado para ele pelo *sheikh* e fundador dessa ordem, Abdul Qadir Al Jilani. O *sheikh* falecera havia muitos anos e, antes mesmo de Ibn 'Arabi nascer, já havia reservado aquele manto para ele.

A razão desse presente vem de uma história anterior. Muitos anos antes, o pai de Ibn 'Arabi, que vivia em Sevilha, não tinha filhos e já estava com uma idade avançada. Sendo amigo do *Sheikh* Abdul Qadir Al Jilani, fez uma longa viagem a Bagdá para visitá-lo. Lá chegando, pediu ajuda ao *sheikh*, que, na ocasião, já era considerado um amigo de Allah. Rogou-lhe que orasse a Deus, o Altíssimo, para que Ele lhe desse um filho. Abdul Qadir Al Jilani entrou num processo de comunhão interna com a Realidade Divina e retornou desse estado dizendo que estava destinado mais um filho para ele próprio, Abdul Qadir, e que, em sua comunhão, pediu a Deus, o Altíssimo, e Ele concedeu que esse filho não nascesse em sua família, mas sim na família do amigo. Disse ainda que, quando o amigo voltasse a Sevilha, pouco tempo depois sua esposa ficaria grávida desse filho.

E foi exatamente o que aconteceu. O filho que nasceu foi Ibn 'Arabi. Assim que seu pai partiu de Bagdá rumo a Sevilha, Abdul Qadir Al Jilani reservou o mencionado manto e deu instruções precisas a seus seguidores quanto a quem, como e quando entregá-lo. Para isso, descreveu minuciosamente a pessoa a quem o manto era destinado (que viria a ser Ibn 'Arabi), dizendo que ela viria à sua ordem muitos anos após sua morte, o que de fato ocorreu.

Como fiel muçulmano, Ibn 'Arabi fez sua peregrinação à Meca, denominada Hajj. O livro já mencionado, de 17 mil páginas, intitulado *Al-Futuhat al-Makkiyya* (As revelações de Meca), é resultado das experiências espirituais e do conhecimento que recebeu durante sua estadia em Meca. Ibn 'Arabi é um exemplo de ser humano espiritualmente saudável, perfeito, segundo a perspectiva de que atingiu o potencial máximo que alguém pode alcançar.

Há uma passagem interessante de suas experiências em Meca. Ibn 'Arabi estava fazendo a volta em torno da Caaba, o templo de forma cúbica,[12] quando viu um ser que caminhava de maneira estranha, diferente, parecia que flutuava no ar. Ele se aproximou desse ser e o cumprimentou. Ibn 'Arabi lhe disse que ele não se parecia com as pessoas do local e lhe perguntou de onde era.

---

12 Todo muçulmano que tenha condições, deve, pelo menos uma vez na vida, ir à cidade de Meca e fazer determinados rituais nesse local. Parte do ritual é dar voltas ao redor da Caaba. Segundo a tradição islâmica, a Caaba foi originalmente construída por Abraão (*as*), mais de 2.500 anos antes de Cristo (*as*). Depois foi mantida pelos árabes, que também preservaram a tradição da peregrinação, instituída pelo Profeta Abraão (*as*) até a época do Profeta Muhammad (*saws*).

Em resposta, o ser lhe disse que era seu antepassado muito remoto. Ibn 'Arabi perguntou-lhe em que época vivera. O ser lhe respondeu que havia morrido há 40 mil anos. Ibn 'Arabi perguntou-lhe como isso era possível se diziam que Adão (*as*) fora o primeiro homem e havia vivido 6 mil anos antes. Seu antepassado então lhe perguntou: "A que Adão (*as*) você se refere?", e continuou: "Saiba que esse é o último dos 100 mil Adãos que vieram e se foram antes dele".

No Sagrado Alcorão e nas tradições do Profeta Muhammad (*saws*) não há nenhuma afirmação que defina a existência de Adão fixada em algo em torno de 6 mil anos atrás. De fato, a moderna ciência traz evidências de seres humanos que viveram há centenas de milhares de anos. Não deixa de ser interessante esse acontecimento, uma pessoa do século XIII, na Arábia, situando a origem da humanidade de uma forma tão distante no tempo. Ideias impensáveis na época de Ibn 'Arabi e consideradas válidas, atualmente, pela ciência moderna. Na tradição islâmica, aprendemos que o último profeta enviado à humanidade foi o Profeta Muhammad (*saws*), e que antes dele viveram na Terra 124 mil profetas.

No fim da vida, Ibn 'Arabi se estabeleceu em Damasco, onde tinha muitos discípulos. Certa ocasião, na mesquita da cidade, numa sexta-feira, dia em que os muçulmanos se reúnem para rezar, Ibn 'Arabi colocou-se diante da porta da mesquita e gritou para aqueles que estavam lá dentro rezando: "Estou pisando no Deus que vocês adoram!" Imaginem gritar para as pessoas que vão à mesquita rezar na sexta-feira: "Estou pisando no Deus que vocês adoram!" Muitos ficaram ofendidos e saíram enfurecidos da mesquita para espancá-lo. Comenta-se que Ibn 'Arabi acabou falecendo por causa desse espancamento. Foi enterrado e esquecido.

Posteriormente, os turcos otomanos, que aderiram ao *Islam*, conquistaram toda aquela região, hoje conhecida como Síria. Houve um sultão turco que era um dervixe, estudante sob a orientação de um mestre sufi. Esse sultão era apaixonado pela obra de Ibn 'Arabi. Estudava profundamente a mística islâmica e resolveu procurar o túmulo de Ibn 'Arabi. Ao encontrá-lo, construiu um templo no local. Resolveu também saber o que acontecera naquela mesquita, por que Ibn 'Arabi gritara "Estou pisando no Deus que vocês adoram". Assim, fez uma escavação no local e encontrou um tesouro em ouro. Na verdade, através de sua visão espiritual, Ibn 'Arabi soube que ali havia ouro e estava simplesmente dizendo, em linguagem cifrada, que aquelas pessoas eram hipócritas porque, na realidade, não adoravam a Deus, adoravam o ouro, o qual estava enterrado embaixo de seus pés. Era esse o sentido de suas palavras. Foi uma das últimas das mensagens da sua vida.

Quando Ibn 'Arabi ainda era adolescente, um de seus mestres comentou que um certo livro havia sido escrito por Aristóteles para instruir Alexandre, o Grande, na arte de governar o mundo, e pediu ao jovem aluno que escrevesse um livro sobre a arte do ser humano governar a si próprio. Em menos de quatro dias, Ibn 'Arabi apresentou-se diante do mestre com o livro. Era o *At-Tadbirat al-Ilahiyyah* (O divino governo do reino humano), que já mencionamos anteriormente e que aborda, entre outros temas, a analogia do ser humano com um reino, relacionando as diversas funções humanas com as partes desse reino.

Nesse ponto, vamos retomar o tema do reflexo.

Em uma de suas obras, denominada *Fusus al-Hikam* (Sabedoria dos profetas),[13] Ibn 'Arabi relata seus contatos e entrevistas com os 28 profetas mencionados no Alcorão, contatos efetuados no universo da chamada "realidade imaginal".

A realidade imaginal é outra forma de adquirir conhecimento. Não é imaginação. A função imaginal está adormecida na maioria de nós, seres humanos. Nas pessoas que despertam o coração, essa função começa a ser operacional e permite o contato com entidades de outras realidades, da realidade imaginal, do universo angelical, intermediário. Ela manifesta-se de forma sensorial.

No Sagrado Alcorão, é mencionada essa forma de aquisição de conhecimento através de quatro possibilidades abertas ao ser humano. O Alcorão menciona uma delas como "direto no coração", que é aquilo que denominamos "intuição". É aquela certeza interior de que certa coisa é verdadeira sem haver uma prova racional. As outras duas formas de conhecimento superior a que todos os seres humanos têm acesso são mencionadas no Alcorão de maneira simbólica: "por trás de um véu". Por que "por trás de um véu"? Porque elas se manifestam de maneira metafórica. São os sonhos e as visões. Os sonhos são experiências sensoriais que temos quando estamos dormindo, e as visões, quando estamos acordados. Uma visão ocorre quando, acordados,

13 Há traduções de *Fusus al-Hikam*, parciais em sua maioria, para vários idiomas, entre os quais o inglês, o francês e o espanhol.

vemos e ouvimos algo que não pertence à realidade presente e, às vezes, nem ao mundo material.

Como exemplo dessas experiências, podemos mencionar um fato ocorrido com o califa Ummar (*ra*), segundo sucessor do Profeta Muhammad (*saws*). Certa ocasião, quando os muçulmanos estavam em guerra com a Pérsia, Ummar (*ra*) fazia um sermão em Medina. Nesse preciso instante, a meses de distância dali, havia um comandante persa e seus homens prontos para uma batalha, enquanto o exército do califa, liderado pelo general Saria, estava prestes a entrar num desfiladeiro. Então Ummar, no meio do sermão, começou a gritar: "Ya (Oh) Saria! Fuja das montanhas!". As pessoas olharam para Ummar e se perguntavam, estarrecidas, o que estaria acontecendo com ele para que interrompesse o sermão e começasse a gritar para Saria. Todos ali sabiam que Saria estava na Pérsia, a meses de distância de Medina. Ocorre que Saria ouviu o grito de Ummar, não entrou no desfiladeiro, surpreendeu os persas e obteve uma grande vitória, uma das vitórias responsáveis pela conquista da Pérsia. Quando o general Saria retornou a Medina, relatou o acontecido, e todos compreenderam por que Ummar (*ra*) havia gritado. Esse é um exemplo de visão. Em Medina, Ummar (*ra*) teve uma visão do que acontecia em momento decisivo de seu governo e conseguiu passar de coração a coração essa informação ao seu general.

A quarta forma de funcionamento do coração é exclusiva dos profetas: é o contato direto com o anjo Gabriel (*as*). Não há mais nenhum ser humano com essa forma de comunicação. Ela se encerrou com o Profeta Muhammad (*saws*). Anjos são seres de luz que não têm livre-arbítrio. São executores diretos da vontade divina. Sem pestanejar, sem titubear. Por analogia, se uma pessoa deseja fazer um movimento com a própria mão, esta não hesita nem questiona: "Será que me movimento agora ou um pouco mais tarde?" Não, quando a vontade se manifesta, sua mão imediatamente se move. Os anjos agem de forma análoga com relação às ordens divinas: cumprem-nas de forma perfeita. Existem anjos para uma infinidade de funções.

No *Islam*, aprendemos que existem os seres compostos por terra, água, fogo e ar, que somos nós, seres humanos. Há seres de fogo, os djins, e seres de luz, os anjos. São outras formas de vida. No caso dos anjos, por exemplo, não se trata de luz material, porque a luz material, a luz que vem do Sol, pertence a este mundo. É que a natureza da substância que compõe os anjos só pode ser comparável com a luz, por isso usamos a palavra "luz". Esses seres têm funções diversas. Entre elas, está a de comunicar a Palavra de Deus aos profetas, ou seja, trazer projeções da matriz do universo, que é a Tábua Preservada, para o coração dos profetas. É um canal de comunicação, e os anjos fazem esse papel. Para cada ser humano, existem 365 anjos. Temos um anjo do lado direito, que anota as nossas ações boas, e um anjo do lado esquerdo, que anota as nossas ações de rebeldia e desarmonia com a ordem divina. Tudo é registrado. Há outros dois anjos, um à nossa frente e outro atrás, chamados "anjos da guarda"; há um anjo do nosso lado direito que nos dá conselhos na direção do bem e alimenta nosso intelecto com discernimento, e muitos outros desses seres cumprindo diversas funções. Afirma uma tradição que, para cada gota de chuva se formar, sete anjos atuam. É incontável o número de anjos. Alguns filósofos islâmicos comparam anjos com as forças da natureza, mas tais seres também têm consciência. São entidades conscientes.

Voltando à pergunta formulada, pode-se dizer, resumidamente, que através da purificação do coração, libertando-o das demandas compulsivas dos *nafs* (ego), o ser humano testemunha, se assim Deus permitir, o despertar de funções superiores que lhe permitem conhecer, experimentar e refletir, como um espelho, realidades e mistérios divinos.

Como é esse outro ser, o djim?

Como dissemos, djins[14] são seres de fogo. O fogo, na verdade, não é o fogo material, que pertence a este mundo. O fogo material é visível, enquanto os djins são invisíveis. A natureza da substância que os compõe é semelhante ao fogo, da mesma forma que a dos anjos é semelhante à luz.

Esse "fogo" é uma substância intermediária pertencente ao chamado Barzakh, em árabe. Barzakh é o universo intermediário entre o universo material e o universo espiritual puro. Os universos se dispõem em camadas, hierarquicamente. O universo material é concreto, denso, escuro, da multiplicidade de formas, limitado pelo tempo e pelo espaço. O universo espiritual é o universo da unidade, ele é sutil, leve e luminoso. A comunicação entre esses dois universos se dá através de um outro universo, que, embora não seja nenhum dos

14 "Djim" vem do árabe *djinn*, que também costuma ser traduzido como "gênio" em português. No entanto, não consideramos "gênio" uma boa tradução, porque seu significado mais conhecido está associado a um indivíduo muito inteligente, e, para nós muçulmanos, não há esse sentido.

dois, tem características de ambos. Esse é o Barzakh, e é nele que vivem os djins, seres que também têm dupla natureza: espiritual e material.

A característica dúbia dos djins é comparável à natureza do fogo. O fogo tem forma, podemos ver sua chama, mas não podemos pegá-la como se pega um objeto sólido. A luz não tem forma. Por exemplo, conseguimos ver a luz que está presente no espaço entre duas mãos? Não me refiro à luz que sai do fundo, mas a luz no momento que está entre duas mãos. Não, não é possível vê-la. Só vemos a luz quando ela alcança um objeto, e esse reflete parte da luz que nele incide, absorvendo a outra parte. Assim, embora essa luz material não pertença ao universo da luz, ela representa, ou seja, é uma metáfora do universo do Espírito. Por sua vez, um objeto concreto é palpável e visível. O fogo representa o universo intermediário, uma vez que tem características dos dois universos: é visível, mas não é palpável.

O que são os sinais de Deus, o Altíssimo, de que fala o Alcorão?

No Sagrado Alcorão, Deus, o Altíssimo, diz: "Eu coloquei meus sinais nos horizontes e em vocês mesmos". Isso é muito importante, porque os versos do Alcorão também são denominados "sinais". Cada verso é considerado um milagre. Um sinal de Deus. E na tradição islâmica se diz que cada verso do Alcorão tem 18 mil significados. Um significado para cada um dos 18 mil universos existentes.

O Sagrados Alcorão apresenta dois conjuntos de significados, um literal e outro metafórico.

O significado literal do Alcorão regula a conduta humana. Se está escrito "é proibido assassinar", então essa é a interpretação a ser dada e aplicada, não sendo permitido divagações metafóricas para distorcer o significado da ordem divina. O significado literal é tratado pelas ciências jurídicas para derivação de leis. Os demais significados são de natureza espiritual, compreendidos através de experiências espirituais internas, que trazem estados de consciência e conhecimento das realidades maiores. Esse nível de compreensão poucas pessoas alcançam. Mas os sinais que estão no Alcorão também estão nos horizontes e em nós mesmos. Deus disse isso. Nos horizontes significa na natureza: nas estrelas, nos planetas, no ar, na chuva, nos seres vivos, na vida dos animais, dos pássaros, dos vegetais. Tudo na natureza manifesta os sinais da sabedoria, da inteligência e do propósito divino, na sua complexidade e sofisticação. E esses mesmos sinais também estão no ser humano. Porque também é dito na tradição islâmica que tudo o que há no universo, tudo o que existe, está presente no ser humano de alguma forma. Somos, de certa maneira, representantes de todo o universo. É por isso que os sinais de Deus também estão em nós.

Na tradição islâmica, qual a relação entre os sonhos e os sinais divinos?

Temos quatro tipos de sonho: divinos, angelicais, do ego (dos *nafs*) e diabólicos. Quando a pessoa dorme, é como se ela tivesse uma "pequena morte": o espírito se desprende do corpo, mas ainda mantém uma conexão com ele. Na morte, essa conexão se rompe. No sono, o espírito consegue viajar por outros universos. Pode passar para o universo do Espírito Divino, universo em que não há relação espaço-temporal, tal como neste, material. Pode ver eventos do passado, do presente ou do futuro, uma vez que, nesse universo, esses três aspectos temporais estão unidos. Não existe distinção. Mas o espírito, ao retornar ao corpo, pode trazer as impressões desse universo. Portanto, são sonhos de origem divina. A pessoa pode sonhar com alguma coisa que irá acontecer amanhã, e seu sonho é um retrato fiel desse evento futuro, porque ela de fato o presencia. Da mesma forma, com um acontecimento do passado.

O sonho de natureza angelical é diferente. Quando o espírito está em seu caminho de volta, ao passar pelo universo dos anjos, ele pode interagir com esse universo. Nesse caso, as impressões que aí recebe são símbolos, metáforas que necessitam ser interpretadas. E quem interpreta os sonhos angelicais? Numa ordem sufi, o *sheikh*, responsável pelo treinamento do dervixe, é quem faz as interpretações.

Os sonhos dos *nafs* estão associados às necessidades do ego (desejos, paixões, etc.), e não são objeto de interpretação numa escola sufi. Ao serem relatados, indicam o estado da pessoa, uma condição momentânea de sua vida; permitem um diagnóstico e aconselhamento, mas não são interpretados. Os sonhos diabólicos são sonhos perturbadores, pesadelos, e também não são interpretados.

O que diferencia o primeiro nível de consciência, o mais inferior, do sétimo nível, o mais elevado?

Para responder a essa pergunta, retomemos o tema do conhecimento de origem divina e de como o ser humano reflete o conhecimento de Deus em si mesmo.

Quando o ser humano alcança os níveis superiores de consciência, seu coração está desperto e a função imaginal atua integralmente. Ibn 'Arabi teve contato com os 28 profetas mencionados no Alcorão, conversou diretamente com eles e recebeu explicações a respeito da missão particular de cada um. Um desses profetas foi Adão (*as*), o primeiro homem, o primeiro ser humano e também o primeiro profeta. Adão (*as*) lhe explicou que o local onde é possível essa união consciente com o Criador está em nós, seres humanos. Mais precisamente, em nosso coração.

No sétimo nível de consciência, o ser mergulha na consciência divina. Então desaparece o adorador e passa a haver apenas o Adorado, que é Deus. É longa a viagem até esse ponto, muito longa. Começa no *nafs ammara*, o primeiro nível de consciência.

No primeiro nível de consciência, nós somos muitos. Temos a impressão de que somos uma única pessoa, mas, na mística islâmica, aprendemos que, na verdade, somos vários "eus". Somos um sistema de eus, que muitas vezes não se conhecem. A pessoa, ao acordar de manhã, é um eu; ao entrar no carro, é outro eu; ao se dirigir para o trabalho, já é outro; ao retornar do trabalho, também é um outro eu; ao decidir ir dormir, é um outro ainda. O indivíduo pode estar na mesquita ou na igreja, ou fazendo uma palestra sobre paciência e tolerância, e quem o vê falando pensa que é um santo. Ele sai da mesquita ou da igreja, entra no carro e, então, quem vê seu comportamento pensa que é um demônio. Mas é a mesma pessoa. No momento em que está fazendo o seu sermão sobre paciência, não se lembra de que ele é o mesmo que xinga, ou até briga com outra pessoa por questões triviais. E, quando está brigando, não se lembra de que ele é o mesmo que faz discurso sobre paciência e tolerância. Existe um mecanismo de defesa que impede que essas duas entidades se conheçam. Esse mecanismo de defesa é mencionado como dissociação pelo místico sufi Jalaluddin Rumi (1207-1273).[15]

---

15 O livro em que Rumi descreve esse mecanismo, bem como o de projeção e outros, é o *Masnavi*, obra-prima da poesia mística islâmica, cuja leitura recomendo fortemente. São seis volumes inteiramente compostos em versos, cuja melhor tradução está em inglês, feita por Reynold A.

Como ocorre a integração dos sete níveis de consciência?

No primeiro nível de consciência, somos eus divididos, subsistemas que funcionam em momentos diferentes de acordo com o contexto, acionados de acordo com estímulos externos, e às vezes internos. Esses eus, como já disse, não se conhecem. Vão funcionar de forma cada vez mais integrada à medida que a pessoa envidar esforços para respeitar a lei divina e sua disciplina. Uma observação importante é que todos esses diferentes "eus" são ilusórios, não têm existência real.

Na passagem para o segundo nível, pressupõe-se a descoberta e aplicação de regras morais na vida. Para que uma pessoa perceba que está errada, é preciso que uma parte de si observe que está praticando o erro e o entenda como tal. Nesse ponto, dois eus se encontram. Um que percebe o ato à luz da ética divina e outro que pratica o ato. Quando ambos se encontram, torna-se possível um processo de fusão, de contato entre dois subsistemas que não se conheciam antes. Antes desse encontro, o indivíduo fazia o discurso sobre a paciência, tendo o eu paciente no controle. Em outro momento, comportava-se de forma oposta e injustificável, mas não se reconhecia.

No terceiro nível de consciência, a inspiração já começa a funcionar com mais frequência. Nesse nível, há alguma união de eus que facilita a economia de energia, de vitalidade, e expulsa do coração o desgaste resultante dos processos dos *nafs*, dos conflitos, dos diálogos internos, etc. Então, sobra energia e espaço interno, e desse modo é possível ter acesso a outras informações. É por causa dessa sobra que aumenta a frequência de inspirações.

A partir do quarto nível de consciência, o indivíduo já é um ser uno. Já tem um só eu, um só ego, embora ainda seja uma ilusão. Do quarto para o quinto nível, ocorre mais unidade e integridade, mas ainda há o indivíduo que tem consciência de si mesmo e que ama a Deus. Portanto, ainda existe a dualidade entre o amante e o Amado. A dualidade também é uma ilusão. É somente no sétimo nível de consciência que desaparecem todas as ilusões e permanece a consciência da existência do Amado.

Se os estados e experiências do terceiro e quarto níveis de consciência já são muito difíceis de ser descritos e compreendidos, praticamente impossível é descrever e compreender os estados dos níveis superiores. O pouco que

---

Nicholson: *Mathnawi of Jalaluddin Rumi.* Há uma tradução (parcial) em português, publicada pela Editora Dervish e que hoje se encontra esgotada.

mencionamos são referências deixadas por aqueles que passaram por esse caminho e deram as pistas para nos estimular e nos ajudar a compreender o processo de aquisição de conhecimento.

O processo de mudança do primeiro nível de consciência para o último é um processo progressivo de integração do ser. As diferentes partes começam a funcionar de forma mais coordenada, a se reconhecer entre si e a operar harmoniosamente para um propósito comum.

Para finalizar, retomemos as explicações que Ibn 'Arabi recebeu do Profeta Adão (*as*): a reflexão se dá no momento em que o coração do ser humano está tão purificado, que é capaz de refletir o Criador. Cumpre-se, então, sua função maior, o objetivo humano na existência. É o que ocorre com os profetas e com os amigos de Allah que atingem esse nível de consciência.

O milagre é um fenômeno presente no *Islam*?

O milagre é uma manifestação de Deus. Pode ser uma interferência divina através de um amigo de Allah. Pode ser um fenômeno físico interferindo no mundo físico, inexplicável pelas leis conhecidas da ciência. Deus opera no universo a partir de infinitas leis. Algumas nós conhecemos, outras, não. Tudo está subordinado à vontade divina. O fato de não conhecermos as leis não significa que elas não existam e que não possam estar atuantes em nosso pequeno mundo.

Os seres humanos que alcançam os estados mais elevados de consciência começam a funcionar em outro nível, e desse modo Deus permite que tenham acesso a essas leis também. São fenômenos que nos parecem estranhos, difíceis de acreditar, parecem absurdos. No entanto, são possíveis para essas pessoas. Esses seres especiais são muito poucos. E por que são poucos? Vamos entender por meio de uma analogia: um homem produz em sua vida um número incontável de espermatozoides, e somente uns poucos dão origem a uma nova vida. Da mesma forma, a humanidade tem produzido bilhões de seres humanos para que apenas alguns poucos alcancem os estados mais elevados, embora todos tenham potencial para alcançá-los.

Qual o valor da amizade no *Islam*?

Na cultura islâmica, e portanto no sufismo, o conceito do coletivo é muito importante. A comunidade e o bem coletivo prevalecem sobre o bem do indivíduo, diferente da cultura ocidental. No Ocidente, se estamos em casa e queremos dar uma festa às três da madrugada, é comum colocarmos um som a uma altura capaz de acordar pessoas até dez quarteirões de distância. Não importa se há vizinhos doentes, idosos ou cansados. Fazemos a nossa festa. Queremos expressar nossa felicidade dessa forma, e todo mundo é obrigado a suportar a nossa felicidade.

No *Islam* é um absurdo fazer algo que vá prejudicar, causar algum desconforto aos vizinhos, à comunidade, etc. O princípio do interesse coletivo é muito forte no *Islam*. Ao aplicá-lo, as pessoas já demonstram um início de crescimento espiritual, quer dizer, o indivíduo é forçado a sair de si mesmo para pensar no outro. Quando a pessoa pensa somente em seu próprio interesse, está funcionando no nível mais baixo dos *nafs*, no primeiro nível de consciência, o mais inferior. Quando ultrapassa as fronteiras de si mesmo para pensar no interesse e no bem do outro, e algumas vezes até em detrimento dela própria, já implica um nível superior de consciência. Na realidade, somos todos integrados, segundo o princípio do Sagrado Alcorão, antes mencionado. Por exemplo, quando alguém salva uma vida humana é como se salvasse toda a humanidade. Todos nós estamos ligados uns aos outros pelo Espírito. Quando acontece alguma coisa com uma pessoa – não importa se esteja no Alasca, no Afeganistão, em Bagdá, na China –, toda a humanidade de alguma forma é afetada por isso. Nós não temos consciência disso porque somos muito embrutecidos, mas esse princípio prevalece.

E esse princípio, do interesse coletivo, deve ser exercido por cada muçulmano o máximo possível, em círculos concêntricos. O círculo mais próximo é o de si mesmo, quer dizer, o indivíduo deve cuidar de seu bem-estar, de sua saúde, se manter viável para não causar problemas aos outros. Reparem que há este detalhe: não causar dependência para não gerar problemas. Esse é um exemplo de cuidar de si, e só pedir ajuda quando realmente precisar.

Depois, cuidar da família, esposa, filhos, pais (no caso pais idosos), etc. Depois de seus vizinhos. Depois de seus irmãos de fé, de religião, etc., em seguida da sua cidade, e assim por diante, em círculos concêntricos.

Os amigos são parte desse círculo. Eles vêm depois da família. Vem, em alguns casos, depois dos vizinhos, porque os vizinhos são aqueles com quem nós convivemos diretamente.

No *Islam*, é muito importante ter boas relações com os vizinhos. Há um dito do Profeta Muhammad (*saws*) que diz: "Não é muçulmano aquele que se alimenta na sua casa enquanto seu vizinho está passando fome, e não faz nada a respeito". Essa orientação pressupõe, em primeiro lugar, que a pessoa tem de conhecer o seu vizinho o suficiente para saber quando ele está passando fome, e, se for esse o caso, sentir-se na obrigação de ajudá-lo.

Com relação à amizade, sabemos que ela muitas vezes pressupõe um interesse recíproco. A amizade se forma por afinidade, e, em razão disso, a pessoa recebe algo de bom do amigo e lhe retribui com algo de bom, criando-se um vínculo e o interesse em alimentá-lo. No entanto, o vizinho pode ser alguém por quem ela sinta antipatia, e, ainda assim, há a obrigação, perante Deus, o Altíssimo, de ajudá-lo, de alimentá-lo se ele estiver passando fome, de evitar encrenca com ele, de procurar não prejudicá-lo, etc.

Na tradição islâmica, o corpo pode ser um veículo de aquisição de sabedoria?

O corpo faz parte do processo. O *Islam* estimula a integração, e citamos como exemplo a oração islâmica. Rezamos na direção de Meca. Em qualquer lugar do mundo, considerando-se a latitude e a longitude, com o auxílio de uma bússola, pode-se saber a direção de Meca. Isso significa que o fiel deve se orientar espacialmente. Saber as direções Norte, Sul, Leste e Oeste, saber onde está Meca e orientar o corpo naquela direção.

Oramos em determinados horários do dia, que são regulados pelo Sol. A primeira oração é realizada antes de o Sol nascer, no período que vai da alvorada ao nascer do Sol. A segunda oração é feita depois do meio-dia, ou melhor, depois que o Sol passou do ponto mais alto no céu até o meio da tarde. O meio da tarde é a posição em que, numa haste vertical, o comprimento da sombra é igual à altura da haste. Então, da posição mais alta do Sol até esse momento, é o período para fazer a segunda oração do dia. A terceira oração do dia vai dessa posição do Sol até o pôr do sol. A quarta oração é feita depois do pôr do sol, e a quinta oração, uma hora e vinte minutos, mais ou menos, depois que o Sol se põe. Desse modo, regulamos o nosso dia, as nossas atividades, o nosso pequeno mundinho com algo muito maior que é o Sol, que é a Terra girando ao redor do Sol, etc., isto é, com o cosmos. Isso implica que temos coisas a fazer no nosso dia, com nosso corpo, em função do ritmo cósmico.

Então, com o corpo na direção de Meca, orientado no espaço e no tempo, o muçulmano começa rezando em pé, depois se coloca curvado, em posição de humildade, e em seguida prostrado, com a testa no chão. São essas as três posições que assumimos. Cada posição tem um sentido emocional, está associada a uma emoção, porque em pé, por exemplo, estamos nos reconhecendo como seres humanos e nos colocando diante de Deus. Não é que Deus esteja em Meca. Nós não acreditamos nisso. No Alcorão é dito que "onde quer que você volte seu olhar, lá está a presença divina". A orientação espacial envolve nossos corpos e é um símbolo de unidade, porque, em qualquer lugar da Terra, nós muçulmanos nos voltamos para a mesma direção, unindo-nos num único ser para adorar a Deus, o Altíssimo. Isso é muito importante porque nos faz lembrar da união entre todos os seres humanos, que se dá através do Espírito.

Na oração, a pessoa está diante de Deus, então Ele permite que ela reconheça sua própria natureza neste mundo, sua natureza animal. Ela pode expressar esse reconhecimento na posição curvada. Estar diante da grandeza infinita de Deus na posição de humildade, expressando-a com o corpo. Mais humildade e reverência são expressas na posição de prostração. Durante todo o tempo, os olhos devem ser mantidos abertos, fixando-se no ponto onde a testa tocará o chão, consciente de que esse ponto é sua origem e seu destino neste mundo: o pó. Isto é, o tempo todo consciente da transitoriedade da vida humana, de estar aqui num tempo muito curto. Esse é outro elemento muito importante, o ser humano se tornar inteiro, uno em si mesmo, e não se esquecer de que esta vida é passageira. Nós muçulmanos buscamos fazer isso cinco vezes ao dia.

Durante as recitações de passagens do Alcorão, na oração, é recomendável saber o que está sendo recitado. Sendo assim, a mente e o corpo estão ativos. É importante procurar aprender, porque, quando se recita a Palavra, é preciso estar consciente do que é dito, de forma que o intelecto também participe da oração.

O nosso esforço, a nossa *jihad* durante a oração, é colocar as três partes juntas: o intelecto (a mente), as emoções e o corpo. Portanto, corpo faz parte do processo.

Nas práticas sufis, o corpo também participa. A prática do *sama*, conhecido como "giro dervixe", por exemplo, é uma meditação em movimento. Além da execução do movimento, há práticas internas, inseridas num contexto islâmico, com simbologia própria, visão de mundo e de ser humano própria, etc. Portanto, corpo, mente e emoção juntos.

Em nossa ordem, fazemos muito *zikr*[16] em movimento. Com as pessoas em conjunto, pegamos nas mãos uns dos outros, os dervixes, nos abraçamos e fazemos movimentos e alteramos esses movimentos durante a prática do *zikr*. Às vezes sentados, às vezes em pé, e assim por diante. O corpo faz parte do processo.

O corpo faz parte do processo de cura na medicina espiritual islâmica, porque muitas curas de processos internos, tensões e desejos, paixões, etc., vêm através da prescrição de atitudes e práticas a serem feitas com o corpo. Logo, não é possível dissociar corpo, mente e emoção. São, digamos assim, níveis diferentes da realidade e buscamos a integração entre eles.

Bibliografia

Al-GHAZZALI. *A alquimia da felicidade*. Rio de Janeiro: Fissus, 2002.

HAYEK, Samir El. *O significado dos versículos do Sagrado Alcorão*. São Paulo: Marsam, 1994.

HIRTENSTEIN, Stephen. O Compassivo Ilimitado: a vida e o pensamento espiritual de Ibn 'Arabi. Rio de Janeiro: Fissus, 2006.

IBN 'ARABI. *The Divine Governance of the Human Kingdom: Including What the Seeker Needs and the One Alone*. Louisville: Fons Vitae, 1997.

________. *The Meccan Revelations*. 2 vols. Edição Michel Chodkiewicz. Trads. William C. Chittick & James W. Morris. Nova York: Pir Press, 2002 e 2004.

________. *Wisdom of the Prophets*. Trad. Angela Culme-Seymour. Gloucestershire: Beshara, 1975.

LINGS, Martin. *Muhammad: a vida do Profeta do Islam segundo as tradições mais antigas*. Trads. Cléris Nogueira; Luiz Pontual; Sergio Rizek. São Paulo: Attar, 2010.

RAGIP, *Hajji Sheikh* Muhammad. "O *Islam* e as ciências médicas". Em *O Mundo da Saúde*, 24 (6), nov.-dez. de 2000. Artigo disponível em http://www.masnavi.org/jerrahi/Artigos___Palestras/O_Islam_e_as_Ciencias_Medicas/o_islam_e_as_ciencias_medicas.html.

RUMI, Jalaluddin. *Mathnawi of Jalaluddin Rumi*. 8 vols. Edição, trad. e notas Reynold A. Nicholson. Londres: Messrs Luzac, 1925-1940.

16 A palavra árabe *zikr*, ou *dhikr*, significa "recordação"; nesse caso, refere-se à "recordação de Deus", uma vez que *zikr* também designa uma prática islâmica, mencionada no Sagrado Alcorão, de integração com o universo divino.

Saúde espiritual na tradição espírita

Wladimyr Sanchez

O que é Espírito e espiritualidade na doutrina espírita?

Para responder a essa pergunta, torna-se necessário entender primeiro o significado de doutrina espírita. A doutrina espírita é formada por 177 princípios que correlacionam a existência dos Espíritos e suas interações com os seres humanos. Allan Kardec é considerado o codificador da doutrina espírita.

Allan Kardec, pseudônimo de Hippolyte Léon Denizard Rivail, filósofo e pedagogo, nasceu em Lyon, França, em 3 de outubro de 1804 e faleceu em Paris, em 31 de março de 1869. Publicou, em 1857, *O livro dos Espíritos*, cuja autoria atribuiu ao conjunto de Espíritos que respondia a questões conceituais por ele formuladas. Por isso, escreveu no frontispício dessa obra: "Contém os princípios da doutrina espírita acerca da natureza, manifestação e relações dos Espíritos com os homens; das leis morais; da vida presente, vida futura e porvir da humanidade. Escrito e publicado conforme o ditado e a ordem de Espíritos superiores".[1]

---

1 Allan Kardec, *Le livre des Esprits* (Paris: E. Dentu, 1857), frontispício.

Assim, do surgimento de *O livro dos Espíritos* data a fundação do espiritismo, cujos conceitos, até então, encontravam-se esparsos em diversas obras da filosofia oriental, descoordenados, e cuja importância não havia sido compreendida pelas pessoas que viveram até a metade do século XIX. A partir de então, surge de maneira clara a doutrina espírita, com seus 177 princípios, fixando a atenção dos estudiosos e repercutindo rápida e favoravelmente entre o público em geral. Em poucos anos, essas ideias encontraram numerosos adeptos em todas as classes da sociedade francesa e em todos os países do mundo ocidental. Esse sucesso sem precedentes deve-se à clareza com que Allan Kardec transcreveu os princípios da doutrina espírita. Nessa oportunidade, ele cria a palavra "espiritismo" para indicar o conjunto dos conceitos que regem as relações do mundo material com os Espíritos, ou seres do mundo invisível aos olhos humanos. Considera também que deveria ser chamado "espírita" ou "espiritista" todo adepto do espiritismo.

Para esclarecer o conceito de "Espírito", selecionamos 15 dos 177 princípios que formam a doutrina espírita:

1º) Deus (Inteligência Suprema, Causa Primeira de todas as coisas), por meio de suas leis naturais, criou seres inteligentes que povoam o universo fora do mundo material e que são designados pelo nome de "Espíritos".

36º) Os Espíritos são considerados imateriais porque a essência deles difere de tudo o que se conhece sob o nome de "matéria", até o momento.

38º) O Espírito, propriamente dito, encontra-se envolto por um corpo que pode ser chamado de "perispírito".

59º) O mundo espírita se compõe de espíritos mais ou menos evoluídos. A diferença entre eles forma uma hierarquia bem definida, assentada no grau de inteligência e moral a que cada um chegou.

73º) As percepções e os conhecimentos não são ilimitados para todos os Espíritos.

74º) O tempo, em se desfazendo, ativa o passado na memória dos Espíritos e lhes mostra como pesam os acontecimentos que vivenciaram no passado, próximo ou remoto.

76º) Segundo o grau de perfeição dos Espíritos, eles julgam o futuro, com maior ou menor exatidão, em consequência do presente.

78º) Mesmo que os Espíritos se encontrem espalhados por todas as partes, as diferentes ordens e classes não se confundem entre si.

81º) A passagem pela vida material é necessária para o aperfeiçoamento intelectual e moral dos Espíritos.

82º) A alma é um Espírito encarnado. Antes de se unir ao corpo, a alma é um Espírito errante que não é puro.

83º) Há no homem três coisas: a) o corpo, análogo ao dos animais e animado pelo mesmo princípio vital; b) a alma, Espírito encarnado cujo corpo é sua habitação transitória; c) o perispírito, que serve de primeiro corpo ao Espírito e que une a alma ao corpo humano.

87º) O Espírito, sendo indivisível, não pode habitar dois corpos diferentes ao mesmo tempo.

98º) A alma não perde jamais a sua individualidade; ela a possuía antes da sua encarnação e a conserva durante e após sua união com o corpo humano.

154º) Os Espíritos podem se comunicar entre si, independentemente da fase em que se encontrem (encarnados e desencarnados), influenciar os pensamentos dos humanos e, por conseguinte, as ações que esses praticam.

Espiritualidade, segundo o espiritismo, é a qualidade ou a condição de sentimento do ser humano, Espírito encarnado, de desenvolver a fé raciocinada, que o liberta do medo, da culpa, do ressentimento, da ignorância, e que o ajuda a superar problemas de natureza física e psicológica, porque ele admite que:

a. é uma alma imortal, que sobrevive ao corpo quando ele morre bioticamente;
b. sempre retorna para nova encarnação na crosta em futuro próximo ou remoto;
c. pode se comunicar com seus semelhantes independentemente da fase de vida em que se encontre, encarnado e desencarnado;
d. precisa desenvolver, com seu próximo e com todos os seres vivos, convivência amorosa, respeitosa, moral e ética, pois todos fazem parte da cadeia evolutiva da natureza, da qual ele é o elo superior;
e. pode se comunicar com entidades espiritualmente superiores quando nos estados de meditação, concentração e êxtase;
f. tem condições de entender a si mesmo e os seus semelhantes que com ele convivem no complexo sistema de relações humanas em que se insere;

g. existe um Deus definido como Inteligência Suprema, Causa Primeira de todas as coisas, soberanamente bom e justo que transmite amor através de suas leis naturais, sábias e imutáveis, que regem igualmente todos os eventos da natureza;
h. é o único responsável por seu pensamento, ação, comportamento e pelas coisas que lhe acontecem.

Mente e Espírito

Para entender os conceitos de mente e Espírito, é preciso primeiro compreender o conceito de consciência. Segundo o espiritismo, consciência é a faculdade – aptidão inata do Espírito – que realiza o julgamento dos atos praticados pelo ser inteligente, embasada no cumprimento das leis naturais, que são lógicas e eternas. Assim, a consciência é a percepção da lógica das leis naturais, refletida nos pensamentos e nas ações idealizados nas operações mentais. Vista desse modo, infere-se que apenas uma proporção reduzida de todas as operações mentais racionais que ocorrem preenche essa característica. Isso porque, na maioria das vezes, a razão, a liberdade e o livre-arbítrio são usados de maneira instintiva para expressar pensamentos e ações, ainda que essas não sejam automáticas.

Definida, no espiritismo, como percepção lógica das operações mentais com finalidade de juízo, ainda assim a consciência é um conceito que se presta a diferentes interpretações entre os espíritas, porque frequentemente se usa essa palavra com acepção quantitativa, para indicar o nível de alerta cerebral. Dessa forma, é comum encontrar citações que se referem ao fato de a pessoa estar "bem consciente" quando se encontra acordada, alerta, atenta. Diz-se também que a pessoa está "menos consciente" quando se encontra sonolenta e desatenta, que a "consciência é interrompida" pelo sono, que a pessoa fica "inconsciente" quando desmaia ou entra em coma.

Embora se posicione no topo das operações mentais humanas, a faculdade da razão é fortemente influenciada pela emoção, pela memória, pelo discernimento e por todas as demais faculdades que formam a mente.

O espiritismo kardequiano considera a mente a estrutura fisiológica que faz parte do ser inteligente, o Espírito, constituída pelo conjunto de faculdades – aptidões inatas – que atuam entre si em regime de sincronismo e interdependência, e cuja finalidade é produzir pensamentos que, ao serem exteriorizados, geram ações concretas e bem definidas.

Esse conceito de mente como constituição fisiológica do Espírito está bem definido em outra obra de Allan Kardec, *O livro dos médiuns*:

> O pensamento é um dos atributos do Espírito; a possibilidade que ele [o Espírito] tem de atuar sobre a matéria, de nos impressionar os sentidos e, por conseguinte, de nos transmitir seus pensamentos, resulta, se assim nos podemos exprimir, da constituição fisiológica que lhe é própria. Logo, nada há de sobrenatural neste fato, nem de maravilhoso.[2]

Allan Kardec define o Espírito como o "ser inteligente da criação" que habita o "universo fora do mundo material". Para ele, o mundo material é aquele constituído pela matéria densa, que pode ser perceptível aos sentidos humanos, que tem extensão e que é impenetrável por outras formas semelhantes de matéria. Se o Espírito é o ser inteligente, pergunta-se: o que é inteligência? Pode-se definir inteligência, de modo simplista, como a faculdade que permite ao ser que a possui resolver problemas novos. Para resolver problemas novos, é preciso adquirir conhecimento, na forma de quantidade e qualidade de informações. Assim, infere-se que o objetivo fundamental da existência do Espírito é a aquisição de conhecimento ao longo do tempo para poder evoluir em inteligência e moral.

Em resumo, Espírito, consciência e mente são três conceitos diferentes no espiritismo, embora estejam diretamente relacionados entre si. O Espírito é o ser inteligente, consciente e pensante. Para que esses atributos se manifestem, ele precisa ter a mente formada por um conjunto de faculdades - aptidões inatas -, pois o pensamento e a consciência não atuam por si só, dependem da existência de outras faculdades. Se o pensamento é o produto da atuação do conjunto de faculdades que formam a mente, então o Espírito pode, com certeza, ser representado pela sua mente pensante.

Para que a mente possa existir e produzir pensamentos, ela precisa ter estrutura fisiológica material constituída de partículas dotadas de carga elétrica. Além do mais, essa estrutura material precisa ser constituída de estado

2 Allan Kardec, "Do maravilhoso e do sobrenatural" (cap. II), em *O livro dos médiuns* (53ª ed. Rio de Janeiro: FEB, 1986), item 7, p. 25.

imutável, uniforme no espaço e persistente no tempo, o que limita consideravelmente a escolha de explicações por meio da física clássica ou newtoniana. Contudo, essa estrutura pode existir em matéria de fase condensada, admitida pela mecânica quântica.

Doença e cura

Em *O livro dos médiuns*, Allan Kardec explica que o Espírito é um ser inteligente "limitado e circunscrito".[3] Assim sendo, o que limita o Espírito? São as leis naturais, porque, caso contrário, o Espírito seria sobrenatural, contradizendo toda a obra kardequiana. Se o Espírito não é sobrenatural, deve ser estudado pelas leis naturais, que são o objeto da física.[4]

O que significa dizer que o Espírito é circunscrito? Significa que, sendo inteligente, e para que essa inteligência não se desfaça ao longo do tempo em decorrência da lei da entropia, o Espírito precisa estar circunscrito a algo que o proteja do meio externo em que se insere, para evitar que atinja o equilíbrio térmico e deixe de existir. Por isso, ele é sua estrutura material externa, o perispírito.

A estrutura material do perispírito é considerada modelador biológico, porque contém as características genéticas que o Espírito deseja imprimir nos diferentes tipos de célula do seu corpo humano associado, formado por ocasião do processo reencarnatório. O corpo humano é formado por moléculas de cadeias curta, média e longa, as quais dão origem a 271 tipos diferentes de célula que perfazem 210 trilhões, segundo dados recentes da biologia molecular.[5] Um conjunto de cada tipo de célula forma o tecido. O conjunto de tecido forma órgãos. Um conjunto de órgãos forma os aparelhos e os sistemas. As moléculas são estruturas constituídas pela união de dois ou milhares de átomos. Os átomos se unem para formar moléculas com o objetivo de realizar trabalho gastando a menor quantidade possível de energia, de acordo com os preceitos das leis naturais. Para isso, eles atuam no chamado "estado fundamental de energia".

---

3 Allan Kardec, "Nocões preliminares" (cap I), em *O livro dos médiuns*, cit., item 3, p. 20.

4 A palavra "física" deriva do grego *physis*, que significa "natureza".

5 B. Geiger & O. Ayalon, "Cell Adhesion: the Molecular Basis of Tissue Architecture and Morphogenesis", em *Cadherins. Review of Cellular Biology*, vol. 8, pp. 307-332,1992.

Cada célula do corpo humano possui, em média, 2 mil tipos diferentes de molécula, num total de 10 mil trilhões de trilhões de átomos. Cada conjunto de molécula realiza determinado trabalho, que é função das características vibracionais das moléculas individuais que oscilam e liberam energia apropriada para tal, em decorrência do movimento específico de cada um de seus átomos que se mantém no estado fundamental de energia. Quando todos os átomos de todas as moléculas que formam o corpo humano vibram no estado fundamental de energia, diz-se que esse corpo encontra-se sadio. Quando uma ou um conjunto de moléculas não gera energia suficiente para produzir o trabalho para o qual foi idealizado, a célula se apresenta deficitária energeticamente. Esse déficit provoca a doença, cuja gravidade depende do número de células atingidas, já que o conjunto todo trabalha em regime de sincronismo e interdependência.

O Espírito é o ser que pensa e age. Quando sua mente pensa de maneira equilibrada, ele comanda energeticamente todas as suas moléculas, mantendo todos os seus átomos trabalhando em harmonia no estado fundamental de energia. Os desequilíbrios emocionais produzidos na mente liberam energia em excesso ou insuficiente. Essa energia chega às moléculas fazendo seus átomos constituintes vibrarem de maneira diferente da projetada, produzindo trabalho deficiente, gerando doença. Assim, é o comportamento emocional exacerbado da mente do Espírito o grande agente produtor da doença.

A cura espiritual ocorre quando a mente do Espírito é induzida a voltar a pensar de modo equilibrado, conciliando igualmente emoção e razão. Esse processo pode ser de autoindução ou de indução por meio de agente externo. Da mesma forma, as emoções exacerbadas que produzem as doenças podem ter origem interna ou externa. Quando a mente do Espírito encontra-se emocionalmente equilibrada, o comando do sistema imunitário se faz com eficácia, e a invasão corporal de moléculas nocivas ao funcionamento do corpo é combatida com sucesso, evitando-se a entrada de doença de origem externa, na forma de micro-organismos.

Saúde, doença e tratamento espiritual

Se saúde e doença são consequências de comportamento mental e emocional do Espírito que comanda aparelhos, sistemas, órgãos, tecidos, células e moléculas que formam seu corpo humano associado, a mente dele é a única responsável por essas ocorrências.

O espiritismo admite que os Espíritos troquem informações entre si, na forma de pensamentos, independentemente da fase em que se encontram, encarnados ou desencarnados, por meio de uma faculdade de comunicação chamada "mediunidade". Se os Espíritos trocam informações entre si, então uns podem influenciar os outros na maneira de pensar. Diz-se que dois Espíritos podem trocar informações entre si quando entre eles há sintonia vibratória e afinidade de pensamento.

A sintonia vibratória ocorre quando o circuito mental de comunicação de dois ou mais Espíritos, componente básico da faculdade mediunidade, vibra na mesma faixa de frequência de emissão e de recepção de ondas de pensamento. Isso porque o pensamento chamado "contínuo" atua como faixa de dupla mão, de ida e de volta, permitindo diálogos.

Afinidade de pensamento significa forma análoga de pensar sobre um ou mais temas, mas não todos, pois isso caracterizaria igualdade de pensamento, contrariando o conceito de individualidade que diferencia um Espírito de outro. Não existem dois Espíritos iguais, porque eles pensam e agem de maneiras diferentes.

Se há comunicação entre dois ou mais Espíritos, essa comunicação pode ser positiva ou negativa, dependendo da afinidade com o assunto específico. Quando a comunicação é positiva, o pensamento nela envolvido pode induzir o outro a mudar de comportamento, de forma a anular seus desequilíbrios emocionais geradores de doenças e, com isso, provocar curas. Mas pode haver também a situação inversa: o intercâmbio de pensamento negativo que reforça e acelera o processo de desequilíbrio emocional piorando o estado de saúde.

Allan Kardec afirma que

> [...] são extremamente variados os efeitos da ação fluídica mental sobre os doentes, de acordo com as circunstâncias. Algumas vezes é lenta e reclama tratamento prolongado, como no magnetismo ordinário; doutras vezes é rápida, como a corrente elétrica. Há pessoas dotadas de tal poder, que operam curas instantâneas em alguns doentes, por meio apenas da imposição de mãos, ou, até, exclusivamente por ato da vontade.[6]

---

6 Allan Kardec, "Curas" (cap. XIV), em *A gênese: os milagres e as predições segundo o espiritismo* (21ª ed. Rio de Janeiro: FEB, 1979), item 32, p. 295.

É preciso considerar que a expressão "ação fluídica mental", usada por Kardec em 1868, corresponde, na atualidade, a "ação da energia mental". Naquela época, se usava com frequência a palavra "fluido" com significado de "energia", herança dos conceitos ensinados por Aristóteles. Assim sendo, o tratamento espiritual prima pela influência mental que o Espírito de cura consegue exercer sobre a mente do assistido, induzindo-o a quebrar paradigmas de comportamento ultrapassados.

Como se tornar uma pessoa espiritualmente saudável

Somos Espíritos encarnados, característicos de um mundo de expiação e provas, nomenclatura usada por Allan Kardec para definir o tipo de vida espiritual que se pratica na Terra, assentada em comportamentos essencialmente emocionais, muito distante do equilíbrio natural representado por emoção-razão.

Se levarmos em conta que o primeiro Espírito terráqueo encarnou na crosta do planeta há cerca de 2 milhões de anos na forma de *Homo erectus*, cujo cérebro tinha capacidade volumétrica de mil centímetros cúbicos, compreende-se por que ainda somos pessoas essencialmente emotivas. A teoria da evolução mostra que esse tempo é muito pequeno para atingirmos o estágio de praticar ações comportamentais essencialmente pautadas no equilíbrio emoção-razão. Trazemos em nossos arquivos de memória de vidas passadas registros de comportamento emocional exacerbado que formam paradigmas difíceis de ser rompidos. Daí a dificuldade de encontrar pessoas, Espíritos encarnados, espiritualmente saudáveis em seus aspectos físico e mental.

Todavia, podem-se estabelecer regras comportamentais para que a pessoa atinja o degrau que caracteriza o estágio considerado espiritualmente saudável. O primeiro grande inimigo, mas não o único, que a impede de atingir o degrau de espiritualidade saudável é o estresse.

Um dos requisitos para se tornar uma pessoa espiritualmente saudável é combater o estresse e, para isso, a ferramenta mais adequada é a prática da meditação. A meditação é importante porque amplia as fronteiras da mente e a expõe ao estado de percepção ilimitado. Existem muitas técnicas de meditação, mas o fundamental é que ela pode ser praticada em qualquer lugar que a pessoa se encontre.

Outro fator importante para se tornar uma pessoa espiritualmente saudável é aprender a desenvolver a faculdade da atenção, porque ela pode alterar o comportamento fisiológico do corpo humano. Por exemplo, a pessoa que está sentindo dor tem percepção dessa dor, mas não de que pode aumentá-la, diminuí-la ou até mesmo fazê-la desaparecer. Certas pessoas conseguem andar sobre brasas porque sabem controlar a intensidade da dor e evitar que os pés queimem. Tudo porque, instintivamente, conseguem focalizar a faculdade da atenção nesse evento.

De acordo com o conceito espírita, todo sintoma de doença, desde uma pequena dor muscular nos dedos até câncer disseminado, está associado às ações produzidas pelas faculdades de atenção, percepção, entendimento, equilíbrio, consciência, discernimento, senso, força de vontade, sensibilidade, polaridade, ajustamento, memória. Dessas faculdades, é a atenção que catalisa diretamente a ação que pode se transformar em doença. No entanto, entre a maneira de a pessoa perceber racionalmente a ação que pratica e os sintomas que definem a doença autoproduzida existem diversos tipos de barreira que dificultam o uso da faculdade da atenção de forma terapêutica. Todas as modalidades de medicina que usam o conceito de interação mente-corpo procuram ensinar como remover essas barreiras para promover a cura.

O primeiro passo para obter a cura é aprender a focalizar a faculdade da atenção em determinado ponto de interesse, como ocorre nas práticas de hipnotismo. Isso se obtém pelo aprendizado da concentração, com a qual se pode dirigir o foco da atenção para a área do corpo que apresenta problema, como tumor, articulação atacada por artrite, coração fraco ou artéria entupida. Quando se focaliza com precisão a área de interesse, as faculdades de atenção, percepção, equilíbrio, entendimento, gnose, razão, discernimento, força de vontade, seleção, polaridade, limiaridade, ajustamento, comparação, memória, componentes da mente, se encarregam de fazer as moléculas que vibram fora do estado fundamental de energia voltarem a vibrar corretamente, eliminando a doença e tornando a pessoa espiritualmente sadia.

O papel da mente e do corpo na espiritualidade

No espiritismo, considera-se que o homem é conjunto complexo formado de três subconjuntos bem distintos: o Espírito encarnado, ou alma; seu corpo associado, ou perispírito, que o reveste totalmente e que modela o corpo humano, o terceiro subconjunto. O Espírito é o ser inteligente, aquele que pensa, que cria pensamentos responsáveis pelas ações a serem praticadas pelo corpo e que contém em si a mente como parte principal de sua fisiologia. O perispírito é o ser protetor que impede a mente inteligente de deteriorar-se com o tempo, evitando que o contato dela com o meio externo atinja o estado de equilíbrio térmico, portanto de morte, em decorrência da existência da lei natural da entropia. O perispírito também atua como modelador biológico do corpo humano, que é construído em cada processo reencarnatório, anexando seu DNA ao dos pais no momento da concepção. Finalmente, o corpo humano, construído de massa carnal adequada às características da força de gravidade local, para que ocorra o processo reencarnatório, e que executa as ações criadas pela mente do Espírito por meio dos pensamentos.

Considera-se a mente do Espírito o núcleo inteligente do homem. Encontram-se esparsas pelas seis obras de Allan Kardec e pelas dezesseis de André Luiz, autor desencarnado que se preocupou em divulgar a visão científica do espiritismo, 36 faculdades que devem constituir a mente do espírito. Essas faculdades formam a matéria mental e trabalham em regime de sincronismo e sintonia vibratória para produzir pensamentos que geram ações. São elas: instinto, inteligência, percepção, apercepção, irritabilidade, discernimento, razão, imaginação, livre-arbítrio, consciência, senso, força de vontade, sensibilidade, sintaxe, semântica, entendimento, autogeração, atração, seleção, escolha, atenção, repulsão, afinidade, liberdade, harmonização, mediunidade, vidência, telepatia, gnose, polaridade, segurança, limiaridade, ajustamento, comparação, memória e pensamento.

O corpo é o veículo de exteriorização das ações que o Espírito deseja realizar, moldado para trabalhar na crosta do planeta de acordo com as características particulares da força de gravidade local. Por isso, ele tem formato e constituição molecular adequados. Como vimos, o corpo é formado de 10 mil trilhões de trilhões de átomos distribuídos em 210 trilhões de células orgânicas de 271 tipos diferentes, cada qual contendo, em média, 2 mil tipos diferentes de molécula. Cada tipo de célula do corpo humano tem vida diferente em função do tipo de trabalho que realiza e da agressão que recebe do meio externo. As células morrem porque as moléculas que as formam não conseguem mais produzir energia necessária para manter as reações físico-químicas que sustentam a vida orgânica. Essa deficiência ocorre porque os átomos que as constituem sofrem interações com outras partículas de matéria e formas de energia diferentes.

Se pudéssemos ver nosso corpo como realmente é, perceberíamos que ele nunca se repete ao longo do tempo. A cada quatro anos, 90% de seus átomos são trocados e, a cada sete, 100%. De certa forma, embora a configuração das células permaneça a mesma, átomos e moléculas de cadeias curta e média atravessam livremente as paredes celulares a todo o instante, o que significa que nosso corpo está em constante mudança atômica, portanto molecular, celular, tecidual, orgânica, sistêmica. A pele se renova a cada três meses. Adquirimos novo revestimento da mucosa estomacal a cada quatro dias. As células do fígado se renovam de modo mais lento, mas novos átomos flutuam livremente através delas, como a água do leito do rio, fabricando um fígado novo a cada seis semanas. Mesmo no interior do nosso cérebro, cujas células não são substituídas depois que morrem, o teor de átomos de carbono, nitrogênio, oxigênio, sódio, potássio, etc., é hoje bem diverso do que há um ano. É como se vivêssemos num edifício cujos tijolos são sistematicamente trocados a cada dia. Seguindo-se a planta original, ele continuará parecendo o mesmo edifício. Esse é um dos papéis a serem cumpridos pela mente, ou seja, manter, por meio do perispírito, modelador biológico do corpo humano, a forma aparente do corpo apesar das constantes mudanças provocadas pelo comportamento dos átomos que o constituem. Outro papel desempenhado pela mente é manter a saúde orgânica desse sistema, para que ele possa desempenhar seu trabalho na crosta do planeta em situações adversas. O controle mental de todas as atividades corporais é realizado por meio do pensamento.

Como o profeta e o homem santo lidam com sua própria saúde?

Com origem no grego *prophétes*, a palavra "profeta" tem duplo significado: 1) pessoa que é capaz de predizer acontecimentos futuros; 2) pessoa que, por inspiração divina, fala em nome de Deus.

Narra o Antigo Testamento que, antes de serem comumente chamados profetas, tais pessoas eram consideradas videntes, conforme Samuel 9:9. Como o próprio nome sugere, essa palavra designava pessoas a quem Deus revelava a visão de acontecimentos futuros por meio de sonhos, visões ou aparições de anjos. Eram escolhidos diretamente por Deus e tinham enorme autoridade religiosa e influência nos movimentos sociais. Normalmente eram tidos como conselheiros e instrutores da lei de Deus. Na época, usava-se também a expressão "filhos de profetas" para indicar aqueles que se tornavam discípulos dos profetas, seus ajudantes ou servidores. O profeta é figura-chave em muitas religiões, como o judaísmo, o cristianismo, o islamismo, o bahaísmo, e outras mais.

Por sua vez, "homem santo" é expressão usada para indicar toda pessoa que se dedica a divulgar a palavra de Deus e a praticar caridade, no sentido amplo, ao próximo.

O espiritismo kardequiano não releva o papel desempenhado pelo profeta e pelo homem santo. Ele inclui esses personagens na classe de Espíritos comuns em busca de desenvolvimento intelectual e moral. Contudo, a corrente espírita brasileira assentada no catolicismo considera profético ou santo o papel desempenhado por determinados médiuns, como o caso de Chico Xavier, reputado como homem santo pelo senso comum espírita. São Espíritos que conhecem algumas leis naturais e sabem como usá-las em seu benefício e no benefício dos outros, dedicando-se à autocura e à cura dos diferentes tipos de enfermidade que assolam o próximo, com sucesso total ou não.

Em *O livro dos Espíritos*, Allan Kardec afirma que o tipo mais perfeito que Deus, Inteligência Suprema e Causa Primeira de todas as coisas, ofereceu ao homem, para servir-lhe de guia e modelo moral, foi Jesus, que praticou inúmeras curas.[7] Isso porque a doutrina que Jesus ensinou é a mais pura expressão das leis naturais criadas por Deus. Mas outros homens em todos os tempos que meditaram sobre a sabedoria puderam compreendê-la e transmiti-la desde os séculos mais remotos, mesmo que de maneira incompleta. Segundo Allan Kardec, as leis naturais ou divinas estão escritas no livro da natureza, e o homem pode conhecê-las quando se interessar em procurá-las. É por isso que os preceitos que elas consagram foram proclamados em todos os tempos pelos homens de bem. Acrescenta ainda que seus elementos encontram-se na doutrina moral de todos os povos, mesmo aqueles recém-saídos da barbárie, embora incompletos ou alterados pela ignorância e pela superstição.

7 Allan Kardec, "A lei divina ou natural" (livro terceiro, cap. I), em *O livro dos Espíritos* (72ª ed. Araras: IDE, 1991), § 625, p. 258.

O espiritismo reconhece os chamados "médiuns de cura", tidos como intérpretes de médicos que desencarnaram no passado remoto ou próximo e que procuram ajudar o próximo no tratamento de suas enfermidades físicas ou psíquicas. A maioria dos médiuns de cura procede de maneira semelhante às técnicas convencionais de hipnotismo, conforme escreve Allan Kardec:

> "Se magnetizas com o propósito de curar, por exemplo, e invocas um bom espírito que se interessa por ti e pelo teu doente, ele aumenta a tua força e a tua vontade [...]". E os magnetizadores que não creem nos espíritos? "Pensas que os Espíritos só atuam nos que creem neles? Os que magnetizam para o bem sempre são auxiliados por bons espíritos, [...] sem se dar por isso".[8]

O papel da vida ética na saúde das pessoas

Considera-se ética os juízos de apreciação da conduta humana, suscetível de qualificação do ponto de vista do bem e do mal, seja relativamente à determinada sociedade, seja de modo absoluto.

Do ponto de vista do espiritismo, a definição de ética envolve outros conceitos de natureza complexa. O primeiro deles refere-se aos juízos de apreciação. Como fazer juízos de apreciação? Allan Kardec, em *O Evangelho segundo o espiritismo*, disserta sobre o conceito exposto no Evangelho de são Mateus (7:1-2), citando um dos ensinamentos atribuídos a Jesus: "Não julgueis, a fim de que não sejais julgados; porque vós sereis julgados segundo houverdes julgado os outros; e se servirá para convosco da mesma medida da qual vos servistes para com eles".[9]

O espiritismo considera que o objetivo do Espírito é adquirir conhecimento de seu meio externo e por meio dele conhecer seu meio interno, ou seja, conhecer a si próprio. Os Espíritos são individualidades diferenciando-se uns dos outros no nível de evolução mental, que é função do nível de desenvolvimento das faculdades – aptidões inatas – que formam suas mentes. Por isso,

---

8 Allan Kardec, "Dos médiuns" (cap. XIV), em *O livro dos médiuns*, cit., § 176, p. 209.

9 Allan Kardec, "Bem-aventurados os que são misericordiosos" (cap. X), em *O Evangelho segundo o espiritismo* (182ª ed. Araras: IDE, 1995), item 11, p. 135.

os Espíritos são classificados em uma escala hierárquica complexa, assentada na inteligência e na moral. A escala tem dez degraus ou classes, em que os Espíritos assim se distribuem: impuros, levianos, pseudossábios, neutros, batedores, benevolentes, sábios, sabedorias, superiores, angélicos. Essa classificação é baseada na média de comportamento intelectual e moral de cada Espírito.

Para o espiritismo, o desenvolvimento intelectual precede o desenvolvimento moral, porque entender e praticar as regras de conduta moral exige, antes de tudo, entendê-las racionalmente, para que possam ser aceitas pela lógica de cada um. Não se deve praticar a moral por medo da lei social ou por temor religioso. Assim, é preciso entender o papel que cada Espírito deve desempenhar ao longo da vida e a necessidade de viver em grupo para praticar a moral universal e entender o que é ética. Mas o que é a moral universal? É aquela que não varia de um lugar para outro, nem ao longo do tempo e que precisa estar moldada nas leis naturais. O primeiro passo para a prática da moral universal e, consequentemente, para o agir com ética é conhecer e estudar a correta aplicação das leis naturais na conduta humana de cada dia. Para isso, é preciso desenvolver primeiro a inteligência.

Outro conceito importante, implícito na definição de ética, de acordo com o espiritismo, é qualificar a pessoa segundo o bem e o mal que pratica. O que é bem e o que é mal?

Em *A gênese*, Allan Kardec considera que o bem é agir conforme as leis naturais, enquanto o mal indica afastamento desse tipo de ação.[10] Dessa forma, quando a pessoa pratica o mal, não o faz por sua natureza ou índole má, mas, sim, por desconhecer as leis naturais e não entender por que deve praticá-las em seu benefício e no do próximo. Portanto, a pessoa se torna gradativamente boa à medida que se desenvolve em inteligência e vai compreendendo seu papel na vida em sociedade.

De acordo com os requisitos de cada classe espiritual, citados em *O livro dos espíritos*,[11] pode-se calcular que somente 3% da população da Terra entendem o que é moral e têm comportamento ético em relação ao próximo; 22% têm algum conhecimento a respeito de moral e ética, mas não os pratica de

10 Allan Kardec, "A origem do bem e do mal" (cap. III), em *A gênese*, cit.

11 Allan Kardec, "Dos espíritos" (livro segundo, cap. I), em *O livro dos Espíritos*, cit., perguntas de 100 a 113, p. 76.

maneira integral; 75% desconhecem o que é moral e ética.[12] Uma vez que, em sua imensa maioria, ainda são pouco desenvolvidos em inteligência e moral, os Espíritos encarnados que vivem na Terra não fazem autojuízo de seus comportamentos morais e éticos. Contudo, passam boa parte da vida procurando julgar os demais, mesmo sem ter conhecimento e experiência de vida para tal. Daí a dificuldade de equacionar o papel da vida ética de uma pessoa nas suas condições de saúde.

Para desfazermos qualquer quadro essencialmente pessimista em relação ao comportamento futuro da vida ética da pessoa no que diz respeito à sua saúde, podemos pensar que, ao se desenvolver em inteligência e moral, ela aprenderá a viver em equilíbrio consigo mesma e, com isso, dominar mentalmente a influência dos fatores internos e externos que determinam a doença física e mental.

O papel da pessoa, Espírito encarnado, na comunidade, na sociedade, na cultura

Vimos que o papel da vida ética da pessoa no cuidado da sua saúde física e mental e da saúde do seu próximo está ligado ao nível de desenvolvimento intelectual e moral que ela possui como Espírito encarnado em um mundo de expiação e provas. Para que ela melhore na prática da moral, é preciso ensiná-la a construir sua personalidade moral.

Os conceitos do espiritismo kardequiano focalizam a necessidade de a pessoa entender a importância de construir sua personalidade moral para que possa viver harmonicamente na sociedade em que se insere e, ao mesmo tempo, contribuir para que essa mesma sociedade se transforme moralmente e pratique a ética no seu contexto mais elevado. E quais seriam as premissas básicas para se construir a personalidade moral? Em que ela se assentaria?

Pode-se considerar, em primeiro lugar, a necessidade de se desenvolver a moral autônoma, portanto guiada por princípios livres e criticamente assumidos. Não se trata de pensar no indivíduo conformista, que pauta seu

---

12 Percentuais calculados com base em tabelas de evolução da população mundial em função do nível de desenvolvimento econômico social de cada país, fornecidas pela ONU, pertinentes ao ano de 2005.

comportamento moral pela tradição ou pela imitação do que faz a maioria, ou ainda pelos mandamentos sacrossantos de alguma instituição. Ao contrário, a pessoa de moral autônoma, em vez de fazer como os outros, faz com os outros, ou seja, situa-se, em relação a eles e à sociedade em que se insere, como individualidade livre e singular que, por meio de relações de reciprocidade, estabelece acordos que permitem a convivência respeitosa. A autonomia moral da pessoa, situada no lado oposto da obediência cega, do fanatismo e do dogmatismo, é considerada condição necessária e suficiente para o real exercício da cidadania em uma sociedade que se estabelece segundo o conceito de democracia.

A autonomia moral pressupõe ativa participação da razão na elaboração e na legitimação das regras, daí a necessidade de possuir razoável nível de desenvolvimento intelectual. Porque não se trata de moral "intuitiva", a qual seria imediatamente capaz de aprender o bem, considerado tudo aquilo que está conforme as leis naturais. Nem se trata de moral produzida pelo hábito, que identifica o bem como aquilo que se faz mecanicamente. Trata-se de moral construtiva, sempre disposta a se aprofundar na reflexão ética e criar novas regras, quando necessário.

A autonomia moral também é moral do diálogo, do acordo feito entre pessoas livres e iguais entre si. Não se trata, portanto, de moral da violência, que pressupõe a sujeição, pela força e pelo poder, de valores e argumentos discordantes. Ao contrário, trata-se de submeter-se mutuamente à crítica.

No plano psicológico, a autonomia moral, assentada nos conceitos do espiritismo kardequiano, é o resultado de interação cooperativa com os demais membros que formam a sociedade em que a pessoa vive e se insere. Não é imposta de fora para dentro, mas, sim, construída pela individualidade que é o Espírito, ser inteligente e pensante, em interações sociais pautadas nos valores e nas regras da autonomia moral. Tais interações desencadeiam aquilo que o psicólogo suíço Jean Piaget chamou "processo de desconstrução", ou seja, a capacidade de colocar-se no ponto de vista de outras pessoas para melhor compreendê-las e, do mesmo modo, melhor compreender o próprio ponto de vista, tomando conhecimento de sua situação e, concomitantemente, de seus limites.

O espiritismo kardequiano procura relacionar moral e personalidade, algo que passou despercebido a Piaget e a Lawrence Kohlberg, outro importante pesquisador do campo da psicologia clássica. A perspectiva kardequiana enfatiza a necessidade de se adquirir autorrespeito, desenvolvendo certa representação de si mesmo em relação ao meio social em que se insere e vive. Sem a imagem da relação de si mesmo com seu mundo social, dificilmente poderão ser construídos projetos pessoais que mereçam o esforço de autoconstrução. Construir uma identidade é formar imagens ou representações de si mesmo. E tais representações são sempre valorativas e, portanto, positivas ou negativas. A busca da construção e da consolidação de identidade positiva representa grande motivação para as condutas humanas. Fortes sentimentos de vergonha, ligados justamente à imagem negativa que a pessoa faz de si mesma, causam comportamentos que a levam a romper o vínculo social, seja pela cólera e fúria, seja pela tristeza e depressão, que produzem doenças mentais complexas. Desse modo, infere-se que a representação de si mesmo em relação com o meio é importante para a construção da personalidade moral. Formar representação negativa de si mesmo é fator complicador para o desenvolvimento da personalidade moral e fonte de diferentes tipos de doença. Ao contrário, a representação positiva de si mesmo facilita a construção de personalidade moral sadia, que afasta a ocorrência de doenças de fundo psicológico.

Todavia, é possível desenvolver imagem positiva de si mesmo sem incluir a dimensão moral. Alguém poderá, por exemplo, ter sua identidade estreitamente associada a valores como ser rico, bonito, inteligente, bem-sucedido, enquanto outros valores permanecem periféricos. Entre esses valores à margem podem estar honestidade, lealdade, respeito ao próximo, que são valores morais. Para outras pessoas, poderá ocorrer o contrário, ou seja, os valores morais estarão no centro de sua identidade, enquanto outros, como ser bonito, rico, inteligente, ficarão na periferia. Se alguém vê a si próprio como essencialmente honesto, tenderá a agir de forma honesta para preservar a identidade, e sentirá forte vergonha quando suas ações infringirem os imperativos dessa virtude.

Em contrapartida, outra pessoa que vê a si própria como bonita, melhor que as outras, gloriosa, certamente age de forma a preservar tais atributos, mesmo que, para isso, não preserve as condutas moral e ética. Por isso, quando o espiritismo acena com o conceito de construção da personalidade moral, deve-se entendê-lo essencialmente como processo de construção de si mesmo. A dimensão moral da vida deve estar incorporada à personalidade, e não deixada de fora ou relegada às posições periféricas. Jamais podemos esquecer que a formação da personalidade moral é, em si mesma, sistêmica, pois cada individualidade, Espírito encarnado, vive e insere-se num sistema sociocultural complexo.

Bibliografia

GEIGER, B. & AYALON, O. "Cell Adhesion: the Molecular Basis of Tissue Architecture and Morphogenesis". Em *Cadherins. Review of Cellular Biology*, vol. 8, 1992.

KARDEC, Allan. *A gênese: os milagres e as predições segundo o espiritismo*. 21ª ed. Rio de Janeiro: FEB, 1979.

________. *O Evangelho segundo o espiritismo*. 182ª ed. Araras: IDE, 1995.

________. *O livro dos espíritos*. 72ª ed. Araras: IDE, 1991 (ed. orig. fr.: *Le livre des Esprits*. Paris: E. Dentu, 1857).

________. *O livro dos médiuns*. 53ª ed. Rio de Janeiro: FEB, 1986.

Sobre os autores

Afonso Carlos Neves

Doutorado em história da ciência na FFLCH-USP. Pós-doutorado em neurologia nos Estados Unidos. Professor afiliado de neurologia da Unifesp. Pesquisador do Centro de História e Filosofia das Ciências da Saúde da Unifesp.

Afonso Maria Ligorio Soares

Mestre em teologia pela Pontifícia Universidade Gregoriana, de Roma, doutor em ciências da religião pela Umesp e livre-docente em teologia pela PUC-SP. Professor associado da Faculdade de Teologia da PUC-SP e pesquisador do Programa de Estudos Pós-graduados em Ciências da Religião da mesma instituição. É presidente da Sociedade de Teologia e Ciências da Religião (Soter). Autor de *Interfaces da revelação: pressupostos para uma teologia do sincretismo religioso* (2003), *Dialogando com Juan Luis Segundo* (2005) e *No espírito do Abbá: fé, revelação e vivências plurais* (2008).
afonsoares@pucsp.br

Ana Claudia Arantes

Médica geriatra com graduação e residência na FM-USP. Pós-graduada em psicologia pelo 4 Estações – Instituto de Psicologia. Especialização em cuidados paliativos pelo Instituto Pallium e Universidade de Oxford. Fundadora da Associação Casa do Cuidar e responsável (6-2006 a 8-2009) pela implantação do programa Avaliação e Tratamento da Dor e Cuidados Paliativos no Hospital Israelita Albert Einstein. É coautora de *Cuidado paliativo* (2008).

Ana Lia B. Aufranc

Psicóloga, analista e membro da Sociedade Brasileira de Psicologia Analítica (SBPA). Filiada a International Association for Analytical Psychology (IAAP).

Armando Ribeiro das Neves Neto

Psicólogo e mestre em ciências pela Unifesp. MBA em aspectos psicobiológicos da saúde do trabalhador e especialista em neuropsicologia pela Unifesp. Especialista em acupuntura pela Sociedade Brasileira de Psicologia e Acupuntura (Sobrapa). Aprimoramento em psico-oncologia pelo Hospital do Câncer A. C. Camargo. Professor colaborador e supervisor clínico do curso de especialização em terapia cognitivo-comportamental e medicina comportamental da USP e da Unifesp.

Gilberto Dupas (in memoriam)

Engenheiro pela Poli-USP, fez pós-graduação em administração de empresas (USP/Delft University), desenvolvimento econômico (USP/Cepal) e economia matemática (Cepal/Ipea). Foi professor da PUC-RS e do Instituto Mauá e professor visitante da Université de Paris II – Panthéon-Assas e da Universidad Nacional de Córdoba. Ocupou, entre outras funções, a coordenadoria-geral do Grupo de Análise da Conjuntura Internacional da USP (Gacint-USP) e a presidência do Instituto de Estudos Econômicos e Internacionais (IEEL). Foi membro do Conselho do Instituto de Relações Internacionais da USP e do Conselho Nacional de Avaliação do Ensino Superior (CNAES). É autor de vários livros, entre eles, *Economia global e exclusão social* (1998), *Hegemonia, estado e governabilidade* (2001), *Tensões contemporâneas entre o público e o privado* (2003), *Atores e poderes na nova ordem global* (2005) e *O mito do progresso* (2006).

Hajji Sheikh Muhammad Ragip al-Jerrahi

Representante da Ordem Sufi Islâmica Halveti Jerrahi no Brasil. Nascido Antonio Roberto Barros, é engenheiro eletrônico, psicólogo e pós-graduado em administração de empresas. Iniciou-se nessa ordem em Istambul (Turquia) em 1990, abraçando a religião islâmica como parte do ritual de iniciação. A Ordem Sufi Halveti Jerrahi é uma organização fraternal dedicada à espiritualidade e ao desenvolvimento interior humano, com representações em vários países da Europa, América, Ásia e África.

Iara Galiás Yoshinaga

Médica, professora doutora em dermatologia pela FM-USP e pela Harvard Medical School, de Boston (EUA). Fundadora da Sociedade de Dermatologia Integrativa – Brasil e membro do Núcleo de Psicoendocrinodermatologia Clínica da Sociedade Brasileira de Psicologia Analítica (SBPA).

José Quirino dos Santos

Mestre e doutor em antropologia social pela FFLCH-USP. Professor de antropologia da FFLCH-USP e professor visitante da Escola Paulista de Medicina (EPM-Unifesp) e da McMaster University (Canadá). É coautor do livro *Antropologia para enfermagem* (2008).

Lama Michel Rinpoche

Lama Michel Rinpoche nasceu em São Paulo em 1981. Aos 5 anos de idade, encontrou-se pela primeira vez com lama Gangchen Rinpoche que, posteriormente, o reconheceu como a reencarnação de uma linhagem de lamas tibetanos. Aos 12 anos, por decisão própria, tornou-se monge, passando a viver no Monastério de Sera Me, no sul da Índia, onde se dedicou ao estudo da filosofia budista tibetana. Lama Michel reside na Itália desde 2004, onde trabalha em vários projetos da Lama Gangchen World Peace Foundation. Junto com lama Gangchen, orienta o Centro de Dharma da Paz, a Fundação Lama Gangchen para a Cultura de Paz e outros centros e grupos no Brasil. Autor dos livros *Uma jovem ideia de paz* (1996) e *Coragem para seguir em frente* (2006).

Luiz Antonio Nogueira Martins

Mestre, doutor e livre-docente em psiquiatria e psicologia médica pela Escola Paulista de Medicina (EPM-Unifesp). Professor associado de psicologia médica e psiquiatria social da EPM-Unifesp. Coordenador do Núcleo de Assistência e Pesquisa em Residência Médica (Napreme). Autor do livro *Residência médica: estresse e crescimento* (2005).

Luiz Paulo Grinberg

Médico psiquiatra pela Escola Paulista de Medicina (EPM-Unifesp). Pós-graduando em ciência da saúde na Unifesp. Analista membro da Sociedade Brasileira de Psicologia Analítica (SBPA-SP). Filiado à International Association for Analytical Psychology (IAAP) e colaborador do Programa de Doenças Afetivas (Prodaf-Unifesp). Autor de *Jung: o homem criativo* (1997) e coautor de *Transtorno bipolar: fenomenologia, clínica e terapêutica* (2009).

Monja Coen

Missionária da tradição zen-budista Soto Shu. Fundadora da Comunidade Zen-budista Zendo Brasil. Cofundadora do Círculo de Cooperação da Iniciativa das Religiões Unidas, com sede em São Francisco, na Califórnia (EUA).

Nichan Dichtchekenian

Professor de psicologia fenomenológica da PUC-SP. Psicoterapeuta e orientador de grupos de estudos de fenomenologia. Membro fundador do Centro de Estudos Fenomenológicos de São Paulo.

Paulo Bloise

Mestre em psiquiatria pela Escola Paulista de Medicina (EPM-Unifesp), onde fundou o Ambulatório de Crise Psiquiátrica e o Anthropos – Núcleo de Integração Mente, Corpo e Espiritualidade. Membro da Sociedade Brasileira de Psicologia Analítica (SBPA). Autor, entre outros, de *O Tao e a psicologia* (2000), *De olho na rua* (2002), *Sobre humanos* (2007), *Surfando na marquise* (finalista do Prêmio Jabuti 2009).

Rabino Adrián Gottfried

Mestre em sociologia pela Universidad Nacional de Buenos Aires e em estudos judaicos pelo Jewish Theological Seminary of America, de Nova York. Autor do livro *A força espiritual cura.*

Reginaldo Prandi

Doutor e livre-docente em sociologia pela FFLCH-USP, foi professor titular de sociologia da mesma instituição. É autor de três dezenas de livros, entre eles, *Os candomblés de São Paulo* (1991), *Um sopro do Espírito* (1997), *Mitologia dos orixás* (2001), *Os príncipes do destino* (2001), *Ifá, o Adivinho* (infanto-juvenil, 2002), *Minha querida assombração* (infantojuvenil, 2003), *Xangô, o Trovão* (infantojuvenil, 2003), *Oxumarê, o Arco-Íris* (infantojuvenil, 2004), *Morte nos búzios* (2005), *Segredos guardados: orixás na alma brasileira* (2005), *Contos e lendas afro-brasileiros: a criação do mundo* (2007) e *Jogo de escolhas* (infantojuvenil, 2009).

Renata Barboza Ferraz

Graduada pela FM-USP, fez residência em psiquiatria no Hospital das Clínicas. Membro da Sociedade Brasileira de Psicologia Analítica (SBPA-SP).

Rosana Fiorini Puccini

Doutora e livre-docente em pediatria pela Escola Paulista de Medicina (EPM-Unifesp). Professora titular de pediatria geral e comunitária e chefe do Departamento de Pediatria da EPM-Unifesp. Coautora do livro *Semiologia da criança e do adolescente* (2008).

Suzan Iaki

Mestre em neurociências pela USP e doutora em ciências pelo Departamento de Neurologia da FM-USP. Psicóloga especialista em neuropsicologia e docente da Unesp.

Vladimir Safatle

Professor de filosofia da FFLCH-USP e professor convidado das universidades Paris VII - Denis Diderot e Paris VIII - Vincennes Saint-Denis. Bolsista de produtividade do CNPq. Autor de *A paixão do negativo: Lacan e a dialética* (2006) e *Lacan* (2007).

Wladimyr Sanchez

Formado em física pela USP e em engenharia nuclear pela University of Tennessee Oak-Ridge. Mestre em ciência e doutor em engenharia pela USP. Ph.D. em planejamento de recursos hídricos pelo Massachusetts Institute of Technology (MIT). Presidente do Instituto de Pesquisa e Ensino da Cultura Espírita (Ipece). É autor de *A influência dos espíritos no nosso dia a dia* (esgotado); *Desmistificando o dogma da reencarnação* (2002); *Clonagem, reencarnação e seus mecanismos* (2005); *O medo e a culpa: como controlá-los* (2006).

senac
são paulo

SENAC SÃO PAULO

REDE DE UNIDADES

CAPITAL E GRANDE SÃO PAULO

Centro Universitário Senac Campus Santo Amaro
Tel.: (11) 5682-7300 • Fax: (11) 5682-7441
E-mail: campussantoamaro@sp.senac.br

Senac 24 de Maio
Tel.: (11) 2161-0500 • Fax: (11) 2161-0540
E-mail: 24demaio@sp.senac.br

Senac Consolação
Tel.: (11) 2189-2100 • Fax: (11) 2189-2150
E-mail: consolacao@sp.senac.br

Senac Francisco Matarazzo
Tel.: (11) 3795-1299 • Fax: (11) 3795-1288
E-mail: franciscomatarazzo@sp.senac.br

Senac Guarulhos
Tel.: (11) 2187-3350 • Fax: 2187-3355
E-mail: guarulhos@sp.senac.br

Senac Itaquera
Tel.: (11) 2185-9200 • Fax: (11) 2185-9201
E-mail: itaquera@sp.senac.br

Senac Jabaquara
Tel.: (11) 2146-9150 • Fax: (11) 2146-9550
E-mail: jabaquara@sp.senac.br

Senac Lapa Faustolo
Tel.: (11) 2185-9800 • Fax: (11) 2185-9802
E-mail: lapafaustolo@sp.senac.br

Senac Lapa Scipião
Tel.: (11) 3475-2200 • Fax: (11) 3475-2299
E-mail: lapascipiao@sp.senac.br

Senac Lapa Tito
Tel.: (11) 2888-5500 • Fax: (11) 2888-5577
E-mail: lapatito@sp.senac.br

Senac Nove de Julho
Tel.: (11) 2182-6900 • Fax: (11) 2182-6941
E-mail: novedejulho@sp.senac.br

Senac Osasco
Tel.: (11) 2164-9877 • Fax: (11) 2164-9822
E-mail: osasco@sp.senac.br

Senac Penha
Tel.: (11) 2135-0300 • Fax: (11) 2135-0398
E-mail: penha@sp.senac.br

Senac Santa Cecília
Tel.: (11) 2178-0200 • Fax: (11) 2178-0226
E-mail: santacecilia@sp.senac.br

Senac Santana
Tel.: (11) 2146-8250 • Fax: (11) 2146-8270
E-mail: santana@sp.senac.br

Senac Santo Amaro
Tel.: (11) 3737-3900 • Fax: (11) 3737-3936
E-mail: santoamaro@sp.senac.br

Senac Santo André
Tel.: (11) 2842-8300 • Fax: (11) 2842-8301
E-mail: santoandre@sp.senac.br

Senac Tatuapé
Tel.: (11) 2191-2900 • Fax: (11) 2191-2949
E-mail: tatuape@sp.senac.br

Senac Tiradentes
Tel.: (11) 3336-2000 • Fax: (11) 3336-2020
E-mail: tiradentes@sp.senac.br

Senac Vila Prudente
Tel.: (11) 3474-0799 • Fax: (11) 3474-0700
E-mail: vilaprudente@sp.senac.br

INTERIOR E LITORAL

Centro Universitário Senac Campus Águas de São Pedro
Tel.: (19) 3482-7000 • Fax: (19) 3482-7036
E-mail: campusaguasdesaopedro@sp.senac.br

Centro Universitário Senac Campus Campos do Jordão
Tel.: (12) 3688-3001 • Fax: (12) 3662-3529
E-mail: campuscamposdojordao@sp.senac.br

Senac Araçatuba
Tel.: (18) 3117-1000 • Fax: (18) 3117-1020
E-mail: aracatuba@sp.senac.br

Senac Araraquara
Tel.: (16) 3114-3000 • Fax: (16) 3114-3030
E-mail: araraquara@sp.senac.br

Senac Barretos
Tel./fax: (17) 3322-9011
E-mail: barretos@sp.senac.br

Senac Bauru
Tel.: (14) 3321-3199 • Fax: (14) 3321-3119
E-mail: bauru@sp.senac.br

Senac Bebedouro
Tel.: (17) 3342-8100 • Fax: (17) 3342-3517
E-mail: bebedouro@sp.senac.br

Senac Botucatu
Tel.: (14) 3112-1150 • Fax: (14) 3112-1160
E-mail: botucatu@sp.senac.br

Senac Campinas
Tel.: (19) 2117-0600 • Fax: (19) 2117-0601
E-mail: campinas@sp.senac.br

Senac Catanduva
Tel.: (17) 3522-7200 • Fax: (17) 3522-7279
E-mail: catanduva@sp.senac.br

Senac Franca
Tel.: (16) 3402-4100 • Fax: (16) 3402-4114
E-mail: franca@sp.senac.br

Senac Guaratinguetá
Tel.: (12) 2131-6300 • Fax: (12) 2131-6317
E-mail: guaratingueta@sp.senac.br

Senac Itapetininga
Tel.: (15) 3511-1200 • Fax: (15) 3511-1211
E-mail: itapetininga@sp.senac.br

Senac Itapira
Tel.: (19) 3863-2835 • Fax: (19) 3863-1518
E-mail: itapira@sp.senac.br

Senac Itu
Tel.: (11) 4023-4881 • Fax: (11) 4013-3008
E-mail: itu@sp.senac.br

Senac Jaboticabal
Tel./Fax: (16) 3204-3204
E-mail: jaboticabal@sp.senac.br

Senac Jaú
Tel.: (14) 2104-6400 • Fax: (14) 2104-6449
E-mail: jau@sp.senac.br

Senac Jundiaí
Tel.: (11) 3395-2300 • Fax: (11) 3395-2323
E-mail: jundiai@sp.senac.br

Senac Limeira
Tel.: (19) 2114-9199 • Fax: (19) 2114-9125
E-mail: limeira@sp.senac.br

Senac Marília
Tel.: (14) 3311-7700 • Fax: (14) 3311-7760
E-mail: marilia@sp.senac.br

Senac Mogi-Guaçu
Tel.: (19) 3019-1155 • Fax: (19) 3019-1151
E-mail: mogiguacu@sp.senac.br

Senac Piracicaba
Tel.: (19) 2105-0199 • Fax: (19) 2105-0198
E-mail: piracicaba@sp.senac.br

Senac Presidente Prudente
Tel.: (18) 3344-4400 • Fax: (18) 3344-4444
E-mail: presidenteprudente@sp.senac.br

Senac Ribeirão Preto
Tel.: (16) 2111-1200 • Fax: (16) 2111-1201
E-mail: ribeiraopreto@sp.senac.br

Senac Rio Claro
Tel.: (19) 2112-3400 • Fax: (19) 2112-3401
E-mail: rioclaro@sp.senac.br

Senac Santos
Tel.: (13) 2105-7799 • Fax: (13) 2105-7700
E-mail: santos@sp.senac.br

Senac São Carlos
Tel.: (16) 2107-1055 • Fax: (16) 2107-1080
E-mail: saocarlos@sp.senac.br

Senac São João da Boa Vista
Tel.: (19) 3366-1100 • Fax: (19) 3366-1139
E-mail: sjboavista@sp.senac.br

Senac São José do Rio Preto
Tel.: (17) 2139-1699 • Fax: (17) 2139-1698
E-mail: sjriopreto@sp.senac.br

Senac São José dos Campos
Tel.: (12) 2134-9000 • Fax: (12) 2134-9001
E-mail: sjcampos@sp.senac.br

Senac Sorocaba
Tel.: (15) 3412-2500 • Fax: (15) 3412-2501
E-mail: sorocaba@sp.senac.br

Senac Taubaté
Tel.: (12) 2125-6099 • Fax: (12) 2125-6088
E-mail: taubate@sp.senac.br

Senac Votuporanga
Tel.: (17) 3426-6700 • Fax: (17) 3426-6707
E-ma il: votuporanga@sp.senac.br

OUTRAS UNIDADES

Editora Senac São Paulo
Tel.: (11) 2187-4450 • Fax: (11) 2187-4486
E-mail: editora@sp.senac.br

Grande Hotel São Pedro – Hotel-escola
Tel.: (19) 3482-7600 • Fax: (19) 3482-7630
E-mail: grandehotelsaopedro@sp.senac.br

Grande Hotel Campos do Jordão – Hotel-escola
Tel.: (12) 3668-6000 • Fax: (12) 3668-6100
E-mail: grandehotelcampos@sp.senac.br